E. Bierbach P. Georgi

Infektionskrankheiten von A–Z für Heilpraktiker

E. Bierbach P. Georgi

Infektionskrankheiten von A–Z für Heilpraktiker

Infektionsschutzgesetz – Infektiologie – Lernhilfen

3. Auflage

ELSEVIER
URBAN & FISCHER

URBAN & FISCHER München

Zuschriften und Kritik an:
Elsevier GmbH, Urban & Fischer Verlag, Hackerbrücke 6, 80335 München

Wichtiger Hinweis für den Benutzer
Die Erkenntnisse in der Medizin unterliegen laufendem Wandel durch Forschung und klinische Erfahrungen. Herausgeber und Autoren dieses Werkes haben große Sorgfalt darauf verwendet, dass die in diesem Werk gemachten therapeutischen Angaben (insbesondere hinsichtlich Indikation, Dosierung und unerwünschter Wirkungen) dem derzeitigen Wissensstand entsprechen. Das entbindet den Nutzer dieses Werkes aber nicht von der Verpflichtung, anhand weiterer schriftlicher Informationsquellen zu überprüfen, ob die dort gemachten Angaben von denen in diesem Buch abweichen und seine Verordnung in eigener Verantwortung zu treffen.
Für die Vollständigkeit und Auswahl der aufgeführten Medikamente übernimmt der Verlag keine Gewähr.
Geschützte Warennamen (Warenzeichen) werden in der Regel besonders kenntlich gemacht (®). Aus dem Fehlen eines solchen Hinweises kann jedoch nicht automatisch geschlossen werden, dass es sich um einen freien Warennamen handelt.

Bibliografische Information der Deutschen Nationalbibliothek
Die Deutsche Nationalbibliothek verzeichnet diese Publikation in der Deutschen Nationalbibliografie; detaillierte bibliografische Daten sind im Internet über http://dnb.d-nb.de abrufbar.

11 12 13 14 15   5 4 3 2 1

Um den Textfluss nicht zu stören, wurde bei Patienten und Berufsbezeichnungen die grammatikalisch maskuline Form gewählt. Selbstverständlich sind in diesen Fällen immer Frauen und Männer gemeint.

Planung: Ingrid Puchner, München
Projektmanagement: Martina Gärtner, München
Lektorat: Marko Roeske, Lektorat & Textbüro, Straubing
Redaktion: Bernd Schlupeck, München
Herstellung: Ulrike Schmidt, München
Satz: abavo GmbH, Buchloe/Deutschland; TnQ, Chennai/Indien
Druck und Bindung: Printer Trento, Trento/Italien
Umschlaggestaltung: SpieszDesign, Neu-Ulm
Titelfotografie: Istockphoto/Henrik5000

ISBN 978-3-437-56772-8

Aktuelle Informationen finden Sie im Internet unter **www.elsevier.de** und **www.elsevier.com**

Vorwort

Liebe Leserin, lieber Leser!
Die Infektionskrankheiten und das Infektionsschutzgesetz sind nicht unbedingt „beliebte“ Themen, aber für Heilpraktikeranwärter absolut relevante Ausbildungsinhalte. Für viele Infektionskrankheiten ist Heilpraktikern ein Behandlungsverbot bzw. auch eine Meldepflicht auferlegt. Das bedeutet, Sie müssen diesen Krankheiten und dem Infektionsschutzgesetz bei der Vorbereitung auf Ihre Überprüfung einen besonderen Stellenwert einräumen.

Doch geht es dabei keinesfalls allein darum, die Überprüfung zu bestehen! Auch im Praxisalltag werden Ihnen regelmäßig Infektionskrankheiten wie z. B. die sogenannten „Kinderkrankheiten“, zahlreiche Magen-Darm-Infektionen und auch bestimmte sexuell übertragbare Erkrankungen begegnen. Nach wie vor ist die Zahl der Infektionskrankheiten erschreckend hoch, teilweise besteht steigende Tendenz. Heutzutage können durch den Ferntourismus bisher seltene Infektionskrankheiten auch in unsere Praxen gelangen. Zudem verunsichert die Berichterstattung der Medien über neue Erreger und durch sie verursachte Erkrankungen die Patienten, die bei Ihnen Rat und Aufklärung suchen. Nicht zuletzt müssen Sie auch sich selbst und Ihre Patienten und Mitarbeiter vor Infektionen schützen und eine Ausbreitung von Infektionskrankheiten verhindern.

Kurz gesagt: Sie müssen nicht nur bei der Überprüfung, sondern auch bei der täglichen Praxisarbeit – zum Wohle Ihrer Patienten – in diesem Gebiet kompetent sein.

Wir Autoren möchten Ihnen mit diesem Buch erstens wichtiges Hintergrundwissen vermitteln und somit ein tieferes Verständnis der faszinierenden Welt der Mikroben, der raffinierten Abwehrmechanismen des Körpers und der Infektionskrankheiten ermöglichen. Zweitens soll das Buch Sie sicher durch den „Gesetzesdschungel“ führen. Und drittens bieten wir Ihnen Lernhilfen an, die Ihre Prüfungsvorbereitung sehr erleichtern können.

Dass Elvira Bierbach seit 1992 Heilpraktiker ausbildet und sie auf die Überprüfung vorbereitet und dass Dr. Peter Georgi eine Reihe der prüfungsrelevanten Infektionskrankheiten auch durch eigene Fallanschauung kennen gelernt hat, hat das Schreiben dieses Buches sehr gefördert.

Diese dritte Auflage ist komplett überarbeitet und basiert auf den aktuellsten infektiologischen Standards des Robert Koch-Instituts, der Weltgesundheitsorganisation WHO sowie auf den verschiedenen Ländergesetzen. Das neue, farbige Layout erleichtert die Übersicht und weitere farbige Abbildungen verbessern die Anschaulichkeit.

Von Herzen wünschen wir Ihnen einen guten Lern- und Prüfungserfolg mit dem vorliegenden Buch und bei der Ausübung Ihres schönen und verantwortungsvollen Berufes recht viel Freude und Erfüllung!

Januar 2011
Elvira Bierbach
Dr. Peter Georgi

Autoren

Elvira Bierbach leitet eine Heilpraktikerschule in Bielefeld. Sie ist Beirätin im Bund Deutscher Heilpraktiker sowie Herausgeberin des Lehrbuches „Naturheilpraxis Heute“ und der „Deutschen Heilpraktiker Zeitschrift“.
Peter Georgi ist promovierter Biologe.

Abkürzungen

Aids	Acquired Immune(o) Deficiency Sndrom
AP-Zelle	antigenpräsentierende Zelle
Arbov.	Arbovirus
bakt.	bakteriell
BG-Zelle	B-Gedächtnis-Lymphozyt
BKS	Blutkörperchensenkungsgeschwindigkeit
CJK	Creutzfeldt-Jakob-Erkrankung
d.F.	der Fälle
DNA	Desoxyribonukleinsäure (desoxyribonucleic acid)
DNS	Desoxyribonukleinsäure
EBV	Epstein-Barr-Virus
E. coli	Escherichia coli
FSME	Früh(jahr)-Sommer-Meningoenzephalitis
gramneg.	gramnegativ
grampos.	grampositiv
HAV	Hepatitis-A-Virus
HBV	Hepatitis-B-Virus
HCV	Hepatitis-C-Virus
HDV	Hepatitis-D-Virus
HEV	Hepatitis-E-Virus
HFV	Hepatitis-F-Virus
HGV	Hepatitis-G-Virus
HHV	Humanes-Herpes-Virus
H. influenzae	Haemophilus influenzae
HIV	Human Immunodeficiency Virus
HSV	Herpes-simplex-Virus
Ig	Immunglobulin
i. d. R.	in der Regel
IL-1	Interleukin-1
i.S.	im Serum
i.U.	im Urin
i.v.	intravenös
i.W.	im Wesentlichen
NK-Lymphozyt	Natural-Killer-Lymphozyt

PA	Primäraffekt
PCR	Polymerase-Kettenreaktion (polymerase chain reaction)
PF	Pathogenitätsfaktor
RES	Retikuloendotheliales System
RNA	Ribonukleinsäure (ribonucleic acid)
RNS	Ribonukleinsäure
sp.	Species, Art bzw. Arten
Staph. ...	Staphylococcus ...
Strep. ...	Streptococcus ...
Tbc, Tbk	Tuberkulose
TE-Zelle	T-Effektor-Lymphozyt
TG-Zelle	T-Gedächtnis-Lymphozyt
TH-Zelle	T-Helfer-Lymphozyt
TK-Zelle	T-Killer-Lymphozyt
TS-Zelle	T-Suppressor-Lymphozyt
v. a.	Vor allem
VZV	Varicella-Zoster-Virus
ZMV	Zytomegalie-Virus
ZNS	Zentralnervensystem
Zeichen:	
...→...	von .... zu ..., von ... auf, darauf folgt, führt zu
<	weniger als, kleiner als, unter
>	mehr als, über
≤	höchstens
≥	wenigstens, mindestens
↑	Anstieg
Maße:	
ml	Milliliter = 1 tausendstel Liter
µl	Mikroliter = 1 tausendstel ml = 1 millionstel Liter = 1 mm^3
mm	Millimeter = 1 tausendstel Meter
µm	Mikrometer = 1 tausendstel mm

Hinweis auf Onlinematerial

Dieses Symbol weist sie auf zusätzliche Lernmaterialien auf der Seite **www.elsevier.de** hin.

Hier finden Sie Originalprüfungsfragen zum IfSG und zu den Infektionskrankheiten, zum Durcharbeiten vor der Prüfung – den Zugangscode und die Anleitung hierzu finden Sie auf der vorderen Buchumschlagseite.

Inhaltsverzeichnis

Abbildungsnachweis

Der Verweis auf die jeweilige Abbildungsquelle befindet sich bei allen Abbildungen im Buch am Ende des Legendentextes in eckigen Klammern. Alle nicht besonders gekennzeichneten Grafiken und Abbildungen © Elsevier GmbH, München.

E293	Mir M. A. L.: Atlas of Clinical Diagnosis, Saunders
E301	James D., McEwan A.: Obstetrics in focus, 1st ed., Elsevier Limited 2005
E315	Murray P., Rosenthal K., Pfaller M.: Medical Microbiology 5th ed., Elsevier Mosby 2005
E316	Forbes C., Jackson W.: Color Atlas and Text of Clinical Medicine 3rd ed., Elsevier Mosby 2003
E321	Cohen J., Powderly W., Opal S.: Infectious Diseases, 3rd ed., Elsevier Mosby 2010
E322	Morse S. et al.: Atlas of sexually transmitted diseases and AIDS, 3rded., St. Louis Elsevier Mosby 2003
E323	Douglas G. et al.: Macleod's Clinical Examination 12th ed., Elsevier Churchill Livingstone 2009
E324	Underwood J.C.E. et al.: General & Systematic Pathology 5th ed., Elsevier Churchill Livingstone 2009
E325	Kumar and Clark's Clinical Medicine 7th ed., Elsevier Saunders 2009
E326	Kanski J., Bowling B.: Ophthalmology in focus, 1st ed., Elsevier 2005
E327	Peters W.: Atlas of Tropical Medicine and Parasitology 6th ed., Elsevier Mosby 2006
E327-001	Photographic archive, Liverpool School of Tropical Medicine in Peters W.: Atlas of Tropical Medicine and Parasitology 6th ed., Elsevier Mosby 2006
E327-002	Dr. L. M. Chance and Liverpool School of Tropical Medicine in Peters W.: Atlas of Tropical Medicine and Parasitology 6th ed., Elsevier Mosby 2006
E327-003	Prof. Sebastian Lucas in Peters W.: Atlas of Tropical Medicine and Parasitology 6th ed., Elsevier Mosby 2006
E327-004	Prof. Anthony Bryceson in Peters W.: Atlas of Tropical Medicine and Parasitology 6th ed., Elsevier Mosby 2006
E327-005	Prof. D.I.H. Simpson in Peters W.: Atlas of Tropical Medicine and Parasitology 6th ed., Elsevier Mosby 2006
E327-006	Dr. R. Owen in Peters W.: Atlas of Tropical Medicine and Parasitology 6th ed., Elsevier Mosby 2006
J787	colourbox.com
L106	H. Rintelen, Velbert
L190	G. Raichle, Ulm
M123	Th. Dirschka, Wuppertal
M349	Böhm M., Hallek M., Schmiegel W. (Hrsg.): Classen, Diehl, Kochsiek Innere Medizin 6. Aufl., Elsevier GmbH, Urban & Fischer Verlag 2009
M350	H. Heumann, Stuttgart
M351	K. Fleischer Würzburg
R233	Marre R. : Klinische Infektiologie, 2. Aufl., Elsevier GmbH, Urban & Fischer Verlag München 2007
R246	Gruber G., Hansch A.: Kompaktatlas Blickdiagnosen 2. Aufl., Elsevier GmbH, Urban & Fischer Verlag 2009

KAPITEL

1 Grundlagen der Infektiologie und Epidemiologie

1.1 Erreger und ihre Eigenschaften

1.1.1 Was ist ein Erreger?

Ende des 19. Jahrhunderts wurde von verschiedenen Forschern die Frage diskutiert, ob die nachgewiesenen Mikroorganismen Krankheitsursache oder nur bedeutungslose Begleiterscheinungen darstellen. **Henle** und **Koch** entwickelten daraufhin Kriterien, die gegeben sein müssen, um einen Mikroorganismus als Krankheitserreger bezeichnen zu können. Diese Kriterien müssen durch die Entdeckung weiterer Krankheitserreger (obligat intrazelluläre Bakterien, Viren, Prionen) heutzutage teilweise dem veränderten Wissensstand angepasst werden.

Die Henle-Koch-Postulate

Erstens muss der Erreger
- regelmäßig in jedem Fall bei einer bestimmten Infektionskrankheit anzutreffen sein
- isolierbar sein und
- außerhalb des erkrankten Individuums auf festen Nährmedien anzüchtbar sein.

Zweitens muss
- durch eine Infektion mit dem so gewonnenen Erreger
- bei einem anderen Organismus (Mensch oder Tier)
- ein gleiches oder ähnliches Krankheitsbild hervorgerufen werden können.

Pathogenität des Erreger

Ein Erreger ist pathogen (➤ Kap. 1.3), wenn er eine Krankheit verursachen kann. Unterschieden werden obligat pathogene und fakultativ pathogene Erreger.

Obligat pathogene Erreger

Obligat pathogene Erreger verursachen nach der Infektion regelmäßig Krankheitserscheinungen, d. h. unabhängig von der individuellen Abwehrlage des befallenen Organismus.

Fakultativ pathogene Erreger

Fakultativ pathogene Erreger können dagegen bei intakter Abwehr in der Regel keine Krankheitserscheinungen verursachen. Dies ist ihnen nur bei für sie günstiger Gelegenheit, d. h. bei einer Beeinträchtigung von Abwehrfunktionen, möglich. Man bezeichnet sie deshalb auch als **opportunistische Krankheitserreger** (lat. opportunitas = gute Gelegenheit). Ansonsten harmlose Keime, z. B. der physiologischen Kolonisationsflora (Candida albicans, Escherichia coli und andere), können also ggf. (lebensbedrohliche) Krankheiten auslösen.

Fakultativ pathogene Keime der physiologischen Flora verhalten sich meist als **Kommensalen** (lat. con + mensa = mit zu Tisch), d. h. sie leben als Gäste vom Wirt, ohne diesem zu schaden oder zu nützen. Kommensalen sind meist **Saprophyten,** das sind Mikroorganismen, die von toter organischer Substanz leben, z. B. Fäulnisbakterien. Saprophyten verhalten sich nicht immer als Kommensalen, sie können auch schaden, z. B. Karieserreger.

Spezifität der Erreger

Erreger können nur unter bestimmten Voraussetzungen in den Wirtsorganismus eindringen und sich dort vermehren. Deshalb sind sie in vielerlei Hinsicht spezifisch, z. B.:
- **wirtsspezifische Erreger:** viele Mikroben befallen lediglich eine Spezies. So befallen z. B. Amöben ausschließlich den Menschen.
- **organspezifische Erreger:** andere Mikroben befallen ausschließlich oder vorzugsweise bestimmte Organe des Wirts. Escherichia coli bevorzugt beispielsweise den Gastrointestinal- und Urogenitaltrakt, Streptococcus pneumoniae hingegen den Respirationstrakt.

- **gewebespezifische Erreger:** selbst innerhalb des jeweiligen Zielorgans bevorzugen viele Mikroben bestimmte Gewebetypen. Rotaviren befallen z. B. lediglich die Epithelzellen des oberen Zottenanteils im Magen-Darm-Trakt.

Erregerarten

Krankheits**erreger** und -überträger werden hier i. W. nur soweit detailliert dargestellt, wie es für das Verständnis von Infektionskrankheiten erforderlich ist. Krankheits**überträger** werden ausschließlich bei den Gliederfüßlern (➤ Kap. 1.1.8) behandelt.

Krankheitserreger sind:
- Prionen
- Viren und Viroide
- Bakterien
- Pilze
- Protozoen
- Würmer
- Gliederfüßler

Die Reihenfolge gibt die Entwicklung von einfacher zu fortschreitend komplexer werdender Bauweise wieder. Je weiter unten ein Krankheitserreger genannt ist, umso komplexer ist er in seinem Bau bzw. umso länger ist er auch als „Krankmacher" bekannt.

1.1.2 Prionen

Die Bezeichnung **Prion** leitet sich ab von **Pr**oteinaceous **I**nfectious Particle (protein-artiger infektiöser Partikel) sowie der Analogie zu Vir**ion** ab. 1982 als Hypothese entdeckt, werden Prionen heute als Erreger der Transmissible Spongiforme Enzephalopathien (TSE), wie z. B. Creutzfeld-Jakob-Krankheit, BSE oder Scrapie, verantwortlich gemacht. Es handelt sich bei Prionen nicht um Lebewesen. Sie enthalten weder DNA noch RNA, sondern sind gewissermaßen organische „Gifte" mit virusähnlichen Eigenschaften. Das Prion selbst ist ein fehlgefaltetes Prion-Protein (PrP). Im infizierten Hirn finden sich in der Regel Plaque-artige, amyloide Ablagerungen des Prions, die letztlich die tödliche Neurodegeneration zur Folge haben.

Eigenschaften

In der chemischen Zusammensetzung gleichen Prionen den normalen, körpereigenen Proteinen (physiologische, nicht-pathogene Prionen), weisen aber eine andere räumliche Struktur (Protein-Tertiärstruktur) auf. Durch Anlagerung von Prionen an bestimmte Proteine, die vermehrt an den Oberflächen von Nervenzellen sitzen, bekommen diese die räumliche Struktur der Prionen „aufgezwungen" (Konformationsänderung). Dadurch werden sie selbst zu pathogenen Prionen. Im infizierten Nervengewebe finden sich in der Regel Plaque-artige, amyloide Ablagerungen des Prions, die letztlich die tödliche Neurodegeneration zur Folge haben.

Prionen lösen **keine Immunantwort** aus. Daneben sind sie **äußerst resistent** gegenüber sonst wirksamen Sterilisationsverfahren, Desinfektionsmitteln und sogar gegenüber ionisierender und UV-Strahlung.

1.1.3 Viren und Viroide

Klassifikation und Aufbau

Aufbau eines Virus

Bis zur Entdeckung der Prionen (➤ Kap. 1.1.2) hielt man Viren für die kleinsten Krankheitserreger. Die größten Viren sind etwa fünfmal und die kleinsten etwa 50-mal kleiner als ein Kugelbakterium (mit einem Durchmesser von ca. 1 µm). Viren sind recht einfach gebaut: Ein Virus besteht i.W. aus zwei bzw. drei Komponenten (➤ Abb. 1.1):
- einem **Nukleinsäurestrang** (DNS oder RNS als Einzel- oder Doppelstrang)
- dem **Kapsid,** das die genetischen Informationen (Nukleinsäuren) enthält
- der **Hülle** (bei manchen Virusarten)

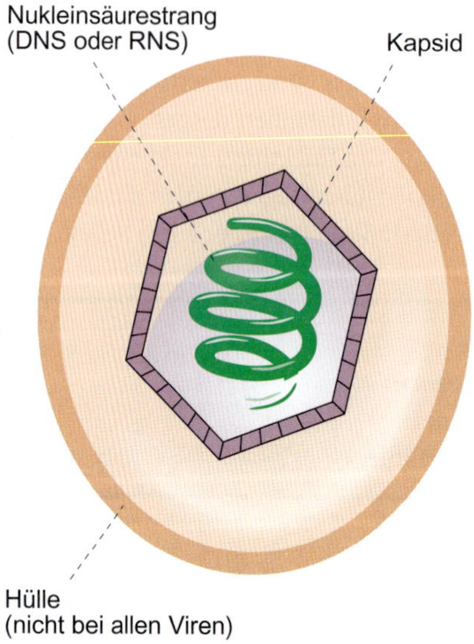

Abb. 1.1 Aufbau eines Virus. [L106]

Das Kapsid und die Hülle bestehen aus Proteinen. Sie sind diejenigen Virusbestandteile, die beim Eindringen in den menschlichen Organismus als Antigene (➤ Kap. 1.4.2) wirksam werden.

Aufbau eines Viroids

Viroide sind „nackte" Viren: Sie bestehen alleine aus einem einzigen ringförmig zusammengeschlossenen RNS-Strang. Dieser Strang ist circa 10-mal kleiner als die kleinste Virusnukleinsäure. Viroide sind, soweit bekannt, ausschließlich pflanzenpathogen. Allerdings kommt das Hepatitis-D-Virus im Aufbau den Viroiden sehr nahe.

Viren

Das „geborgte Leben" der Viren

Viren haben keinen eigenen Stoffwechsel, sie können sich nicht selbstständig vermehren und auch nicht von selbst fortbewegen. Ihnen fehlen also wesentliche Merkmale eines lebendigen Organismus. Sie werden erst durch die lebendige Wirtszelle zum Leben erweckt; ohne einen lebenden Wirt erstarren sie wieder in Leblosigkeit. Man spricht daher auch vom „geborgten Leben" der Viren. Viren stellen also eine Übergangsform vom Unbelebten zum Belebten dar.

Vermehrung und Ausbreitung

Um sich vermehren zu können, muss ein Virus in eine lebende Zelle eindringen (es gibt tier-, pflanzen- und auch bakterienpathogene Viren). Ist das Virus in die Wirtszelle eingedrungen (➤ Abb. 1.2), synthetisiert diese anhand der Virusnukleinsäure als „Bauplan" die Viruskomponenten (Synthesephase) und baut diese auch zu neuen Viren zusammen (Montagephase). Die neu gebildeten Viren werden dann, je nach Virustyp, entweder aktiv ausgeschleust oder durch „Zerplatzen" der Wirtszelle freigesetzt, nachdem sich die Viren fortlaufend in dieser angehäuft haben.

Bei **Aids** ist diese Folge besonders fatal. Das Aids-verursachende Virus (HIV) befällt nämlich bevorzugt die sog. T-Helfer-Lymphozyten, die eine entscheidende Funktion bei der Ingangsetzung der Abwehr von eingedrungenen Krankheitserregern haben (➤ Kap. 1.4). Sind nun zu wenig dieser T-Helfer-Lymphozyten vorhanden, ist der Körper eindringenden Krankheitserregern entsprechend schutzlos ausgeliefert, so dass z. B. eine ansonsten harmlose Lungeninfektion lebensbedrohlich werden kann.

Einteilung der Viren

Zunächst werden die Viren wie folgt eingeteilt:

- **Viren mit Hülle:** Viren mit DNS (als Doppelstrang), Viren mit RNS (als Einzelstrang)
- **Viren ohne Hülle (nackte Viren):** Viren mit DNS (als Einzelstrang oder als Doppelstrang), Viren mit RNS (als Einzelstrang oder als Doppelstrang)

  Die weitere Unterteilung erfolgt in Familie, Gattung, Untergattung (nicht immer), Art (= Typ) und Subtyp (nicht immer). Die Namen von Familien haben die Endung „viridae", die von Gattungen, Untergattungen und Arten die Endung „virus".

Statt von Arten wird oft von Typen gesprochen; v.a. dann, wenn zu vermuten ist, dass zu einer Gattung in Zukunft noch neue Arten (Typen) hinzuzuzählen sind. Aber auch die Arten von Untergattungen

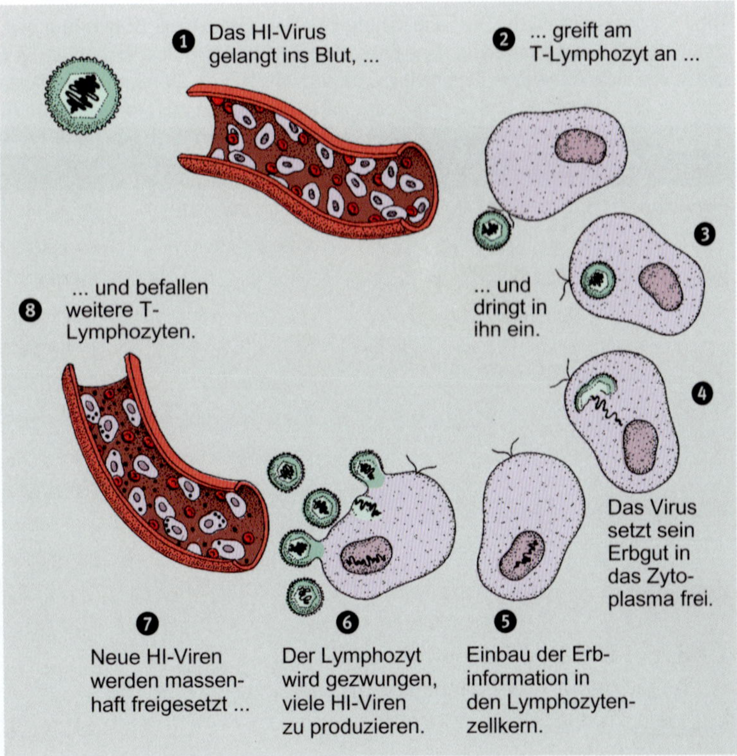

Abb. 1.2 Eindringen in die Wirtszelle, Vermehrung und Ausbreitung von Viren am Beispiel des Humanen Immundefizienz-Virus/HIV. [L190]

Tab. 1.1 Virussystematik: Die Tabelle führt Familien, Gattungen, Untergattungen, Arten/Typen nur insoweit auf, als sie wichtige menschenpathogene Erreger enthalten. Es ist nicht erkennbar, in wie viele Gattungen eine Familie und in wie viele Arten bzw. Typen eine Gattung unterteilt ist. Dazugehörige Erkrankungen sind aus Platzgründen nur zum Teil angegeben und beziehen sich unter Umständen nur auf bestimmte Arten bzw. Typen.

Familie	Gattung	Untergattung (U)/ Art/Typ	Symptomatik
Parvoviridae	Parvovirus	Typ B 19	Ringelröteln
		andere	Gastroenteritis
Papovaviridae	Papillomavirus	Typ 16, 18	Zervixkarzinom
		andere	Warzen, Kondylome
		JC-Virus	Progressive multifokale Leukenzephalopathie
Adenoviridae	humanes Mastade novirus	Typ 3	Exanthema subitum
		Typ 8, 19, 37	Keratokonjunktivitis, Erkr. der Atemwege
		andere	Gastroenteritis, Exanthem, Meningoenzephalitis
Herpesviridae	α-Herpes- Virus	Herpes-simplex-Virus (U)	Herpes labialis, Herpes genitalis
		Varicella-Zoster-Virus	Windpocken, Zoster
	β-Herpes-Virus	Zytomegalie-Virus	Zytomegalie
		humanes Herpesvirus 6	Exanthema subitum
	γ-Herpes- Virus	Epstein-Barr-Virus	Mononucleosis infectiosa

Tab. 1.1 Virussystematik: Die Tabelle führt Familien, Gattungen, Untergattungen, Arten/Typen nur insoweit auf, als sie wichtige menschenpathogene Erreger enthalten. Es ist nicht erkennbar, in wie viele Gattungen eine Familie und in wie viele Arten bzw. Typen eine Gattung unterteilt ist. Dazugehörige Erkrankungen sind aus Platzgründen nur zum Teil angegeben und beziehen sich unter Umständen nur auf bestimmte Arten bzw. Typen. (Forts.)

Familie	Gattung	Untergattung (U)/ Art/Typ	Symptomatik
Poxviridae	Orthopoxvirus	Variola-vera-Virus	Pocken
		Vaccinia-Virus	Pockenimpfung
Picornaviridae	Rhinovirus		Rhinitis
	Enterovirus		Sommergrippe, Sommer-Diarrhoe, Paralyse, Meningitis/Enzephalitis
		Poliovirus (U)	Kinderlähmung
		Coxsackie-Virus-A (U)	+ Erkr. der Atemwege, Exanthem
		Coxsackie-Virus-B (U)	+ Erkr. der Atemwege, Karditis
		Echovirus (U)	+ Erkr. der Atemwege, Exanthem, Karditis
		Enterovirus 68–71	+ Exanthem, Konjunktivitis A
		Enterovirus 72	Hepatitis A
Caliciviridae	Calicivirus		Gastroenteritis
		Norwalk	Gastroenteritis
		übrige Caliciviren (Norwalk)	Gastroenteritis
Reoviridae	Reovirus		Erkr. der oberen Atemwege, Enteritis
	Rotavirus		Enteritis (v.a. bei Säuglingen)
	Orbivirus	Colorado-Zeckenfieber-Enzephalitis-Virus	Meningitis/Enzephalitis
Togaviridae	Alphavirus (Arbovirus Gruppe A)		Meningitis/Enzephalitis
	Flavivirus (Arbovirus Gruppe B)		Meningitis/Enzephalitis
		FSME-Virus	Frühsommer-Meningoenzephalitis
		Gelbfieber-Virus	Gelbfieber
	Rubivirus	Rubella-Virus	Röteln
Orthomyxoviridae	Influenzavirus		Influenza
		Influenza-A-Virus	Aviäre Influenza, Neue Influenza A/H1N1
		Influenza-B-Virus	
		Influenza-C-Virus	
Paramyxoviridae	Paramyxovirus	Parainfluenzavirus (U)	Erkr. der Atemwege
		Mumps-Virus	Mumps
	Morbillivirus	Masern-Virus	Masern
	Pneumovirus	RS-Virus	Bronchitis, Pneumonie
Rhabdoviridae	Lyssavirus	Tollwut-Virus	Tollwut
Coronaviridae	Coronavirus	humanes Coronavirus	Erkr. der Atemwege (SARS)

Tab. 1.1 Virussystematik: Die Tabelle führt Familien, Gattungen, Untergattungen, Arten/Typen nur insoweit auf, als sie wichtige menschenpathogene Erreger enthalten. Es ist nicht erkennbar, in wie viele Gattungen eine Familie und in wie viele Arten bzw. Typen eine Gattung unterteilt ist. Dazugehörige Erkrankungen sind aus Platzgründen nur zum Teil angegeben und beziehen sich unter Umständen nur auf bestimmte Arten bzw. Typen. (Forts.)

Familie	Gattung	Untergattung (U)/ Art/Typ	Symptomatik
Bunyaviridae	Bunyavirus		Meningitis/Enzephalitis, Exanthem
	Phlebovirus	Phlebotomus-Fieber-Virus	Phlebotomus-Fieber
		Rift-Valley-Fieber-Virus	Rift-Valley-Fieber
	Hantavirus	Hantaan-Virus	hämorrhag. Fieber mit renalem Syndrom, Pneumonie
Arenaviridae	Arenavirus	LCM-Virus	lymphozytäre Choriomeningitis
		Lassa-Virus	hämorrhag. Fieber
	Tacaribevirus	Junin-Virus	argentinisches hämorrhag. Fieber
		Machupo-Virus	bolivianisches hämorrhag. Fieber
Retroviridae	Oncovirus		Leukämien
	Lentivirus	HIV	Aids
Hepadnaviridae	Hepadnavirus		Hepatitis
		Hepatitis-B-Virus	Hepatitis B
		Hepatitis-C-Virus	Hepatitis C
		Hepatitis-D-Virus	Hepatitis D
		Hepatitis-E-Virus	Hepatitis E
Filoviridae	Filovirus	Marburg-Virus	hämorrhag. Fieber
		Ebola-Virus	hämorrhag. Fieber

Einige virale Krankheitserreger sind bisher noch nicht klassifiziert, z. B. der Erreger der Hepatitis C und Hepatitis E. Die 7 humanpathogenen Erreger der Herpes-Familie (Herpesviridae), die sog. humanen Herpesviren, werden auch als solche durchnummeriert: HHV-1 (Herpes-simplex-Virus Typ 1 = HSV 1), HHV-2 (Herpes-simplex-Virus Typ 2 = HSV 2), HHV-3 (Varicella-zoster-Virus = VZV), HHV-4 (Zytomegalie-Virus = ZMV), HHV-5 (Epstein-Barr-Virus = EBV), HHV-6 ohne sonstige Namen.

Tab. 1.1 (Fortsetzung): Die häufig erwähnte Gruppe der Arboviren (= arthropod-borne viruses = in Arthropoden entstandene Viren) geht auf eine ältere Klassifikation zurück; sie finden sich heute auf folgende Familien verteilt: Togaviridae (ausgenommen die Gattung Rubivirus), Bunyaviridae (ausgenommen das Hantaanvirus), Reoviridae (ausgenommen die Gattungen Reo- und Rotavirus). Die Arboviren werden durch Arthropoden (Gliederfüßler, ➤ Kap. 1.1.8), in der Regel durch Zecken und Mücken, übertragen. Infektionen durch Arboviren verlaufen häufig inapparent; ansonsten lassen sich i.W. drei Verlaufsformen unterscheiden:

können für sich als Typen durchnummeriert sein, so dass z. B. Enterovirus 5 nicht identisch mit Cocksackievirus A 5 ist (wobei Enterovirus die Gattung und Cocksackievirus A Untergattung ist (➤ Tab. 1.1).

- gutartiger Verlauf: mit Fieber, Kopf- und Gliederschmerzen, Exanthem und Lymphknotenschwellungen
- Verlauf mit Meningitis/Enzephalitis
- Verlauf mit hämorrhagischem Fieber als Hauptsymptom.

Lernkarte Viren

1.1.4 Bakterien

Aufbau einer Bakterienzelle

Bakterien sind einzellige Mikroorganismen, deren Größe im µm-Bereich liegt. Den grundsätzlichen Aufbau eines Bakteriums (griech. bakterion = Stäbchen) zeigt ➤ Abb. 1.3.

Unterscheidungsmerkmale

Unterschiede zwischen **Bakterien und Viren:**

- Das Bakterienchromosom besteht immer aus der DNS, das Viruschromosom dagegen besteht entweder aus der DNS oder RNS.
- Viren haben kein Zytoplasma.
- Bakterien haben kein nur „geborgtes Leben" wie die Viren. Sie haben einen eigenen Stoffwechsel und vermehren sich selbständig (mit Ausnahme einiger Bakterien, nämlich der **Rickettsien** und **Chlamydien,** die zur Vermehrung – wie die Viren – eine Wirtszelle befallen müssen).

Unterschiede zwischen **Bakterien** und einer pflanzlichen oder tierischen Zelle:

- Ein Bakterium besitzt keinen Zellkern mit Kernmembran, der das Bakterienchromosom vom Zytoplasma abgrenzt.
- Ein Bakterium hat bis auf Ribosomen keine weiteren Zellorganellen wie z. B. Golgi-Apparat, Mitochondrien.

Charakteristika von Bakterien

Einer Einteilung der verschiedenen Bakterien dienen v.a. die Unterschiede hinsichtlich:

- Zellwand
- Gestalt
- Anordnung beieinander liegender Bakterien
- Begeißelung
- Kapselbildung
- Sporenbildung
- intra- bzw. extrazellulärer Vermehrung.

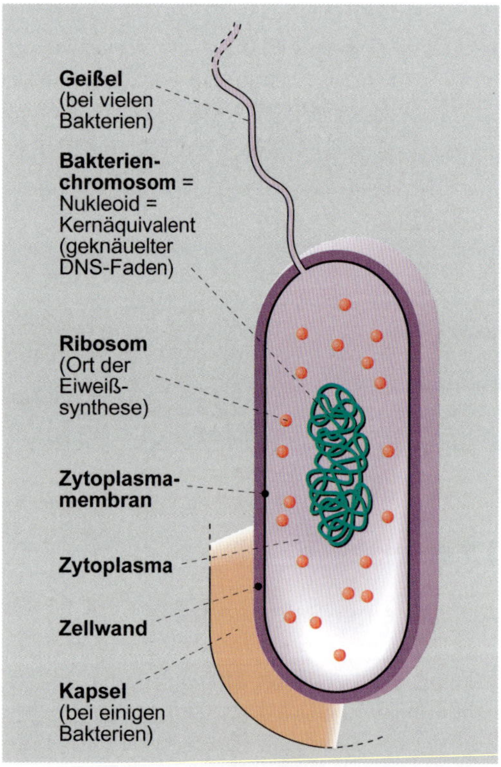

Abb. 1.3 Schematischer Aufbau einer Bakterienzelle. Charakteristisch ist im Gegensatz zur tierischen Zelle das Fehlen eines Zellkerns. Das Erbgut liegt lose im Zytoplasma. Bakterien haben im Unterschied zu Viren einen eigenen Stoffwechsel. [L106]

Zellwand

Die allermeisten Bakterien besitzen eine komplette Zellwand, wodurch sie eine i.W. konstante Gestalt haben. Sie werden in zwei große Gruppen eingeteilt, die mit einer bestimmten Färbemethode, der sog. **Gramfärbung,** unterschieden werden: Bakterien mit einer dicken Zellwand färben sich blau, sie heißen **grampositiv.** Bakterien mit einer dünnen Zellwand färben sich rot, sie heißen **gramnegativ.** Die Färbung nach Gram ist einfach durchzuführen und auch deswegen eine wichtige Färbe- bzw. Klassifikationsmethode.

Grampositive Bakterien sind aufgrund ihrer dickeren Zellwand weitaus überlebensfähiger als gramnegative. Sie sind z. B. wirksam gegen Austrocknung geschützt und können daher gut in der Umwelt (Erde, Wasser, Luft, an Oberflächen) überleben. Dagegen sterben z. B. **gramnegative** Keime, die mit Aerosoltröpfchen ausgeschieden werden, meist schon innerhalb Sekunden durch Austrocknung ab. So ist auch verständlich, dass Hautkeime in der Regel grampositiv bzw. viele Schleimhautkeime, die z. B. für sexuell übertragbare Krankheiten verantwortlich sind, gramnegativ sind.

Bei einigen Bakterien mit dünner Zellwand ist diese relativ biegsam. Sie haben im Übrigen schraubenförmige Gestalt und können sich durch Biege- und andere Bewegungen des flexibel gewandeten Zellkörpers fortbewegen. Diese Bakterien sind in zwei Familien zusammengefasst:

- Familie der Spirochäten (z. B. Syphilis-Erreger, Lyme-Borreliose-Erreger)
- Familie der Leptospiren (Leptospirose-Erreger)

Bei den meisten Bakterien, insbesondere bei denen mit dicker Zellwand, ist die Zellwand jedoch starr. Viele dieser Bakterien können sich dennoch fortbewegen, nämlich mit Hilfe von Geißeln (siehe unten).

Medizinische Bedeutung der Zellwand

- Zellwandstrukturen wirken als **Antigene,** d. h. sie werden vom Abwehrsystem des Körpers als körperfremd erkannt und in verschiedener Weise von diesem dann „bekämpft", z. B. durch Bildung von Antikörpern.
- Insbesondere die Zellwand von gramnegativen Bakterien enthält Substanzen, die beim Zerfall der Bakterienzelle toxisch wirken; diese werden als Endotoxine bezeichnet (➤ Kap. 1.3.1).
- Die Zellwand ist Angriffspunkt wichtiger Antibiotika.

Einige Bakterienarten besitzen keine Zellwand; sie sind nur durch ihre **Zytoplasmamembran** gegen die Außenwelt abgegrenzt und können sich vielgestaltig in ihrer Form ändern (z. B. Mykoplasmen). Ebenfalls selten sind Bakterienarten mit **defekter Zellwand;** sie sind medizinisch ohne Bedeutung.

Gestalt

Die Bakterien mit Zellwand haben eine i.W. konstante Gestalt. Man unterscheidet folgende Grundformen (➤ Abb. 1.4):

- kugelförmig (**Kokken,** griech. Kokkus = Beere, Korn)
- stäbchenförmig
- gekrümmt:
  - kommaförmig
  - schraubenförmig

Anordnung beieinander liegender Bakterien

Im Lichtmikroskop sind, nach entsprechender Anfärbung, oftmals vermehrungsbedingte typische Zusammenlagerungen zu erkennen. So lagern sich Kokken z. B. in Trauben- oder Kettenform oder Milzbrandbazillen in Bambusform zusammen. (➤ Abb. 1.5).

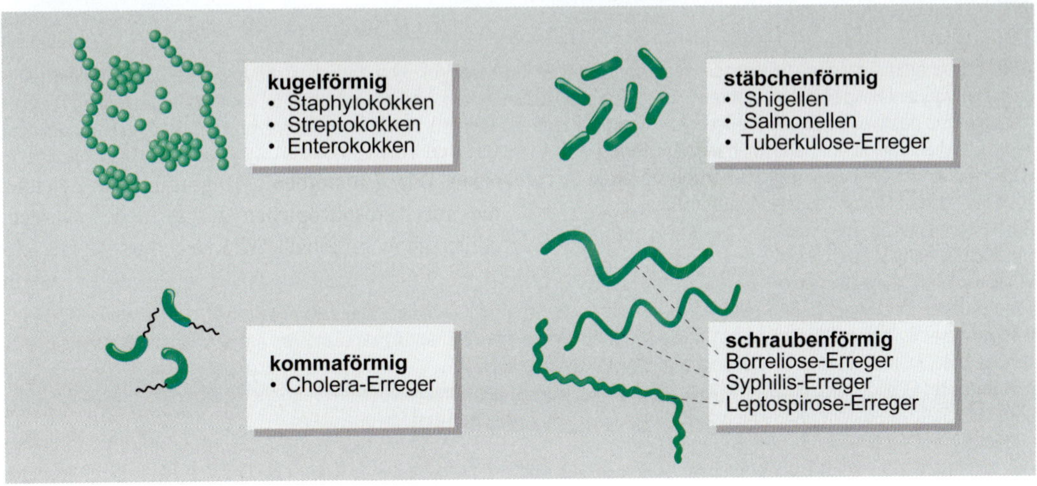

Abb. 1.4 Bakteriengrundformen mit Beispielen. [L106]

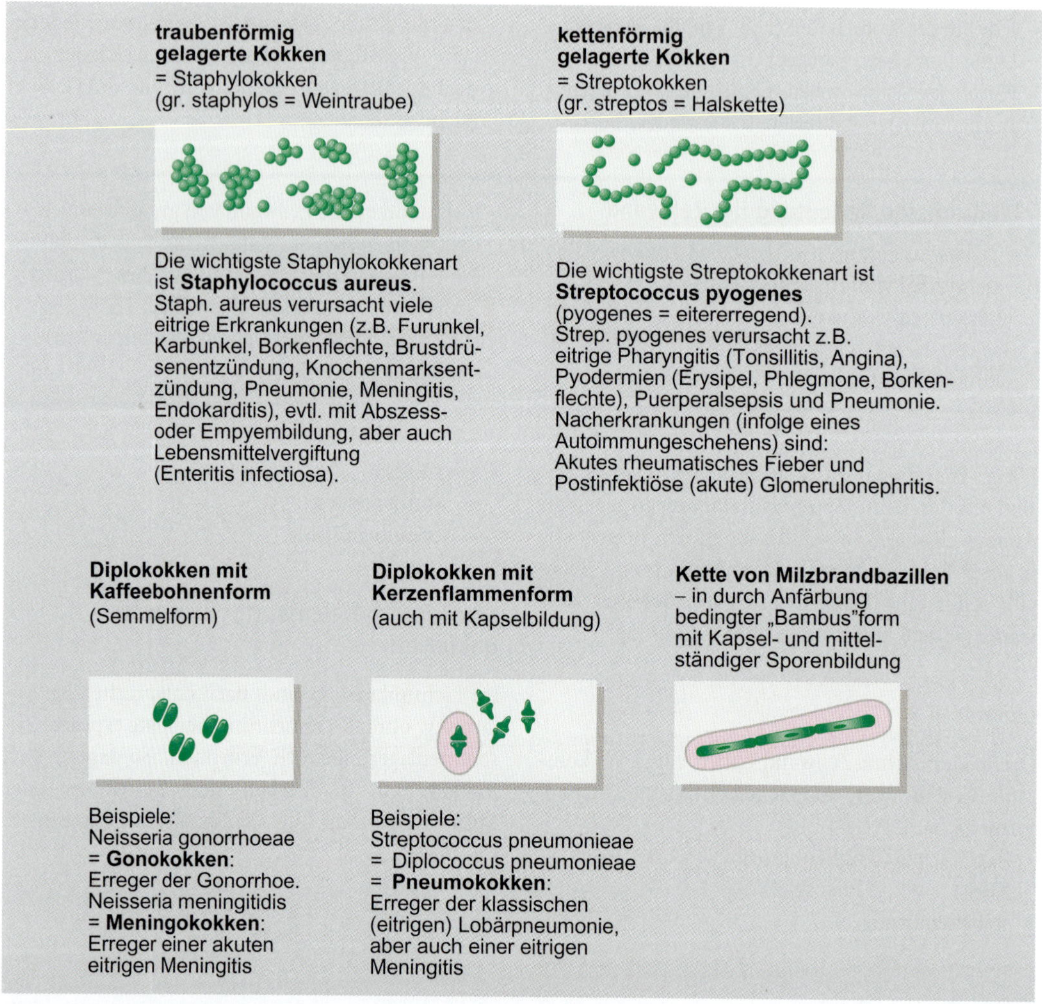

Abb. 1.5 Anordnungsweisen beieinander liegender Bakterien. Die Staphylokokken (griech. staphylos = Weintraube) bilden unregelmäßig-traubenförmige Haufen, während sich die Streptokokken (griech. streptos = Halskette) kettenförmig anlagern. Die Diplokokken sind paarweise gelagert (Kaffeebohnenform, Kerzenflammenform). Der Erreger des Milzbrandes (Anthrax), B. anthracis, bildet stäbchenförmige Aneinanderreihungen. [L106]

Häufig findet man die Bezeichnung **β-hämolysierende Streptokokken.** Was ist damit gemeint?

Die Gattung der Streptokokken wird unterteilt in:

β-hämolysierende Streptokokken

α-hämolysierende Streptokokken

γ-hämolysierende Streptokokken

Streptokokken werden auf Nährmedienplatten gezüchtet, die Schafsblut enthalten und deswegen rot-durchscheinend aussehen.

β-Hämolyse: Es bilden sich durch die Wirkung sog. Hämolysine um die Streptokokkenkolonien auf der Nährmedienplatte durchsichtige Höfe; in ihrem Bereich sind alle Schafsbluterythrozyten aufgelöst.

α-Hämolyse: Es bilden sich um die Kolonien grüne Höfe; dabei ist das Hämoglobin der Erythrozyten nur bis zum grünen Biliverdin abgebaut. Statt von α-hämolysierenden spricht man auch von **vergrünenden** Streptokokken.

γ-Hämolyse: Es tritt weder β- noch α-Hämolyse ein.

Die wichtigsten Arten der β-hämolysierenden Streptokokken sind:

Streptococcus pyogenes = Streptokokken der serologischen Gruppe A = **A-Streptokokken** (s. o.)

Streptococcus agalactiae = Streptokokken der serologischen Gruppe B = **B-Streptokokken**

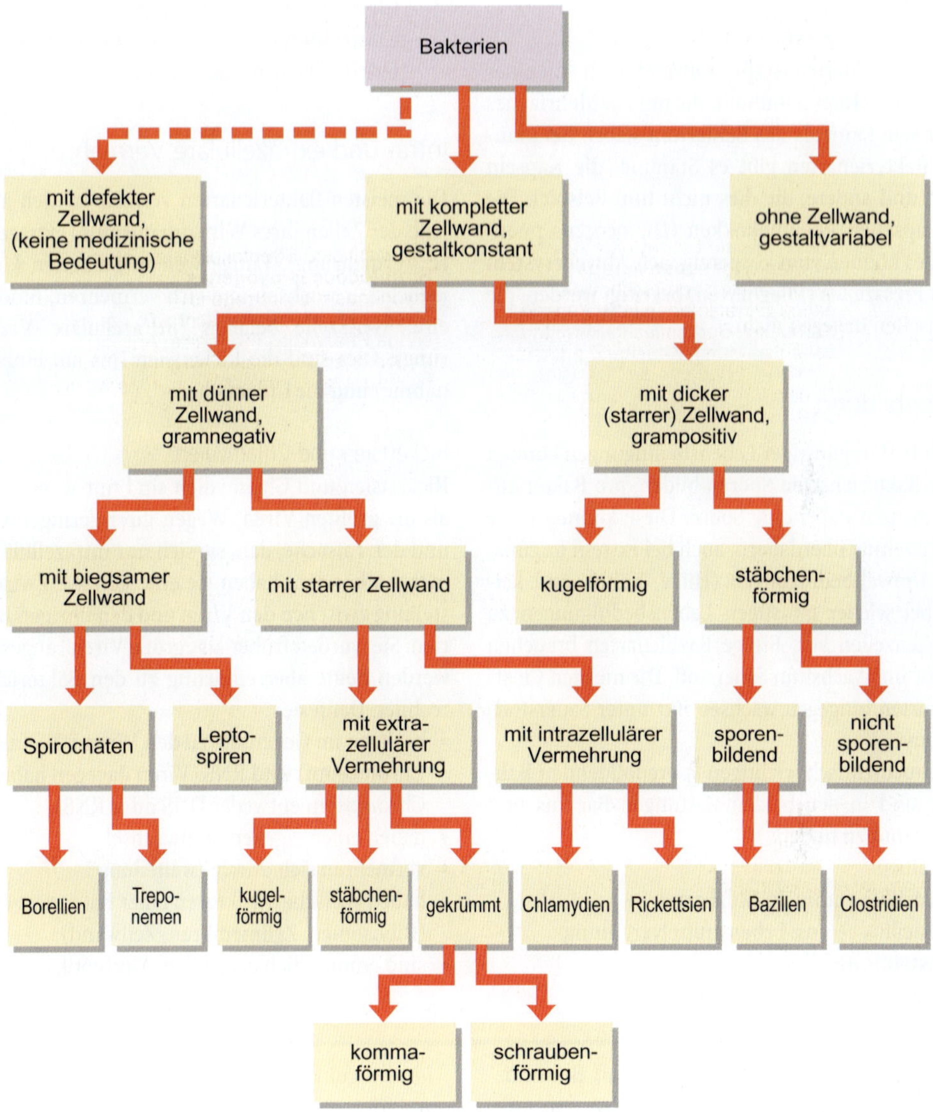

Abb. 1.6 Klassifizierung zur Erfassung aller wichtigen Bakterienarten aufgrund verschiedener Charakteristika. [L106]

Begeißelung

Viele Bakterien sind begeißelt, d. h. sie sind mit einem peitschenförmigen Fortbewegungsorgan ausgestattet. Dabei lassen sich die folgenden Begeißelungsarten unterscheiden:

- **monotriche Begeißelung:** mit nur einer Geißel (z. B. Vibrio cholerae)
- **lophotriche Begeißelung:** die Geißelbüschel sind büschelartig angeordnet (z. B. Spirillum minus, Pseudomonasarten)
- **peritriche Begeißelung:** die Geißeln sind rings um die Zelle angeordnet (z. B. Salmonellenarten, Escheria coli).

Kapselbildung

Bei vielen Bakterien ist die Zellwand noch von einer schützenden Kapsel umhüllt, die um ein Mehrfaches dicker sein kann als das Bakterium selbst. Bei manchen Bakterienarten gibt es Stämme, die Kapseln bilden und andere, die dies nicht tun. Beispiel: Die unbekapselten Pneumokokken (Diplococcus pneumoniae) können vom körpereigenen Abwehrsystem durch Fresszellen (Phagozyten) beseitigt werden, die bekapselten dagegen nicht.

Sporenbildung

Bei Eintritt ungünstiger Lebensbedingungen können einige Bakterienarten Sporen bilden; pro Bakterienzelle entsteht dabei eine Spore. Diese können Jahre bis Jahrzehnte überdauern, auch bei extrem ungünstigen Umweltbedingungen (Hitze, Kälte), und keimen bei wieder günstigen Lebensbedingungen zu Bakterienzellen aus. Einige Bazillenarten brauchen z. B. für ihr Wachstum Sauerstoff. Die meisten Clostridienarten hingegen wachsen nur unter Sauerstoffabschluss.

Die medizinisch wichtigen sporenbildenden Bakterien sind in den beiden Gattungen Bacillus und Clostridium zu finden:

- **Bacillus:**
  - Bacillus anthracis: Milzbrand
  - Bacillus cereus: Lebensmittelvergiftung
- **Clostridium:**
  - Clostridium botulinum: Botulismus
  - Clostridium tetani: Tetanus
  - Clostridium perfringens: Gasbrand, Gastroenteritis, Lebensmittelvergiftung

Intra- und extrazelluläre Vermehrung

Die meisten Bakterienarten vermehren sich außerhalb der Zellen ihres Wirtsorganismus (extrazelluläre Vermehrung). Einige wenige Bakterien können jedoch nur wachsen und sich vermehren, indem sie eine Wirtszelle befallen (intrazelluläre Vermehrung). Dies sind die Rickettsien (bis auf eine Ausnahme) und die Chlamydien.

Rickettsien und Chlamydien

Rickettsien und Chlamydien sind nur wenig größer als die größten Viren. Wegen ihrer geringen Größe und der Tatsache, dass sie sich nur intrazellulär vermehren können, haben sie eine gewisse Zwischenstellung zwischen den Viren und den übrigen Bakterien. Sie wurden früher als „große Viren" angesehen, werden heute aber eindeutig zu den Bakterien gerechnet. Denn sie

- besitzen im Gegensatz zu den Viren DNS (als Chromosom) **und** RNS (Viren dagegen haben als Chromosom entweder DNS **oder** RNS)
- haben einen eigenen Stoffwechsel
- vermehren sich durch Zweiteilung
- haben typische Strukturen einer Bakterienzelle (Ribosomen, Zellmembran, Zellwand)
- sind empfindlich gegenüber Antibiotika.

Von den Infektionskrankheiten mit Behandlungsverbot nach dem IfSG übertragen:

- **Chlamydien:** die Ornithose (Chlamydia psittaci) und die (sexuell übertragene) Lymphogranuloma inguinale (Chlamydia trachomatis Serotyp A – C)
- **Rickettsien:** das Fleckfieber (Rickettsia prowazekii) und das Q-Fieber (Coxiella burnetii).

Einteilung der Bakterien

Eine systematische Klassifizierung der Bakterien erfolgt in:

- Divisionen
- Klassen
- Ordnungen
- Familien (Namen von Familien enden fast alle mit „aceae")
- Gattungen (Namen von Gattungen enden fast alle mit „us")
- Arten
- Stämme (auch Typen, Serotypen, Serovare, Biovare genannt).

Bei der Namensangabe reicht meist die binomiale Benennung aus, d. h. die Angabe von Gattung und Art, z. B.: Staphylococcus aureus, Bacillus anthracis.

1.1.5 Pilze

Pilze spielen für den Menschen in verschiedener Hinsicht eine Rolle. Pilze
- dienen als Nahrungsmittel bzw. Mittel zur Nahrungszubereitung: Speisepilze, Backhefe, Bierhefe, Pilze zur Käseherstellung (z. B. Camembert)
- fungieren als Antibiotikabildner (Penicillin, Cephalosporin, Griseofulvin)
- bilden für den Menschen schädliche Toxine: Gifte von Großpilzen (Fliegenpilz, Knollenblätterpilz usw.), Gifte von Getreidepilzen (Mutterkornalkaloide, Aflatoxine), Gifte von Schimmelpilzen, v.a. Aflatoxine, die kanzerogen (Leber- und Gallengangskrebs) und teratogen (fruchtschädigend) wirken können.
- wirken als Allergene (Schimmelpilze)
- verursachen Pilzkrankheiten (Mykosen), von den mehr als 100.000 Pilzarten sind nur etwa 100 für Menschen pathogen.

Systematik, Morphologie und Einteilung

Systematik

Die Einordnung der Pilze in der Systematik aller Lebewesen ist umstritten. Üblicherweise werden sie dem Pflanzenreich zugeordnet, anderer Auffassung zufolge bilden sie zusammen mit den Bakterien, den Algen und Protozoen neben dem Pflanzen- und Tierreich das Reich der **Protisten.**

Pilze enthalten im Gegensatz zu Pflanzen kein Chlorophyll und brauchen deswegen organisches Material zur Ernährung. Sie besitzen aber im Unterschied zu Bakterien einen echten Zellkern mit mehr als einem Chromosom und zellulose- oder chitinhaltige Zellwände.

Morphologie

Pilze sind in einzelliger oder in vielzelliger Form zu finden. Die Einzelzellen werden bis 10 µm groß, und die „Fäden“ haben eine Dicke von 2–10 µm. Vielzellige Pilze bestehen i.W. aus einer fadenförmigen Aneinanderreihung der Pilzzellen.

Pilze sind höher entwickelt als Bakterien:
- Eine Pilzzelle hat mehr als ein Chromosom.
- Die Chromosomen einer Pilzzelle sind in einem Zellkern mit Kernmembran vom Zytoplasma abgegrenzt.
- Eine Pilzzelle hat als Zellorganellen Mitochondrien, ein endoplasmatisches Retikulum und Ribosomen.
- Pilze können sich geschlechtlich vermehren (durch Verschmelzung zweier geschlechtsverschiedener Zellkerne).

Einteilung

Hinsichtlich Wachstum bzw. Gestalt unterscheidet man:
- Sprosspilze (Hefen)
- Fadenpilze (Hyphenpilze)
- dimorphe (zweigestaltige) Pilze

Sprosspilze

Die Sprosspilze sind einzellige Pilze. Sie vermehren sich asexuell durch Sprossung aus einer „Mutterzelle“, d. h. durch Bildung seitlicher, sich abschnürender Auswüchse (Knospen), die sich meist von dieser ablösen. Häufig hängen aber mehrere Hefezellen kettenförmig zusammen. Eine solche Kette wird als **Pseudohyphe** bezeichnet.

Fadenpilze

Die Fadenpilze sind vielzellige Pilze. Sie bilden sog. **Hyphen;** das sind fadenförmige, vielfältig verzweigte Aneinanderreihungen einzelner Zellen, die meist durch poröse Septen (Scheidewände) voneinander getrennt sind. Die Gesamtheit der Hyphen bildet ein Geflecht, auch **Mycel** genannt.

Dimorphe Pilze

Die dimorphen (zweigestaltigen) Pilze wachsen in Abhängigkeit von den Umgebungsbedingungen sowohl in der Faden- als auch in der Sprossform. Meist wechselt bei einer Infektion die Faden- in die Sprossform.

Pathogene Pilze – Einteilung und Verhalten

In medizinisch-praktischer Hinsicht werden die ca. 100 menschenpathogenen Pilze meist eingeteilt in: Sprosspilze (Hefen), **Schimmelpilze, Hautpilze (Dermatophyten),** dimorphe Pilze. Die Schimmelpilze und Hautpilze zählen zu den Fadenpilzen (siehe oben). Die meisten Pilze sind nur fakultativ pathogen und nur wenige obligat pathogen (➤ Kap. 1.1.1 und ➤ Kap. 1.3.1). Die fakultativ pathogenen Pilze sind zumeist Bestandteil der menschlichen Normalflora (➤ Kap. 1.4.1). Sie werden nur bei für sie günstiger Gelegenheit pathogen, z. B. bei einer:

- Schwächung der körpereigenen Abwehr als Folge von Infektionskrankheiten (z. B. Aids), Krebs, Diabetes mellitus, Glukokortikoidbehandlungen
- Störung des Gleichgewichts der Normalflora durch Antibiotika zugunsten der Pilze.

  Infektionen durch fakultativ pathogene Pilze (die zur Normalflora gehören) sind daher meist endogene Infektionen, die durch obligat pathogene Pilze dagegen in der Regel exogene Infektionen (➤ Kap. 1.2.1).

Die wichtigsten Sprosspilze und ihre Mykosen

Candida albicans

Candida albicans hat von allen Candida-Arten die weitaus größte Bedeutung. Eine Candida-Mykose wird auch als **Candidose,** Candidiasis oder Monoliasis bezeichnet; bei Befall von Schleimhäuten, insbesondere der Mundhöhle, der Speiseröhre und der Scheide, spricht man häufig von **Soor.** Eine Candidose entsteht meist durch endogene Infektion bei „günstiger" Gelegenheit.

Vorzugsweise befallene Organe bzw. Symptomatik:

- **Schleimhaut:**
  - **Mundhöhle** (häufigste Lokalisation): weißliche, leicht abwischbare Beläge
  - Speiseröhre: Schluckbeschwerden, Schmerzen hinter dem Brustbein
  - Darm: wässrige Durchfälle
  - Luftröhre und Bronchien
  - Genitalien (häufig bei Schwangerschaft), Harnwege (Katheter)
- **Haut:** bevorzugt an feuchtwarmen Stellen bzw. an Stellen, wo Haut an Haut reibt (z. B. Gesäßfalte, Zwischenzehenräume). Auch Nagelbettbefall möglich.
- **innere Organe** (im Wesentlichen nur im Rahmen einer Sepsis): Lunge, Endokard, Augenhintergrund, Hirnhäute, Nieren, Gelenke, Knochenmark.

Cryptococcus neoformans

Eine Cryptococcus-Mykose tritt in der Regel als eine Sekundärerkrankung bei abwehrgeschwächten Kranken auf.

Vorzugsweise befallene Organe bzw. Symptomatik:

- Lunge: Pneumonie
- ZNS: Meningitis/Enzephalitis (häufig bei Aids)
- generalisierter Befall (selten)

Malassezia furfur

Malassezia furfur verursacht die Hauterkrankung Pityriasis versicolor (Tinea versicolor= Kleienflechte) und kommt v.a. in feuchtwarmen Regionen vor.

Lokalisation bzw. Symptomatik:

- nur Befall der obersten Hautschicht (Stratum corneum)
- fleckige Hypo- oder Hyperpigmentierung
- kleieförmige Schuppung

Trichosporon cutaneum

Trichosporon cutaneum verursacht die Haarerkrankung Piedra alba.

Lokalisation bzw. Symptomatik:

- Haarzerstörung
- bei Abwehrschwäche auch Haut- und Schleimhautbefall

Die wichtigsten Schimmelpilze und ihre Mykosen

Die Schimmelpilze sind Fadenpilze. Die wichtigsten Schimmelpilze gehören der Gattung Aspergillus und der Familie Mucoraceae an.

Aspergillus-Pilze

Die wichtigste Art der Aspergillus-Pilze ist Aspergillus fumigatus. Aspergillus-Mykosen (Aspergillosen) entstehen meist durch exogene Infektion bei Abwehrschwäche.

Vorzugsweise befallene Organe bzw. Symptomatik:

- **Lunge**
- Schleimhäute von Nase und Nasennebenhöhlen
- Gehörgang (Aspergillus niger)
- Haut, Nägel
- bei hämatogener Streuung: Endokard, Gehirn, Knochen
  Die Inhalation von Sporen kann zu allergischem Asthma führen.

Mucor-Pilze

Mucor-Mykosen sind selten. Sie entstehen meist bei Abwehrschwäche. Mucor-Pilze können auch Bestandteil der Normalflora von Schleimhäuten des Magen-Darm- und Respirationstrakts sein.

Vorzugsweise befallene Organe bzw. Symptomatik:

- Nase, Nasennebenhöhlen, Rachen
- Übergriff auf Augenhöhle und Gehirn
- Lunge
- Haut (bei Verletzungen, Verbrennungen)
- bei generalisierter Mucor-Mykose sind v.a. ZNS, Magen, Darm und Leber betroffen

Die wichtigsten Hautpilze und ihre Mykosen

Die Hautpilze (Dermatophyten) sind Fadenpilze. Die wichtigsten Hautpilzarten gehören drei Gattungen an: Trichophyton, Microsporum, Epidermophyton.

Sie befallen nur die Haut und die Hautanhangsgebilde (Haare, Nägel) und haben die Fähigkeit, dort das Keratin abzubauen. Dies unterscheidet sie von anderen Pilzen, welche die Haut befallen können. Man unterscheidet im Wesentlichen drei **Krankheitsbilder:**

- **Tinea:** mit dem Begriff Tinea (lat. Tinea = Motte) ist die Pilzflechte der Haut und des Nagels bezeichnet, die häufig mottensilbrig aussieht.
- **Favus:** manche Hautpilze bilden gelbliche, schuppige oder krustige Auflagerungen, die mit Favus (lat. favus=Honigwabe) bezeichnet werden; man spricht auch von Grind oder Schorf.
- **Piedra:** mit Piedra (span. Piedra = Stein) wird eine in den Subtropen und Tropen vorkommende Pilzerkrankung bezeichnet, bei der es zu steinharten Knötchen am Haarschaft und in der Haut kommt.

Die wichtigsten dimorphen Pilze und ihre Mykosen

Insgesamt sind vier Arten dimorpher Pilze von Bedeutung, die jedoch nur in bestimmten Gebieten von Nord-, Mittel-, Südamerika und Afrika vorkommen. Sie sind nicht von Mensch zu Mensch übertragbar, aber obligat pathogen, d. h. im Gegensatz zu anderen Pilzen verursachen sie nicht nur bei Abwehrschwäche Erkrankungen.

Erwähnt sei nur die Art Histoplasma capsulatum. Sie verursacht die Histoplasmose: durch aerogene Infektion kommt es überwiegend zur Lungenerkrankung. Im Rahmen einer Sepsis (bei Abwehrschwäche) können allerdings auch andere Organe befallen werden. Die Histoplasmose ist v.a. eine gefürchtete Folgeerkrankung von Aids.

Lernkarte Pilze

1.1.6 Protozoen

Aufbau eines Urtierchens

Protozoen (Urtierchen) sind einzellige Lebewesen, deren Größe im µm-Bereich liegt. Der Bau der Protozoen gleicht in vielem dem einer Säugetierzelle. Sie besitzen zahlreiche Organellen wie z. B. Mitochondrien, Golgi-Apparat, Ribosomen, endoplasmatisches Retikulum und Zentrosomen. Darüber hinaus besitzen sie, je nach Art, spezielle Organellen wie z. B. Geißeln und Wimpern, die der Fortbewegung bzw. anderen speziellen Zwecken dienen.

Protozoen vermehren sich meist durch Zweiteilung (wie die Bakterien), manche durch Vielteilung (z. B. die Malaria-Erreger), und bei einigen Arten findet auch eine sexuelle Vermehrung statt.

Einteilung der Protozoen

Üblicherweise werden die Protozoen in fünf Klassen eingeteilt; für jede dieser Klassen sind hier wichtige Krankheitserreger angegeben:

- **Geißeltierchen** (Flagellata):
  - Giardia lamblia: Lamblienruhr
  - Trichomonas vaginalis: Trichomoniasis
  - Trypanosoma cruzi: Chagaskrankheit
  - Trypanosoma brucei: Schlafkrankheit
- **Wurzelfüßler** (Rhizopoda):
  - Entamoeba histolytica: Amöbenruhr
  - Naegleria-Arten: Meningitis/Enzephalitis
- **Sporentierchen (Sporozoa):**
  - Cryptosporum parvum: Kryptosporidiose
  - Toxoplasma gondii: Toxoplasmose
  - Plasmodien-Arten: Malaria
- **Wimpertierchen (Ciliata):** Balantidum coli: Balantidienruhr
- **nicht einzuordnende Protozoen (Incerta):** Pneumocystis carinii: Pneumonie

Protozoen als Erreger von Krankheiten mit Behandlungsverbot

IfSG

Im IfSG (§ 7) sind als **Krankheitserreger** aufgeführt:

- Cryptosporidium parvum
- Giardia lamblia
- Plasmodium sp.
- Toxoplasma gondii

Laut IfSG (§ 6 bzw. § 7 in Verbindung mit § 24) besteht für folgende durch Protozoen verursachte Erkrankungen direkt oder indirekt **Behandlungsverbot:**

- **Gastroenteritis:**
  - Cryptosporidium parvum (Kryptosporidiose)
  - Giardia lamblia (Lamblienruhr)
  - Entamoeba histolytica (Amöbenruhr)
  - Balantidum coli: (Balantidienruhr)
- **Malaria:** Plasmodium sp.
- **Trichomoniasis der Genitalorgane:** Trichomonas vaginalis
- **Toxoplasmose:** Toxoplasma gondii
- **Meningitis/Enzephalitis:**
  - Toxoplasma gondii (bei Immunsuppression)
  - Trypanosoma brucei (als Komplikation bei Schlafkrankheit)
  - Naegleria-Arten
  - Hartmanella-Arten
- **bei Aids:**
  - Toxoplasma gondii: am häufigsten Enzephalitis
  - Pneumocystis carinii: Pneumonie
  - Cryptosporidium-Arten: Diarrhoe
  - Isospora belli: Diarrhoe

1.1.7 Würmer

Die menschenpathogenen Würmer leben auf Kosten ihres Wirtsorganismus, wobei sie diesen zumeist schädigen, sie sind Parasiten. Sie werden unterteilt in Platt- und Fadenwürmer:

Plattwürmer:

- Saugwürmer:
  - Schistosoma-Arten (Pärchenegel)
  - Leberegel
  - Lungenegel-Arten
- Bandwürmer:
  - Taenia-Arten: Rinderbandwurm (häufigster Bandwurm), Schweinebandwurm, Fischbandwurm
  - Echinokokkus-Arten: Fuchsbandwurm, Hundebandwurm
  - Zwergbandwurm

Fadenwürmer:
- Zwergfadenwurm-Arten
- Spulwurm
- Madenwurm
- Peitschenwurm
- Hakenwurm-Arten
- **Trichinella spiralis** (Erreger der Trichinose)
- Filarien

IfSG

Im IfSG namentlich aufgeführte Erreger von Wurmerkrankungen sind:
- **Trichinella spiralis**
- **Echinococcus sp.** (Fuchs- und Hundebandwurm)

Viele andere Wurmarten fallen jedoch im weiteren Sinne unter das IfSG, weil sie z. B. eine infektiöse Gastroenteritis verursachen („➤ Wurmbefall bei Menschen“).

Die Entwicklung der Würmer

Im Allgemeinen liegt eine Entwicklung Ei → Larve → Wurm vor. Es können aber auch lebende Larven geboren werden (z. B. bei Trichinella spiralis), oder die Entwicklung kann über mehrere Larvenstadien erfolgen (z. B. bei den Bandwürmern). Die Entwicklung kann auch unter **Wirtswechsel** stattfinden. Beispiel Rinderbandwurm: Hier nimmt das Rind mit der Nahrung die Wurmeier auf; im Dünndarm schlüpft dann die erste Larvenart. Diese durchdringt die Darmwand, gelangt in die Muskulatur, kapselt sich dort ein und bildet die zweite Larvenart, die so genannte Finne. Der Mensch infiziert sich durch Genuss von ungenügend erhitztem finnenhaltigem Fleisch. Im menschlichen Dünndarm entwickelt sich dann die Finne zum geschlechtsreifen Wurm.

Diese Entwicklung bis zum geschlechtsreifen Tier kann sich auch über mehrere Wirte vollziehen (z. B. beim Fischbandwurm). In diesem Falle unterscheidet man die sog. **Zwischenwirte** vom **Endwirt.**

Wurmbefall beim Menschen

Der Mensch kann nun als **Endwirt** oder als **Zwischenwirt** (der Mensch als Zwischenwirt ist ein Fehlwirt) befallen werden. Beispiele: Beim Rinderbandwurm ist der Mensch der Endwirt. Beim Schweinebandwurm ist der Mensch in der Regel ebenfalls der Endwirt. Es kommt aber hier auch ein Befall des Menschen mit Eiern vor; in diesem Fall ist also der Mensch Zwischenwirt (bevorzugt befallen werden Muskulatur, Unterhautgewebe und Gehirn). Beim Fuchs- und Hundebandwurm ist der Mensch Zwischenwirt; er nimmt die Eier auf, die der Fuchs z. B. an Waldfrüchten (Heidelbeeren!) abstreift. Es kommt zum bevorzugten Befall mit Larven von Leber, Lunge und Gehirn; die Erkrankung (Echinokokkose) endet oft tödlich.

In Europa findet sich Wurmbefall v.a. durch:
- **Echinococcus multilocularis (Fuchsbandwurm)**
- **Echinococcus granulosus (Hundebandwurm)**
- **Trichinella spiralis***
- Rinderbandwurm*
- Fischbandwurm*
- Zwergbandwurm*
- großer Leberegel
- kleiner Leberegel
- Spulwurm*
- Madenwurm*
- Schweinebandwurm (selten)*
- Peitschenwurm (selten)*
- Zwergfadenwurm-Arten (selten)*

IfSG

Die hier mit * markierten Wurmarten verursachen Magen-Darm-Beschwerden, d. h. Symptome einer infektiösen Gastroenteritis und fallen somit (im weit gefassten Sinn) unter das IfSG.

In vielen Fällen zeigen sich bei Wurmbefall auch die folgenden Symptome: Anämie, Exantheme, Eosinophilie, Gewichtsabnahme (Bandwürmer im Dünndarm). Beim Auftreten solcher Symptome ist also bei entsprechender Anamnese auch an Wurmbefall zu denken.

Wurmbefall kommt ansonsten v.a. in tropischen und subtropischen Regionen vor.

1.1.8 Gliederfüßler

Die Gliederfüßler sind weniger als Krankheitserreger, sondern v.a. als aktive oder passive Überträger von Krankheitserregern (Vektoren) von Bedeutung.

IfSG

Die **Krätze (Scabies)** ist die einzige im IfSG (§34) erwähnte Krankheit, die durch einen Gliederfüßler, die **Krätzmilbe,** verursacht wird.

Gliederfüßler als Krankheitsüberträger (Vektoren)

Als Krankheitsüberträger sind von den Gliederfüßlern im Wesentlichen von Bedeutung (➤ Tab. 1.2):

- **Spinnentiere** (Arachnida; charakteristisch: vier Gangbeinpaare): Milben, Zecken
- **Insekten** (Kerbtiere = Hexapoda = Sechsfüßler; charakteristisch: drei Gangbeinpaare): Flöhe, Läuse, Wanzen, Mücken, Fliegen

Tab. 1.2 Übersicht über die durch Vektoren übertragenen Krankheiten

Vektor	Krankheit	Erreger	spezielle Überträger	Behandlungsverbot (=×) und Meldepflicht (bundeseinheitliche Gesetzgebung)
Milben	Milbenfleckfieber	Rickettsienart	Mäusemilben	
	Rickettsienpocken	Rickettsienart	Mäusemilben	
	Tularämie	Bakterium		×
Zecken	Lyme-Borreliose	Borrelienarten		
	Q-Fieber	Rickettsienart		×
	Rückfallfieber	Borrelienarten		×
	Tularämie	Bakterium		×
	virusbed. hämorrhag. Fieber	Arboviren		× + Meldepflicht
	Virus-Meningoenzephalitis	v.a. Arboviren (FSME-Virus)		×
Flöhe	Fleckfieber	Rickettsienart		×
	Pest	Bakterium	Pestfloh	× + Meldepflicht
	Tularämie	Bakterium		×
Läuse	Fleckfieber	Rickettsienarten	v.a. Kleiderlaus	×
	Fünf-Tage-Fieber	Rickettsienart		
	Rückfallfieber	Borrelienarten	v.a. Kleiderlaus	×
	Tularämie	Bakterium		×
Wanzen	Chagaskrankheit	Protozoon	Raubwanze	
Mücken	Gelbfieber	Virus	Aedes- und Haemagogusarten	×
	Lyme-Borreliose	Borrelienarten		
	Malaria	Protozoenarten	Anopheles-Arten	×

Tab. 1.2 Übersicht über die durch Vektoren übertragenen Krankheiten (Forts.)

Vektor	Krankheit	Erreger	spezielle Überträger	Behandlungsverbot (=×) und Meldepflicht (bundeseinheitliche Gesetzgebung)
	virusbedingtes hämorrhag. Fieber	Arboviren		× + Meldepflicht
	Virus-Meningoenzephalitis	Arboviren		
Fliegen	**Aktive Übertragung:**			
	Brucellose	Brucellenarten	Bremsen	×
	Lyme-Borreliose	Borrelienarten		
	Milzbrand	Bakterium	Bremsen	× + Meldepflicht
	Schlafkrankheit	Protozoon	Tsetsefliegen	
	Tularämie	Bakterium	Bremsen	×
	Passive Übertragung:			
	Gastroenteritis, infektiöse	v.a. Salmonellenarten, Viren		× + Meldepflicht (Gruppenerkrankung, Lebensmittelbranche)
	Poliomyelitis	Poliovirus		× + Meldepflicht
	Shigellenruhr	Bakterienarten		× + Meldepflicht (Gruppenerkrankung, Lebensmittelbranche)
	Typhus/Paratyphus	Salmonellenarten		× + Meldepflicht
	Virushepatitis	Viren		× + Meldepflicht
	Virus-Meningoenzephalitis	Enteroviren		×

Übertragungsweisen

Die Übertragung der Krankheitserreger erfolgt entweder aktiv oder passiv.

- **Aktiv übertragen** wird z. B. die Malaria durch Mückenstich: Die Mücke nimmt beim Stich Erreger auf, diese vermehren sich in der Mücke und werden später durch Stich auf den Menschen übertragen.
- **Passiv übertragen** werden kann z. B. die Poliomyelitis durch Fliegen (eher in Entwicklungsländern), indem diese poliovirushaltigen Kot, der an ihnen haftet, auf Nahrungsmittel verschleppen.

Neben der Übertragung Mensch → Vektor → Mensch spielt die von Tier → Vektor → Mensch eine wenigstens ebenso große Rolle, so z. B. bei der Pest: Ratte → Floh → Mensch.

Vektoren sind meist Ektoparasiten, d. h. Parasiten, die ihren Wirt „oberflächlich", d. h. an dessen Haut schädigen und dadurch z. B. lokale Entzündungen verursachen.

Wichtige Vektoren

Milben

- **Milben als Ektoparasiten:**
  - Die menschenspezifische, sich in die Haut eingrabende Krätzmilbe verursacht die **Krätze.**
  - Die Erreger der Hunderäude, der Katzenräude und andere Milbenarten (zum Teil stechend-blutsaugend) können auf den Menschen übergehen.
  - Herbstmilben (Erntemilben) verursachen mit ihren lymphsaugenden Larven die **Trombikulose** (Stachelbeerkrankheit), eine stark juckende Dermatitis.
- **Milben als Allergieverursacher:** die Hausstaubmilbe kann durch ihren Kot, der mit dem Hausstaub eingeatmet wird, Allergien auslösen.
- **Als Krankheitsüberträger:** Milbenfleckfieber, Rickettsienpocken

Zecken

Fast alle der in Europa beim Menschen gefundenen Zecken gehören zur Schildzeckenart Ixodes ricinus.

- **Zecken als Ektoparasiten:** stechend-blutsaugend, dabei Rötung, Schwellung und Jucken der Haut
- **Zecken als Krankheitsüberträger:** Lyme-Borreliose, Virus-Meningoenzephalitis (FSME), Q-Fieber, Rückfallfieber, Tularämie, virusbedingtes hämorrhagisches Fieber

Flöhe

Die medizinisch wichtigsten Arten sind: Menschenfloh, Hundefloh, Katzenfloh, Vogelfloharten, Sandflohart und Rattenfloharten (Pestfloh = Rattenflohart in subtropischen und tropischen Gebieten).

- **Flöhe als Ektoparasiten:** stechend-blutsaugend, dabei Rötung, Schwellung und Jucken der Haut
- **Flöhe als Krankheitsüberträger:** Fleckfieber, Pest, Tularämie

Läuse

Man unterscheidet: Kleiderlaus, Kopflaus und Filzlaus (Schamlaus).

- **Läuse als Ektoparasiten:**
  - stechend-blutsaugend; dabei starker Juckreiz
  - Filzläuse saugen meist ständig an der gleichen Stelle; es kommt dabei zu typischen blauen Flecken
- **Läuse als Krankheitsüberträger:** Fleckfieber, Fünf-Tage-Fieber, Rückfallfieber, Tularämie

Wanzen

Es werden Bettwanze und Raubwanze unterschieden.

- **Wanzen als Ektoparasiten** (Bettwanze): stechend-blutsaugend, dabei evtl. Quaddelbildung und Juckreiz, im Extremfall sogar Kreislaufstörungen
- **Wanzen als Krankheitsüberträger:** Chagaskrankheit

Mücken

- **Mücken als Ektoparasiten:** stechend-blutsaugend; dabei meist Quaddelbildung und Juckreiz
- **Mücken als Krankheitsüberträger:** Gelbfieber, Malaria, virusbedingtes hämorrhagisches Fieber, Virus-Meningoenzephalitis

Fliegen

Es werden mehrere Familien unterschieden, z. B. Bremsen (Tabanidae), Tsetsefliegen (Glossinidae) und echte Fliegen (Muscidae).

- **Fliegen als Ektoparasiten:**
  - stechend-blutsaugend, z. B. Bremsen, Tsetsefliegen
  - leckend-blutsaugend, z. B. echte Fliegen
- **Fliegen als Krankheitsüberträger:**
  - **aktive** Übertragung durch stechend-blutsaugende Fliegen: Brucellose, Milzbrand, Schlafkrankheit, Tularämie
  - **passive** Übertragung (Verschleppung von Kot, Urin, Eiter, Wundsekret, Sputum) v.a. durch andere Fliegen: Poliomyelitis, infektiöse Gastroenteritis, Shigellenruhr, Typhus, Virushepatitis, Virus-Meningoenzephalitis

1.2 Allgemeine Infektionslehre

1.2.1 Infektiologische Begriffe

Kolonisation – Kontamination – Erregerreservoir

Kolonisation

Unter Kolonisation versteht man die Besiedelung von Haut und Schleimhäuten durch Mikroorganismen, ohne dass dieses den Wirtsorganismus zu einer Abwehrreaktion veranlasst. Dabei sind diese Mikroorganismen meist apathogen. So besiedelt ca. eine Quadrillion (10^{15}) Mikroorganismen den gesunden menschlichen Organismus, v.a. Bakterien und Pilze, ca. 400 verschiedener Arten. Der Speichel enthält z. B. 1 Milliarde (10^9) Bakterien pro ml, der Stuhl eine Trillion Bakterien (10^{12}) pro g. Hiervon sind nur relativ wenige pathogen. Die Keime, die den menschlichen Organismus besiedeln (Keimflora), sind auf bestimmte Standorte beschränkt

(Standortflora). Die Tuben, der Uterus und die Blase sind z. B. normalerweise keimfrei, obwohl Scheide und distale Urethra stark mit Keimen besiedelt sind.

Kontamination

Von Kontamination wird gesprochen, wenn Mikroorganismen, die nicht zur normalen Standortflora gehören, durch Kontakt mit keimhaltigem Material auf Gegenstände oder auf die Haut gelangen, die ansonsten nicht mit diesem Keim besiedelt sind. Die Kontamination beruht meist auf mangelnder Hygiene. Kontaminierte Gegenstände oder Lebensmittel spielen eine wichtige Rolle bei der Keimübertragung.

Erregerreservoir

Kann ein Organismus (Mensch, Tier) Mikroorganismen über einen längeren Zeitraum beherbergen, so bezeichnet man ihn als Erregerreservoir. Mit Erregerreservoir kann aber auch – im erweiterten Sinn – die Umwelt (Boden, Wasser, Luft) gemeint sein, wenn der Erreger sich nicht nur vorübergehend, sondern über längere Zeit in ihr halten kann bzw. sich dort sogar vermehrt, so z. B. sporenbildende Bakterien im Erdreich, Leptospiren und Legionellen im Wasser, Lepraerreger in Torfmooren. Demgemäß gibt es drei mögliche Wege der Erregerübertragung:

Übertragungswege

- **Mensch → Mensch** (Anthroponose): die Übertragung erfolgt z. B. durch Tröpfcheninfektion, Haut- und Schleimhautkontakt, fäkal-oral, über Vektoren oder Gegenstände (z. B. Türklinke), sexuell (genitaler, oraler oder analer Schleimhautkontakt) oder diaplazentar.
- **Tier → Mensch** (Zoonose): die Infektion erfolgt über Tröpfcheninfektion, Haut- und Schleimhautkontakt mit Tieren oder tierischen Produkten, Vektoren, fäkal-oral.
- **Umwelt (Boden, Wasser Luft) → Mensch:** manche Erreger können den Menschen über Tröpfcheninfektion (z. B. Klebsiellen über Klimaanlage), über das Wasser (z. B. Legionellen) oder über den Boden (z. B. Hakenwürmer) infizieren.
  Eine **Anthroponose** ist eine Krankheit, die nur von Mensch zu Mensch übertragen werden kann. Eine **Zoonose** kann sowohl von Wirbeltieren auf den Menschen (Zooanthroponose) als auch vom Menschen auf Wirbeltiere (Anthropozoonose) übertragen werden. Weniger gebräuchlich ist die engere Auslegung, nach der eine Zoonose eine Krankheit ist, die nur von Tier zu Tier übertragen werden kann.

Die Infektion

Infektionsquelle

Hat nachweislich eine Übertragung von einem Erregerreservoir auf den Menschen stattgefunden, so bezeichnet man dieses als Infektionsquelle.

Infektion

Unter Infektion versteht man im engeren Sinn das Eindringen (lat. inficere = hineintun) von Mikroorganismen in das Körpergewebe des Wirtes, im weiteren Sinn den folgenden **dreiphasigen Prozess:**

- das Haftenbleiben von Mikroorganismen an der Haut oder an den Schleimhäuten des Wirtes und/oder deren Eindringen in tiefer liegendes Gewebe
- die anschließende Vermehrung dieser Mikroorganismen
- die Schädigung des Wirtsorganismus durch die Mikroorganismen bzw. durch deren Toxine und seine darauf folgenden Abwehrreaktionen (z. B. Entzündung, Antikörperbildung)

Infektionsmodus

Unter Infektionsmodus versteht man die Art und Weise des Eindringens von Mikroorganismen in das Innere des Wirtsorganismus. Man unterscheidet im Wesentlichen die folgenden Infektionsmodi:

- **Eindringen durch aktives Durchwandern** der intakten Haut- bzw. Schleimhautschicht, z. B. bei Salmonellose
- **Eindringen in schon bestehende Verletzungen,** z. B. in kleinste Gewebsrisse der Haut oder der Schleimhäute oder bei Fleckfieberübertragung durch Einreiben von rickettsienhaltigem Läusekot in den Stichkanal der Laus
- **Eindringen im Verlauf von Verletzungen,** z. B. bei operativen Eingriffen, bei Stichverletzungen

(Gasbrand, Tetanus), durch Biss eines Tieres (Tollwut), durch Insektenstich (Malaria), durch i.v.-Injektion (Hepatitis B, Aids)
- **Intrauterine Infektion,** erfolgt meist diaplazentar (transplazentar), seltener über das Fruchtwasser.

Infektionskrankheit

- Führen die Schädigungen und Abwehrreaktionen des Organismus zu subjektiven oder objektiven Krankheitserscheinungen, so spricht man von einer Infektionskrankheit oder von einer **apparenten** Infektion, bei deutlichen Krankheitserscheinungen von einer **manifesten,** bei geringfügigen von einer **subklinischen** Infektion.
- Bleiben Krankheitserscheinungen aus, handelt es sich um eine inapparente (stumme, symptomlose) Infektion. Bei vielen Erregern ist die **inapparente** Infektion sogar die Regel, z. B. bei Poliomyelitis. Sie kann zur stillen Feiung führen (➤ Kap. 1.4.3).

Inkubationszeit

Die Inkubationszeit (Brütezeit, lat. incubare = brüten) ist die Zeitspanne vom Eindringen eines Erregers bis zum Auftreten der ersten Krankheitserscheinungen.

Exogene Infektion

Eine exogene Infektion liegt vor, wenn der Erreger von außerhalb des Wirtsorganismus kommend in diesen eindringt.

Endogene Infektion

Eine endogene Infektion wird durch Erreger hervorgerufen, die im Wirtsorganismus bereits vorhanden sind. So wird z. B. Gesichtsherpes in der Regel durch Herpes-simplex-Viren ausgelöst, die in hautassoziierten Nervenganglien „schlummern".

Superinfektion

Eine Superinfektion ist eine erneute Infektion mit demselben Erreger bei noch bestehenden Krankheitserscheinungen und noch nicht voll ausgebildeter spezifischer Immunität.

Reinfektion

Eine Reinfektion ist ebenfalls eine erneute Infektion mit demselben Erreger, wobei aber (fast) keine Krankheitserscheinungen, die von der letzten, meist länger zurückliegenden Infektion herrühren, mehr vorhanden sind. Eine Reinfektion wird durch nachlassende spezifische Immunität, sofern eine solche überhaupt ausgebildet wurde, ermöglicht.

Sekundärinfektion (sekundäre Infektion)

Eine Sekundärinfektion (sekundäre Infektion) ist eine Infektion mit einem zweiten Erreger, die sich auf eine schon bestehende Infektion „aufpfropft". Sekundärinfektionen können auch regelmäßig auftreten. So folgt z. B. auf eine Influenzavirusinfektion meist eine Infektion mit dem Bakterium Haemophilus influenzae (welches sogar längere Zeit für den Grippeerreger gehalten wurde).

Pathogenetische Formen von Infektionskrankheiten

Je nachdem, wie sich der Erreger nach seinem Eindringen in den Organismus weiterverbreitet, unterscheidet man im Wesentlichen zwei Formen von Infektionskrankheiten, die:
- lokale Infektion (Lokalinfektion)
- generalisierte Infektion (Allgemeininfektion, systemische oder zyklische Infektion).

Komplikation kann bei beiden Formen eine Sepsis (= Septikämie ➤ unten und ➤ Kap. 1.5.8) sein.

Lokale Infektion (Lokalinfektion)

Bei der Lokalinfektion bleibt der Erreger auf die Eintrittspforte bzw. auf deren nähere Umgebung, in die er sich kontinuierlich ausgebreitet hat, beschränkt. Zu einer **Fernwirkung** kommt es, wenn die Erreger Exotoxine (➤ Kap. 1.3.2) freisetzen, z. B. bei Diphtherie, Tetanus und Scharlach. Bakterien und Pilze sind die hauptsächlichen Verursacher von Lokalinfektionen.

Die Krankheit beginnt meist plötzlich mit lokalen Symptomen an der entsprechenden Eintrittspforte, z. B. Halsschmerzen bei Scharlach, häufig mit Fieber. Je nach Abwehrlage des Wirtes, Aggressivität und Zahl der Erreger kann es durch hämatogene Streuung der Erreger auch zu einer **Fokalinfektion** kommen. Hierbei gelangt der Erreger von einem primären Streuherd, z. B. den Rachenmandeln in entfernte Organe, z. B. zu den Nieren, und führt dort zu weiteren Krankheitsprozessen.

Generalisierte Infektion (Allgemeininfektion, systemische oder zyklische Infektion)

Bei der generalisierten Infektion gelangt der Erreger von der Eintrittspforte, an der es zumeist nicht zu Krankheitserscheinungen kommt (Ausnahme: z. B. Syphilis), zunächst in die Lymph- bzw. Blutbahn. Danach findet meist im lymphatischen Gewebe (Lymphknoten, Tonsillen, Milz) eine Vermehrung statt. Nach einer erregertypischen Vermehrungszeit (Inkubationszeit) gelangen die Erreger in die Blutbahn **(Generalisationsstadium)** und siedeln sich dann in Organen ab **(Organstadium)**. Je nach Erreger werden bestimmte Organe bevorzugt.

Verlauf

Beim Verlauf einer generalisierten (systemischen) Infektion lassen sich drei Phasen unterscheiden:

- **Inkubationszeit:** Zeitpunkt vom Eindringen des Erregers bis zum Auftreten erster Symptome
- **Generalisationsstadium** (Initialphase = Prodromalphase der Erkrankung): die Erreger gelangen in die Blutbahn, es kommt zu Allgemeinsymptomen.
- **Organstadium:** Absiedelung der Erreger in verschiedene Organe und Auftreten spezifischer Organsymptome. Oft werden dabei, je nach Erreger, bestimmte Organe bevorzugt.
  Da bei der generalisierten Infektion der Erreger meist zweimal, also wiederholt (= zyklisch) im Blut erscheint, nämlich auf dem Weg zum Vermehrungsort und danach beim Organstadium, spricht man bei der generalisierten Infektion auch von **zyklischer** Infektion.

Bei zyklischen Infektionen ist häufig ein zweigipfeliger Fieberverlauf zu beobachten, wobei der erste Gipfel dem Generalisations- und der zweite dem Organstadium entspricht. Zyklische Infektionskrankheiten werden meist durch Viren verursacht.

Sepsis (Septikämie)

Sepsis

Von einer Sepsis (➤ Kap. 1.5.8) spricht man, wenn von einem Herd aus schubweise oder kontinuierlich Erreger (Bakterien oder Pilze) in die Lymph- oder Blutbahn gelangen. Dieser Herd ist meist die Eintrittspforte einer Lokalinfektion. Er kann allerdings auch ein befallenes Organ sein, das im Rahmen einer Fokal- oder Allgemeininfektion befallen wurde.

Oft wird außerdem von Sepsis gesprochen, wenn ein einmaliger massiver Einbruch des Erregers in die Blutbahn vorliegt. In jedem Fall handelt es sich bei einer Sepsis um ein schweres Krankheitsbild.

Pyämie (eitrige Sepsis)

Bei einer Pyämie treten wiederholt Bakterien im Blut auf, die zu eitrigen Abszessen führen können.

Bakteriämie

Im Gegensatz zur Sepsis sind bei einer Bakteriämie die Bakterien nur kurzzeitig, ein- bis zweimal, im Blut vorhanden (z. B. bei einer Allgemeininfektion).

Verlaufs- und Erscheinungsformen von Infektionskrankheiten

- Eine **fulminante** Infektionskrankheit beginnt sehr plötzlich. Sie verläuft heftig und schnell, geht meist mit hohem Fieber einher und führt oft zum Tode.
- Eine **akute** Infektionskrankheit beginnt typischerweise ebenfalls plötzlich mit Fieber, kommt aber meist ohne Lebensbedrohung nach einer bestimmten Zeit zum Ende.
- Eine **subakute** Infektionskrankheit pendelt zwischen akutem und chronischem Verlauf; sie beginnt nicht so plötzlich und verläuft nicht so heftig.
- Eine **chronische** Infektionskrankheit beginnt langsam und schleichend. Es kann über Monate bis Jahre zu subfebrilen Temperaturen und meist nur leicht eingeschränktem Allgemeinbefinden kommen.

- Eine **rezidivierende** Infektionskrankheit ist durch wiederholte Krankheitsschübe charakterisiert, bei denen es oft zu Fieberanfällen kommt.
- Eine **latente** Infektionskrankheit weist immer wieder symptomfreie Zeiträume zwischen einzelnen Krankheitsphasen auf.

Nosokomialinfektionen

Bei einer Nosokomialinfektion infiziert sich der Betroffene während eines Krankenhausaufenthalts oder Arztbesuchs mit einem Erreger. Fast jede zweite Infektion, die im Krankenhaus behandelt wird, ist auch dort entstanden. Der Behandlungserfolg der Erkrankung, mit der der Patient ursprünglich in das Krankenhaus aufgenommen wurde, kann durch eine Nosokomialinfektion reduziert oder zunichte gemacht werden. Circa 1,5–4 % der Krankenhausinfektionen enden tödlich.

Begünstigende Faktoren

Vier Faktoren spielen bei der Entstehung von Nosokomialinfektionen eine Rolle:

- **Patient:** eingeschränkte Immunabwehr, z. B. durch hohes Alter oder Grunderkrankung wie maligne Erkrankungen, Diabetes mellitus, Autoimmunerkrankungen oder Aids; Mangel- oder Fehlernährung, Verlust der normalen Schutzmechanismen der Haut, Schleimhäute, Darmflora
- **Diagnostik und Therapie:** invasive Maßnahmen, z. B. Harnblasenkatheter, Wunddrainage, Tracheostoma, Gefäßkatheter; immunschwächende Medikamente und Therapien, z. B. Glukokortikoide, Zytostatika, Bestrahlung; Hygienefehler, z. B. infolge mangelnder Ausbildung, Unachtsamkeit, Eile
- **Umwelt:** Luft, Wasser und Oberflächen in der Umgebung des Patienten, z. B. Verschleppung von Keimen durch Klimaanlagen, gemeinschaftliche Benutzung von WC und Bad mit anderen Patienten
- **Mikroorganismen:** steigende Virulenz (➤ Kap. 1.3) der Erreger im stationären Bereich, z. B. Staphylococcus aureus; Zunahme der Kontagiosität (➤ Kap. 1.2.3), z. B. bei Rotaviren, Norwalkähnlichen Viren; Resistenzen durch ungezielten Antibiotikaeinsatz, z. B. MRSA = multiresistenter Staphylococcus aureus (➤ Kap. 2, MRSA), multiresistente Enterobakterien

Infektionsquellen und Übertragung

Hauptinfektionsquelle sind die Patienten selbst: Bei **exogener Infektion** – die Krankheitserreger stammen z. B. von einem anderen Patienten – erfolgt die Infektion entweder durch direkte oder durch indirekte Übertragung (➤ Kap. 1.2.2). Bei **endogener Infektion** stammen die Mikroorganismen aus dem Körper des Patienten. Sie gelangen dabei in Organe, in denen sie normalerweise nicht vorhanden sind (z. B. Escherichia coli in den Harnwegen).

Hauptüberträger von Nosokomialinfektionen sind die Pflegenden. Häufigster Übertragungsweg sind die Hände des Pflegepersonals und der Patienten. Die häufigsten Nosokomialinfektionen sind:

- **Harnwegsinfektionen:** ca. 40 % d.F.; verursacht meist durch Harnwegskatheter, das Infektionsrisiko steigt mit der Anwendungsdauer; häufige Erreger: Escherichia coli und Pseudomonas aeruginosa
- **Postoperative Wundinfektionen:** ca. 15–25 % d.F.; das Infektionsrisiko hängt ab von der Dauer der Operation, Wundgröße und Grunderkrankung, häufige Erreger: Staphylococcus aureus, Staphylococcus epidermis, Escherichia coli und Pseudomonas aeruginosa
- **Atemwegsinfektionen:** ca. 15 % d.F.; zumeist als Pneumonie, die Sterblichkeitsrate ist hoch, das Erkrankungsrisiko steigt mit der Verweildauer des Patienten erheblich, häufige Erreger: Staphylococcus aureus und Pseudomonas aeruginosa, aber auch Enterobacteriaceae, Pilze, Haemophilus influenzae und Acinetobacter
- **Infektionen der Haut und Schleimhäute:** ca. 10 % d.F.; ein besonderes Risiko besteht bei Verbrennungen und Geschwüren, Erreger: v.a. gramnegative Bakterien wie Pseudomonas aeruginosa
- **Sepsis:** ca. 5 % d.F.; selten, aber sehr gefährlich: hohe Letalität, ein großes Risiko besteht bei zentralen Gefäßkathetern, Erreger: v.a. Staphylokokken (Staphylococcus aureus) und Enterokokken

Prophylaxe

Um Nosokomialinfektionen vorzubeugen, sind die Risikofaktoren für eine gesteigerte Infektionsrate bei alten Menschen im Krankenhaus und im Pflegeheim zu beachten und ggf. zu minimieren:

- Atemwegsinfektionen: z. B. bei eingeschränkter Beweglichkeit und dadurch bedingt herabgesetzter Lungenbelüftung, Aspiration aufgrund von Bewusstseinsstörungen
- Darminfektionen: begünstigt durch eine geringe Säurebildung des Magens
- Hautinfektionen: bedingt durch Druckgeschwüre, dünne und trockene Haut, Fußpilz oder Diabetes mellitus
- Harnwegsinfekte: z. B. durch Restharnbildung bei Prostatahypertrophie oder durch Katheterisierung der Harnblase.

Weiterhin tragen Multimorbidität oder gar maligne Erkrankungen dazu bei, das Immunsystem zu schwächen und Infektionen zu begünstigen. Folgende Grundsätze sind zu beachten: Einhaltung aller erforderlichen Hygienemaßnahmen (z. B. Händewaschen, Reinigung von Arbeitsflächen, Desinfektion), Beachtung der begünstigenden Faktoren (siehe oben), Aufmerksamkeit gegenüber gefährdeten Patienten und möglichen Infektionsquellen. Invasive Maßnahmen sind soweit wie möglich einzuschränken. Antibiotika sowie Chemotherapeutika sollten gezielt eingesetzt werden, um Resistenzentwicklung (Multiresistenzen von Erregern gegen gängige Antibiotoka, z. B. MRSA = methicillinresistente Staphylococcus aureus ➤ Kap. 2) und Immunschwäche zu vermeiden.

1.2.2 Übertragung

Eintrittspforten

Der Erreger gelangt über eine Eintrittsforte in den menschlichen Organismus.

Eintrittspforten der Keime

- intakte Haut, z. B. durch aktives Eindringen des Bilharziose-Erregers
- kleinste Hautwunden, wie z. B. beim Eindringen des Tetanuserregers durch Nagelfalzverletzungen
- winzige Verletzungen der Genital(halb)schleimhäute, z. B. des HI-Virus beim Geschlechtsverkehr (Aids)
- Injektionen (z. B. Hepatitis B)
- Insektenstiche (z. B. Malaria)
- Eindringen in verletzte oder intakte Schleimhäute der Atemwege (z. B. Legionärskrankheit), der Augen (z. B. Keratokonjunktivitis epidemica), des Verdauungstraktes (Salmonellose)
- vorgeburtliche, diaplazentare Übertragung, d. h. mit dem Blut über die Plazenta (z. B. bei angeborener Syphilis)

Direkte und indirekte Übertragung

Eine Übertragung erfolgt entweder direkt, d. h. durch Kontakt einer Eintrittspforte mit erregerhaltigem Material, das unmittelbar von der Infektionsquelle stammt, oder indirekt, d. h. durch Kontakt einer Eintrittspforte

- mit kontaminierten Stoffen (z. B. erregerhaltiger Staub, Lebensmittel, Wasser) oder Gegenständen (z. B. Handtücher)
- mit erregertransportierenden Spinnentierchen oder Insekten, sog. **Vektoren** (Überträger ➤ Kap. 1.1.8).

Übertragungswege

Tröpfcheninfektion

Eine aerogene (durch die Luft übertragene) Infektion mit erregerhaltigen, feinsten Tröpfchen (Aerosolen) aus Mund, Maul oder Nase einer Infektionsquelle erfolgt mittels direkter Übertragung durch Husten, Sprechen oder Niesen. Die Tröpfcheninfektion erfolgt fast immer durch Inhalation, selten durch Infizierung von Hautverletzungen.

Kontaktinfektion

Die **direkte Kontaktinfektion** entsteht infolge von Berührung oder Benetzung einer Eintrittspforte mit erregerhaltigem Material der Infektionsquelle (z. B. Kot, Urin, Eiter, Sputum, Blut). Bei der **indirekten Kontaktinfektion** wird der Erreger über kontaminierte Stoffe (Wasser, Staub, Aerosolfilm auf angehusteten Gegenständen usw.) übertragen.

Schmierinfektion

Die Schmierinfektion ist eine Sonderform der Kontaktinfektion. Sie entsteht durch Kontaminierung der Hand mit erregerhaltigem Material (z. B. Sputum, Blut, Kot) und nachfolgendem Einschmieren in eine Eintrittspforte (z. B. Berühren einer Hautverletzung oder Finger in den Mund).

Fäkal-orale Übertragung

Diese setzt folgenden Weg voraus: infektiöser Kot → Zwischenträger(kette) → orale Aufnahme. Die Aufnahme erfolgt bei fäkal-oraler Infektion zumeist über Wasser, bzw. über Lebensmittel, die aus kontaminiertem Wasser stammen (z. B. Fisch, Muscheln) oder mit solchem gewaschen, behandelt, hergestellt, zubereitet worden sind. Von Bedeutung sind z. B. auch Schmierinfektionen sowie Fliegen.

Parenterale Übertragung

Eine parenterale Übertragung erfolgt unter Umgehung des Darms („am Darm vorbei"). Meist versteht man darunter eine Übertragung durch **Inokulierung** (Einimpfung) in das Haut- oder Muskelgewebe oder direkt in die Blutbahn (Akupunkturnadeln, unsterile Kanülen, Bluttransfusionen). Dieser Übertragungsweg spielt z. B. bei Aids eine Rolle.

Sexuelle Übertragung

Die Erreger gelangen bei direktem Körperkontakt über die Samen- oder Vaginalflüssigkeit durch kleinste Haut- oder Schleimhautdefekte an Genitaltrakt, Mund oder Auge in den Körper (z. B. Gonorrhoe, Syphilis, HIV).

Übertragung von der Mutter auf das Kind

Diaplazentar ist die Übertragung, wenn die Erreger von der Mutter über die Plazenta oder das Fruchtwasser auf den Embryo oder den Fetus übertragen werden (z. B. Röteln, Syphilis, Toxoplasmose). Eine Ansteckung durch eine Kontakt- oder Schmierinfektion bei der Geburt bezeichnet man als **perinatal,** wenn sie nach der Geburt erfolgt (z. B. beim Stillen) als **postnatal.**

Vektorielle Übertragung

Bei einer vektoriellen Übertragung wird der Erreger durch einen Zwischenträger (Vektor), meist Gliederfüßler (➤ Kap. 1.1.8) wie Stechmücken, Läuse oder Flöhe, übertragen. Anopheles-Mücken übertragen z. B. die Malaria, Zecken die Lyme-Borreliose, und Fliegen können z. B. Salmonellen übertragen.

1.2.3 Epidemiologische Begriffe

Die Epidemiologie ist die Lehre vom statistisch fassbaren Auftreten von Krankheiten, insbesondere von Infektionskrankheiten. Die folgenden epidemiologischen Begriffe tragen wesentlich zur Charakterisierung einer Infektionskrankheit bei.

Sporadisches Auftreten

Bei einem nur sporadischen Auftreten einer Krankheit treten die betreffenden Erkrankungen zeitlich und räumlich nur als Einzelfälle auf.

Endemie

Eine Endemie liegt vor, wenn eine Krankheit in einer bestimmten Region „zuhause" ist, d. h. dort permanent oder immer wieder auftritt. In diesem Sinne spricht man z. B. von Malariagebieten oder vom endemischen Charakter der FSME.

Epidemie

Eine Epidemie liegt vor, wenn eine Krankheit räumlich und zeitlich begrenzt einen hohen oder zumindest überdurchschnittlichen Anteil der Bevölkerung erfasst. Erfolgt der Anstieg (und auch Rückgang) der Erkrankungszahlen explosionsartig, spricht man von einer **Explosivepidemie,** erfolgt er verzögert, handelt es sich um eine **Tardivepidemie.**

Pandemie

Bei einer Pandemie breitet sich eine Infektionskrankheit innerhalb eines gewissen Zeitraums über Länder und Kontinente aus. Beispiele sind der Seuchenzug der Pest im Mittelalter oder die Ausbreitung der Cholera im 19. Jh. Regelmäßig treten Pandemien verschiedener Influenzaarten („Grippe") auf. In jüngerer Vergangenheit bezeichnete man z. B. die Ausbreitung der Neuen Influenza A/H1N1 („Schweinegrippe") im Jahr 2009 als Pandemie.

Infektionsindex (Infektiosität)

Der Infektionsindex gibt an, der wievielte Teil einer Bevölkerungsgruppe, die einem Erreger ausgesetzt war, tatsächlich infiziert wurde. Beispiel: Der Infektionsindex von 0,2 besagt, dass 20 % der Bevölkerungsgruppe infiziert wurden.

Kontagionsindex (Kontagiosität)

Der Kontagionsindex (Kontagiositätsindex) gibt an, der wievielte Teil einer Bevölkerungsgruppe, die einem Erreger ausgesetzt war, tatsächlich erkrankt ist.

Manifestationsindex

Der Manifestationsindex gibt an, der wievielte Teil einer Bevölkerungsgruppe, die mit einem Erreger infiziert wurde, dann auch erkrankt ist. Beispiel: Der Manifestationsindex von 0,9 besagt, dass 90 % der infizierten Bevölkerungsgruppe tatsächlich erkrankt sind.

!

Vorsicht mit den drei Begriffen Infektions-, Kontagions-, und Manifestationsindex. Diese werden in der Literatur unterschiedlich gebraucht. Der Begriff Infektionsindex wird oft synonym zu dem Begriff Kontagionsindex, der Begriff Kontagionsindex gleichbedeutend mit dem Begriff Manifestationsindex verwendet.

Letalität

Die Letalität gibt die Tödlichkeit einer Erkrankung an. So hat z. B. die Lungenpest eine Letalität von praktisch 100 %, was bedeutet, dass nach der bisherigen Erfahrung dieser Prozentsatz von Lungenpest-Kranken sterben wird.

Inzidenz(zahl)

Die Inzidenz(zahl) einer Krankheit gibt an, wie viele von 100.000 Personen im Laufe eines Jahres an der betreffenden Krankheit neu erkrankt sind.

Morbidität(szahl)

Die Morbidität(szahl) einer Krankheit gibt an, wie viele von 100.000 Personen in einem Jahr an der betreffenden Krankheit leiden. Im Unterschied zur Inzidenz werden also auch die Erkrankungsfälle berücksichtigt, die schon vor dem Erhebungsjahr eingetreten sind und auch noch in diesem bestehen.

Mortalität(szahl)

Die Mortalität(szahl) einer Krankheit gibt an, wie viele von 100.000 Personen in einem Jahr an der betreffenden Krankheit verstorben sind.

1.3 Pathogenität und Virulenz

Mikroorganismen werden als Krankheitserreger (➤ Kap. 1.1.1) erst wirksam, wenn sie im Hinblick auf einen Organismus (Mensch, Tier, Pflanze) krankmachende, d. h. pathogene Fähigkeiten haben.

Pathogenität

Unter der Pathogenität eines Erregers versteht man dessen grundsätzliche Fähigkeit, beim Menschen (bzw. bei Tieren oder Pflanzen) Krankheit auslösen zu können. Ein pathogener Erreger kann also nach Infektion Krankheitserscheinungen verursachen, muss es aber nicht in jedem Falle.

Virulenz

Unter Virulenz versteht man die Fähigkeit eines einzelnen Stammes eines pathogenen Erregers, eine Infektionskrankheit zu verursachen. Die Virulenz unterschiedlicher Erregerstämme ist dabei meist verschieden stark ausgeprägt. Zum Beispiel gibt es beim Diphtherie-Erreger (Corynebacterium diphtheriae) Stämme mit starker, mit schwacher und auch solche mit keiner Toxinbildung; entsprechend werden die Stämme als stark virulent, schwach virulent bzw. als avirulent bezeichnet.

Unempfänglichkeit

Ein Erreger, der für Tiere pathogen ist, ist ggf. nicht in der Lage, beim Menschen eine Krankheit auszulösen, und umgekehrt. So können z. B. die Erreger der Hundestaupe, der Rinder- und Schweinepest beim Menschen nichts ausrichten. Umgekehrt sind z. B. die Erreger von Typhus, Cholera und Gonorrhoe beim Tier völlig wirkungslos. In solchen Fällen spricht man von der Unempfänglichkeit des Menschen bzw. einer Tierart gegenüber einem Erreger.

1.3.1 Pathogenitätsfaktoren

Zumeist ist die Pathogenität bzw. Virulenz das Produkt einer ganzen Reihe von Fähigkeiten (Faktoren) des Erregers bzw. des Erregerstammes (siehe folgende Übersicht).

Pathogenitäts- bzw. Virulenzfaktoren (von Bakterien)

- **Faktoren, die den Infektionsprozess fördern:**
  - Adhäsine: bakterielle Faktoren, die das Anhaften (Adhärenz) von Bakterien an ihrem Wirtsgewebe ermöglichen
  - Invasine: bakterielle Faktoren, die das Eindringen in die Zellen fördern (Invasion)
  - Evasine: bakterielle Faktoren, die die Ausbreitung im Gewebe fördern
- **Das unspezifische Abwehrsystem beeinflussende Faktoren**
  - **Zelluläre Faktoren**

!Verhinderung der Phagozytose durch Kapselbildung (z. B. bei Pneumokokken), durch Verhinderung einer Markierung der Erreger für Phagozyten (Opsonierung ➤ Kap. 1.4.1)
!Bildung von Toxinen gegen Phagozyten
!Verhinderung der „Verdauung" innerhalb von Phagozyten (z. B. beim Tuberkulose-Erreger).
  - **Humorale Faktoren:** Verhinderung der Aktivierung von erregerauflösenden Proteinen des Serums (Komplementfaktoren; ➤ Kap. 1.4.1)
- **Das spezifische Abwehrsystem beeinflussende Faktoren**
  - **Zelluläre Faktoren**

!Befall und Zerstörung von Lymphozyten, die bei der Ausbildung einer spezifischen Immunität wesentlich sind (HIV)
!rasche Änderung der antigenen Oberflächenstrukturen (z. B. bei Influenzaviren).
  - **Humorale Ebene:** Bildung antikörperauflösender Enzyme.
- **Toxine:**
  - Exotoxine (Exoenzyme, Ausscheidungsgifte)
  - Endotoxine (Zerfallsgifte)

1.3.2 Wirkweise von Pathogenitätsfaktoren

Die Pathogenität (Virulenz) und damit auch das Schädigungspotential eines Erregers beruht auf Faktoren, die es dem Erreger ermöglichen

- sich im Wirtsorganismus auszubreiten, festzusetzen und zu vermehren und
- den Abwehrmechanismen des Wirtes zu entkommen und
- den Wirtsorganismus zu schädigen (z. B. durch Exo- und Endotoxine).

Ausbreitung und Festsetzung

Mikroben breiten sich auf vielerlei Weise im Wirtsorganismus aus, oftmals erregerspezifisch. Manche Mikroben befallen ausschließlich das Lumen von Hohlorganen (z. B. Vibrio cholerae), andere bleiben auf die oberflächlichen Epithelzellen beschränkt (z. B. Papillomaviren). Wieder andere verbreiten sich invasiv von Zelle zu Zelle, in serösen Höhlen, im Interstitium, über den Blutweg oder die Lymphbahnen.

Enzyme, die von verschiedenen Erregern abgegeben werden, wie Hyaluronidase, Kollagenase, Elastase und Streptokinase, ermöglichen die Ausbreitung im Gewebe (Evasine). Indem sie die Zwischenzellsubstanz auflösen, erleichtern sie dem Erreger die Ausbreitung im Gewebe. Typisch ist dieser Prozess z. B. bei der Ausbreitung des Erysipels und einer Phlegmone.

Das Haftungsvermögen von Erregern **(Adhäsion, Adhärenz)**, insbesondere an Schleimhäuten, ist ein wichtiger Pathogenitätsfaktor. Denn ohne Adhäsion würden Erreger, die auf Schleimhäute gelangen, z. B. vom keimentfernenden Sekretstrom, rasch wieder entfernt werden. Die Adhäsion wird durch sog. **Adhäsine,** das sind durch Glykoproteine gebildete molekulare Strukturen an der Erregeroberfläche, ermöglicht. Diese verbinden sich im Sinne des Schlüssel-Schloss-Prinzips mit entsprechenden Strukturen (Rezeptoren) an der Epithelzelloberfläche. Die Adhäsine sitzen bei vielen Bakterien auf feinen Proteinfäden, sog. Fimbrien. Diese Fimbrien sind feiner als Bakteriengeißeln und umgeben die Bakterienzelle pelzartig. Auf diese Weise wird eine besonders ausgeprägte Haftung erreicht.

Unterlaufen der Immunabwehr

Viele Erreger sind über spezielle Mechanismen in der Lage, die Immunantwort des Körpers (➤ Kap. 1.4) zu unterlaufen und sind dadurch (zusätzlich) pathogen.

- **Tarnung**
  - Viele Viren entgehen der Neutralisation durch Antikörper, indem sie sich nur intrazellulär vermehren.
  - Zahlreiche Bakterienarten sind mit einer Kohlenhydratkapsel umhüllt, die ihre Antigenstruktur verdeckt und dadurch die Phagozytose durch Makrophagen vereitelt.
  - Echinokokken bilden z. B. harte Zysten, um sich dem Zugriff des Immunsystems zu entziehen.
  - Viele Viren (z. B. Influenzaviren) und Bakterien (z. B. Pneumokokken) verändern ihre Antigeneigenschaften beständig, so dass die spezifische Immunität des potentiellen Wirts stets lückenhaft bleibt.
- **Hemmung**
  - Einige Viren (z. B. HIV) lösen eine generelle Immunsuppression aus.
  - Andere Erreger (z. B. Candida albicans) setzen Stoffe frei, welche die vom Wirt produzierten Antikörper abfangen.
  - Manche Mykobakterien überleben oft jahrelang als intrazelluläre Parasiten, indem sie die Aktivierung der Lysosomen hemmen.
  - Bestimmte Escherichia coli-Stämme können mit spezifischen Stoffen eine Komplementaktivierung verhindern.

Eigenschaften und Wirkmechanismen der Toxine

Toxine spielen bei der bakteriellen Invasion und Schädigung des Wirtsorganismus eine herausragende Rolle. Man unterscheidet zwei Klassen von Toxinen, die Exotoxine und Endotoxine.

Exotoxine

Exotoxine (Exoenzyme, Ausscheidungsgifte) werden vom lebenden Erreger als Stoffwechselprodukte ausgeschieden. Diese Proteine mit Enzymeigenschaften sind z. T. außerordentlich toxisch. Darmwirksame Exotoxine werden auch **Enterotoxine** genannt (griech. enteron = Darm). Exotoxine wirken z. T. unmittelbar als Zellgifte, indem sie die Zellmembran oder das Zellinnere schädigen.

Die wichtigsten **Exotoxinbildner** sind:

- der Diphtherie-Erreger (Corynebacterium diphtheriae)

- der Tetanus-Erreger (Clostridium tetani)
- die Gasbrand-Erreger (v.a. Clostridium perfringens)
- der Cholera-Erreger (Vibrio cholerae)
- Erreger einer Lebensmittelvergiftung: Staphylococcus aureus, Bacillus cereus, Clostridium botulinum (Botulismus), Clostridium perfringens (Gasbrand)

Wirkorte und Eigenschaften

Die Exotoxine haben spezifische Angriffspunkte, z. B. Tetanus- und Botulismustoxin im Nervensystem, Hämolysine an Blutzellen, staphylogenes Enterotoxin und Choleratoxin an Epithelien des Magen-Darm-Traktes.

Exotoxine sind meist thermolabil, d. h. dass Erhitzen also einer Lebensmittelvergiftung vorbeugt (Ausnahme: Staphylokokken-Enterotoxin). Sie stimulieren leicht die Bildung von Antikörpern; der Wirtsorganismus kann eine Immunität gegen sie entwickeln. Mit Formalin behandelte Exotoxine, sog. Toxoide (z. B. Diphtherietoxoid, Tetanustoxoid), verlieren ihre toxische Wirkung, stimulieren aber weiterhin die Bildung von Antikörpern; Toxoide ermöglichen also eine aktive Schutzimpfung.

Endotoxine

Endotoxine (Zerfallsgifte) sind Zellwandbestandteile von zumeist gramnegativen Bakterien; sie werden erst beim Zerfall von Bakterienzellen freigesetzt bzw. wirksam.

Wirkorte und Eigenschaften

Endotoxine sind thermostabil. Sie stimulieren (anders als bei Exotoxinen) kaum die Bildung von Antikörpern. Dafür lösen sie eine Abwehrkaskade aus, die nicht nur den Krankheitserreger, sondern auch Gewebe des Makroorganismus schädigen kann. Diese Reaktion kann so schwerwiegend sein, dass der infizierte Wirt stirbt.

Bedeutsame Endotoxineffekte können sein:

- Fieber
- Leukopenie (Mangel an weißen Blutkörperchen)
- Hyperglykämie (Anstieg des Blutzuckers)
- septischer Schock (Endotoxinschock) bei massivem Bakterienzerfall, insbesondere durch Freisetzung kapillarwirksamer Stoffe (z. B. Histamin)

1.4 Prinzipien der Erregerabwehr

Das Abwehrsystem des Körpers gegen Krankheitserreger besteht aus zwei Komponenten: der allgemeinen (angeborenen) Abwehr, der **Resistenz** und der spezifischen (erworbenen, erlernten) Abwehr, der **Immunität.** Die Mechanismen der Resistenz sind zwar sofort funktionsbereit, können aber nicht weiter für die Infektion optimiert werden, denen der Organismus im Lauf seines Lebens ausgesetzt ist. Die Immunität geht jeweils aus dem Kampf mit **einer Art** von Krankheitserregern hervor. Ihre Wirkung setzt bei Erstkontakt mit einem Erreger erst nach einer Anlaufzeit (Tage, unter Umständen Wochen) ein. Bei späterer, erneuter Auseinandersetzung mit demselben Erreger steht aufgrund des Erstkontaktes ein **Immungedächtnis** zur Verfügung, das nun für eine wesentlich raschere Erregerabwehr sorgt.

- Was im Dienste der angeborenen, unspezifischen Erregerabwehr steht, auch wenn es zusätzlich im Dienste der erworbenen, spezifischen Erregerabwehr steht (wie z. B. die Phagozytose), wird als **Faktor der unspezifischen Erregerabwehr** bezeichnet.
- Was **ausschließlich** im Dienste der erworbenen, spezifischen Erregerabwehr steht (wie z. B. die Antikörper gegen ein bestimmtes Antigen), wird als **Faktor der spezifischen Erregerabwehr** bezeichnet.

Teilweise forcieren die Faktoren der spezifischen Erregerabwehr nur die Leistungen der unspezifischen Erregerabwehr, z. B. machen Antikörper die Phagozytose von Erregern hochgradig effizienter, anderenteils bewirken sie aber eine eigenständige Unschädlichmachung des Pathogens wie im Falle der Neutralisierung von Exotoxinen mittels Antikörpern oder im Falle der Erregerbekämpfung mittels T-Killer-Lymphozyten.

1.4.1 Die unspezifische Erregerabwehr

Zum System der allgemeinen (= unspezifischen) Abwehr gehören: physikalische Barrieren (mechanische Faktoren), Abwehrstoffe als chemische Barrieren (humorale Faktoren), Mikroorganismen (mikrobielle Faktoren) sowie Abwehrzellen (zelluläre Faktoren).

Faktoren der unspezifischen Erregerabwehr

Mechanische Faktoren (physikalische Barrieren)

- **Oberflächenabdeckung:** Hornschicht der Haut; Schleim (bindet Erreger) des Mund-Nasen-Rachen-Raumes, der unteren Atemwege, der Scheide
- **Transportbewegungen von innen nach außen:** Schleimfluss durch das Flimmerepithel der unteren Atemwege, Harnfluss und Peristaltik der Harnwege, Peristaltik des Darmtraktes

Humorale (lösliche) Faktoren (chemische Barrieren)

- **In Sekreten:**
  - Säuremantel der Haut: Milchsäure (Schweißdrüsen), ungesättigte Fettsäuren (Talgdrüsen)
  - Tränenflüssigkeit: Lysozym (löst Bakterienzellwände auf)
  - Nasensekret: Lysozym
  - Speichel: Lysozym, bakteriostatische Proteine
  - Magensaft: Salzsäure (denaturiert Proteinbestandteile von Erregern), Pepsin (greift Proteinbestandteile von Erregern an)
  - Dünndarmsaft: Proteasen (greifen Proteine an), Gallensäuren, Lysozym
  - Scheidensekret: Säuren
- **Im Serum:**
  - Lysozym
  - Interferone (verhindern Virusvermehrung)
  - Komplementsystem (löchert Bakterienzellwände), außer den Faktoren des klassischem Aktivierungsweges
  - Chemotaxine
  - gewisse Opsonine (fördern die Phagozytose)

Mikrobielle Faktoren

- Normalflora der Haut und Schleimhäute: sie lässt u. a. keinen Platz bzw. keine Nahrung für pathogene Keime

Zelluläre Faktoren

- **Intrazelluläre Abtötung von Erregern (Phagozytose) durch:**
  - Mikrophagen, im Wesentlichen neutrophile, aber auch eosinophile Granulozyten
  - Monozyten
  - Makrophagen
- **Extrazelluläre Abtötung von Erregern durch:**
  - eosinophile Granulozyten
  - Natural-Killer-Lymphozyten

Humorale (lösliche) Faktoren

Lysozym

Lysozym ist ein Enzym, das in vielen Körperflüssigkeiten vorkommt (z. B. in Tränenflüssigkeit, Nasensekret, Speichel, Darmsaft, Blut).

Es wird auch in Makrophagen gebildet, dort in Lysosomen gespeichert, und ist in der Lage, die Zellwand von grampositiven Bakterien aufzulösen.

Interferone

Man unterscheidet drei Arten von Interferonen: IFN-α, IFN-β und IFN-γ. Die Interferone bewirken eine

- **Hemmung**
  - der intrazellulären Vermehrung von Erregern sowie
  - der Zellteilung, vorwiegend durch IFN-α und IFN-β und die
- **Stimulierung** von Makrophagen, Natural- und T-Killer-Lymphozyten, vorwiegend durch IFN-γ.

Interferone werden von Leukozyten, Fibroblasten und von virusinfizierten Zellen abgegeben. Das von virusinfizierten Zellen abgegebene Interferon wird von den noch nicht infizierten Nachbarzellen gebunden und bewirkt, dass in diesen keine Virusvermehrung stattfinden kann. Diese Wirkung ist **unspezifisch,** so dass z. B. die Infektion mit einem harmlosen Virus vor den Folgen der Infektion mit einem gefährlichen Virus schützen kann (dieser Vorgang wird **Interferenz** genannt; daher der Name Interferon). Interferone sind heute gentechnisch herstellbar und werden zur Therapie bei Viruserkrankungen und (wegen der zytostatischen Wirkung) bei Krebs eingesetzt.

Komplementsystem

Als Komplementsystem bezeichnet man ca. zwanzig im Serum gelöste, zunächst inaktive Proteine; sie werden **Komplementfaktoren** genannt. Ihre Aktivierung erfolgt im Sinne einer Kettenreaktion ähnlich wie beim Blutgerinnungssystem. Eine initiale Aktivierung kann auf folgende zwei Arten erfolgen.

Aktivierung des Komplementsystems

- **klassischer Weg:** die initiale Aktivierung wird durch Bindung des Komplementfaktors C1 an Antikörper ausgelöst, die sich zuvor an die Oberfläche eines Erregers angeheftet haben.
- **alternativer Weg:** die initiale Aktivierung erfolgt hier nicht durch eine Bindung des Antigens mit Antikörpern, sondern das Antigen selbst stößt die Aktivierung an (aber nicht an der Stelle C1). Hierfür kommen nur gewisse Antigene in Betracht, z. B. Endotoxine.

Weiterführung

Ab der Spaltung des Komplementfaktors C3 in C3a und C3b haben beide Wege einen gemeinsamen Verlauf. Die im Verlauf dieses **terminalen Weges** aktivierten Komplementfaktoren bilden einen Komplex, der zur Löcherung und damit Auflösung (Lysierung) des Erregers führt. Andere, in der Kettenreaktion früher aktivierte Komplementfaktoren wirken

- als Chemotaxine bzw.
- als Opsonine.

> **!** Der alternative Aktivierungsweg zusammen mit dem terminalen Weg ist als Faktor der unspezifischen Erregerabwehr anzusehen, der klassische Aktivierungsweg dagegen als Faktor der spezifischen Erregerabwehr.

Chemotaxine

Chemotaxine sind Stoffe, die Phagozyten „anlocken“, welche die eingedrungenen bzw. (z. B. durch das Komplementsystem) schon abgetöteten Erreger „fressen“ (Phagozytose ➤ siehe unten). Gewisse Komplementfaktoren sind wichtige Chemotaxine; das wichtigste hiervon ist C5a. Chemotaxine werden aber auch von Makrophagen gebildet. Sind diese großen, im Gewebe befindlichen Phagozyten an die Stelle gelockt worden, an der Chemotaxine abgegeben werden (z. B. da, wo das Komplementsystem schon Erreger aufgelöst hat), locken sie mit ihren Chemotaxinen weitere Phagozyten an.

Opsonine

Opsonine (griech. Opson = Leckerbissen, Würze) sind Stoffe, die sich an körperfremdes Material anheften und dieses dadurch für die Phagozyten „schmackhaft“ machen. Die Phagozyten besitzen für die Opsonine Rezeptoren, wodurch der Prozess der Einverleibung (Phagozytose) bei einem Pathogen, das mit Opsoninen überzogen ist, ganz wesentlich gefördert wird.

Als Opsonine, die sich unspezifisch an beliebiges antigenes Material heften, wirken im Wesentlichen:

- verschiedene Komplementfaktoren (C3b, C3bi, C4b)
- Akute-Phase-Proteine
- Fibronektin

Ebenfalls als Opsonine wirksam sind Antikörper, v.a. der Klasse IgG (➤ Kap. 1.4.2); sie heften sich aber jeweils nur an ein bestimmtes Antigen.

Mikrobielle Faktoren

Die **Normalflora** (Normalbesiedelung) von Haut und Schleimhäuten mit Kommensalen (➤ Kap. 1.1.1) ist von beträchtlichem Nutzen für den Organismus. Denn durch Platz- und Nahrungswegnahme oder auch durch Ausscheidungen (z. B. Milchsäureausscheidung der Scheidenschleimhautflora) verhindert sie ein Ansiedeln bzw. das Wachstum pathogener Keime (Bakterien, Pilze).

Eine Veränderung der Normalfora, z. B. durch Breitbandantibiotika, kann daher leicht zu Infektionen führen, z. B. mit Candida albicans (Soor) oder Clostridium difficile (antibiotikaassoziierte pseudomembranöse Kolitis).

Zelluläre Faktoren und ihre Abwehrmechanismen

Intrazelluläre Abwehr von Erregern – die Phagozytose

Unter Phagozytose versteht man die Beseitigung von körpereigenen oder körperfremden Partikeln bzw. gelösten Stoffen durch Phagozyten = Fresszellen. Sinnvollerweise werden nur die Partikel bzw. Stoffe „gefressen", die der Körper nicht mehr braucht (z. B. überalterte Erythrozyten) oder die ihm schaden können (z. B. Krankheitserreger). Für das „Auffressen" körpereigener Abfallstoffe sind hauptsächlich die **Monozyten** und **Makrophagen** zuständig; für das „Auffressen" körperfremder Partikel (Erreger) in erster Linie die **neutrophilen Granulozyten;** erst in zweiter Linie spielen hier die Monozyten, Makrophagen und eosinophilen Granulozyten eine Rolle.

Die neutrophilen und eosinophilen Granulozyten werden zusammenfassend auch als **Mikrophagen** bezeichnet; dabei phagozytieren die eosinophilen Granulozyten nur beiläufig, ihre Hauptaufgabe besteht in der extrazellulären Abtötung von Parasiten (siehe unten). Die Mikrophagen, Monozyten und Makrophagen entwickeln sich alle aus einer gemeinsamen Stammzelle im Knochenmark. Wenn sie reif sind, werden sie in die Blutbahn entlassen. Dort zirkulieren die allermeisten von ihnen nur kurze Zeit und verlassen dann die Blutbahn durch Diapedese, d. h. sie zwängen sich zwischen die Endothelzellen der Kapillaren hindurch ins umliegende Gewebe.

Die Mikrophagen infiltrieren bevorzugt in das Gewebe, das in Kontakt zur Außenwelt steht, also in die Haut und Schleimhäute der Atemwege und des Verdauungstraktes; sie bilden in dieser Weise sozusagen eine erste Verteidigungslinie gegen eindringende Erreger. Die Lebensdauer der Neutrophilen beträgt nur wenige Tage, die der Eosinophilen einige Tage länger. Die Mikrophagen (also in der Hauptsache die Neutrophilen) bauen das Material, das sie sich einverleibt haben, mit Hilfe von Enzymen, die sie in ihrer Granula gespeichert haben, ab. Gehen sie dann zugrunde, werden sie dabei zu Eiterkörperchen. Der Eiter bei einer durch eingedrungene Erreger hervorgerufenen Entzündung ist also ein sichtbares Ergebnis der Erregerabwehr durch die Neutrophilen.

Die Monozyten und die Makrophagen bilden zusammen das sog. **Monozyten-Makrophagen-System.** Die Lebensdauer der Monozyten und Makrophagen beträgt Monate, evtl. sogar Jahre. Die Monozyten wandern wie die Mikrophagen größtenteils aus der Blutbahn in das umliegende Gewebe ab. Dort reifen sie dann, unter beträchtlicher Größenzunahme, zu Makrophagen heran. Zum Teil wandern die Makrophagen frei durch das Gewebe, zum großen Teil werden sie aber ortsständig, wobei sie dann eine ortsabhängige Differenzierung erfahren. Besonders häufig sind die Makrophagen als wandauskleidende Uferzellen in der Milz, in der Leber, in den Lymphknoten und im Knochenmark zu finden.

Je nach Ort bzw. entsprechender Differenzierung haben die Makrophagen dann oft auch eigene Namen. So werden z. B. die Makrophagen

- des lockeren Bindegewebes **Histiozyten** (gr. histion = Gewebe)
- der Leber **Kupffer-Sternzellen**
- der Lunge **Alveolarmakrophagen** genannt.

Ebenfalls zum Monozyten-Makrophagen-System gehören:

- die **Mikrogliazellen** des Gehirns
- die **Osteoklasten** des Knochengewebes
- die **Mesangiumzellen** der Niere
- die **Synoviazellen** in den Gelenken und
- die **Langerhans-Zellen** der Haut

Das Monozyten-Makrophagen-System wurde früher als Retikuloendotheliales System (RES) oder auch als Retikulohistiozytäres System (RHS) bezeichnet, wobei man der Annahme war, dass die Retikulumzellen und Endothelzellen der lymphatischen Organe bzw. auch die Histiozyten die wesentliche Phagozytoseleistung erbringen und die übrigen Makrophagen von diesen abstammen. Heute weiß man, dass die Endothelzellen (nicht die Uferzellen!) und evtl. auch die Retikulumzellen zwar zur Aufnahme von Stoffen (damals wurde mit Farbstoffen experimentiert) in der Lage sind, diese aber nicht verdauen (= phagozytieren) können, zumindest die Endothelzellen nicht. Die Begriffe RES bzw. RHS sind also, auch wenn sie noch häufig gebraucht werden, veraltet.

Extrazelluläre Abtötung von Erregern

Neben den Phagozyten, welche Erreger nach Einverleibung durch **interne Lysierung** (= chemische

Auflösung innerhalb des Phagozyten) beseitigen, gibt es Abwehrzellen, nämlich die Eosinophilen und die sog. Natural-Killer-Lymphozyten, welche die Erreger (relativ) unspezifisch durch **externe Lysierung,** d. h. durch Abgabe toxischer Stoffe nach außen, beseitigen.

Auf die Abwehr von Würmern sind die **Eosinophilen** spezialisiert. Die meisten Würmer lösen eine Komplementaktivierung aus, wobei aber keine wesentliche Schädigung der Parasiten durch den zuletzt gebildeten „löchernden" Komplementfaktorenkomplex erfolgt (siehe oben). Bei der Komplementaktivierung wird aber auch das Opsonin C3b (ein Komplementfaktor) freigesetzt, das sich an die Parasiten anheftet. Die Eosinophilen haben nun für C3b Rezeptoren und heften sich mit diesen ihrerseits an den Parasiten an. Durch dieses Anheften wird dann der extrazelluläre Angriff, d. h. die externe Lysierung ausgelöst.

Die **Natural-Killer-Lymphozyten** sind in der Lage

- virusinfizierte Zellen
- Tumorzellen und
- Erreger, die mit Antikörpern (➤ Kap. 1.4.2) besetzt sind,

durch externe Lysierung zu beseitigen: Dabei „erkennt" ein NK-Lymphozyt mittels geeigneter Rezeptoren eine virusinfizierte Körperzelle bzw. eine Tumorzelle an typischen Strukturen, die sich an deren Oberfläche durch Glykoproteine ausbilden.

Die Bindung an die virusinfizierte bzw. entartete Zelle mittels der Rezeptoren löst dann die externe Lysierung, der Zelle durch Wirkstoffe des NK-Lymphozyten aus.

Die NK-Lymphozyten haben aber auch Rezeptoren für IgG- und IgM-Antikörper. Bindet sich nun ein NK-Lymphozyt an einen mit solchen Antikörpern besetzten Erreger, so löst dies wie beim Fall „virusinfizierte Zelle" bzw. „Tumorzelle" seine Lysierung aus.

1.4.2 Die spezifische Erregerabwehr

Die Besonderheiten des spezifischen Abwehrsystems sind die **spezifische Erkennung** körperfremder Strukturen (Antigene) auf molekularer Ebene und die entsprechende **spezifische Reaktion,** z. B. Antikörperbildung. An dieser Reaktion sind ganz wesentlich zwei Lymphozytenarten beteiligt: die T-Lymphozyten und die B-Lymphozyten.

Bestandteile des spezifischen Abwehrsystems sind die folgenden humoralen und zellulären Faktoren.

Faktoren der spezifischen Erregerabwehr

Humorale (= lösliche) Faktoren

- Antikörper
- Komplementfaktoren des klassischen Aktivierungsweges
- Zytokine (Botenstoffe, die hauptsächlich die Immunantwort mitregulieren)

Zelluläre Faktoren

- **Antigenpräsentierende Zellen (AP-Zellen)**
  - Langerhans-Zellen der Haut
  - dendritische Zellen in Lymphknoten und Milz
  - Makrophagen
- **B-Lymphozyten**
  - unaktiviert und in aktivierter Form: Plasmazellen (antikörperbildende Zellen), B-Gedächtnis-Lymphozyten (BG-Zellen)
- **T-Lymphozyten**
  - T-Helfer-Lymphozyten (TH-Zellen)
  - T-Effektor-Lymphozyten (TE-Zellen), unaktiviert und in aktivierter Form: T-Killer-Lymphozyten (TK-Zellen), T-Gedächtnis-Lymphozyten (TG-Zellen)
  - T-Suppressor-Lymphozyten (TS-Zellen)

Humorale Faktoren

Antikörper

Die Antikörper werden von den Plasmazellen (aktivierte B-Lymphozyten), die hauptsächlich in den Lymphknoten zu finden sind, an die Umgebung abgegeben. Sie sind Eiweißmoleküle, die sich mit Rezeptoren **spezifisch** an ein Antigen binden undso für dessen weitere Unschädlichmachung sorgen. Ein Antikörpermolekül hat – stark vereinfacht gesehen – die Form eines plastischen Y oder ist aus einem solchen zusammengesetzt. Mit den beiden Y-Armen kann es sich an antigene Strukturen binden, z. B. an molekulare Strukturen einer Bakterienzellwand oder an ein Toxinmolekül. Mit seinem Y-Standbein dagegen heftet es sich z. B. an phagozytierende Zellen.

Die Antikörper werden auch als **Immunglobuline** (Ig) bezeichnet. Man unterscheidet dabei fünf Klassen, nämlich IgA, IgD, IgE, IgG und IgM (siehe unten). Die **Plasmaproteine** insgesamt werden unterteilt in:

- **Albumine:** sie dienen v.a. der Aufrechterhaltung des kolloidosmotischen Druckes im Kapillarbereich.
- **Globuline** (kugelige Proteine = räumlich geknäuelte langgliedrige Ketten von Aminosäuren):
  - α-Globuline
  - β-Globuline
  - γ-Globuline (Immunglobuline)

γ-Globuline

- **IgA:** spielt eine wesentliche Rolle bei den Abwehrvorgängen an **Schleimhautoberflächen.** Wird mit der **Muttermilch** übertragen.
- **IgD:** seine Funktion ist noch wenig erforscht.
- **IgE:** findet sich vermehrt bei **Wurminfektionen.** Spielt eine wesentliche Rolle bei **allergischen Reaktionen.**
- **IgG:** häufigstes Immunglobulin. Als einziges **plazentagängig** (Schutz des Neugeborenen durch mütterliches IgG). Wird gegenüber IgM verzögert gebildet, seine Serumkonzentration klingt aber deutlich langsamer ab, Nachweis im Serum oft lebenslang möglich.
- **IgM:** wird bei Erstkontakt des Immunsystems mit einem Antigen immer zuerst gebildet **(Nachweis für frischen Infekt)**. Die Serumkonzentration von IgM klingt rasch ab. Bei erneuter Konfrontation des Immunsystems mit dem Antigen spielt die IgM-Antwort keine wesentliche Rolle mehr.

Wirkweisen von Antikörpern

Die Bindung von Antikörpern mit Antigenen zerstört das Antigen nicht direkt. Vielmehr wirkt sie teilweise „nur" dadurch, dass sie die Effizienz der unspezifischen Erregerabwehr fördert, z. B. bei der Phagozytose. Dies geschieht jedoch außerordentlich effektiv. Antikörper wirken über folgende Mechanismen:

- **Neutralisierung:** die durch Antikörper gebundenen Toxinmoleküle bzw. Viren können sich nicht mehr an Zellen anheften und diese somit nicht mehr schädigen bzw. abtöten.
- **Immobilisierung:** Antikörper der Klasse IgG verbinden sich mit den antigenen Strukturen der Fortbewegungsorgane von begeißelten Bakterien oder bewimperten Protozoen. Dadurch verklumpen diese und können sich nicht mehr fortbewegen.
- Prozesse zur Einleitung einer **Lysierung von Mikroorganismen:**
  - Komplementaktivierung infolge Antigen-Antikörper-Bindung (klassischer Weg ➤ Kap. 1.4.1)
  - Markierung des Antigens mit Antikörpern für Natural-Killer-Lymphozyten (extrazelluläre Abtötung von Erregern ➤ Kap. 1.4.1)
- Prozesse zur **Förderung einer Phagozytose:**
  - Opsonierung: Markierung des Antigens für eine effektive Phagozytose (➤ Kap. 1.4.1)
  - Agglutination und Präzipitation: Bildung größerer, phagozytierbarer Antigen-Antikörper-Komplexe durch eine Vernetzung von Antigenen mit Antikörpern. Wesentlich dabei ist das Verbinden zweier Antigene durch die beiden Y-Arme der Antikörper (siehe oben); besonders geeignet sind hierzu IgM-Antikörper. Der Unterschied zwischen Agglutination und Präzipitation besteht in der Größe des Antigens: Bei der Präzipitation handelt es sich um ein lösliches Antigen (z. B. Toxinmoleküle), bei der Agglutination um ein partikulares Antigen (z. B. Bakterien). Die Antigen-Antikörper-Komplexe (Immunkomplexe), die sich infolge Agglutination oder Präzipitation im Gewebe oder an den Gefäßwänden niederschlagen, sind dann eine leichte Beute für Phagozyten.

Zytokine

Die Zytokine spielen neben den Antikörpern und den Komplementfaktoren des klassischen Aktivierungsweges eine wichtige Rolle bei der humoralen spezifischen Erregerabwehr. Sie wirken zumeist lokal als Botenstoffe zwischen den an der Immunantwort beteiligten Zellen. Gebildet werden die Zytokine hauptsächlich von Leukozyten, z. B. aber auch von dendritischen (antigenpräsentierenden) Zellen, Fibroblasten, Endothelzellen, Epithelzellen oder gar von virusinfizierten Zellen.

Einige Zytokine spielen auch bei der unspezifischen Erregerabwehr eine Rolle, z. B. die Interferone (➤ Kap. 1.4.1), vornehmlich sind sie aber an der spezifischen Immunantwort beteiligt. Dies trifft besonders für die **Interleukine** (lat./griech.: interleukin = sich zwischen Leukozyten bewegend) zu.

Die Interleukine werden von Leukozyten gebildet, die **Lymphokine** dabei von Lymphozyten und die **Monokine** von Monozyten/Makrophagen.

Zelluläre Faktoren und ihre Abwehrmechnismen

Die zelluläre spezifische Abwehr dient:

- der **Abwehr extrazellulärer Erreger,** hierzu gehören die meisten Bakterien
- der **Abwehr intrazellulärer Erreger,** das sind jene, die in Zellen eindringen und sich dort auch vermehren, hierzu gehören die:
  - Viren
  - Chlamydien und Rickettsien
  - Erreger granulomatöser Entzündungen (z. B. Tuberkulose, Lepra, Brucellose, Listeriose, Syphilis, Typhus, Pest und Tularämie)
  - Pilze
  - Protozoen.

T-Zellen

Die T-Zellen kommen aus dem Thymus (T = Thymus). Sie haben sich aus Vorläuferzellen, welche aus dem Knochenmark stammen, zu abwehrfähigen (immunkompetenten Zellen) entwickelt. Sie sind mit Hilfe von Rezeptoren in der Lage, das Antigen zu binden und es damit als körperfremd zu erkennen.

Die T-Zellen lassen sich in vier Untergruppen mit verschiedenen Aufgaben einteilen:

- **T-Helfer-Zellen** werden auch als T4-Zellen bezeichnet, da sie ein besonderes Oberflächenmolekül, das sog. **CD4** tragen. Die Aufgabe der T-Helfer-Zellen besteht im Wesentlichen in der Abgabe von Zytokinen, die andere Abwehrzellen zur Vermehrung anregen und somit die spezifische Abwehrreaktion erst richtig in Gang bringen.
- **T-Suppressor-Zellen** haben die umgekehrte Aufgabe, nämlich das Abwehrgeschehen zu bremsen, um überschießende Abwehrreaktionen zu vermeiden bzw. zum Stillstand zu bringen. Dazu wirken die TS-Zellen vor allem auf die TH-Zellen supprimierend (unterdrückend) ein.
- **T-Killer-Zellen** (zytotoxische T-Zellen) sind in der Lage, z. B. virusinfizierte Zellen oder Tumorzellen direkt zu vernichten. Wie die T-Suppressor-Zellen besitzen auch die T-Killer-Zellen das Oberflächenmolekül **CD8,** weshalb diese beiden Zelltypen auch zusammenfassend T8-Zellen genannt werden.
- **T-Gedächtnis-Zellen** sorgen bei einer erneuten Infektion dafür, dass es sehr schnell zu Gegenmaßnahmen kommen kann und die Infektion meist gar nicht mehr symptomatisch wird.

Die B-Zellen

Die **B-Zellen** haben sich ebenfalls aus Vorläuferzellen im Knochenmark (B = bone marrow), vielleicht aber auch in den Lymphfollikeln des Darmtraktes, zu immunkompetenten Zellen entwickelt. Sie tragen ebenfalls Rezeptoren, binden aber nicht nur körperfremdes, sondern auch körpereigenes Material.

Die Domäne der B-Zellen ist, sobald sie zu Plasmazellen aktiviert sind, die Produktion von **Antikörpern.** Ein weiterer Typ von B-Zellen sind die **B-Gedächtnis-Zellen.** Wie auch die T-Gedächtnis-Zellen dienen sie der sehr viel schnelleren und effektiveren Abwehrreaktion bei einer erneuten Infektion mit demselben Erreger.

Antigenpräsentierende Zellen (AP-Zellen)

Ein weiterer zellulärer Bestandteil der spezifischen Abwehr sind die antigenpräsentieren-den Zellen (AP-Zellen). Sie vereinnahmen das Antigen, zerlegen es und präsentieren Bruchstücke an der Zeloberfläche den T-Helfer-Zellen. Diese stimulieren dann die B-Zellen zur Bildung von Antikörpern oder lassen zur Bekämpfung intrazellulärer Erreger T-Killer-Zellen heranreifen. Zu den antigenpräsentierenden Zellen gehören:

- Monozyten (wie die Langerhans-Zellen der Haut)
- dendritische Zellen in Lymphknoten und Milz
- Makrophagen

Abwehr extrazellulärer Erreger (Antikörperbildung)

Der Begriff der Antikörperbildung suggeriert zunächst, dass ein Antigen die Bildung eines passenden Rezeptors überhaupt erst hervorruft. Dies ist jedoch nicht der Fall. Vielmehr sind die Rezeptoren auf den T- oder B-Lymphozyten bereits **vor jedem Kontakt** mit einem Antigen vorhanden. Man nimmt an, dass es ca. 10^7 verschiedene Arten von Rezeptoren gibt, d. h. das Immunsystem kann sich mit derselben Zahl von verschiedenen Antigenen in spezifischer Weise auseinandersetzen. Auf jedem T- bzw. B-Lymphozyt befindet sich **nur eine Art von Rezeptor.** Das Immunsystem hat ca. 10^{12} Lymphozyten (mit einem Gesamtgewicht von ca. 1 kg), d. h. für jedes Antigen gibt es zunächst nur 10^5 Lymphozyten, die passende Rezeptoren für dieses aufweisen. Nachdem es aber zu einer Antigen-Rezeptor-Bindung gekommen ist, erfolgt eine rasante Vermehrung der entsprechenden Lymphozyten, deren Vielzahl dann eine erfolgreiche Antigenbekämpfung gewährleistet.

In ➤ Abb. 1.7 ist in vereinfachter Form der Ablauf der Ingangsetzung der Antikörperbildung skizziert.

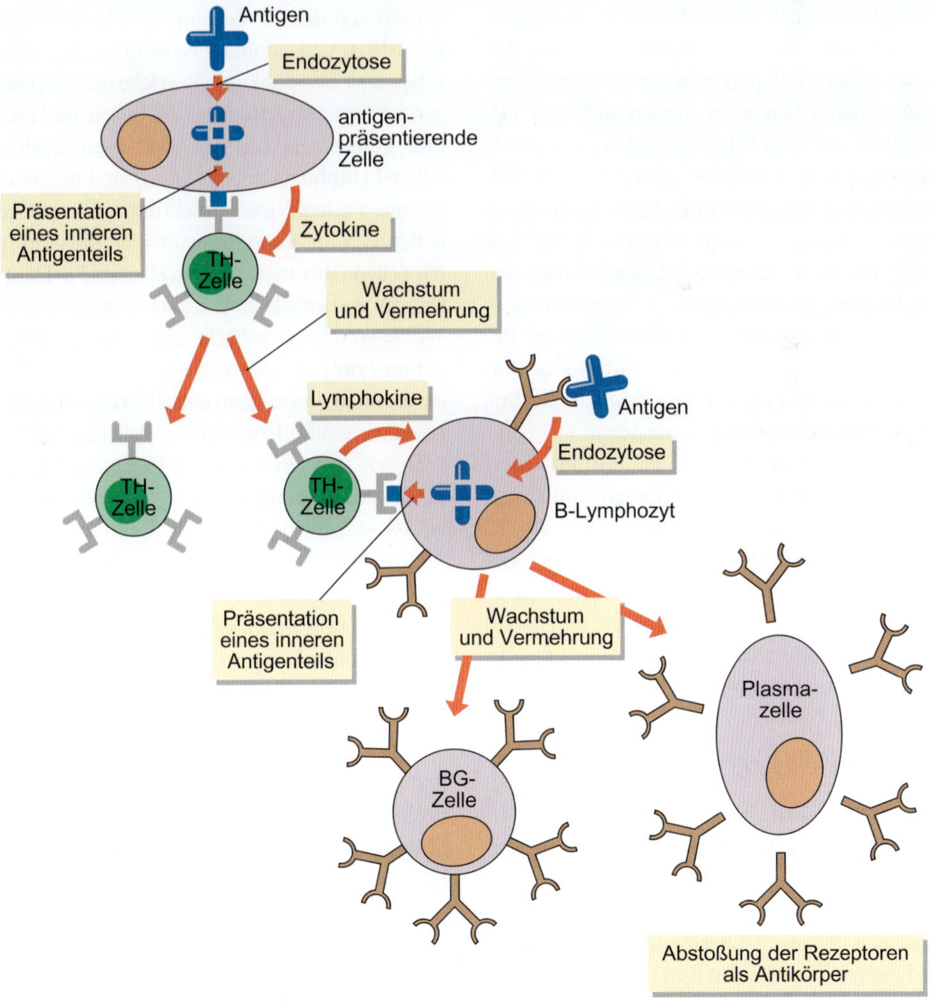

Abb. 1.7 Ingangsetzung der Antikörperbildung. [L106]

Das Antigen wird zunächst von **antigenpräsentierenden Zellen** (AP-Zellen) vereinnahmt, in deren Zellinneren verarbeitet und anschließend an deren Oberfläche präsentiert. Erst wenn sich nun sog. **T-Helfer-Lymphozyten** (TH-Zellen) mit ihren Rezeptoren an die von den AP-Zellen präsentierten Antigene binden, sind diese auch als körperfremd erkannt. Durch den Kontakt AP-Zelle-TH-Zelle veranlasst, stimuliert die AP-Zelle mittels **Zytokinen** die TH-Zelle zu Wachstum und Vermehrung, so dass nach kurzer Zeit eine beachtliche Anzahl von TH-Zellen existiert, die alle dasselbe Antigen erkennen können.

Wenn nun ein **B-Lymphozyt** über seine Rezeptoren mit demselben ursprünglichen (noch unverarbeiteten) Antigen in Kontakt kommt (das der B-Lymphozyt aber nicht als solches, d. h. als körperfremd, „erkennen" kann), vereinnahmt er (als AP-Zelle) das Antigen und präsentiert es in verarbeiteter Form an seiner Oberfläche. Binden sich nun TH-Zellen an das von dem B-Lymphozyten präsentierte Antigen (es gibt ja inzwischen genügend viele TH-Zellen, die das Antigen erkennen können), ist dieses durch die Bindung als körperfremd erkannt. Die TH-Zelle stimuliert nun mittels **Lymphokinen** den B-Lymphozyten zu Wachstum → Vermehrung → Ausreifung zu **Plasmazellen** → Abstoßung der Rezeptoren als Antikörper, die dann durch ihre Bindung mit dem Antigen die Unschädlichmachung bzw. Beseitigung desselben veranlassen.

Ein Teil der B-Lymphozyten, die mit antigenerkennenden TH-Zellen Kontakt hatten, entwickelt sich aber nicht zu Plasmazellen, sondern zu sog. **B-Gedächtnis-Lymphozyten** (BG-Zellen). Sie sind langlebig und sorgen dafür, dass nach einem erneuten Kontakt mit demselben Antigen die Erregerabwehr wesentlich schneller erfolgt als beim Erstkontakt (zum Gesamtablauf ➤ Abb. 1.7).

Abwehr intrazellulärer Erreger

Sie erfolgt im Wesentlichen ohne Bildung von Antikörpern, die ja auch nicht in Zellen eindringen können. Bei der Abwehr intrazellulärer Erreger sind neben den antigenpräsentierenden Zellen und T-Helfer-Lymphozyten die sog. T-Effektor-Lymphozyten (TE-Zellen) beteiligt. Diese werden im Verlauf des Abwehrprozesses zu T-Killer-Lymphozyten (TK-Zellen) bzw. zu T-Gedächtnis-Lymphozyten (TG-Zellen) aktiviert.

Immunantwort bei Zellbefall durch Viren

Wird eine Körperzelle von Viren befallen (➤ Abb. 1.8), so gelangen nach einiger Zeit neu gebildete Virusbauteile (Peptide) an ihre Oberfläche. An diese von der befallenen Zelle präsentierten Virusbauteile (wobei hier die Präsentation anders erfolgt als bei den AP-Zellen und B-Lymphozyten) binden sich nun sog. **T-Effektor-Lymphozyten** (TE-Zellen); die Virusbestandteile sind damit als körperfremd erkannt. Der Kontakt der TE-Zellen mit dem Antigen reicht aber noch nicht aus, um die TE-Zellen wirksam werden zu lassen.

Das Virusantigen wird aber meist schon vor einem massiven Zellbefall von AP-Zellen abgefangen. Wie bei der Abwehr extrazellulärer Erreger erkennen TH-Zellen das von den AP-Zellen präsentierte Antigen und vermehren sich daraufhin beträchtlich. Die TH-Zellen geben jetzt Lymphokine ab, welche die mit dem Antigen in Kontakt getretenen TE-Zellen zu Wachstum und Vermehrung anregen. Die so entstandenen **T-Killer-Lymphozyten** (TK-Zellen) sind nun in der Lage, eine weitere Virusvermehrung zu verhindern: Sie heften sich mit ihren Rezeptoren an die virusinfizierten Zellen (aber nicht an AP-Zellen und B-Lymphozyten, die ja ebenfalls das Virusantigen, aber in anderer Weise, an ihrer Oberfläche anbieten) und geben daraufhin Zytolysine ab, welche die infizierten Körperzellen auflösen. Dabei kann eine TK-Zelle effizient in Serie eine Vielzahl virusinfizierter Zellen „killen".

So wie sich ein Teil der B-Lymphozyten nicht zu Plasmazellen, sondern zu BG-Zellen entwickelt, entwickelt sich auch ein Teil der durch Antigenkontakt und durch Lymphokine stimulierten TE-Zellen nicht zu TK-Zellen, sondern zu **T-Gedächtnis-Lymphozyten** (TG-Zellen). Diese sorgen nach einem erneuten Kontakt mit demselben Antigen dafür, dass die Erregerabwehr wesentlich schneller abläuft als beim Erstkontakt.

Immunantwort bei sich intrazellulär vermehrenden Bakterien

Einige Erreger, z. B. die Erreger von Tuberkulose, Lepra, Brucellose, Listeriose, Syphilis, Typhus/Paratyphus, Pest, Tularämie und Q-Fieber, werden zwar von Makrophagen phagozytiert, können aber von diesen allermeist nicht abgetötet und abgebaut werden; vielmehr können sich diese Erreger sogar in den Makrophagen vermehren.

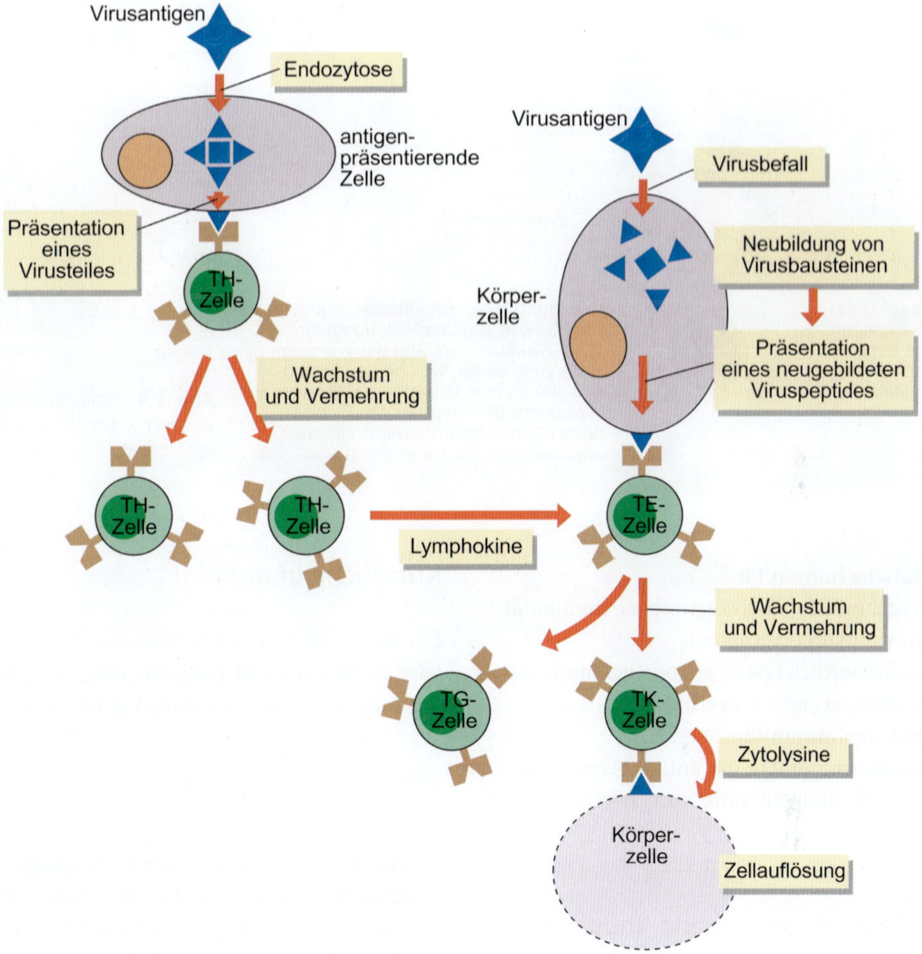

Abb. 1.8 Immunantwort bei Zellbefall durch Viren. [L106]

Hier greift folgender Mechanismus (➤ Abb. 1.9): Bei der Vermehrung der Erreger innerhalb des Makrophagen werden Peptide gebildet, die vom Makrophagen an seiner Oberfläche präsentiert werden. Diese Peptide werden von TH-Zellen mit Hilfe passender Rezeptoren als körperfremd erkannt. Die in dieser Weise aktivierten TH-Zellen geben nun Lymphokine ab, welche die erregerabtötenden Fähigkeiten des Makrophagen massiv forcieren. Die Wirkung der Lymphokine wird dabei wesentlich von einem Wirkstoff des Makrophagen unterstützt, dessen Bildung durch bakterielle Bestandteile ausgelöst wird. Der Makrophage ist nun zu Höchstleistung aktiviert und vermag nun doch noch die einverleibten Erreger aufzulösen.

Die Lymphokine locken überdies Monozyten und Makrophagen zum Ort des Geschehens und bewirken zusammen mit den T-Lymphozyten das typische Bild einer **granulomatösen Entzündung** (➤ Kap. 1.5.1).

1.4.3 Natürliche und künstliche Immunität

Unter Immunität versteht man das **spezifische Geschütztsein** gegenüber Erregern mit Hilfe von Abwehrfaktoren, die infolge einer Infektion mit diesen Erregern gebildet worden sind. Man unterscheidet:

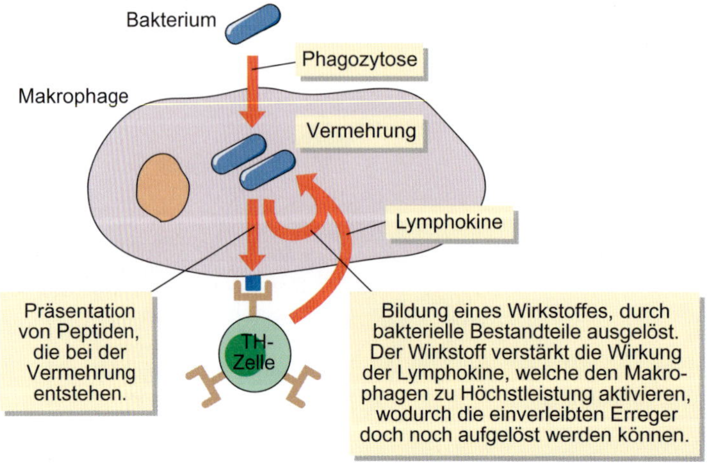

Abb. 1.9 Immunantwort bei sich intrazellulär vermehrenden Bakterien. [L106]

- **natürliche Immunität:**
  - vorgeburtlich (passiv) erworbene Immunität (nur antikörpervermittelt)
  - nachgeburtlich (aktiv) erworbene Immunität (antikörper- oder zellvermittelt)
- **künstliche Immunität:**
  - passive Immunität (nur antikörpervermittelt)
  - aktive Immunität (antikörper- oder zellvermittelt)

Vorgeburtlich erworbene Immunität

Zusätzlich zur angeborenen **Resistenz,** dem Schutz durch das System der **unspezifischen** Abwehreinrichtungen (➤ Kap. 1.4.1), bekommt ein Neugeborenes eine Portion Antikörper von der Mutter mit auf die Welt. Diese unterstützen sein noch ungenügend entwickeltes Immunsystem. Das Ungeborene hat sie auf dem Blutwege über die Plazenta erhalten (nur IgG-Antikörper sind plazentagängig, ➤ Kap. 1.4.2). Man spricht in diesem Zusammenhang von **übertragener Immunität** oder von **mütterlicher Leihimmunität**.

Stille Feiung

Findet die Bildung einer Immunität gegen einen Erreger bei einer symptomlosen (inapparenten) Infektion statt, so spricht man von stiller Feiung.

Künstliche Immunität

Die künstliche Immunität wird durch eine passive oder aktive Immunisierung, also durch eine **Schutzimpfung** mit einem Impfstoff **(Vakzin)** erreicht.

Passive Immunisierung

Bei der passiven Immunisierung werden dem Organismus Antikörper gegen einen bestimmten Erreger verabreicht, die zuvor von einem anderen Organismus gegen diesen Erreger gebildet worden sind. Der Antikörperlieferant braucht dabei nicht unbedingt ein Mensch zu sein; so wird z. B. das Diphtherieserum (mit Antikörpern gegen das Diphtherietoxin) von Pferden gewonnen. Bei wiederholter Gabe eines tierischen Antiserums besteht allerdings das Risiko einer auftretenden Unverträglichkeitsreaktion (Serumkrankheit), sodass versucht wird, nach Möglichkeit menschliches Antiserum zu verabreichen. Passive Immunisierung wirkt sofort, aber nur vorübergehend.

Aktive Immunisierung

Bei der aktiven Immunisierung wird dem Organismus das Antigen in modifizierter Form verabreicht, sodass dieses für ihn in der Regel (bis auf die selten auftretenden Impfschäden und abgesehen vom naturheilkundlichen Standpunkt) unschädlich ist, dabei aber die Bildung einer spezifischen, antikörper-

oder zellvermittelten Immunität verursacht, die gegen das ursprüngliche Antigen wirksam ist. Verabreicht wird sog. Lebend-, Tot- oder Toxoidimpfstoff:

- **Lebendimpfstoff:** der Erreger wird meist in abgeschwächter, aber noch vermehrungsfähiger Form verabreicht, z. B. bei Impfung gegen Masern, Mumps, Röteln
- **Totimpfstoff:** verwendet wird der abgetötete Erreger, z. B. bei Impfung gegen Keuchhusten, Cholera, FSME, Poliomyelitis
- **Toxoidimpfstoff:** verabreicht wird ein durch Formalin behandeltes Toxin, z. B. bei Impfung gegen Diphtherie, Tetanus, Botulismus

Aktive Immunisierung braucht eine gewisse Zeit, bis sie wirksam wird, dafür bietet sie aber dauerhafteren Schutz.

Simultanimpfung

Bei manchen Erkrankungen, z. B. bei Tetanus, wird auch eine **Simultanimpfung** durchgeführt, d. h. man nimmt gleichzeitig eine aktive und passive Immunisierung vor; in anderen Fällen wäre eine Simultanimpfung aber ein ärztlicher Kunstfehler, z. B. bei FSME.

Kombinations- oder Mehrfachimpfung

Bei vielen Impfungen werden heutzutage mehrere Antigene enthaltende Vakzine („Misch-“ oder „Mehrfachimpfstoff“) zur **gleichzeitigen Immunisierung** gegen verschiedene Erreger bzw. deren Toxine kombiniert, z. B. Tetanus-Diphtherie-Pertussis-Impfstoff.

Impfkalender

Der Impfkalender (➤ Tab. 1.3) zeigt die Empfehlungen der Ständigen Impfkommission (STIKO ➤ Kap. 3.5.3). Bei Reisen in Endemiegebiete sind zusätzlich folgende Impfempfehlungen zu berücksichtigen (→ ➤ Tab. 1.4).

Tab. 1.3 Impfkalender für Säuglinge, Kinder, Jugendliche und Erwachsene nach den Empfehlungen der Ständigen Impfkommission (STIKO – Stand: August 2010)

Geburt	**HB** postexpositionelle Hepatitis-B-Prophylaxe bei Neugeborenen von Müttern mit positivem oder unbekanntem HBsAg-Status. Bei allen Schwangeren muss entsprechend den Mutterschafts-Richtlinien nach der 32. Schwangerschaftswoche, möglichst nahe am Geburtstermin, das Serum auf HBsAg untersucht werden. **Windpocken/Varizellen** postexpositionelle Varizellen-Prophylaxe für ungeimpfte Schwangere ohne Varizellen-Anamnese und Neugeborene, deren Mutter 5 Tage vor bis 2 Tage nach der Entbindung an Varizellen erkrankte. Passive Immunisierung mit Varizella-Zoster-Immunglobulin (VZIG).
2. vollendeter Lebensmonat	**TDaP/ap, Hib, IPV, HB, Pneumokokken** • 1. Impfung Tetanus, Diphtherie, Pertussis • 1. Impfung Haemophilus influenzae Typ b • 1. Impfung Poliomyelitis • 1. Impfung Hepatitis B • 1. Impfung Pneumokokken
3. vollendeter Lebensmonat	**TDaP/ap, Hib, IPV, HB, Pneumokokken** • 2. Impfung Tetanus, Diphtherie, Pertussis • 2. Impfung Haemophilus influenzae Typ b • 2. Impfung Poliomyelitis • 2. Impfung Hepatitis B • 2. Impfung Pneumokokken
4. vollendeter Lebensmonat	**TDaP/ap, Hib, IPV, HB, Pneumokokken** • 3. Impfung Diphtherie, Tetanus, Pertussis • 3. Impfung Haemophilus influenzae Typ b • 3. Impfung Poliomyelitis • 3. Impfung Hepatitis B • 3. Impfung Pneumokokken

Tab. 1.3 Impfkalender für Säuglinge, Kinder, Jugendliche und Erwachsene nach den Empfehlungen der Ständigen Impfkommission (STIKO – Stand: August 2010) (Forts.)

11.–14. vollendeter Lebensmonat	**TDaP/ap, Hib, IPV, HB, Pneumokokken, Meningokokken, MMR, Varizellen** • 4. Impfung Diphtherie, Tetanus, Pertussis • 4. Impfung Haemophilus influenza Typ B • 4. Impfung Poliomyelitis • 4. Impfung Hepatitis B • 4. Impfung Pneumokokken • 1. Impfung Meningokokken (ab 12 Monate) • 1. Impfung Masern/Mumps/Röteln • 1. Impfung Varizellen – Es kann auch ein MMR-Varizellen (MMRV)-Kombinationsimpfstoff angewendet werden.
15.–23. vollendeter Lebensmonat	**MMR, Varizellen** • 2. Impfung Masern/Mumps/Röteln • 2. Impfung Varizellen
5.–6. vollendetes Lebensjahr	**TdaP**-Auffrischimpfung (Tetanus, Diphtherie, azelluläre Pertussis-Komponente)
9.–17. vollendetes Lebensjahr	**TdaP**-Auffrischimpfung (Tetanus, Diphtherie, azelluläre Pertussis-Komponente), bei entsprechender Indikation als Tdap-IPV-Kombinationsimpfung, **HB, Varizellen** • Komplettierung bei unvollständigem Impfschutz bzw. Grundimmunisierung aller noch nicht gegen Hepatitis B geimpften Jugendlichen • Impfung Varizellen ungeimpfter Kinder und Jugendlicher ohne Varizellenanamnese
12.-17. vollendetes Lebensjahr	**HPV** Standardimpfung für Mädchen gegen humane Papillomviren (Typen HPV 16, 18), 3 Dosen vor demersten Geschlechtsverkehr
ab 18. vollendetem Lebensjahr	**Td** regelmäßige (alle 10 Jahre) Auffrischimpfung Tetanus, Diphtherie Alle Erwachsenen sollen die nächste fällige Td-Impfung einmalig als Tdap (bei entsprechender Indikation als Tdap-IPV) – Kombinationsimpfung erhalten.
Schwangere	**Influenza** • für gesunde Schwangere Impfung vorzugsweise ab dem 2. Trimenon empfohlen • für Schwangere mit erhöhter gesundheitlicher Gefährdung infolge eines Grundleidens Impfung ab dem 1. Trimenon empfohlen (Gruppe der chronischen neurologischen Krankheiten gelten ab sofort als eine erhöhte gesundheitliche Gefährdung)
ab 60. vollendetem Lebensjahr	**Pneumokokken, Influenza** • Standardimpfung: einmalige Impfung mit einem Pneumokokken-Polysaccharid-impfstoff, Wiederholungsimpfungen im Abstand von 5 Jahren nur bei bestimmten Indikationen • jährliche Influenza-Impfung im Herbst mit einem Impfstoff mit aktueller von der WHO empfohlener Antigenkombination

Abkürzungen: Diphtherie (D/d), Haemophilus influenza Typ B (HiB), Hepatitis B (HB), Masern/Mumps/Röteln (MMR), Pertussis (aP), Poliomyelitis (IPV), Tetanus (T)

Tab. 1.4 Impfungen bei Reisen in entsprechende Endemiegebiete.

Impfung gegen	aktive/passive Immunisierung	Impfstoffart und Applikation	Schutzdauer	Anmerkungen
Cholera	aktiv	Totimpfstoff 2 × Schluckimpfung im Abstand von mind. 1– max. 6 Wochen für Kinder ab 6 Jahren und Erwachsene; 3 Impfdosen für Kinder von 2–6 Jahren	Ab 8. Tag für ca. 6 Monate (Kinder zwischen 2 und 6 Jahren), für ca. 2 Jahre (Kinder ab 6 Jahren und Erwachsene)	für Reisende in Infektionsgebiete mit mangelhaften Hygienebedingungen bei aktuellen Ausbrüchen, z. B. in Flüchtlingslagern oder bei Naturkatastrophen.

Tab. 1.4 Impfungen bei Reisen in entsprechende Endemiegebiete. (Forts.)

Impfung gegen	aktive/passive Immunisierung	Impfstoffart und Applikation	Schutzdauer	Anmerkungen
FSME	aktiv	dreimalige Injektion des Totimpfstoffes: die ersten beiden im Abstand von 1–3 Monaten, 3. Impfung nach 9–12 Monaten.	2 Wochen nach der 2. Teilimpfung für ca. 3 Jahre (bei Personen über 60 Jahren), für 5 Jahre (Personen unter 60 Jahren)	Waldarbeiter etc.; für Urlauber, die sich in Endemiegebieten viel im Wald bewegen
Gelbfieber	aktiv	Lebendimpfstoff; einmalige Injektion durch offiziell autorisierte Institutionen	ab ca. 10. Tag für ca. 10 J.	bei Reisen nach Süd- und Mittelamerika sowie Afrika zwischen dem 17. Grad nördlicher und 17. Grad südlicher Breite
Hepatitis A	aktiv oder passiv	aktiv: Totimpfstoff; 2 × i.m. in den Monaten 0 und 6–12 passiv: einmalige Injektion von Immunglobulin	aktiv: ca. 2 Wochen, Schutzwirkung ca. 10 Jahre passiv: sofort für ca. 3 Monate	zur Heimprophylaxe (erkranktes Haushaltsmitglied) oder bei Reisen in Endemiegebiete mit häufigem Hepatitis-Vorkommen passive Impfung bereits für Säuglinge Kombinationsimpfstoff für Hepatitis A und B, ebenso für Hepatitis A und Typhus
Hepatitis B	aktiv oder passiv	aktiv: gentechnisch produziertes HBsAg, 3 × i.m. Gabe in den Monaten 0, 1, 6–12 passiv: einmalige Injektion von Immunglobulin	Schutzwirkung zu ca. 90 % nach der 3. Impfung für eine Dauer von mind. 5 Jahren, evtl. 10 Schutzwirkung	bei Reisen in Endemiegebiete mit engen Kontakten zur einheimischen Bevölkerung; Indikationsimpfung für medizinisches Personal
Meningokokken	aktiv	einmalige i.m. Injektion eines Totimpfstoffes (Polysaccharid-Impfstoff) mit Antigenen der Gruppen A, C, A, C, W_{135}, Y	ab ca. 2 Wochen für ca. 3 Jahre	bei Reisen in den so genannten Meningitisgürtel Afrikas südlich der Sahara oder nach Südamerika
Tollwut	aktiv (bei Menschen, Tieren) oder passiv (bei Menschen)	aktiv und passiv: Simultanprophylaxe innerhalb von 24 Stunden nach Kontakt/Biss (Impfung: bis zu 6 × aktiv -Tage 0, 3, 7, 14, 30 und 90) aktiv: Vakzine an den Tagen 0, 7, 21 oder 28	2 Wochen nach dritter Impfung guter Schutz, Schutzwirkung: 2–5 Jahre	für Tierärzte, Jäger, Forstpersonal u. a. Personen im Umgang mit Tieren in Gebieten mit neu aufgetretener Wildtier-Tollwut; zusätzliche Impfempfehlung für Personen mit beruflichem oder sonstigem engen Kontakt zu Fledermäusen.
Typhus	aktiv	Lebendimpfstoff, Schluckimpfung: 3 × an den Tagen 0, 2, 4 im Abstand von 2 Tagen einmalige Spritzimpfung	ab 1–2. Wochen für ca. 3 Jahre (Sicherheit beider Impfungen bei 60 %)	bei Reisen in Endemiegebiete, abhängig von den hygienischen Verhältnissen während der Reise

1.5 Allgemeinreaktionen, Leitsymptome, Komplikationen

1.5.1 Entzündungsreaktion

Unter Entzündung versteht man die Reaktion des Gefäß- und Bindegewebes (im Bereich der Arteriolen – Kapillaren – Venolen) auf einen schädigenden Reiz. Diese hat das Ziel, den ursächlichen Entzündungsreiz auszuschalten und entstandene Gewebeschäden zu beheben. Mögliche **Entzündungsursachen** sind:

- Krankheitserreger und -überträger (Stich, Biss)
- Toxine: mikrobielle (Bakterien, Pilze), bei Zellzerfall auftretende (z. B. bei Krebs), bei mangelnder Entgiftungsfunktion des Organismus (Leber, Niere) anfallende
- Allergene
- physikalische Einflüsse (Reibung, Druck, Verletzung, kristalline Ablagerung im Organismus, Wärme, Kälte, UV-Strahlung)
- anorganisch-chemische Einflüsse (Säuren, Basen, Schwermetalle)

Weitgehend unabhängig von der Art und Weise des schädigenden Einflusses erfolgt der Ablauf der Entzündungsreaktion. Dabei kommt es in erster Linie zu **lokalen Entzündungszeichen:**

- Rötung (Rubor)
- Erwärmung (Calor)
- Schwellung (Tumor)
- Schmerz (Dolor)
- Funktionseinschränkung (Functio laesa)

Der Gesamtorganismus reagiert je nach Intensität und Art der Entzündung mit Fieber, Stress, Leukozytose und Veränderungen in der Zusammensetzung der Plasmaproteine (Akute-Phase-Reaktion), die zu einer beschleunigten Blutkörperchensenkungsreaktion führen. **Allgemeine** (d. h. nicht lokale) **Entzündungszeichen,** die v.a. bei schwerem Verlauf von Infektionskrankheiten auftreten, sind:

- Fieber
- Tachykardie
- Leukozytose (mit Linksverschiebung)
- erhöhte Blutkörperchensenkungsgeschwindigkeit (BKS)
- vergrößerte lymphatische Organe
- Hauterscheinungen

Ablauf einer typischen akuten Entzündung

Neben der bei grippalen Infekten auftretenden katarrhalischen Entzündung (siehe unten) sind die Entzündungen, die durch sich extrazellulär vermehrende Bakterien hervorgerufen werden und akut verlaufen, am häufigsten. Bei einer solchen Entzündung spielen das Komplementsystem (➤ Kap. 1.4.1) und Antikörper (➤ Kap. 1.4.2) eine wesentliche Rolle.

Komplementsystem und Anaphylatoxine

- Zunächst wird der **Komplementfaktor C1** an die Antikörper gebunden, die sich zuvor an die Bakterienzelle geheftet haben (Opsonierung des Antigens durch Antikörper). Diese Bindung führt im Verlauf einer Kettenreaktion zur Bildung weiterer Komplementfaktoren.
- Einer davon (C3b) dient (wie schon die Antikörper) als **Opsonin,** d. h. seine Moleküle heften sich an die Bakterienzelle an. Dadurch werden sie für Mikro- und Makrophagen wesentlich leichter „fressbar“, da diese Rezeptoren für Opsonine haben (➤ Kap. 1.4.1).
- Andere bilden einen **Komplex** (C5b + C6 + C7 + C8 + C9), löchern mit diesem die Bakterienzelle und lösen sie so auf.
- Und die sog. **Anaphylatoxine** (C3a, C4a, C5a) leiten den **eigentlichen Entzündungsprozess** ein, indem sie folgende zelluläre und humorale Faktoren an den Ort der Infektion bringen:
  - Antikörper: sie haben die Aufgabe der Osponierung des Antigens und Bindung des Komplementfaktors C1 (siehe oben)
  - Komplementfaktoren
  - Mikro- und Makrophagen, v.a. aus dem Blut

Entzündungsmediatoren

Neben den Anaphylatoxinen spielen noch viele andere Stoffe beim Ablauf einer Entzündung eine Rolle, die wie diese die Aufgabe haben, bestimmte Wirkungen zu vermitteln. Sie werden deshalb zusammenfassend als **Entzündungsmediatoren** (lat. mediator = Mittler) bezeichnet. Bei den Entzündungsmediatoren sind i.W. drei Wirkungsweisen zu unterscheiden (➤ Abb. 1.10):

- aktivierende Wirkung auf Zellen, wobei diese hauptsächlich zur Freisetzung bzw. Bildung weiterer Entzündungsmediatoren führt
- gefäßbeeinflussende Wirkung
- anlockende (chemotaktische) Wirkung auf Mikro- und Makrophagen

Ablauf des Entzündungsprozesses

Start der Entzündungsreaktion

Zunächst werden beim Entzündungsablauf die Anaphylatoxine gebildet. Diese wirken

- v.a. aktivierend auf die sog. **Mastzellen**, die mit wirkstoffhaltigen Granula „gemästet“ sind
- aber auch auf die **terminale Strombahn** (Arteriolen – Kapillaren – Venolen)
- sowie aktivierend auf Makrophagen, die noch anderweitig stimuliert werden (➤ Abb. 1.10).

Die **Mastzellen** geben v.a. gefäßwirksame Stoffe wie Histamin, Serotonin, Prostaglandine und Leukotriene ab, aber auch Stoffe, die Mikrophagen (Neutrophile) anlocken. Die gefäßwirksamen Stoffe der Mastzellen und Makrophagen erweitern die Arteriolen, machen die Kapillaren und Venolen durchlässiger und beeinflussen deren Endothel so, dass die Mikrophagen bei Kontakt mit diesem „kleben“ bleiben.

Diese Beeinflussung der terminalen Strombahn führt dann auch zu den **klassischen Entzündungszeichen,** d. h.:

- **Rötung** (Rubor): aufgrund der starken Gefäßerweiterung der kleinen und kleinsten Gefäße enthalten diese viel mehr rote Blutkörperchen als sonst, was durch die Haut sichtbar wird
- **Erwärmung** (Calor): durch gesteigerte Zufuhr „warmen“ Blutes in die „kalte“ Peripherie sowie durch lokale Stoffwechselsteigerung
- **Schwellung** (Tumor): Blutserum gelangt auf Grund der erhöhten Durchlässigkeit ins umliegende Gewebe

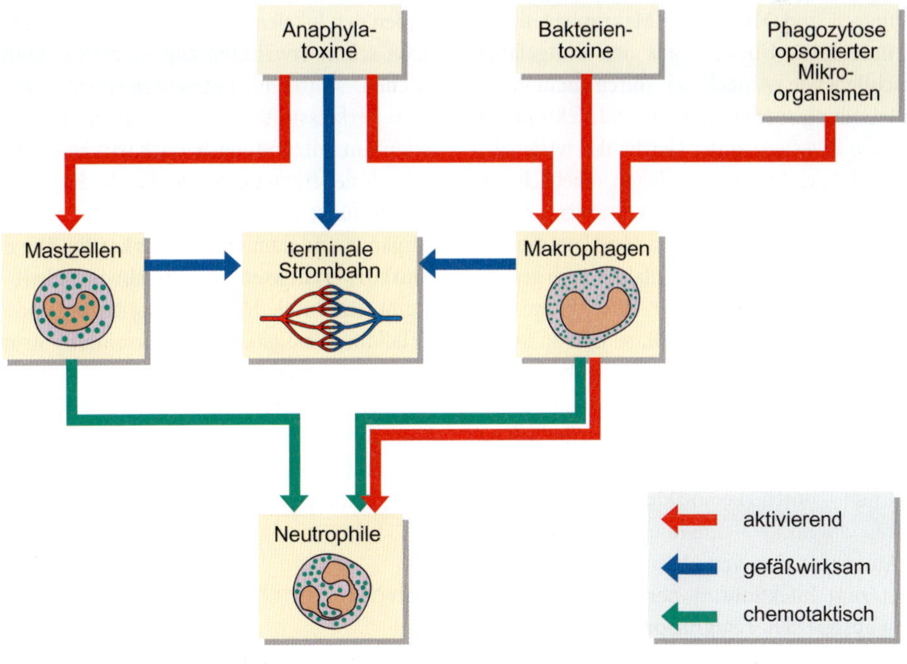

Abb. 1.10 Wirkung der verschiedenen Entzündungsmediatoren bei einer Entzündung. [L106]

- **Schmerz** (Dolor): Entzündungsmediatoren und Flüssigkeitsdruck reizen die sensiblen Nervenendigungen
- **Funktionseinschränkung** (Functio laesa): Bewegungseinschränkung durch Schwellung und Schmerz, Gewebeschädigung durch übermäßig freigesetzte Entzündungsmediatoren

Die **vermehrte Durchlässigkeit** von Kapillaren und Venolen wird durch die von Entzündungsmediatoren bewirkte Kontraktion der Endothelzellen erreicht, wodurch die Gefäße „löcheriger" werden. Der dadurch entstehende Abfluss von Blutplasma und evtl. sogar von Erythrozyten in das Gewebe wird als **Exsudation** (lat. exsudare = ausschwitzen) bezeichnet. Das ins Gewebe abgeflossene Blutplasma, das **Exsudat,** enthält nun insbesondere die zur Erregerbekämpfung nötigen Antikörper und Komplementfaktoren in ausreichendem Maß.

Phagozyteneinsatz

Zusätzlich müssen zur Erregerbekämpfung aber noch genügend viele **Mikro- und Makrophagen** an den Infektionsort gelangen, denn die in der näheren Umgebung des Infektionsortes bereits vorhandenen reichen nicht aus. Die meisten **Phagozyten** (Mikrophagen und Monozyten/Makrophagen) gelangen nun durch Übertritt aus den Blutgefäßen und anschließende „Anlockung" durch chemotaktische Entzündungsmediatoren an den Infektionsort:

Durch die Erweiterung der Gefäße der terminalen Strombahn ist der Blutfluss in diesen erheblich verlangsamt. Dadurch gelangen die Phagozyten von der Mitte des Blutstroms an dessen Rand und kommen damit auch mit dem Endothel in Kontakt. Durch gewisse **Entzündungsmediatoren** ist dieses für die Phagozyten in der Blutbahn „klebrig" gemacht, so dass in kurzer Zeit die ganze Gefäßinnenschicht mit ihnen bedeckt ist. Diese durchwandern jetzt aktiv die Gefäßwand (Diapedese ➤ Kap. 1.4.1), was durch deren entzündlich gesteigerte Durchlässigkeit erheblich erleichtert ist, und gelangen nun – durch chemotaktische Entzündungsmediatoren „angelockt" – zum Infektionsort.

Die Auswanderung von Abwehrzellen aus der Blutbahn zum Infektionsort nennt man, von der Blutbahn ausgesehen, **Emigration,** vom Infektionsort aus gesehen, **Infiltration.** Die Emigration bzw. Infiltration erfolgt in zwei Phasen.

Frühphase

In der Frühphase der akuten Entzündung werden v.a. die Neutrophilen mobilisiert. Im Knochenmark ist eine beträchtliche Menge von ihnen gespeichert. Werden sie vermehrt ins Blut abgegeben, so spricht man von **Leukozytose.** (Mit Leukozyten sind oftmals, wie auch hier, nur die Neutrophilen gemeint). Geht die Reserve an Neutrophilen zur Neige, werden sie vermehrt im Knochenmark neu gebildet und in noch unreifer Form in die Blutbahn abgegeben. Dieses Auftreten von noch unreifen Neutrophilen im Blut wird als **Linksverschiebung** bezeichnet. Dies, weil bei der Blutbilddifferenzierung die unreifen Neutrophilen in einer linken und die reifen in einer rechten Spalte der Auswertungstabelle eingetragen werden.

Spätphase

In der Spätphase der akuten Entzündung kommt es v.a. zu einer Infiltration von Makrophagen am Infektionsort; bei ihrer Phagozytosetätigkeit beseitigen sie u. a. die Reste der in der ersten „Angriffswelle" untergegangenen kurzlebigen Neutrophilen.

Allgemeine Entzündungszeichen

Neben den lokalen Entzündungszeichen können die oben schon erwähnten allgemeinen Entzündungszeichen auftreten. Entzündungsmediatoren, aber auch Zerfallsstoffe (z. B. von Bakterien und Phagozyten) im Entzündungsbereich wirken als Pyrogene, d. h. als fiebererzeugende Stoffe (➤ Kap. 1.5.2). Das **Fieber** führt zu Beschleunigung der Stoffwechselvorgänge und damit zur **Tachykardie.** Die **erhöhte Blutkörperchensenkungsgeschwindigkeit** (BKS) ergibt sich durch die Gefäßerweiterung und erhöhte Gefäßdurchlässigkeit in der terminalen Strombahn: Aufgrund der erhöhten Permeabilität (Durchlässigkeit) konzentrieren sich die größeren Partikel in der Blutbahn, und durch den verlangsamten Blutfluss aufgrund der Gefäßerweiterung neigen diese, v.a. die Erythrozyten, zu vermehrter Zusammenballung.

Formen der chronischen Entzündung

Es gibt auch erregerbedingte Entzündungen, die i.W. chronisch verlaufen, da die Erreger erst in einem länger dauernden Prozess ausgeschaltet werden können. Nach der **Beschaffenheit des Infiltrats** unterscheidet man hier die granulomatöse und die lymphozytär-plasmazelluläre Entzündung.

Granulomatöse Entzündung

Die granulomatöse Entzündung wird hervorgerufen durch bakterielle Erreger, die sich intrazellulär (v.a. in Makrophagen) vermehren. Zu diesen gehören die Erreger von Tuberkulose, Lepra, Brucellose, Listeriose, Syphilis, Typhus, Paratyphus, Pest, Tularämie, Legionärskrankheit und Q-Fieber (➤ Kap. 1.4.2).

Bei der granulomatösen Entzündung kommt es zu einem herdförmigen Infiltrat, hauptsächlich von Makrophagen und Monozyten, aber auch von Lymphozyten. Dieses Infiltrat „mauert die Erreger ein" und bekämpft sie. Solche Infiltrate werden als **Granulome** (lat. granulum = Körnchen) bezeichnet, da sie sich als Körnchen oder Knötchen vom umgebenden gesunden Gewebe abheben. Je nach Krankheit spricht man von einem tuberkulösen oder syphilitischen Granulom bzw. von einem Tuberkulom (Tuberkel, lat. tuberculum = Höckerchen), Syphilom, Leprom, Listeriom oder Typhom. Innerhalb der Granulome kann es zu **Nekrosen** (Gewebszerfall) kommen. Dies geschieht i.W. auf Grund der „Aggressivität" der Makrophagen, vermutlich durch Bildung des sog. Tumornekrosefaktors. In dieser Weise kommt es z. B. bei Lungentuberkulose zur Verkäsung mit nachfolgender Kavernenbildung, beim Typhus zu Dünndarmperforationen, bei Lepra zu Haut- und Nervenschädigungen.

Außerdem entstehen bei der granulomatösen Entzündung häufig **bindegewebige Proliferationen,** d. h. ausgeprägte Bindegewebsvermehrungen (lat. proles = Nachkommen). Die Entzündung nimmt dann einen **chronisch proliferierenden Verlauf.**

Lymphozytär-plasmazelluläre Entzündung

Die lymphozytär-plasmazelluläre Entzündung wird meist durch Viren hervorgerufen, z. B. durch Viren der Herpesfamilie und durch Adenoviren. Hier besteht das Infiltrat v.a. aus Lymphozyten und Plasmazellen.

Entzündungen unterschieden nach Exsudat und Lokalisation

Neben der Unterscheidung in akut und chronisch verlaufende Entzündungen ist noch die Unterscheidung von Entzündungen nach der **hauptsächlichen Komponente des Exsudats** gebräuchlich. Hierbei werden die Neutrophilen und Erythrozyten ebenfalls als Exsudatbestandteile betrachtet. Man unterscheidet folgende Entzündungsformen, nebst durch **besondere Lokalisation** bedingte Unterformen:

Seröse Entzündung

- **Charakteristika:** das Exsudat besteht vorwiegend aus Serum. Größere Eiweißmoleküle, wie z. B. Fibrinogen, fehlen hier.
- **Vorkommen** des Exsudats: Brandblase, Quaddel nach Insektenstich
- **katarrhalische Entzündung:** wird das seröse Exsudat von einer Schleimhautoberfläche abgesetzt, womit meist auch eine vermehrte Schleimbildung einhergeht, so spricht man von einer katarrhalischen Entzündung (griech. katarrhein = herabfließen) oder einem Katarrh.

Fibrinöse Entzündung

- **Charakteristika:** Fibrinogen und andere größere Eiweißmoleküle treten aus der Blutbahn aus. Das Exsudat ist i.W. mit dem Blutplasma identisch. Das Fibrinogen gerinnt außerhalb der Blutbahn zu Fibrin und fixiert so die Krankheitserreger, die nun von den Phagozyten beseitigt werden können.
- **Vorkommen** des Exsudats: diphtherische Membran, trockene Rippenfellentzündung

Hämorrhagische Entzündung

- **Charakteristika:** die Durchlässigkeit von Kapillaren und Venolen ist soweit gesteigert, dass auch Erythrozyten ins umliegende Gewebe abgepresst werden.
- **Vorkommen** des Exsudats: bei schwer verlaufender Grippe, Tuberkulose, Milzbrand, Fleckfieber, oder Pest

Eitrige Entzündung

- **Charakteristika:** Bei der eitrigen Entzündung besteht das Exsudat v.a. aus Neutrophilen, zwischen denen kaum noch Flüssigkeit zu finden ist. Zerfallen die nur wenige Tage lebenden Neutrophilen, so entsteht Eiter, dessen gelbliche Farbe von den Fetteinschlüssen herrührt, die sie im Laufe ihres „Alterns" gebildet haben. Eiter braucht nicht unbedingt erregerhaltig zu sein. Eiter ohne Erreger findet man z. B. bei durch Chemikalien oder nekrotisierendes Gewebe hervorgerufenen eitrigen Entzündungen.
- **Abszess:** Eiteransammlung in einem durch Gewebszerfall (verursacht durch die eiweißzersetzenden Enzyme der Neutrophilen = „Einschmelzung") entstandenen Hohlraum
- **Empyem:** Eiteransammlung in einem natürlichen Hohlraum. So spricht man z. B. von einem Gallenblasenempyem, Pleuraempyem, Gelenkempyem oder Herzbeutelempyem.
- **Phlegmone:** diffuse, flächenhaft sich ausbreitende eitrige Entzündung, die v.a. im Unterhautgewebe auftritt. Meist wird eine Phlegmone durch Streptococcus pyogenes verursacht, wobei ein Enzym der Kokken (Hyaluronidase) die Zwischenzellsubstanz des Bindegewebes auflöst. Hierdurch kann in den Gewebsspalten eine ungehinderte Ausbreitung erfolgen (➤ Kap. 1.3.2).

Gangränöse (putride) Entzündung

Bei der gangränösen (griech. granein = fressen) oder putriden (lat. putridus = faulig) Entzündung besiedeln Fäulnisbakterien (anaerobe Erreger wie z. B. die anaeroben Gasbrand-Erreger) den Entzündungsort. Dort verursachen sie einen ausgeprägten Eiweißzerfall, bei dem dann ein faulig-jauchiger Geruch (z. B. durch Schwefelwasserstoff verursacht) auftritt.

1.5.2 Fieber

Fieber ist ein bei nahezu allen Infektionskrankheiten auftretendes Symptom. Eine der wenigen Ausnahmen ist die Cholera: Bei ihr tritt kein Fieber, evtl. sogar deutliche Untertemperatur auf.

Fieber ist einerseits eine sinnvolle Verteidigungsmaßnahme des Körpers, denn die erhöhte Körpertemperatur stimuliert die Abwehrmechanismen, z. B. die Bildung von Interferon und verschiedene Leukozytenfunktionen und vermag viele Viren wegen ihrer oft geringen Temperaturtoleranz zu inaktivieren. Andererseits belastet aber hohes Fieber den Organismus, insbesondere Herz und Kreislauf. Dies kann, v.a. bei Säuglingen, bis zum Kreislaufschock führen. In manchen Fällen sind deshalb fiebersenkende Maßnahmen notwendig wie Wadenwickel oder Medikamente, z. B. Aspirin, das die fiebererzeugende Prostaglandinbildung hemmt. Fieber über 42 °C ist zumeist tödlich.

Fieberentstehung

Bei Fieber besteht bekanntlich Übertemperatur, aber nicht jede Übertemperatur gilt als Fieber. Die Körpertemperatur des gesunden Menschen wird durch einen Regelkreis bei ca. 37 °C konstant gehalten. Bei Fieber wird nun diesem Regelkreis eine andere Sollgröße vorgegeben, z. B. 39 °C. Daraufhin versucht der Körper durch Drosselung von Wärmeabgabe (Verminderung der Hautdurchblutung) oder durch vermehrte Wärmebildung (rasches Muskelzittern = **Schüttelfrost**) die neu vorgegebene Temperatur zu erreichen. So lange der Patient Schüttelfrost hat, wird das Fieber noch steigen. Ein Schweißausbruch signalisiert einen Fieberabfall.

Die Sollwerteinstellung des Regelkreises, der zur Aufrechterhaltung einer gleich bleibenden Körpertemperatur dient, geschieht im **Hypothalamus.** Dort bewirkt die Bildung eines bestimmten Prostaglandins eine Erhöhung des Sollwertes. Diese Prostaglandinbildung wird hauptsächlich durch **IL-1** (Interleukin-1, Zytokine ➤ Kap. 1.4.2) ausgelöst, das die Blut-Hirn-Schranke passieren kann.

IL-1 ist also der wesentliche körpereigene Stoff, der dem Hypothalamus das Signal zur Fieberbildung gibt. Es wird daher auch als **endogenes Pyrogen** (griech. pyr = Feuer) bezeichnet. IL-1 verursacht aber auch zentral Müdigkeit und Appetitlosigkeit; dieses bewirkt, dass der kranke Mensch sich schont und nicht zu viel Energie über Verdauungsprozesse verliert. Die Bildung von IL-1 erfolgt v.a. in den Monozyten/Makrophagen, aber auch in Neutrophilen, Lymphozyten und in Zellen des Binde- sowie Epithelgewebes.

Fieberursachen

Bei Infektionen wird Fieber durch Mikroorganismen und ihre Stoffwechsel- bzw. Zerfallsprodukte (Toxine) hervorgerufen, die als **exogene Pyrogene** (häufigste Fieberursache) wirken. Sie stimulieren die Phagozyten zur Bildung von IL-1.

Insbesondere subfebrile und mäßig febrile Temperaturen, also die häufigsten krankhaften Temperaturerhöhungen, treten nicht nur bei infektiösen, sondern häufig auch bei nicht infektiösen Erkrankungen auf, z. B. bei:

- **Gewebsuntergang (Resorptionsfieber):** z. B. bei Verletzungen, Verbrennungen, Infarkten, großen Hämatomen, Frakturen
- **Neoplasmen** (Krebs): v.a. bei Leukämien, malignen Lymphomen
- **Autoimmunerkrankungen:** z. B. bei akutem rheumatischem Fieber, rheumatoider Arthritis, Lupus erythematodes
- **Krankheiten mit unbekannter Ursache** (evtl. Autoimmunerkrankungen): bei Sarkoidose, Colitis ulcerosa, Morbus Crohn

Auch hier wird das Fieber durch Il-1-Bildung (v.a. von Phagozyten) veranlasst.

Charakteristische Fieberverläufe

Bei vielen Infektionskrankheiten ergeben sich, sofern sie nicht wirkungsvoll behandelt werden, charakteristische Fieberverläufe (➤ Abb. 1.11).

Kontinuierliches Fieber (Kontinuafieber, Kontinua)

- **Charakteristika:** hohes Fieber, mindestens einige Tage bei ungefähr gleich bleibender Höhe. Fieberanstieg rasch (Schüttelfrost, z. B. bei bakterieller Pneumonie) oder allmählich (z. B. bei Typhus). Fieberabfall rasch (kritische Entfieberung, Schweißausbruch, z. B. bei bakterieller Pneumonie) oder allmählich
- **Vorkommen:** z. B. bei Pneumonien, Miliartuberkulose, Ornithose, Typhus, Fleckfieber, Scharlach, Erysipel

Remittierendes Fieber

- **Charakteristika:** meist mittelhoch, mit größeren Temperaturschwankungen (bis zu 1,5 °C), das mit seinen Minimaltemperaturen aber über dem Normalbereich liegt
- **Vorkommen:** z. B. zu Beginn vieler Infektionskrankheiten, insbesondere bei Lokalinfektionskrankheiten, Pyelonephritis, Tbc, akutem rheumatischem Fieber, Sepsis

Intermittierendes Fieber

- **Charakteristika:** mit hohen Spitzen im Wechsel mit Normal- oder sogar Untertemperaturen.
- **Vorkommen:** z. B. bei Sepsis, Pyelitis, Pleuritis

Rekurrierendes Fieber (Wechselfieber, Rhythmusfieber)

- **Charakteristika:** ein- bis mehrtägige Fieberschübe im Wechsel mit ein- bis mehrtägigen fieberfreien Intervallen
- **Vorkommen:** z. B. bei Malaria tertiana und quartana, Rückfallfieber, Borreliose

Undulierendes Fieber (wellenförmiges Fieber)

- **Charakteristika:** allmählich ansteigendes und abfallendes mehrtägiges (auch länger dauerndes) Fieber mit fieberfreien Intervallen
- **Vorkommen:** z. B. bei Brucellose, Morbus Hodgkin, Tumoren

Zweigipfeliges Fieber (Biphasisches Fieber, Dromedarfieber)

- **Charakteristika:** Fieber – kurzes fieberfreies Intervall – Fieber, in der zweiten Phase **meist höher** als in der ersten Phase
- **Vorkommen:** bei zyklischen Infektionskrankheiten mit 1. Gipfel im Generalisationsstadium und 2. Gipfel im Organstadium, d. h. meist bei Viruserkrankungen, wie z. B. Poliomyelitis, Masern, Gelbfieber, Pocken, aber auch bei bakteriell bedingten Erkrankungen, z. B. Leptospirose

Lernkarte Fieber

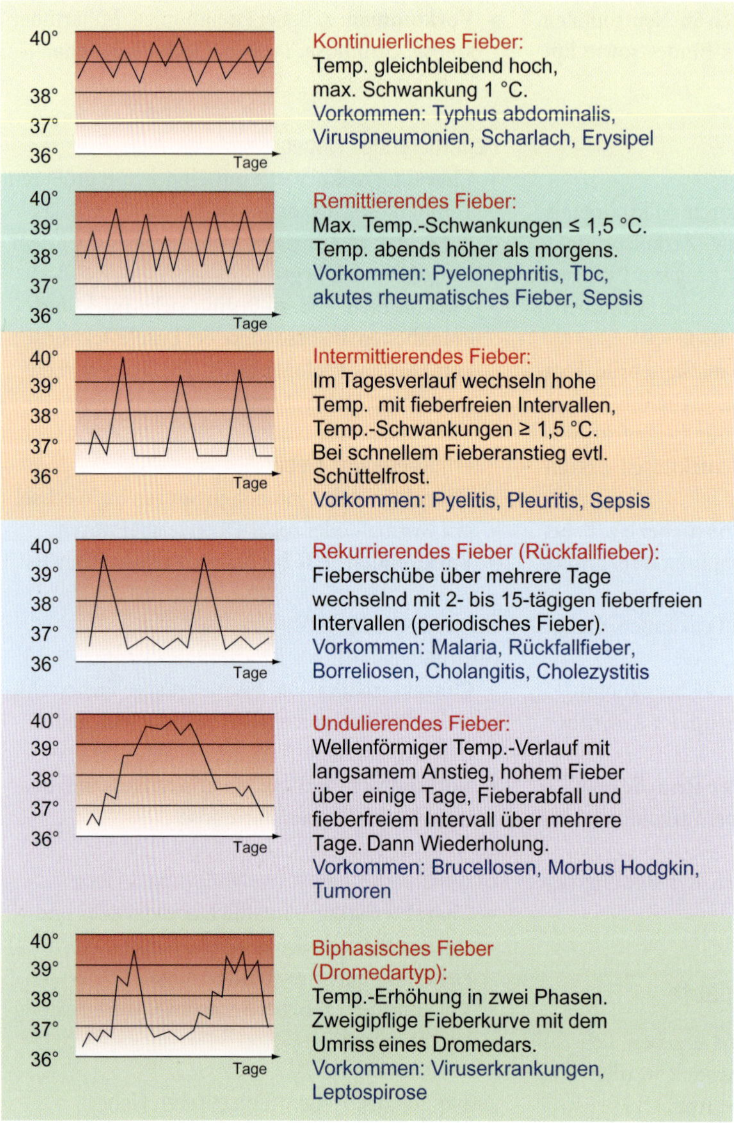

Abb. 1.11 Charakteristische Fieberverläufe. [L190]

1.5.3 Lymphknotenschwellungen

Ursachen von Lymphknotenschwellungen

Bei vielen Infektionskrankheiten treten **Lymphknotenschwellungen (Lymphome)**, entweder lokal oder generalisiert, auf. Aber längst nicht alle Lymphknotenschwellungen sind infektiös bedingt. Auch andere Ursachen einer Lymphknotenschwellung sollten bei einer Differenzialdiagnose immer berücksichtigt werden.

Gutartige Lymphome

- **infektiös bedingt:**
  - lokal: z. B. Halslymphknotenschwellung bei Angina tonsillaris, Leistenlymphknotenschwellung bei Erysipel
  - generalisiert: z. B. bei Mononucleosis infectiosa, Röteln, HIV-Infektion
- **nicht infektiös bedingt,** z. B. **bei:**
  - Hyperplasie (Castleman-Tumor)

– Speicherkrankheiten (Morbus Gaucher, Morbus Niemann-Pick)
– Medikamenten, z. B. beim Tuberkulosemittel Paraaminosalicylsäure
– Systemerkrankungen wie Kollagenosen, Sarkoidose, chronische Polyarthritis

Bösartige Lymphome

- **primäre:** Lymphogranulomatose (M. Hodgkin), Non-Hodgkin-Lymphome, Leukämien
- **sekundäre:** Lymphknotenmetastasen

Palpationsbefunde

Bei der Tastuntersuchung (Palpation) der Lymphknoten sind v.a. zu beurteilen: Größe, Konsistenz, Schmerzhaftigkeit (v.a. bei Druck), Abgrenzbarkeit und Verschieblichkeit.

Bei gutartigen Lymphomen, in der Regel also bei infektiös bedingten Lymphknotenschwellungen, bleibt die Verschieblichkeit erhalten. Allerdings können chronisch entzündete Lymphknoten mit ihrer Umgebung fest verbacken sein, z. B. bei Tuberkulose und Lymphogranuloma inguinale. Ansonsten deuten schlechte Verschieblichkeit, aber auch harte Konsistenz und/oder Schmerzlosigkeit bei Druck eher auf ein malignes Lymphom hin.

Infektiös bedingte Lymphknotenschwellungen

Für eine entzündliche (und zumeist auch **infektiös bedingte) Lymphknotenschwellung** (Lymphadenitis), insbesondere wenn sie akut ist, sprechen:

- Überwärmung
- gerötete Haut über der Schwellung (tritt nur gelegentlich auf)
- **Lymphangi(i)tis** (begleitende Entzündung der zu- bzw. abführenden Lymphgefäße)

Bei einigen Infektionskrankheiten, z. B. bei Tuberkulose, Syphilis und Tularämie, kann man einen sog. **Primärkomplex** finden; das ist eine Trias aus:

- Geschwürbildung am Infektionsort **(Primäraffekt)**
- Lymphangitis
- Lymphadenitis

Je nach Infektionskrankheit bleiben die Lymphknotenschwellungen in der Regel entweder lokal beschränkt oder treten generalisiert, auf.

Lokal auftretende Lymphknotenschwellungen

- im **Halsbereich** (zervikal), Kieferwinkel bei: Streptokokkenangina (Scharlach), viraler Angina und Pharyngitis, Diphtherie, Nasennebenhöhleninfektion (Sinusitis), Infektion des Zahnmarks bzw. Zahnfaches („vereiterter" Zahn), Lymphknotentuberkulose, Pest, Tularämie
- am **Hinterhaupt** (okzipital) bei: Röteln (gelegentlich auch generalisierte Lymphknotenschwellung), Infektion im Hinterkopfhaarbereich (Furunkel, Karbunkel)
- in der **Leistengegend** (inguinal) bei: genitalem Herpes, Syphilis im Primärstadium, Lymphogranuloma inguinale, bakterieller Infektion der Haut oder des Unterhautgewebes, Pest, Tularämie, Katzenkratzkrankheit
- in der **Achselhöhle** (axillär) bei: bakterieller Infektion der Haut, des Unterhautgewebes usw., Katzenkratzkrankheit, Pest, Tularämie

Generalisierte Lymphknotenschwellungen

Von generalisierter Lymphknotenschwellung spricht man beim Befall von mindestens zwei voneinander unabhängigen Lymphknotengruppen. Sie tritt auf (oft nach einem Stadium der lokalen Beschränkung) bei:

- Masern
- Mononucleosis infectiosa
- Brucellose
- Syphilis im Sekundär- und Tertiärstadium
- Aids
- Toxoplasmose
- Listeriose
- Zytomegalie
- Histoplasmose (Pilzerkrankung)
- Infektion durch Adenoviren.

1.5.4 Dermatologische Symptome

Viele Infektionskrankheiten gehen mit Hautveränderungen (➤ Tab. 1.5) einher. Zwar gibt es eine beträchtliche Zahl infektiös oder nicht infektiös bedingter Hauterkrankungen. Ihnen liegt aber eine recht begrenzte Anzahl an elementaren krankhaften Hautveränderungen zugrunde. Diese werden **Effloreszenzen** (Hautblüten) genannt (lat. efflorescere = emporblühen). Es werden primäre und sekundäre Effloreszenzen unterschieden. Eine primäre Effloreszenz wird als unmittelbar erste Folge einer Hauterkrankung sichtbar. Eine sekundäre Effloreszenz dagegen

- entwickelt sich aus einer schon bestehenden Effloreszenz, z. B. stellt der Boden einer aufgegangenen Blase eine Erosion dar
- ist das Produkt einer primären Effloreszenz, z. B. wird der Inhalt einer Blase zur Kruste, oder
- entsteht durch äußere Schädigung der Haut, beispielsweise kann Kratzen zur Exkoriation (Aufschürfung) bis in die Lederhaut führen.

Primäre Effloreszenzen

- **Fleck** (Macula, Makel): eine reine Farbveränderung der Haut, die an dieser Stelle in ihrer Beschaffenheit unverändert ist und weder über noch unter dem sonstigen Hautniveau liegt.

Dunkle Flecken entstehen durch:
  - vermehrte (entzündungsbedingte) Durchblutung der Papillargefäße der Lederhaut:

Tab. 1.5 Beispiele für Effloreszenzen bei Infektionskrankheiten

Hautveränderung	Infektionskrankheit (Beispiele)
Fleck	Erythem bei: Erythema nodosum (infolge A-Streptokokken-Infektion oder bei Tbc), Gonorrhoe, Borreliose (Erythema migrans), Ringelröteln (Erythema infectiosum), Virushepatitis (Plantarerythem) Petechien bei: Fleckfieber, Hanta-Fieber, Pocken, Trichinose Purpura bei: Hämolytisch-urämischem Syndrom, Röteln Ekchymosen bei: Fleckfieber, Pocken
Quaddel	allergische Quaddelbildung bei Scabies
Papel	Gonokokkensepsis, lepromatöse Lepra, Hautmilzbrand, Frühstadium Beulenpest, Candida albicans (selten), Pocken, Molluscum contagiosum, Lues I und II (Condylomata lata, Plaques muqueuses), kutano- und oculoglanduläre Tularämie, Röteln, Ulcus molle, Windpocken, Zoster
Knoten	Aids (Kaposi-Sarkom), lepromatöse Lepra, Lues III (Syphilom), Hauttuberkulose (Skrofuloderm)
Bläschen (Vesicula)	Gonokokkensepsis, Herpes simplex, Impetigo contagiosa, Lymphogranuloma inguinale, Frühstadium Beulenpest, Pocken, Scabies, Windpocken, Zoster
Blase	Impetigo contagiosa/bullosa, Säuglingslues (Pemphigus vulgaris),
Pustel	Gonokokkensepsis, Ekzema herpeticum, Keratokonjunktivitis herpetica, Impetigo contagiosa, Hautmilzbrand (Pustula maligna), Pestsepsis, Pocken, Impetigo contagiosa, kutano- und oculoglanduläre Tularämie, Ulcus molle, Windpocken, Zoster
Erosion	Herpes genitalis, Lymphogranuloma inguinale (Primäraffekt), Syphilis (Primäraffekt)
Exkoration	bei allen juckenden Hauterkrankungen möglich, z. B. bei Impetigo contagiosa, Windpocken, Zoster
Geschwür	Aids (Schleimhäute), lepromatöse Lepra, Lymphogranuloma inguinale (Endstadium), Syphilis (Primäraffekt) und Lues III (Syphilom), Hauttuberkulose (Lupus vulgaris), kutanoglanduläre Tularämie, Ulcus molle
Rhagade	Säuglings-Lues (Parrot-Furchen)
Narbe	Keratokonjunktivitis herpetica, Impetigo contagiosa, Pocken, Windpocken, Zoster (Zoster ophthalmicus)
Atrophie	Lyme-Borreliose (Acrodermatitis chronica atrophicans),
Kruste	Herpes simplex, Impetigo contagiosa, Pocken, Windpocken, Zoster
Schuppe (Squamae)	Masern, Scharlach

- !Erythem (fleck- bis flächenhafte Rötung der Haut)
- !Erythrodermie (Rötung der gesamten Haut)
  - vermehrt angelegte Gefäße der Lederhaut (Feuermal)
  - Blutaustritte (Hämorrhagien):
- !Petechien (einzelne punktförmige Blutaustritte)
- !Purpura (dicht gesäte, punktförmige bis kleinfleckige Blutaustritte über einer größeren Hautfläche)
- !Ekchymose (flächenhafter Blutaustritt)
  - vermehrte Melaninbildung (Sommersprossen)
  - Einlagerung von Farbstoffen in die Haut (Blutfarbstoffe, Gallenfarbstoffe, Karotin).

Helle Flecken entstehen durch:
  - verminderte Durchblutung der Papillargefäße
  - vermindert angelegte Gefäßbildung
  - verminderte Melaninbildung.

- **Quaddel:** eine Quaddel (Urtica, Nessel) ist eine Erhebung, die durch ein lokales Ödem in der oberen Lederhaut hervorgerufen wird. Sie ist von der Umgebung zumeist scharf abgegrenzt, anfangs gleichmäßig rot und später in der Mitte oftmals durch Druck der Ödemflüssigkeit auf die Kapillaren abgeblasst.
- **Papel:** eine Papel (Papula, Knötchen) ist eine umschriebene stecknadelkopf- bis erbsengroße Verdickung der Haut. Sie entsteht entweder durch Zellvermehrung oder durch ein (entzündliches) Infiltrat in der Ober- oder Lederhaut. Je nach Lage in den Hautschichten unterscheidet man epidermale, dermale und gemischte Papeln.
- **Knoten:** ein Knoten (Nodus, Tumor) unterscheidet sich von einer Papel allein durch die Größe: Ein Knoten ist eine mehr als erbsengroße solide Erhebung der Haut (z. B. bei kutanen Lymphomen).
- **Bläschen:** ein Bläschen (Vesicula) ist ein stecknadelkopf- bis erbsengroßer mit Flüssigkeit gefüllter Hohlraum, der eine Erhebung der Haut verursacht (z. B. bei Herpes simplex). Je nach Sitz der Flüssigkeitskammer unterscheidet man subkorneale (direkt unter der Hornschicht gelegene), intraepidermale und subepidermale Bläschen.
- **Blase:** eine Blase (Bulla) unterscheidet sich von einem Bläschen allein durch die Größe: Eine Blase ist mehr als erbsengroß.
- **Pustel:** eine Pustel (Pustula, Eiterbläschen) ist ein mit Eiter gefülltes Bläschen. (z. B. bei Acne vulgaris). Hat die entstehende Flüssigkeitskammer von vornherein einen eitrigen Inhalt (der durch zugrunde gehende Leukozyten entsteht ➤ Kap. 1.5.1), spricht man von einer primären Pustel. Ist die Bläschenflüssigkeit zunächst klar und wird erst später (infolge Leukozyteninfiltration) eitrig, spricht man von einer sekundären Pustel.

Sekundäre Effloreszenzen

- **Erosion (Erosio):** ein flächiger Substanzdefekt der Haut, der im Bereich der Oberhaut bleibt. Erosionen entstehen z. B. durch Kratzen oder sekundär beim Aufgehen einer Blase. Die Abheilung erfolgt ohne Narbenbildung.
- **Exkoriation** (Excoriatio, Abschürfung): ein flächiger Substanzdefekt der Haut, der die Lederhaut (Corium) erreicht. Exkoriationen entstehen z. B. bei Hautaufschürfungen und beim Kratzen infolge des quälenden Juckreizes. Typischerweise treten hierbei **punktförmige Blutungen** auf, die durch Verletzung der Papillenspitzen entstehen. Exkoriationen heilen in der Regel ohne Narbenbildung ab.
- **Geschwür (Ulcus):** Substanzdefekt, der tief in die Lederhaut oder sogar in das Unterhautgewebe (z. B. Ulcurs cruris) reicht. Die Abheilung ist stets mit Narbenbildung verbunden.
- **Rhagade** (griech. rhagas = Hautriss, Schrunde): ein spaltförmiger Einriss in die Haut, der bis in das Unterhautgewebe reichen kann. Anale Rhagaden nennt man **Fissuren.** Rhagaden heilen bei glatt aneinandergelegten Wundrändern meist ohne Narbenbildung.
- **Narbe (Cicatrix):** der Ersatz eines tiefer greifenden Substanzverlustes der Haut durch kollagenes Bindegewebe. Dieser Ersatz besteht i.W. nur in einer bloßen Volumenauffüllung, der nur noch wenig Gefäße und keine Nerven, Haarwurzeln bzw. Drüsen mehr enthält. Meist schrumpft Narbengewebe, sodass sich eine Einsenkung unter das Hautniveau ergibt. Es können sich aber auch wulstig erhabene Narben **(Keloide)** bilden.
- **Atrophie(Atrophia):** Gewebsschwund. Bei einer Hautatrophie findet man eine Verschmälerung der Hautschichten sowie eine Verminderung der Hautdrüsen und Haare. Man unterscheidet, je nach Beschaffenheit, eine schlaffe und eine straffe Atrophie.

- **Kruste (Crusta, Borke):** entsteht durch Eintrocknen von Exsudat, Blut oder Eiter. Sie bedeckt meist eine Erosion, ein Geschwür oder eine andere Hautverletzung. Von **Schorf** spricht man, wenn die entsprechende Hautverletzung mit Gewebsuntergang (Nekrose) einhergeht.
- **Schuppen (Squamae):** entstehen durch Abschilfern der Hornschicht. Man unterscheidet u. a. kleie- oder mehlartige, kleinlamellige (etwa bis Konfettigröße) und großlamellige Abschuppungen. Eine Abschuppung der Haut tritt z. B. typischerweise auf bei Masern (kleieförmig) und Scharlach (großlamellig).

Exanthem, Enanthem, Ekzem

- **Exanthem:** (Hautausschlag, griech. exanthein = aufblühen): Ausbreitung relativ gleichförmiger Effloreszenzen über eine größere Hautpartie, die sich im Verlauf der Erkrankung verändern können (z. B. bei Windpocken: Fleck → Papel → Bläschen → Pustel)
- **Enanthem** (Schleimhautauschlag): Ausbreitung relativ gleichförmiger Effloreszenzen über einen größeren Schleimhautbereich (z. B. bei Masern, Scharlach, Mononucleosis infectiosa)
- **Ekzem:** nicht ansteckende Entzündung der Ober- oder auch Lederhaut, anfänglich gekennzeichnet durch Rötung, Papeln, Bläschen und Nässebildung, im weiteren Verlauf durch Verhornung, Schupp- und Rhagadenbildung.

1.5.5 Symptome des Verdauungstrakts

Übelkeit und Erbrechen

- **Infektionskrankheiten:** z. B. akute Gastroenteritis und Lebensmittelvergiftung (meist zusätzlich Diarrhoe, evtl. zeitlich versetzt), Botulismus, Meningoenzephalitis, Virushepatitis, Influenza, Keuchhusten
- **Passagehindernis im oberen Verdauungstrakt:** z. B. durch Divertikel, Tumor, Entzündung, Achalasie
- **gastrointestinale Erkrankungen:**
  - erosive akute Gastritis: Medikamenten- und Alkoholanamnese meist positiv
  - Ulcus ventriculi und duodeni: Sofortschmerz nach Nahrungsaufnahme bzw. Nüchternschmerz, evtl. Teerstühle
  - Appendizitis: typische Schmerzsymptomatik
  - Peritonitis: Peritonitiszeichen
  - akute Pankreatitis: konstante gürtelförmige Oberbauchschmerzen
- **Herz-Kreislaufkrankheiten**
  - Herzinsuffizienz
  - Herzinfarkt: evtl. einziges Zeichen eines Hinterwandinfarktes
  - Hypertone Krise: hoher RR, evtl. Kopfschmerzen
- **neurologische Krankheiten:**
  - Tumor, Blutung, Hirnödem
  - Kopfschmerzen, evtl. neurologische Herdsymptome
  - Migräne: rezidivierende Beschwerden mit Kopfschmerzen
- **Glaukomanfall:** Augensymptome wie z. B. Nebel- und Farbensehen
- **M. Menière:** zusätzlich Drehschwindel, einseitige Ohrgeräusche, Schwerhörigkeit
- **Stoffwechselerkrankungen:** Coma diabeticum, Coma uraemicum, Coma hepaticum
- **hormonelle Ursachen:** z. B. Schwangerschaft, M. Addison
- **Medikamente:** z. B. Antibiotika, NSAR, Zytostatika, Glukokortikoide, Glykoside, Theophyllin
- **Intoxikation:** z. B. Alkohol, Pilze, Nikotin, Lösungsmittel, Blei

Leberschwellung

- **Infektionen:** z. B. Brucellose, Fleckfieber, Gelbfieber, Leptospirose, Listeriose, Malaria, Sepsis, Mononucleosis infectiosa, typhöse Ornithose, Rückfallfieber, miliare Tbc, Toxoplasmose, Salmonellose, Virushepatitis, Zosterhepatitis, Zytomegalie
- **Fettleber:** häufigste Ursache
- **Stauung:** Rechtsherzinsuffizienz, Trikuspidalinsuffizienz

- **Entzündung:** chronische Hepatitis, Alkoholabusus, Medikamente, Sarkoidose
- **Tumoren:** Zystenleber, Leberabszess, Lebermetastasen, Gallenwegstumoren

Milzschwellung

- **mit Lymphknotenvergrößerung:**
  - Infektionen, z. B. Mononucleosis infectiosa, Tuberkulose, Toxoplasmose, Leptospirose, HIV-Infektion
  - maligne Lymphome, akute Leukämien
  - Kollagenosen
  - Speicherkrankheiten wie Fettspeicher- oder Eisenspeicherkrankheiten, Milzvenenthrombose
  - Chronisch-myeloische Leukämie
  - Polyzythämia vera
  - Osteomyelosklerose
  - einige Non-Hodgkin-Lymphome
  - selten: Milzabszess, Milzzysten oder -metastasen
- **mit Ikterus:**
  - Leptospirose, Malaria, Rückfallfieber, Virushepatitis, Sepsis, Mononucleosis infectiosa, evtl. Fleckfieber
  - Stauung der Pfortader, z. B. bei Leberzirrhose oder Pfortaderthrombose
  - hämolytische Anämie

Ikterus

- **prähepatischer Ikterus:**
  - hämolytische Anämien, perniziöse Anämie
  - meldepflichtige Infektionskrankheiten wie Rückfallfieber, Gelbfieber, Leptospirose, Malaria und nicht meldepflichtige Infektionskrankheiten, z. B. Mononucleosis infectiosa
  - Sepsis
  - Medikamentennebenwirkung
- **intrahepatischer Ikterus (Parenchymikterus):**
  - Hepatitiden (z. B. Virushepatitis und „Fettleber-Hepatitis")
  - Leberzirrhose, Lebertumoren, Stauungsleber z. B. durch Rechtsherzinsuffizienz
  - Leberbeteiligung bei chronischen Allgemeinerkrankungen
  - Leberzellschädigung durch Medikamente (z. B. Zytostatika)
  - Icterus neonatorum **(Neugeborenenikterus)**: meist harmlos
  - familiäre Hyperbilirubinämie (erhöhter Bilirubinspiegel im Blut), z. B. Gilbert-Meulengracht-Syndrom (Ursache ist eine Störung der Konjugation des Bilirubins, eine Behandlung ist nicht erforderlich.)
- **posthepatischer Ikterus (Verschlussikterus, obstruktiver Ikterus, cholestatischer Ikterus):**
  - Echinokokkose
  - Gallensteine, Gallengangstumoren und -entzündungen
  - Bauchspeicheldrüsenerkrankungen (Entzündungen, Karzinome)
  - Lebererkrankungen, die Druck auf die Gallenwege ausüben (z. B. Abszess)
  - selten Dickdarmtumoren

Durchfall

- **akute Diarrhoe:**
  - **Infektionskrankheiten** wie z. B. Brucellose, Candida albicans, Cholera, VHF, infektiöse Gastroenteritis, bakteriell bedingte Lebensmittelvergiftung, HUS, Influenza, Legionärskrankheit, Leptospirose, Listeriose, Poliomyelitis, Trichinose, enterale Tularämie, Typhus/Paratyphus
  - Einnahme von Medikamenten mit abführender Wirkung (z. B. Laxanzien, Antibiotika, Herzglykoside)
  - psychische Einflüsse (z. B. Angst, Stress, Konflikte)
- **chronische Diarrhoe:**
  - Infektionskrankheit: Aids, Salmonellose
  - funktionelle Störung
  - Nahrungsmittelunverträglichkeit: z. B. Laktasemangel, Allergie gegen Zuckerzusatzstoffe
  - Malabsorption, Aids, Darmtuberkulose und das Gastrinom
  - hormonelle Erkrankungen, z. B. Diabetes mellitus oder Hyperthyreose
- **blutige Diarrhoe:**
  - schwere Magen-Darm- oder Allgemeininfektionen, z. B. mit Shigellen (Ruhr), Salmonellen (Typhus), Darmmilzbrand, VHF, Pest

– Divertikulitis oder Morbus Crohn/Colitis ulcerosa
– einengende Karzinome und Polypen
– medikamenteninduziert (z. B. Antibiotika)

1.5.6 Neurologische Symptome

Eine Reihe unterschiedlichster Infektionserkrankungen kann zu neurologischen Symptomen führen. So kann es recht oft zu **Lähmungen** kommen, beispielsweise zum Doppelbildersehen durch Lähmung der Augenmuskeln (z. B. bei Botulismus), zu Gesichtslähmungen (z. B. bei Lyme-Borreliose, Herpes zoster facialis) oder gar zu Lähmungen der Extremitäten (z. B. Poliomyelitis, Tuberkulose, Zytomegalie, Lepra, Creutzfeld-Jakob-Krankheit).

Ein **Schwindel** kann z. B. hervorgerufen werden durch Herpes zoster oticus (Befall des Hirnnervs mit „Gesichtsrose") und auch durch Kreislaufstörungen oder Anämien im Zuge verschiedenster Infektionskrankheiten.

Krämpfe treten als sog. **Infektkrämpfe** v.a. bei Kindern im Zusammenhang mit steilem Fieberanstieg auf oder auch bei einer Sepsis, bei Tollwut oder Tetanus.

Viele Infektionskrankheiten verursachen eine Reizung der Hirnhäute (**Meningismus**). Typische Symptome einer Erkrankung der Meningen sind schmerzhafte Nackensteife, Lichtscheu, Kopfschmerzen, Fieber, Wesensveränderung, (schwallartiges) Erbrechen und Bewusstseinsstörungen.

Es gibt verschiedene Untersuchungen, die einen entsprechenden Verdacht erhärten, wie z. B. positives Brudzinski-Nackenzeichen, positives Lasègue-Zeichen, positives Kernig-Zeichen, Kniekussphänomen. Außerdem nimmt der Patient bestimmte Schonhaltungen zur Schmerzvermeidung ein (z. B. Dreifußphänomen, Opisthotonus). Einige dieser Zeichen bzw. Schonhaltungen können nicht nur bei Erkrankungen der Meningen auftreten, sondern auch bei anderen Krankheiten.

! Bei jedem Patienten, der über Kopfschmerzen klagt, müssen Sie die Meningismuszeichen prüfen, ganz besonders, wenn er zudem noch Fieber hat.

Meningismuszeichen kommen typischerweise vor bei:

- **Infektionskrankheiten:** wie Meningitis/Enzephalitis, FSME, Fleckfieber, Leptospirose, Listeriose, Lyme-Borreliose, Ornithose, Pocken, Poliomyelitis, als Komplikation (häufig infolge Sepsis) bei Miliartuberkulose, Neurobrucellose, Streptokokken-Infektionen wie Erysipel und Scharlach, Tularämie, Gastroenteritiden, Influenza, Masern, Mumps, Rückfallfieber, Toxoplasmose, Windpocken, Zoster, seltener auch bei Aids, Shigellenruhr, Syphilis, Tetanus, Tollwut, Trichinose, Typhus/Paratyphus
- **nichtinfektiöse Erkrankungen:** Sinusvenenthrombose, Subarachnoidalblutung, Hirnblutung, meningeales Syndrom, Hirndrucksteigerung (z. B. auch bei Tumor, Hirnödem), aber auch bei Bandscheibenvorfall und Ischiassyndrom

1.5.7 Hämorrhagische Diathese

Unter einer hämorrhagischen Diathese versteht man eine erhöhte Blutungsneigung, also vermehrtes Auftreten von Blutungen durch Störungen der Blutgerinnung.

- **Infektionskrankheiten mit hämorrhagischer Diathese:** Virusbedingtes hämorrhagisches Fieber (z. B. Ebola-, Marburg-, Hanta- oder Lassafieber), Fleckfieber (Stadium continuum), enterohämorrhagische Escherichia coli (EHEC)/hämorrhagisch-urämisches Syndrom (HUS), Gelbfieber, Leptospirose, Rückfallfieber, evtl. auch Influenza, Pocken (hämorrhagische Verlaufsform), als Komplikation bei Brucellose, toxischer Diphtherie, Scharlach, Sepsis; meist liegen hier infektiös bedingte Gefäßwandschäden oder Verbrauchskoagulopathien vor
- **nichtinfektiöse Ursachen einer hämorrhagischen Diathese:** Mangel oder Funktionsstörungen der Gerinnungsfaktoren (Koagulopathien), Bluterkrankheit (Hämophilie A), Verbrauchskoagulopathie (Blutgerinnungsstörung als Folge einer Umsatzsteigerung von Thrombozyten und Gerinnungsfaktoren), Vitamin K-Mangel, schwere Lebererkrankungen (Störung der Synthese von

Gerinnungsfaktoren), Defekt der Gefäßwände (Vasopathie), Thrombozytenmangel (Thrombopenie), Funktionsstörungen der Thrombozyten (Thrombopathien)

1.5.8 Sepsis

Von einer Sepsis spricht man, wenn von einem Herd aus schubweise oder kontinuierlich Erreger in die Lymph- oder Blutbahn gelangen (➤ Kap. 1.2.1). Eine Sepsis führt in der Regel zu einem schweren Krankheitsbild; auch bei optimaler Behandlung im Krankenhaus besteht eine hohe Sterblichkeit.

Krankheitsentstehung

Mit dem Blutstrom werden die Erreger vom Sepsisherd aus in alle Organe des Körpers transportiert, wo sie infektiöse Absiedelungen **(septische Metastasen)** setzen können. Häufig vermehren sich die Erreger auch im Blut selbst. Insgesamt überwiegen unter den Sepsiserregern gramnegative (➤ Kap. 1.1.4) Keime (sog. gramnegative Sepsis).

Häufige **Sepsis-Herde** sind:

- infizierte Hohlorgane mit Abflussbehinderung, z. B. Nierenbeckenentzündung bei Harnstau durch eine vergrößerte Prostata
- Wundinfektionen
- Lungenentzündungen
- chronische Mandel-, Mittelohr- oder Nasennebenhöhlenentzündungen

Bei ungefähr der Hälfte der Patienten geht die Sepsis vom Urogenitaltrakt aus **(Urosepsis)**. Eine Sepsis wird durch eine allgemeine Abwehrschwäche des Patienten begünstigt.

Symptome und Komplikationen

Leitsymptom der Sepsis ist hohes, **intermittierendes** Fieber: Das Fieber steigt schnell an, fällt innerhalb von 24 Std. auf normale Werte ab und steigt erneut an. Bei Erwachsenen geht der rasche Fieberanstieg mit Schüttelfrost, bei Kleinkindern oft mit Krampfanfällen einher.

Der Patient ist schwer krank. Er mag nicht essen und verfällt zusehends. Häufig tritt eine Bewusstseinstrübung auf.

> **!** Nicht jede Sepsis verursacht Fieber! Fieber ist zwar Leitsymptom der Sepsis, doch schließen (fast) normale Körpertemperaturen eine Sepsis nicht aus; v.a. bei Säuglingen und Kleinkindern sowie alten oder abwehrgeschwächten Patienten können die typischen Symptome fehlen.

Auch eine **Pilzsepsis** beginnt meist schleichend. Die Körpertemperatur des Patienten ist nur leicht erhöht. Der Patient fühlt sich ohne erkennbare Ursache „schlecht".

Hauptkomplikationen einer Sepsis sind:

- **Gerinnungsstörungen,** v.a. eine Verbrauchskoagulopathie
- **Multiorganversagen,** besonders ein akutes Nierenversagen und eine Ateminsuffizienz
- **septische Absiedelungen** im Gehirn mit vielen kleinen Bakterien- und Eiterherden (embolische Herdenzephalitis)
- **septischer Schock,** hervorgerufen durch Bakterientoxine. Anfangs ist die Haut des Patienten warm und gut durchblutet, der Blutdruck normal. Der Patient sieht gesünder aus, als er ist. Atmung und Herzschlag sind aber beschleunigt, und es besteht meist hohes Fieber. Im Spätstadium sinkt der Blutdruck ab, die Haut wird kalt, häufig treten Bewusstseinsstörungen, Hautblutungen sowie alle oben genannten Komplikationen hinzu.

Diagnostik

Die Diagnose der Sepsis wird in erster Linie durch die Symptomatik und die körperliche Untersuchung gestellt. Bei der Inspektion fällt eine grau-blasse, marmorierte Haut, oft mit Exanthemen oder kleinen, punktförmigen Hautblutungen (Petechien) auf. Der Puls ist schnell, der Blutdruck niedrig, die Atmung oft zu schnell und zu tief (Hyperventilation). Die Milz und die Leber können vergrößert palpiert werden. Zusätzlich bestehen oft Krankheitszeichen, die auf den Sepsisherd hinweisen, z. B. Rückenschmerzen bei einer Nierenbeckenentzündung.

Bei geringstem Verdacht auf eine Sepsis muss sofort die Einweisung in die Klinik veranlasst werden! In der Klinik schließt sich eine Diagnostik zur Ursachenklärung an, z. B. Blutkulturen zum Erregernachweis, Blut-, Urinuntersuchungen, Sonographie, Röntgenaufnahme des Thorax.

Schulmedizinische Therapie und Prognose

Die Schwere des Krankheitsbildes erfordert einen sofortigen intensiv-medizinischen Behandlungsbeginn. Sofort nach Abnahme der Blutkulturen wird die Antibiotikatherapie (➤ Kap. 1.6.3) begonnen. Unter Umständen muss der Sepsisherd operativ saniert werden. Die Allgemeinbehandlung umfasst u. a. die Heparinisierung zur Vermeidung einer Verbrauchskoagulopathie, Infusionstherapie (z. B. Ausgleich von Flüssigkeitsverlusten) und Schockbehandlung.

Die Sterblichkeit bei einer Sepsis beträgt auch heute noch ca. 50 %. Sie ist abhängig von der Lokalisation des Ausgangsherds, dem Erreger und etwaigen Grunderkrankungen des Patienten. Besonders hoch ist die Letalität bei der **Nosokomialsepsis** (griech. Nosokomeion = Krankenhaus), d. h. der im Krankenhaus erworbenen Sepsis geschwächter Patienten (➤ Kap. 1.2.1).

1.6 Diagnostik und Therapie

1.6.1 Anamnese und Untersuchung

Bei der Anamnese der aktuellen Beschwerden ist je nach Krankheitserscheinung eine klare Fragestellung nach folgenden Symptomen unerlässlich:

- Wie begann die Erkrankung? Gab es **Prodromi** (Krankheitsfrühsymptome) wie Abgeschlagenheit, Kopf- und Gliederschmerzen, Gewichtsverlust, nächtliche Schweißausbrüche, Appetitlosigkeit. Dies ist aussagekräftig, weil manche Krankheiten plötzlich beginnen, andere hingegen lange Prodromi haben.
- **Fieber:** Verlauf und Höhe des Fiebers, Schüttelfrost
- **Atemtrakt:** Schnupfen, Halsschmerzen, Husten, Sputum, Thoraxschmerzen
- **Herz und Kreislauf:** Ohnmachten, Schwindel, Herzschmerzen, Herzstolpern
- **Verdauungstrakt:** Erbrechen, Durchfall, abdominelle Krämpfe, Tenesmen, Obstipation
- **Urogenitaltrakt:** Miktionsbeschwerden, Schmerzen, Veränderungen von Aussehen und Geruch des Urins, Ausschläge im Genitalbereich
- **Hautausschläge,** Schleimhautbefall, Bindehautbefall

Erkundigen Sie sich besonders nach schon früher durchgemachten Infektionskrankheiten. Oft kommt es bei Zweiterkrankungen, z. B. bei Scharlach, zu einem Krankheitsbild ohne Exanthem. Außerdem müssen folgende Expositionsfaktoren (➤ Tab. 1.6) abgeklärt werden:

- Auslandsreisen, z. B. in Malarariaendemiegebiete, hygienische Verhältnisse am Urlaubsort
- Gemeinschaftsunterkunft oder Gemeinschaftsverpflegung
- Kontakt zu anderen Patienten mit bereits diagnostizierten Infektionskrankheiten
- Kontakt mit einer Person, die ähnliche Symptome aufweist (z. B. Arbeitsplatz, Schule, Reisegefährten, Auslandstouristen)
- sexuelle Kontakte, besonders ohne Schutzmaßnahmen
- Tierkontakte, z. B. Haustier, Beruf, oder Kontakt mit Tierprodukten
- Bisse oder Insektenstiche
- Genuss verdächtiger Nahrungsmittel, z. B. Tiefkühlprodukte, pasteurisierte Milch
- OP und andere körperliche Eingriffe, z. B. Tätowierungen, Piercing, Erhalt von Blutprodukten
- berufliche Risiken, z. B. eine Hepatitis-B-Infektion bei medizinischem Personal, Borreliose bei Wanderern, Gärtnern und Waldarbeitern

Tab. 1.6 Eine Auswahl von Expositionsfaktoren, die in der Diagnostik von Infektionskrankheiten zu berücksichtigen ist

Expositionsgefahr	Übertragene Erreger	Erkrankung	Beispiele anamnestischer Besonderheiten
Aufenthalt im Wald	FSME-Virus	FSME	nur in Endemiegebieten durch Zeckenbiss
	Bacillus anthracis	Milzbrand	Vorkommen in lagerndem Holz, Staubinhalation beim Holzsägen und -verladen
	Borrelia burgdorferi	Lyme-Borreliose	durch Zeckenbiss
Patientenversorgung	Hepatitis B-Virus	Hepatitis B	bei Haut- und Schleimhautverletzungen
	Mycobacterium tuberculosis	Tuberkulose	Aerosolinhalation
	HIV	Aids	Stichverletzung
Tierzucht, Tierkontakte	Coxiella burneti	Q-Fieber	Kontakt mit Schafen
	Rabies	Tollwut	Kontakt mit infizierten Wildtieren
	Chlamydia psittaci	Ornithose	Vogelzucht: Papageien, Tauben
	Toxoplasma gondii	Toxoplasmose	Kontakt mit Katzen
	Brucella abortus	M. Bang	Schafe, Ziegen
Tropenaufenthalte	Malaria spezies	Malaria	Stich der Anophelesmücke
	Dengue-Virus	Dengue-Fieber	Stich eines Moskitos
Prostitution, Promiskuität	HIV	Aids	ungeschützte Sexualkontakte
	Hepatitis B-Virus	Hepatitis B	bei Haut- und Schleimhautverletzungen
Tiefbau, Erdarbeiten	Histoplasma capsulatum	Pneumonie	Inhalation erregerhaltiger Aerosole
	Leptospira interogans	Leptospirose	Aufenthalt in Feuchtgebieten, wassergefüllten Kanälen

Weiterhin gehören auch die Impfungen zur Anamnese der Infektionskrankheiten, da Krankheiten, gegen die geimpft wurde, in der Regel nicht mehr oder in veränderter Form ablaufen.

Denken Sie daran, gebärfähige Frauen nach dem Zeitpunkt der letzten Periode und nach Anzeichen einer Schwangerschaft zu fragen, da sich hinter einem „fieberhaften Infekt" auch ein septischer Abort verbergen kann.

Körperliche Untersuchung

Bei der **Ganzkörperuntersuchung** achten Sie besonders auf:

- Messung der aktuellen Körpertemperatur
- Haut- und Schleimhautbefunde wie Exantheme, Enantheme oder Effloreszenzen, Ikterus, Subikterus (Gelbfärbung der Skleren), Wunden, Rötungen, Abszesse
- Meningismuszeichen, Hirndruckzeichen
- Lymphknotenschwellungen
- Milz- und Lebervergrößerung
- Lungen- und Herzgeräusche
- evtl. Klopfschmerzhaftigkeit der Nasennebenhöhlen

1.6.2 Labordiagnostik

Die Labordiagnostik bei Verdacht auf eine Infektionskrankheit zielt in zwei Richtungen:

Untersuchung der Antwort des Wirtsorganismus

Diese erfolgt z. B. durch sog. „Entzündungsmarker". Da diese lediglich die entzündliche Gewebereaktion widerspiegeln, sind sie nicht spezifisch für eine Infektion oder gar für einen bestimmten Erreger. Weitere Hinweise auf das Vorliegen einer Infektion kann die histologische oder zytologische Untersuchung der Gewebereaktion liefern.

Identifizierung des Erregers

Die Identifizierung des Erregers erfolgt

- **direkt** durch Kultur, Gensonde, Mikroskopie oder
- **indirekt** durch serologischen Antigen- oder Antikörpernachweis.

Die Erregeridentifikation ist nicht nur Grundlage der spezifischen Diagnostik, sondern auch der gezielten (schulmedizinischen) Therapie sowie der Planung von Präventivmaßnahmen.

Untersuchung der Wirtsantwort

Besonders wichtige **Untersuchungen zum Auffinden der Wirtsantwort** bei Verdacht auf eine Infektionskrankheit sind

- die Bestimmung der „Entzündungsmarker" wie BKS und Akute-Phase-Proteine
- die Anfertigung eines Differenzialblutbildes
- Untersuchung der chemischen Zusammensetzung von Körperflüssigkeiten
- histopathologische, zytologische und immunologische Verfahren.

BKS und Akute-Phase-Proteine

Die Beschleunigung der **BKS** (Blutkörperchensenkungsgeschwindigkeit) beruht auf der Vermehrung hochmolekularer Proteine im akuten Infekt, wie z. B. Immunglobuline, Immunkomplexe, α_2-Makroglobulin und Fibrinogen. Sie ist ein relativ träger Verlaufsparameter, der auch z. B. bei bösartigen Tumoren, Nierenerkrankungen oder Systemerkrankungen (z. B. rheumatische Erkrankungen) erhöht ist. Auch bei Erkrankungen der Erythrozyten (z. B. Anämien) oder bei nichtinfektiösen Plasmaveränderungen (z. B. Plasmozytom) ist sie beschleunigt. Die BKS steigt ca. eine Woche nach Infektionsbeginn deutlich an und normalisiert sich erst vier Wochen nach Beendigung der Erkrankung.

Akute-Phase-Proteine sind empfindlichere Parameter für die Diagnostik und Verlaufsbeurteilung von Infektionskrankheiten. Mit dieser Bezeichnung werden sehr unterschiedliche Serumkomponenten zusammengefasst, die bei der physiologischen Veränderung nach Gewebeverletzung und -entzündung ansteigen. So bindet sich das **CRP (C-reaktives Protein)** als Opsonin (➤ Kap. 1.4.1) an Bakterienhüllen und kann die klassische Komplementkaskade aktivieren. Für **akute** Entzündungen ist das CRP hochsensitiv: Es steigt besonders schnell an, im Gegensatz zur „langsamen" BKS. Der CRP-Spiegel im Blut kann innerhalb von 6–8 Std. von $< 0{,}5$ mg/dl (Normwert) auf über 100 mg/dl steigen. Der CRP-Wert normalisiert sich bereits wenige Tage nach abgelaufener Erkrankung. Dies macht das CRP zu einem wertvollen Parameter in der Frühdiagnose und zur Verlaufskontrolle entzündlicher Erkrankungen. In begrenztem Umfang lässt die Höhe des Serumspiegels Rückschlüsse auf die Erreger zu: Bakterielle Infektionen weisen meist sehr hohe Werte auf, virale Infektionen meist niedrigere Werte. Ein normaler CRP-Wert schließt eine systemische Infektion praktisch aus. Somit bildet die CRP-Untersuchung eine wertvolle Diagnostikhilfe. Allerdings ist sie wesentlich teurer als die BKS-Bestimmung.

Andere Akute-Phase-Proteine sind z. B. Komplementfaktoren (wie C 3), Proteaseinhibitoren, Ferritin, Fibrinogen und andere. Die Produktion der Akute-Phase-Proteine findet v.a. in der Leber statt und wird durch Zytokine beeinflusst.

Typische Blutbildveränderungen bei Infektionen

Viele Infektionen gehen mit Veränderungen des (Differenzial-)Blutbildes einher:

- **Leukozytose:** bei bakteriellen Infektionen steigt die Leukozytenzahl in der Regel auf 15.000–25.000 Leukozyten/µl Blut an, dabei überwiegen die Granulozyten. Sehr häufig kommt es zu einer Linksverschiebung (➤ Kap. 1.5.1). Eine Leukozytose mit überwiegender Lymphozytose spricht für Keuchhusten oder Zytomegalie.
- **Lymphozytose:** oft mit normaler Leukozytenzahl, kommt bei viralen Infektionen vor
- **Monozytose:** Syphilis, Brucellose, Tbc, Mononucleosis infectiosa, Anfangsstadium vieler Infektionskrankheiten

- **Eosinophilie:** parasitäre Erkrankungen, z. B. Wurmbefall, allergische Komponente von Infektionskrankheiten (Trichinose)
- **Leukopenie:** Viele Viruserkrankungen zeigen im Akutstadium eher ein Absinken der weißen Blutkörperchen.
- **Neutropenie:** virale Infektionen, Typhus, Brucellose, Sepsis
- **Atypische Lymphozyten:** Mononucleosis infectiosa

Untersuchung der chemischen Zusammensetzung von Körperflüssigkeiten

Entzündungen verändern nicht nur den Zellgehalt von Körperflüssigkeiten, sondern auch ihre chemische Zusammensetzung, z. B. den Eiweiß- oder Glucosegehalt. Deshalb kann jede am Infektionsort gewonnene Körperflüssigkeit auf solche Entzündungsparameter untersucht werden, z. B.

- der **Urin** auf Leukozyten, Erythrozyten, Proteingehalt, Zellaggregate etc.
- der **Liquor** auf Proteingehalt, Glucosegehalt, Leukozyten, Erythrozyten etc.
- der **Stuhl** auf Leukozyten

In ähnlicher Weise können z. B. Vaginalsekret, Sputum, Pleura- oder Peritonealflüssigkeit oder Perikardergussflüssigkeit untersucht werden.

Lactoferrin und **Leukozyten-Elastase** sind Stoffwechselprodukte der Granulozyten, die bei schwersten bakteriellen Infektionskrankheiten im Blut und anderen Körperflüssigkeiten erhöht sind.

Histopathologische, zytologische und immunologische Verfahren

Die **histopathologische Untersuchung** kann die Diagnostik entscheidend erleichtern, weil bei dem gewonnenen Gewebematerial spezifische Formen der Entzündungsreaktion nachgewiesen werden können, z. B.

- **Granulome** bei mykobakteriellen und Pilzerkrankungen
- **Granulozyteninfiltrate** bei akuten bakteriellen Infektionen
- **Lymphozyteninfiltrate** bei chronischen, nicht bakteriellen Entzündungen
- **Eosinophile Infiltrate** bei Wurmerkrankungen
- Spezifische histopathologische Erscheinungsbilder z. B. bei Syphilis (Endarteriitis)

Selten geben **zytologische Untersuchungen** diagnostische Hinweise auf den Erreger, z. B. durch einen vom Grund eines geöffneten Hautbläschens erhaltenen Abstrich bei Herpes simplex mit typischem Zellphänomen.

Durch intradermale **Hauttests** kann die Immunantwort des Wirtsorganismus analysiert werden. Diese elegante Methode der Erregerdiagnostik wird v.a. bei Verdacht auf Tbc (Tuberkulintest) oder Aspergillose angewendet.

Erregernachweis

!

Heilpraktiker dürfen nach dem § 44 IfSG nicht mit Krankheitserregern arbeiten. Da sie somit keine Krankheitserreger anzüchten, vermehren oder deren Koloniezahl bestimmen dürfen, können sie keinen Erregernachweis selbst durchführen.

Erreger und ihre Toxine können direkt und indirekt nachgewiesen werden. Die Wahl des Nachweisverfahrens hängt vom Erreger ab: Je schwerer ein Erreger isolierbar ist, desto wichtiger sind die indirekten, serologischen Nachweisverfahren.

Mikroskopische Untersuchung

Im Prinzip ist die mikroskopische Untersuchung aller Körperflüssigkeiten möglich (z. B. Blut, Urin, Nasen-, Rachenabstrich, Liquor). Sie kann ggf. eine schnelle Art der Diagnostik bei Patienten mit unklaren Beschwerden sein, z. B. bei Malaria.

Die mikroskopische Beurteilung eines ungefärbten oder gefärbten Präparates vor oder nach Anzüchten einer Kultur ist oft diagnostisch entscheidend. Dabei dient die (licht-)mikroskopische Beurteilung des ungefärbten Frisch- oder **Nativpräparates** (lat. nativus = natürlich, unverändert) direkt nach der Probeentnahme v.a. zur ersten Orientierung über die ursächlichen Krankheitserreger. Bakterien, Pilze, Protozoen und (kleinere) Parasiten sind im Gegensatz zu Viren sichtbar. Sehr oft führt die Untersuchung des Nativpräparates jedoch nicht zum Erfolg, weil die Keimmenge zu gering ist. Deshalb werden Bakterien und Pilze vor der mikroskopischen Untersuchung zunächst in sog. **Kulturmedien** vermehrt.

Nachweis von Bakterien

Bakterien können meist direkt, z. B. mikroskopisch im Abstrich oder durch eine Blut-, Liquor- oder Stuhlkultur nachgewiesen werden. Um eine **Bakterienkultur** anzuzüchten, wird das Sekret des Patienten auf ein geeignetes Nährmedium aufgetragen und in einem Brutschrank bebrütet. Unter diesen optimalen Bedingungen vermehren sich die Keime rasch und bilden auf festen Nährmedien makroskopisch sichtbare **Kolonien.** Die genaue Differenzierung der Bakterien erfolgt durch Betrachtung der Kolonien mit bloßem Auge, durch Geruchsprüfung und durch lichtmikroskopische Beurteilung (nach vorheriger Färbung). Außerdem zeigen manche Bakterien nach Zusatz bestimmter Substanzen unterschiedliche Stoffwechseleigenschaften, die z. B. durch geeignete Farbindikatoren sichtbar gemacht werden können. Beispiele hierfür sind die Gram-Färbung, die Giemsa-Färbung oder die Ziel-Neelsen-Färbung. Bei Verdacht auf eine Sepsis (➤ Kap. 1.5.8) wird eine **Blutkultur** angelegt. Mit ihrer Hilfe sollen infektiöse Erreger im Blut des Patienten nachgewiesen werden. Der kulturelle Nachweis hat den Vorteil, dass gleichzeitig die antibiotische Sensitivität (Resistenzprüfung, siehe unten) und somit die weitere Therapie bestimmt werden kann.

Nachweis von Pilzen

Wenn möglich, wird auf Grund des langsamen Pilzwachstums möglichst der Abstrich mikroskopisch beurteilt oder auch eine serologische Untersuchung durchgeführt. Ist dies nicht möglich, ist die Anzüchtung in einer Kultur Mittel der Wahl zur Diagnosesicherung. Allerdings sind die Bebrütungszeiten mit 1–4 Wochen sehr lang. Der Erreger wird durch Beurteilung des sichtbaren Wachstumsverhaltens in der Kultur, Färbung mit anschließender Mikroskopie sowie (falls erforderlich) immunologische Merkmale eindeutig identifiziert.

Nachweis von Viren

Viren wachsen nicht auf unbelebten Nährböden, sondern sind zu ihrer Vermehrung auf Wirtszellen angewiesen (➤ Kap. 1.1.3). Zur Anzüchtung von Viren benötigt man deshalb aufwändige Gewebekulturen oder Hühnerembryonen. Aus diesem Grunde werden Viren nur selten direkt, also durch Anzüchten nachgewiesen. Vielmehr zieht man zum Virusnachweis in der Regel einen **indirekten Erregernachweis** durch serologische Methoden heran, also den Nachweis spezifischer Virusantikörper und -antigene. Zunehmende Bedeutung in der Virusdiagnostik hat der (direkte) Nachweis durch das gentechnische Verfahren **Polymerase-Kettenreaktion** (**PCR** = engl. polymerase chain reaction) erlangt. Dabei werden durch „Gensonden" mittels einer DNS-Sequenzanalyse die Erreger-DNA nachgewiesen und klassifiziert.

Indirekte (serologische) Blutuntersuchungen

Die immunologische Auseinandersetzung des Organismus mit den infektiösen Erregern führt zur Bildung spezifischer Antikörper (➤ Kap. 1.4.2). Nach einem raschen Anstieg des Antikörperspiegels im Blut während und kurz nach der akuten Erkrankungsphase sinkt die Antikörperkonzentration in der Folgezeit wieder ab, falls kein erneuter Kontakt mit dem gleichen Erreger stattfindet. Diese spezifischen Antikörper lassen sich labordiagnostisch mit Hilfe von Fällungs-, Flockungs- oder Farbmarkierungsreaktionen nachweisen, und zwar sowohl qualitativ (Frage: Infektion ja/nein?) als auch quantitativ (Frage: Wie hoch ist der Antikörpertiter = Antikörperkonzentration?).

Das Vorhandensein von Antikörpern ohne weitere Spezifizierung beweist nur, dass irgendwann eine Infektion mit dem Erreger stattgefunden hat. Den Beweis für eine akute Infektion liefert in der Regel der Nachweis spezifischer IgM (➤ Kap. 1.4.2), die **Serokonversion** (erstmaliges Auftreten bei vorheriger Seronegativität) oder ein Anstieg des Antikörpertiters. Als **Titer** wird die Antikörpermenge bezogen auf die größtmögliche Verdünnung des Untersuchungsmaterials bezeichnet, bei der gerade noch eine deutlich positive Reaktion erzielt wird.

Typische serologische Blutuntersuchungen sind z. B.

- **Agglutinationsreaktion:** ein Serum kann sowohl auf Antikörper als auch auf Antigene geprüft werden. Soll das Serum auf bestimmte Antikörper untersucht werden, gibt man im Labor das entsprechende Antigen hinzu, was zu Bildung von Antigen-Antikörper-Komplexen führt, die als Agglutine (Klumpen) sichtbar werden. Umgekehrt kann man durch Zugabe von Antikörpern eine sichtbare Verklumpung im Patientenserum erhalten, wenn bestimmte Antigene vorliegen.
- **Komplementbindungsreaktion (KBR):** dieser Test weist komplementbindende Antikörper der Gruppe IgG und IgM nach. Zuerst wird im Probenmaterial des Patientenserums das patienteneigene Komplementsystem zerstört. Danach werden das Antigen sowie Meerschweinchenserum, Schafserythrozyten und Kaninchen-Antikörper („immunologischer Zoo") in verschiedenen Schritten hinzugefügt. Ist der gesuchte Antikörper nicht im Patientenserum, führt dies im letzten Schritt zur Hämolyse der Erythrozyten. Ist der Test positiv, kommt es zur Hämolyse, und der Patient verfügt über den gesuchten Antikörper. (Beispiel: Wassermann-Reaktion bei Syphilis).
- **Immunfluoreszenz, Radioimmunoassay (RIA) oder ELISA:** diese Tests dienen dem Nachweis von Antigenen oder Antikörpern im Serum eines Patienten, die in so geringer Konzentration vorkommen, dass sie mit anderen Methoden nicht mehr messbar sind. Man arbeitet hierbei mit enzymatisch (ELISA) oder radioaktiv (RIA) markierten Antikörpern. Die Intensität der Enzymaktivität oder Strahlung zeigt die Menge des Antigens an. Die Antigen-Antikörper-Reaktion wird folglich indirekt durch eine Fluoreszenz, radioaktive Strahlung oder Enzymaktivität sichtbar gemacht.
- **Immunpräzipation:** sie dient dem Nachweis von serumgelösten Erregerantigenen. Hinzugefügte Testantikörper bilden zusammen mit den Erregerantigenen unlösliche Antigen-Antikörper-Komplexe, die einen sichtbaren Niederschlag bilden (sog. Immunpräzipitate).

Tierversuche

Tierversuche werden nur noch selten in der Diagnostik von Infektionskrankheiten eingesetzt. Den Versuchstieren wird dabei infektionsverdächtiges Material injiziert. Dann wird untersucht, ob und woran sie erkranken.

Resistenzprüfung

Als **Resistenz** (➤ Kap. 1.4) wird in diesem Zusammenhang die Unempfindlichkeit des Mikroorganismus gegen Antibiotikakonzentrationen bezeichnet, wie sie im lebenden Organismus erreicht werden können. Nach der Anzucht und Isolierung in bestimmten Nährmedien wird die Resistenz gegen gängige Antibiotika untersucht. Dadurch entsteht ein **Antibiogramm:** Auf den Agar, der mit einem Bakterienstamm beimpft ist, werden mit verschiedenen Antibiotika getränkte Blättchen gelegt. Die Bakterien wachsen nun auf dem Nährboden. Um die Antibiotikablättchen herum wird ihr Wachstum unterschiedlich stark gehemmt, was durch verschieden große „weiße Ringe" sichtbar wird. Man geht davon aus, dass das Antibiotikum mit dem größten Hemmhof nicht nur im Versuch, sondern auch beim Menschen die beste Wirkung zeigt. Derartige Untersuchungen werden immer wichtiger, um den unkontrollierten Einsatz von Breitbandantibiotika einzudämmen, der zu gefährlichen Erregerresistenzen führen kann.

Bildgebende Verfahren

Auch technisch-apparative Verfahren können zur Suche eines Infektionsherdes eingesetzt werden. In sehr seltenen Fällen können sie sogar über den Erreger Aufschluss geben. Meist werden die **Röntgenuntersuchung** des Thorax (DD Pneumonie, Pleuritis, Lungenabszess) und die **Sonographie** des Abdomens oder anderer Körperstellen eingesetzt. Die **Computer-Tomographie** wird meist nur bei speziellen Fragestellungen herangezogen, z. B. bei Bronchiektasen und Abszessen.

1.6.3 Schulmedizinische Therapie

Die Infektiologie verfügt über viele verschiedene Arten hochwirksamer Medikamente. Diese richten sich kausal gegen den Krankheitsauslöser (Mikroorganismen) oder symptomatisch gegen die Begleiterscheinungen einer Infektionskrankheit.

Die beste Therapie von Infektionskrankheiten ist jedoch die Prävention (Vorbeugung) durch sozioökonomische oder epidemiologische Maßnahmen.

Prävention

Die Prävention von Infektionskrankheiten umfasst Expositions- und Dispositionsprophylaxe.

Zur **Expositionsprophylaxe** zählen Maßnahmen, die einen Kontakt gesunder Individuen mit Erregern verhindern. Dies sind vor allem hygienische Maßnahmen (z. B. Händewaschen vor dem Essen), sanitäre Maßnahmen (z. B. Abwasserentsorgung), Desinfektion und Sterilisation (potentiell) kontaminierter Gegenstände, Bekämpfung tierischer Infektionsquellen (Desinfestation), Therapie infizierter Personen sowie Isolierung menschlicher Infektionsquellen (Quarantäne).

Durch Maßnahmen der **Dispositionsprophylaxe** soll die Empfänglichkeit gesunder Individuen verringert werden, für die ein Kontakt mit Krankheitserregern unvermeidbar oder höchstwahrscheinlich ist. Hierzu gehören die Impfung (➤ Kap. 1.4.3) sowie in besonderen Fällen die Chemoprophylaxe. Auch eine vitaminreiche Ernährung und ein „gesunder" Lebensstil sind als Dispositionsprophylaxe nicht zu unterschätzen, ebenso wie das Stillen mit Muttermilch.

Chemotherapeutika

Eine Chemoprophylaxe ist die vorbeugende Einnahme von Antibiotika oder Chemotherapeutika. Sie ist in besonderen Ausnahmefällen indiziert, z. B. bei

- Reisen in Malariaendemiegebiete
- engem Kontakt zu Tuberkulosepatienten
- immungeschwächten Patienten unter Ansteckungsverdacht
- nach Herzklappenersatz oder Organtransplantationen.

Antiinfektiva

Antiinfektiva sind Arzneimittel, die therapeutisch gegen die Erreger von Infektionskrankheiten eingesetzt werden. Es gibt vier große Gruppen von Antiinfektiva:

- Antibiotika = Therapie bakterieller Erkrankungen
- Virustatika = Therapie viraler Erkrankung
- Antimykotika = Therapie von Pilzerkrankungen
- Anthelminthika = Therapie von Wurmerkrankungen

Die Therapie bei Protozoenkrankheiten und bei Befall mit Gliederfüßlern ist sehr unterschiedlich und lässt sich nicht in Gruppen darstellen.

Antibiotika

Antibiotika sind gegen Bakterien wirksame Antiinfektiva, die das Wachstum von Bakterien hemmen (Bakteriostase) oder diese abtöten (Bakterizidie). Diese antimikrobiellen Medikamente (➤ Tab. 1.7) sind entweder natürliche Produkte anderer Mikroben (z. B. Penicillin), chemisch hergestellte Verbindungen (z. B. Sulfonamide) oder halbsynthetisch hergestellte Modifikationen natürlicher Substanzen (z. B. Nafcillin). Antibiotika nutzen die Unterschiede der Stoffwechseleigenschaften zwischen menschlicher Zelle und Bakterienzelle aus. So hemmt z. B. das **Penicillin** den Zellwandaufbau wachsender Bakterien, also einer Struktur, die in der menschlichen Zelle nicht vorhanden ist.

Tab. 1.7 Häufig verordnete Antibiotika und antimikrobiell wirksame Chemotherapeutika

Fünf Hauptgruppen der Antibiotika	Die wichtigsten antimikrobiell wirksamen Chemotherapeutika
• Penicilline • Cephalosporine • Aminoglykoside • Gyrasehemmer	• Chloramphenicol • Clindamycin • Cotrimoxazol • Erythromycin • Metronidazol

Grundsätze der Antibiotikatherapie

- Im Idealfall wird das Präparat nach Erregeridentifizierung im Antibiogramm (siehe unten) ausgewählt.
- In schweren Fällen kann jedoch mit der Behandlung nicht so lange gewartet werden. Dann wird die Therapie kalkuliert, d. h. nach dem vermuteten Erreger, begonnen und nach Vorliegen des Antibiogramms evtl. umgestellt.
- Eine einmal begonnene Antibiotikatherapie muss in vorgeschriebener Dosierung und ausreichend lange durchgeführt werden. Ein vorzeitiger Therapieabbruch führt eher zur Ausbreitung von Resistenzen und einem Wiederaufflackern (Rezidiv) der Infektion.

Nebenwirkungen

Antibiotika wirken nicht nur – wie es wünschenswert wäre – auf die pathogenen (krankheitsverursachenden) Bakterien, sondern auch auf die physiologische Bakterienflora in Darm, Haut, Schleimhaut und (weiblichem) Genitale, wodurch es z. B. zu Übelkeit, Erbrechen und Durchfall kommen kann. Weitere Nebenwirkungen sind Allergien (z. B. in Form von Exanthemen), Blutbildveränderungen und Gerinnungsstörungen (selten, z. B. durch eine Knochenmarkschädigung durch Chloramphenicol) oder lokal Venenreizungen.

! Antibiotika und antimikrobiell wirksame Chemotherapeutika sind verschreibungspflichtig!

Problem: Resistenzen gegen Antibiotika

Kann ein Antibiotikum einen bestimmten Erreger nicht schädigen, spricht man von einer **Resistenz** des Erregers gegenüber der Substanz. Die Resistenz kann eine natürliche, von Anfang an vorhandene Eigenschaft sein, oder z. B. durch Mutationen im Bakteriengenom oder durch Übertragung von Plasmiden erworben werden. Weil Antibiotika früher sehr häufig schon bei relativ harmlosen Infektionen, zur Vorbeugung, unsinnigerweise bei Virusinfekten oder in der Antibiotikamast bei der Viehhaltung eingesetzt wurden und dieser Trend anhält, entwickeln immer mehr Bakterienstämme Resistenzen gegen zahlreiche gebräuchliche Antibiotika. Dadurch können Patienten immer öfter nicht erfolgreich behandelt werden. Viel wäre gewonnen, wenn das speziell gegen eine bestimmte Bakterienart gerichtete Antibiotikum – wenn irgend möglich – durch sog. **Antibiogramme** ermittelt werden würde. Dies könnte den Einsatz der Breitband-Antibiotika, die nach dem Gießkannenprinzip gleichzeitig mehrere Bakterienarten bekämpfen, deutlich senken.

Virustatika

Viren haben – wie erwähnt – keinen eigenen Stoffwechsel. Während Antibiotika gezielt den Bakterienstoffwechsel angreifen und die menschliche Zelle weitgehend verschonen, ist eine solche Therapie bei Virusinfektionen nicht möglich, da Viren sich ja menschlicher Enzyme und Stoffwechselreaktionen bedienen. Jede Behandlung virusinfizierter Zellen erfasst deshalb auch den Stoffwechsel gesunder Körperzellen. Lediglich einige wenige virusspezifische Enzyme können durch die derzeit verfügbaren **Virustatika** (➤ Tab. 1.8) gezielt blockiert werden und dies auch nur bei bestimmten Virusarten (z. B. Herpes-Viren). Deshalb ist bei den meisten Virusinfektionen nur eine symptomatische Behandlung der Krankheitserscheinungen möglich und sinnvoll. Die Nebenwirkungen der durchweg verschreibungspflichtigen Virustatika sind zum Teil erheblich.

Tab. 1.8 Überblick der wichtigsten Virustatika zur systemischen Gabe

Substanz (verschreibungspflichtig!)	Spektrum/Indikation	Nebenwirkungen/Bemerkungen
Aciclovir	HSV 1 und 2, EBV, VZV, evtl. CMV	Gut verträglich. Anstieg von Kreatinin und Leberenzymen, Exanthem
Amantadin	Influenza A, Herpes zoster	Mundtrockenheit, Kopfschmerz, Übelkeit, Blutdruckabfall, ZNS-Störungen (z. B. Unruhe)
Azidothymidin (AZT, Zidovudin)	HIV	Knochenmarkschädigung, Magen-Darm-Symptome, Kopfschmerz, Exantheme, Fieber
DDC (Zalcitabin)	HIV bei Resistenz/Unverträglichkeit gegen AZT	Polyneuropathie, Geschwüre (z. B. Mund), selten Pankreatitis (Bauchspeicheldrüsenentzündung)
Ganciclovir	CMV bei Immunsuppression (z. B. bei Aids, nach Transplantation)	Leukopenie, Fieber, Ödeme, Exanthem, Magen-Darm-Symptome, ZNS-, Leber- und Nierenfunktionsstörungen, Venenreizung

Abkürzungen: CMV = Zytomegalie-Virus, EBV = Epstein-Barr-Virus, HSV = Herpes-simplex-Virus (Typ 1 und Typ 2), VZV = Varizella-Zoster-Virus

! Virustatika sind verschreibungspflichtig!

Antimykotika

Antimykotika sind Medikamente gegen Pilzinfektionen. Die Behandlung lokaler Pilzinfektionen ist mit modernen Antimykotika (➤ Tab. 1.9) meist unproblematisch (z. B. Nystatin, etwa in Moronal®).

Die Präparate werden auf Haut oder Schleimhaut aufgetragen und haben, da sie nicht resorbiert werden, praktisch keine Nebenwirkungen. Werden Antimykotika aber oral oder i. v. gegeben, sind schwere Nebenwirkungen, v.a. Leberschäden, nicht selten. Auch müssen systemische Antimykotika im Vergleich zu Antibiotika viel länger – oft viele Wochen oder Monate – verabreicht werden, was die Rate von Nebenwirkungen weiter ansteigen lässt.

Anthelminthika

Anthelminthika (Wurmmittel, ➤ Tab. 1.10) werden bei Wurmerkrankungen gegeben, um die Parasiten im Körper des Menschen abzutöten. Während die kurzzeitige Anwendung meist gut vertragen wird, gibt es bei Langzeitbehandlung oder einer hoch dosierten Therapie häufiger Komplikationen. Dabei sind die Nebenwirkungen nicht unbedingt Folge des Medikamentes selbst, sondern zum Teil auch Folge des Absterbens der Parasiten. Bei allen Substanzen ist mit gastrointestinalen Symptomen wie Bauchschmerzen, Übelkeit und Durchfall zu rechnen.

! Fast alle Anthelminthika sind verschreibungspflichtig.

Tab. 1.9 Häufig verordnete Antimykotika

Substanz	Handelsname, Rp = verschreibungspflichtiges Medikament	Wichtigste Indikationen	Anwendung	Nebenwirkungen***, Bemerkungen
Amphotericin B	Rp Amphotericin B®, Rp Ampho-Moronal®	Schwere Inf. mit Candida, Aspergillus, Kryptokokken	lokal, syst.*	Fieber, Knochenmarkdepression, (generalisierte) Schmerzen, Nierenfunktionsstörung, Hypokaliämie
Clotrimazol	Canesten®	Dermatomykosen	lokal	Hautreaktionen
Fluconazol	Rp Diflucan®, Rp Fungata®	Hefepilzinf., z. B. Candida, Kryptokokken	syst.	Exanthem, Kopfschmerzen
Griseofulvin	Rp Likuden®	Schwerer Fadenpilzbefall z. B. der Nägel	syst.	ZNS-Störungen (Kopfschmerzen, Schwindel, Unruhe)
Ketoconazol	Rp Nizoral® Tbl., Nizoral® Creme	Schwere Haut-, Organ- und Systemmykosen	lokal, syst.	Hauterscheinungen, Kopfschmerzen, Haarausfall
Nystatin	Moronal®	v.a. Candida-Inf	lokal**	Allergie

* Systemische Anwendung (oral oder i.v.).
** Amphotericin B und Nystatin werden nicht aus dem Magen-Darm-Trakt resorbiert. Daher entspricht die orale Gabe einer Lokalbehandlung der Schleimhäute des Magen-Darm-Trakts.
*** Alle oral gegebenen Medikamente haben als Nebenwirkung gastrointestinale Symptome (Übelkeit, Erbrechen, Durchfall) und Leberfunktionsstörungen

Tab. 1.10 Häufig verordnete Anthelminthika

Substanz(Rp = verschreibungspflichtig)	Indikation (Bsp.)	Nebenwirkungen/Bemerkungen
Mebendazol Rp	Spulwurm, Madenwurm, Hundebandwurm, Trichinen	Blutbildveränderungen, Allergie, Fieber, Leberfunktionsstörungen, Haarausfall
Niclosamid	Schweine- und Rinderbandwurm	Keine systemischen Nebenwirkungen, da nicht resorbiert
Praziquantel Rp	Schweine- und Rinderbandwurm, Schistosomen	Kopfschmerzen, Schläfrigkeit, Benommenheit, Exanthem
Pyrantel Rp	Spulwurm, Madenwurm	Kopfschmerzen, Müdigkeit, Schwindel, Schlaflosigkeit

KAPITEL

2 Infektionskrankheiten: von Aids bis Zytomegalie

2.1 Aids

DEFINITION
- Namen: Aids = Acquired immuno deficiency syndrome = erworbenes Immundefektsyndrom (1981 erstmals beschrieben)
- Durch „Ausschaltung" des Immunsystems (das Virus befällt v. a. dafür zuständige Lymphozyten) kommt es zu sekundären bzw. endogenen Infektionen, die unbehandelt tödlich sind.
- **sexuell übertragbare Krankheit**

Gesetz

- Erreger-Nennung in IfSG § 7
- Behandlungsverbot (IfSG § 24)

Vorkommen

Weltweit.

Erreger

HIV = Human Immunodeficiency Virus = Humanes Immundefizienz-Virus.
- HIV-1 mit zahlreichen Subtypen, überwiegend in Europa, den USA und Afrika
- HIV-2 mit zahlreichen Subtypen, Endemiegebiet in Westafrika

Erregerreservoir

Mensch.

Ansteckung

- **infektiöses Material**:
  - *Samenflüssigkeit, Scheidensekret*
  - *Blut,* Blutprodukte
  - selten infektiös: Muttermilch; in der Regel nicht infektiös: Speichel, Tränenflüssigkeit, Urin, Liquor, Aszites, Gelenkerguss
- **Übertragung**:
  - v. a. durch *ungeschützten Geschlechtsverkehr* (anal und vaginal mit hohem, orogenital mit geringem Risiko), dabei Eindringen des Erregers in kleinste Schleimhautverletzungen
  - durch *Blut:* gemeinsame Kanüle bei Drogenabhängigen, Transfusion von Blut(-produkten), während der Menstruation, Schnitt- und Stichverletzungen mit kontaminierten Instrumenten (v. a. medizinisches Personal)
  - Mutter → Kind: vorgeburtlich (pränatal, intrauterin), während der Geburt (perinatal), selten durch Stillen (postnatal)
  - kein Infektionsrisiko durch Tränen, Speichel, soziale Kontakte.

Erkrankungsrisiko

In erster Linie für **Risikogruppen:**
- homosexuelle Männer
- Prostituierte beiderlei Geschlechts
- Bi- und Heterosexuelle mit häufig wechselnden Geschlechtspartnern und deren Partner
- Drogenabhängige („Kanülentausch")

Inkubationszeit

Verschieden definiert, als Zeit von der Infektion bis zum Auftreten von
- Symptomen einer akuten HIV-Krankheit: **wenige Tage bis Wochen,**
- Antikörpern **(HIV-positiv): 1–3 Monate,** selten > 6 Monate,
- Aids-definierenden Krankheiten: **Monate bis Jahre,** öfters auch > 10 Jahre.

Krankheitsentstehung

- Befall von
  - T-Helfer-Lymphozyten (CD^4-Lymphozyten),
  - Monozyten/Makrophagen u. a. antigenverarbeitenden Zellen,
  - Nervenzellen,
  - Gliazellen.

- direkte Schädigung des
  - **Immunsystems,** mit der Folge von: opportunistischen Infektionen und bösartigen Tumoren,
  - **ZNS,** mit der Folge von: Enzephalopathie, Myelopathie, peripheren Neuropathien.

Die Antikörperbildung führt zu **keiner nennenswerten Elimination** der im Wesentlichen sich intrazellulär aufhaltenden Viren!

Krankheitsverlauf

Verlaufsübersicht

- akute HIV-Krankheit, klinische Kategorie A
- Latenzphase
- Auftreten HIV-assozierter Krankheiten, klinische Kategorie B
- Auftreten Aids-definierender Krankheiten, klinische Kategorie C

Meist überlappt sich zeitlich das Auftreten der assoziierten und der definierenden Krankheiten.

Aids im engeren Sinne liegt **definitionsgemäß** vor, wenn zum Bestehen einer HIV-Infektion sog. Aids-definierende Krankheiten (➤ unten bzw. ➤ Tab. 2.1) hinzukommen. Aids im freieren (umgangssprachlichen) Sinne = jede symptomatische HIV-Infektion.

Verlauf/Symptomatik

Akute HIV-Krankheit (Kategorie A, öfter nicht auftretend)

- 6 Tage bis 6 Wochen nach Infektion
- am häufigsten **unspezifische** (grippale) Symptome: Kopfschmerzen, Abgeschlagenheit, Fieber, Glieder-, Muskelschmerzen, gastrointestinale Symptome
- bei 20 % der Infizierten **mononukleoseartige** Symptome (1–2 Wochen): Fieber, Angina, Lymphknoten-, Milzschwellung, Diarrhoe, schmerzhafte Schluckbeschwerden
- gelegentlich, aber besonders **verdächtig:** masernähnliches Exanthem (besonders am Rumpf), Geschwüre in der Mundhöhle, Speiseröhre, an Anus und Penis
- selten (flüchtige) Meningoenzephalitis
- HIV-Antikörper-Test meist noch negativ (zusätzlich quantitative HIV-PCR möglich)
- Säuglinge und Kleinkinder erkranken schneller: neben bakteriellen Infektionen kommt es zu Entwicklungsstörungen.

Latenzphase

- Dauer: Monate bis Jahre, öfters auch > 10 Jahre
- HIV-Antikörper-Test positiv, signifikanter Abfall der T-Helfer-Lymphozyten, Thrombozytopenie (mit reaktiver Megakaryopoese), degenerative Lymphknotenveränderungen, darüber hinaus **keine Symptome**

Chronische HIV-Krankheit: HIV-assoziierte (verdachtserregende) Krankheiten (Kategorie B, ➤ Tab. 2.1):

- Haut- und Schleimhautveränderungen:
  - bei den meisten Infizierten die ersten Symptome nach der Latenzphase
  - sind v. a. verdächtig bei ungewöhnlicher Lokalisation, in ungewöhnlichem Alter und in ungewöhnlichem Ausmaß
  - typisch: Herpes zoster, Candidosen (oropharyngeal, vulvogaginal), orale Haarleukoplakie (weißliche, nicht abstreifbare Beläge am Zungenrand, EBV-Infektion), Dysplasien der Gebärmutterhalsschleimhaut (Papillomavirus-Infektion)
- unspezifische Symptome/gastrointestinale Beschwerden (bis zu 1 Monat):
  - Nachtschweiß, Fieber
  - Diarrhoe und Gewichtsverlust
- neurologische Symptome (gelegentlich auftretend):
- periphere (symmetrische) Polyneuropathien
- Listeriose (insbes. Meningoenzephalitis)

Aids-definierende Krankheiten (Kategorie C, ➤ Tab. 2.1)

- **opportunistische Infektionen** (in 80 % auftretend):
  - Protozoen-Erkrankungen:
    - **!zerebrale Toxoplasmose:** zweithäufigste opportunistische Infektion (mögliche Symptome):
    - fokale neurologische Störungen, einhergehend mit Krampfanfällen, Lähmungen und Wesensveränderungen
    - !Kryptosporidiose: Diarrhoe ≥1 Monat
    - !Isospora-belli-Infektion: Diarrhoe ≥1 Monat

Tab. 2.1 CDC-Klassifikation der HIV-Infektion 1993 (Centers for Disease Control and Prevention)

Klinische Kategorie A	• asymptomatische Infektion • persistierende Lymphadenopathie (≥2 nicht-inguinale Knoten, ≥1 cm, ≥3 Monate) • symptomatische Primärinfektion.
Klinische Kategorie B	Krankheitssymptome und Erkrankungen, die häufig mit der **HIV-Infektion assoziiert** sind bzw. auf einer Störung des zellulären Immunsystems basieren: • Candidiasis der Vagina (≥1 Monat, therapieresistent) oder oropharyngeal • zervikale Dysplasie PAP IVa und Karzinome in situ • Fieber ≥38,5 °C, Diarrhoe ≥4 Wochen, ungewollter Gewichtsverlust von 5–10 % des Ausgangsgewichts • orale Haarleukoplakie • Herpes zoster (mit Befall mehrerer Dermatome oder Rezidive) • idiopathische thrombozytopenische Purpura (ITP) • periphere Neuropathie • Listeriose • Entzündungen des kleinen Beckens, insbesondere Tuben- oder Ovarialabszesse
Klinische Kategorie C	Krankheiten, die bei bekannter HIV-Infektion die **Diagnose Aids definieren:** • Pneumocystis-jirovecii-Pneumonie (PjP) • zerebrale Toxoplasmose • Soor-Ösophagitis • Candidiasis von Bronchien, Lunge, Trachea • chronische Herpes-simplex-Ulzerationen bzw. Herpes-Bronchitis, -Pneumonie, -Ösophagitis • ZMV-Retinitis • ZMV-Infektion (nicht von Leber/Milz) • Salmonellen-Septikämie (rezidivierend) • extrapulmonale Kryptokokkose, Aspergillose • rezidivierende Pneumonien (innerhalb 1 Jahres) • Kryptosporiden-Infektion: Diarrhoe ≥1 Monat, Mikrosporidiose • Isospora-belli-Infektion: Diarrhoe ≥1 Monat • disseminierte oder extrapulmonale Histoplasmose • Kaposi-Sarkom • Mycobacterium avium complex (MAC) oder M. kansasii: disseminiert, extrapulmonal • maligne Lymphome (Burkitt-Lymphom) • invasives Zervixkarzinom (PAP V) • HIV-Enzephalopathie • Tuberkulose (Mycobacterium tuberculosis): pulmonal, extrapulmonal • progressive multifokale Leukoenzephalopathie (PML) • Wasting-Syndrom (HIV-Kachexie).
Laborkategorie	**1** ≥500/µl CD_4-Lymphozyten **2** 200–499/µl CD_4-Lymphozyten **3** < 200/µl CD_4-Lymphozyten

- Pilz-Erkrankungen:
  - !Candidose: Befall des Mund-Rachen-Raums, der Speiseröhre, der Atemwege → schmerzhafte Schluckbeschwerden
  - !Kryptokokkose: extrapulmonal (z. B. ZNS-Befall)
  - !Histoplasmose: disseminiert oder extrapulmonal
  - **!Pneumocystis-jirovecii-Pneumonie (PjP):** häufigste opportunistische Infektion, häufig Erstsymptom (Atemnot, trockener Husten, Fieber); hat zusammen mit dem Kaposi-Sarkom (➤ unten) zum „gemeinsamen Nenner" HIV-Infektion geführt, also zu Aids als neuem Krankheitsbild
- Virus-Erkrankungen:
  - !Herpes-simplex-Virus (HSV): geschwüriger Befall von Haut und Schleimhäuten, Befall der Speiseröhre, der Atemwege

    - !Zytomegalie-Virus (ZMV): Netzhautbefall, Befall sonstiger Organe, außer von Leber und Milz (z. B. von Lunge, ZNS, Verdauungstrakt)
- bakterielle Erkrankungen:
  - !Salmonellensepsis
  - !Tuberkulose (Reaktivierung)
  - !Tbc-Imitation durch atypische Mykobakterien
- andere rezidivierende Pneumonien (innerhalb eines Jahres)
- HIV-assoziierte **bösartige Tumoren:**
  - **Kaposi-Sarkom** (sprich „Kaposchi"): häufigstes Malignom (bei 30 %), v. a. bei Homosexuellen. Symptomatik (in abnehmender Häufigkeit):
    - !**Hautbefall:** Flecken, Plaques und Knoten von *bläulich-rötlich-bräunlicher Färbung* (➤ Abb. 2.1). Häufig schon zu Beginn Befall verschiedener Regionen, rasch weitere Ausbreitung; kein invasives/zerstörendes Wachstum
    - !Schleimhautbefall: Mund-Rachen-Raum, Gastrointestinaltrakt (Blutungsgefahr)
    - !*Lymphknotenbefall:* häufig mit Lymphstau (Elephantiasis)
    - !Befall innerer Organe: v. a. von Lunge, Leber, Niere, nur dann lebensbedrohlich
  - maligne Lymphome (Burkitt-Lymphom):
    - !Non-Hodgkin-Lymphom (Lymphknotenschwellungen, Fieber, Nachtschweiß, Gewichtsverlust)
    - !zerebrale Lymphome
  - Zervixkarzinom
- **Wasting-Syndrom** (to waste = verfallen): definitionsgemäß bei Gewichtsverlust > 10 % des üblichen Gewichts, chronischer Diarrhoe (2 × täglich für > 30 Tage) oder anhaltender Schwäche mit Fieber, bei Ausschluss anderer „konsumierender" Krankheiten (z. B. Karzinom, Tuberkulose, spezifischen Enteritiden)
- **HIV-Enzephalopathie (mit Myelo- und Neuropathien):**
  - bei 40 % aller Erkrankten
  - Enzephalopathie mit **Hirnatrophie:**
    - !Konzentrations- und Gedächtnisstörungen
    - !psychische Veränderungen
    - !Demenzerscheinungen
    - !motorische Verlangsamung
  - Myelopathie und Degeneration der Rückenmarksbahnen: Schwäche, Parästhesie der Beine u. a.
  - periphere Neuropathien
  - Ursache der neurologischen Symptome:
    - !primärer ZNS-Befall durch HIV
    - !sekundärer/endogener ZNS-Befall infolge Immunsuppression durch: **Toxoplasma gondii,** Cryptococcus neoformans (Pilz), Herpes-Viren (ZMV, EBV, HSV) u. a. Erreger
    - !zerebrale Lymphome
- progressive multifokale Leukenzephalopathie (bei 80–90 % der Erkrankten im C3-Stadium): durch das JC-Virus (Polyomavirus) verursachte, zerstreut herdförmige Demyelinisierung (vgl. Multiple Sklerose) im Hirn, die innerhalb 1 Jahres zum Tode führt.

Differenzialdiagnose

Vielfältig, u. a.:

- Mononucleosis infectiosa
- Lymphome anderer Ursache
- Immunschwächen anderer Ursache

Diagnostik

- erst ca. 4 Wochen bis 3 Monate nach Infektion (diagnostische Lücke!) sind im Blut Antikörper

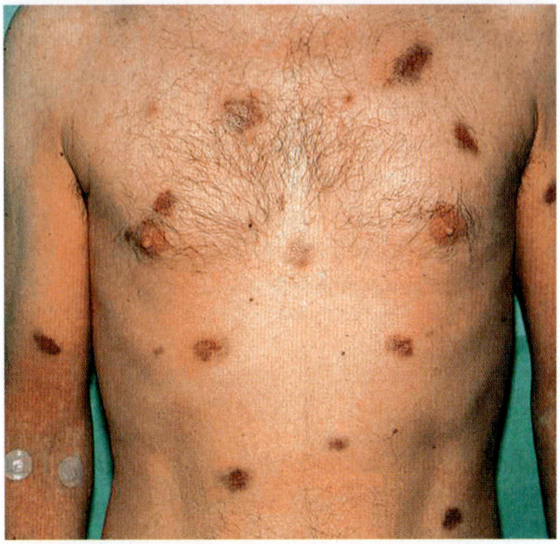

Abb. 2.1 Disseminiertes Kaposi-Sarkom bei **Aids.** [E323]

nachweisbar (Serokonversion) – Nachweis in 2 Schritten:
  - ELISA-Test als Suchtest; bei positivem Ergebnis muss ein
  - Bestätigungstest (Immunoblot oder Westernblot) angeschlossen werden. Es sind einzelne Fälle bekannt, bei denen Antikörper erst später als 3 Monate nach Infektion nachweisbar waren
- Bestimmung der T-Helferzellen und der T-Suppressorzellen zum Einschätzen der Abwehrlage und als Verlaufsparameter
- evtl. weitere Untersuchungen wie Blut-, Urinuntersuchung, Thorax-Röntgen, Pilzkultur, CT oder MRT des Gehirns
- Real-Time-PCR (RT-PCR), b-DNA, NASBA zur Bestimmung der Viruslast: besitzt nicht dieselbe Sensitivität für alle bekannten HIV-1-Gruppen und Subtypen (für HIV-2 noch keine kommerzielle PCR verfügbar)

Schulmedizinische Therapie

Medikamente zur Verzögerung des Krankheitsverlaufs werden als Kombinationstherapie, meist Azidothymidin (NRTI) mit Nevirapin (NNRTI) und Protease-Inhibitor (PI) eingesetzt. Diese HAART („Highly active antiretrovial therapy“) oder besser cART („combined Anti-Retroviral Therapy“) genannte Therapie bewirkt eine Verlängerung der Überlebenszeit. Langfristig können sich unter HAART Resistenzen ausbilden, sodass kontinuierlich nach neuen Wirkstoffen aus den bekannten Substanzklassen (NRTIs, NNRTIs, PIs) und nach Arzneistoffen mit neuen Wirkmechanismen gegen HIV gesucht wird. In Deutschland sind der Fusions-Inhibitor (T20 = Enfuvirtide) und der Entry-Inhibitor Maraviroc bereits vom RKI zugelassen. Das neueste zugelassene Medikament ist Raltegravir.

Prognose

Eine Heilung ist bislang nicht möglich. Zwar können Jahre bis zum Ausbruch der Krankheit vergehen, doch verläuft die Erkrankung bisher bei genügend langer Beobachtungszeit stets tödlich. Unbehandelt (z. B. in Entwicklungsländern) versterben ⅔ der Infizierten innerhalb von 15 Jahren nach Infektion, v. a. infolge opportunistischer Infektionen.

Immunität und Prophylaxe

- bislang keine Impfung verfügbar
- Vorbeugung nur durch Meiden infektiöser Sekrete, z. B. durch „Safer Sex“ oder sorgfältige Einhaltung des Infektionsschutzes bei Blutentnahmen u. a. medizinischen Eingriffen

2.2 Botulismus

DEFINITION

- Namen: Botulismus (lat. botulus = Wurst), „Wurstvergiftung", „Fleischvergiftung".
- Durch Aufnahme von Erregertoxin (Lebensmittelvergiftung) oder durch Toxinbildung im Körper nach Sporenaufnahme (Säuglingsbotulismus) kommt es zu (häufig schweren) gastrointestinalen und neurologischen Symptomen.

Gesetz

- Meldepflicht bei Verdacht, Erkrankung und Tod (IfSG §§ 6, 8)
- Erreger-Nennung in IfSG § 7
- Behandlungsverbot (IfSG § 24)

Vorkommen

Weltweit, selten in Deutschland (➤ Tab. 4.2).

Erreger

- **Clostridium botulinum,** grampositives Bakterium
- bildet bei Sauerstoff*anwesenheit* (schlechte Wachstumsbedingungen für den Erreger) *Sporen* und keimt bei Sauerstoff*abwesenheit* wieder zum Bakterium aus

Erregerreservoir

Im Darm von Tieren (v. a. Pflanzenfressern) und Mensch.

Ansteckung

- infektiöses Material:
  - Darminhalt, Kot und dadurch *kontaminierte Stoffe:* Erdreich, Staub, Wasser, Wursthüllen aus Naturdarm usw.
  - Der Erreger ist in Sporenform ubiquitär (überall vorhanden), z. B. auch in Honig (Säuglingsbotulismus).

  Es kommt
  - entweder zur Aufnahme von *Erregertoxin* bei Nahrungsaufnahme (Lebensmittelvergiftung) und Inhalation (selten) oder
  - zur *Erregeraufnahme* (mit nachfolgender Toxinbildung) bei Säuglingsbotulismus und Wundbotulismus (selten): viszeraler Botulismus.
- Die **Lebensmittelvergiftung** erfolgt v. a. bei Genuss luftabgeschlossener eiweißreicher Lebensmittel, bei deren Konservierung unzureichende Sporenabtötung (Erhitzen auf > 85 °C für mindestens 5 Minuten) erfolgte (➤ Krankheitsentstehung). Problematisch sind weniger industrielle Produkte, z. B. Dosen (Vorsicht bei Aufblähung!) und versiegelte Kunststoffpackungen, sondern eher selbst eingemachte Lebensmittel, z. B. Hausmacherleberwurst. In Betracht kommende Lebensmittel sind
  - v. a. Fleisch, Schinken, Wurst, Fisch, auch als Räucherware (Kontaminierung v. a. beim Schlachten/Ausnehmen durch Darminhalt),
  - aber auch eiweißreiche pflanzliche Kost, z. B. grüne Bohnen, Spinat, Pilze (Kontaminierung durch Erdreich).

Inkubationszeit

4 Stunden bis 8 Tage, abhängig von der aufgenommenen Toxinmenge.

Krankheitsentstehung

Verantwortlich für die Krankheitserscheinungen ist das vom Erreger gebildete **Neurotoxin.** Es entsteht durch Auskeimung der Erregersporen und nachfolgender Vermehrung bei Luftabschluss. Es hemmt die Freisetzung von Acetylcholin (u. a.) an den Endplatten von motorischen und sekretorischen Nerven, wodurch es zur Blockierung der Reizübertragung an Muskeln und Drüsen kommt.

Krankheitsverlauf

Verlaufsformen

- Symptome treten innerhalb von 12–36 Stunden auf.
- Botulismus durch Lebensmittelvergiftung (Toxinaufnahme)
- **Säuglingsbotulismus** (Aufnahme von Sporen mit der Nahrung, Auskeimung, Vermehrung und Toxinbildung im Darm)
- Botulismus durch Inhalation (selten; Toxinaufnahme)
- Wundbotulismus (selten; Eindringen von Sporen in Wunden, dort Auskeimung, Vermehrung und Toxinbildung)

Verlauf/Symptomatik

Botulismus durch Lebensmittelvergiftung

- **Magen-Darm-Symptome** (nur in ⅓ d.F.): Übelkeit, Erbrechen, Verstopfung, Blähungen, auch Durchfall
- **Kopfschmerzen, Schwindel**
- **Lähmungserscheinungen**
  - beginnen am Kopf und breiten sich nach unten aus (je tiefer, umso seltener auftretend),
  - an *Augenmuskeln* (regelmäßig und sehr früh auftretend) mit Sehstörungen:
    - innere Augenmuskeln: Pupillenweitung und -starre, ungleich weite Pupillen, *verschwommenes Sehen,* Lichtscheu, Flimmern
    - !äußere Augenmuskeln: *Doppeltsehen,* Schielen
  - an *Zungen-, Schlund- und Kehlkopfmuskulatur:* Schluckbeschwerden, Sprechstörungen, Atemstörungen

  - an Rumpf- und Extremitätenmuskulatur (seltener): allgemeine Muskelschwäche, später Paresen, in schweren Fällen vollständige schlaffe Lähmung,
  - an Zwerchfellmuskulatur (selten): Atemlähmung,
  - an Blase und Mastdarm (selten): Harnverhalten, Stuhlverhalten.
- **Trockenheit von Schleimhäuten** (durch Sekretionshemmung, ➤ Krankheitsentstehung), symptomatisch v. a.:
  - im Mund-Rachen-Raum: *trockener Mund* (Durstgefühl), *rauer Hals,*
  - am Auge: Augenbrennen.
- unbeeinflusst/unbeeinträchtigt bleiben: Temperatur (also kein Fieber), Bewusstsein, Sensibilität
- Rekonvaleszenz: bei leichten Formen nach 2 Wochen langsame Rückbildung der Symptome; Genesung beansprucht Wochen bis Monate.

Säuglingsbotulismus, typische Symptome
- Verstopfung
- Verweigerung der Nahrungsaufnahme, Appetitlosigkeit
- Ruhelosigkeit, übermäßiges Schreien
- als erste Lähmungserscheinungen: Schluckstörungen, Ptosis der Augenlider, Verlust der Kopfkontrolle

Komplikationen

Lähmung der Atemmuskulatur, Aspirationspneumonie, Herzrhythmusstörungen, Herzversagen.

Differenzialdiagnose

- Infektionskrankheiten: Poliomyelitis, Tetanus, Tollwut, Enzephalitis
- Multiple Sklerose, Myasthenia gravis, Enzephalitiden und Vergiftungen nichtinfektiöser Ursache

Diagnostik

Toxinnachweis im Erbrochenen, in Blut, Stuhl oder im verdächtigen Nahrungsmittel.

Schulmedizinische Therapie

- im frühen Stadium Magenspülung und abführende Maßnahmen
- antitoxisches Serum (nicht bei Säuglingsbotulismus)
- intensivmedizinische Therapie mit Langzeitbeatmung

Prognose

- Letalität: in 5–10 %, Tod nach wenigen Tagen
- einige Todesfälle schon nach bloßem Probieren mit nachfolgendem Ausspucken und Mundausspülen; 1 Milliardstel Gramm des Toxins kann bereits tödlich sein
- Todesursachen sind meist Lähmung der Atemmuskulatur und Herzversagen

Immunität und Prophylaxe

- keine nachgewiesene Immunität
- **passive Impfung** möglich: Antitoxinserum vom Pferd (selten im Einsatz, da kein garantierter Heilungserfolg und viele Nebenwirkungen)
- Vorbeugung durch Einhaltung der vorgeschriebenen Koch- und Einwirkzeiten bei der Herstellung von Lebensmitteln, da Sporen auch mehrstündiges Kochen und die herkömmliche Pasteurisierung überleben können

2.3 Brucellose

DEFINITION
- Namen: Brucellose. Einzelnamen →„Vorkommen"; benannt nach dem australischen Arzt und Mikrobiologen David Bruce
- Zooanthroponose; bevorzugter Befall des Monozyten-Makrophagen-Systems (Lymphknoten, Milz, Leber, Knochenmark), meist relativ symptomarme Erkrankung, charakteristisch: undulierendes Fieber

Gesetz

- Erreger-Nennung in IfSG § 7
- Behandlungsverbot (IfSG § 24)
- Meldepflicht gemäß § 15 (3) IfSG in Sachsen.

Vorkommen

- Mitteleuropa: selten (➤ Tab. 4.2):
  - am häufigsten: *Morbus* Bang (Brucella abortus, Infektion bei Tieraborten)
  - gelegentlich: *Maltafieber* (Brucella melitensis, Einschleppung aus dem Mittelmeerraum)
  - sehr selten: *Schweinebrucellose* (Brucella suis)
- andere Länder:
  - Morbus Bang: weltweit, besonders in Rinderzuchtgebieten der gemäßigten bis tropischen Zonen
  - Maltafieber: Mittelmeerraum, Afrika, Südamerika
  - Schweinebrucellose: Nordamerika

Erreger

4 **Brucella-Arten** (gramnegative Bakterien) sind von Bedeutung für den Menschen:
- Brucella abortus: Rind
- Brucella melitensis: Ziege, Schaf
- Brucella suis: Schwein
- Brucella canis: Hund (selten)

Erregerreservoir

In erster Linie Rind, Ziege, Schaf, Schwein, Wildschwein, auch in Pferd, Hund, Katze, Hase u. a.

Ansteckung

- infektiöses Material:
  - Plazenta, Fruchtwasser
  - Urin, Kot
  - Fleisch
  - nichtpasteurisierte Milch und Milchprodukte, z. B. Ziegen- und Schafskäse aus Ländern des Mittelmeerraumes (vorwiegend Türkei, andere Mittelmeerländer nur in Einzelfällen)
- Eintrittspforten:
  - kleinste Hautverletzungen
  - Augenbindehaut
  - Speiseweg
  - Atemweg (Stallstaub)
- direkte Übertragung Mensch → Mensch ist sehr selten: bisher fast ausschließlich durch Stillen beschrieben, in Einzelfällen durch Knochenmarktransplantationen, Bluttransfusionen sowie Geschlechtsverkehr

Erkrankungsrisiko

- nur 10–20 % der Infizierten erkranken
- **Berufskrankheit:** Landwirte, Schäfer, Metzger, Tierpfleger, Tierzüchter, Tierärzte, Molkereipersonal

Inkubationszeit

1–3 Wochen, bei Maltafieber auch 5–60 Tage.

Krankheitsentstehung

Die Brucellen überleben und vermehren sich in den Phagozyten. Nach Eindringen in den Körper werden sie von Zellen des **Monozyten-Makrophagen-Systems** aufgenommen und zu den nächstgelegenen Lymphknoten transportiert. Von dort gelangen die Brucellen über die Lymphe in die Blutbahn und siedeln sich vorzugsweise in lympho-retikulären Organen an: Milz, Leber, Knochenmark. In den befallenen Organen kommt es dann zu einer (häufig chronischen) granulomatösen Entzündung.

Krankheitsverlauf

Verlaufsübersicht

- charakteristischer wellenförmiger (undulierender) Fieberverlauf
- meist relativ gutes Allgemeinbefinden

- Organe des Monozyten-Makrophagen-Systems sind bevorzugt befallen: Lymphknoten, Milz, Leber, Knochenmark
- evtl. typhusähnliches Krankheitsbild
- fast alle Organe können betroffen sein, d. h. viele Komplikationen bzw. Abweichungen vom „normalen“ Krankheitsbild sind möglich

Verlauf/Symptomatik

- Beginn:
  - bei Kontaktinfektion oft nur flüchtige *Lymphknotenschwellung,* die häufig unbeachtet bleibt
  - nur allmählicher Fieberanstieg
  - häufige *(grippale) Symptome:* Abgeschlagenheit, Kopfschmerzen, Gliederschmerzen, Konjunktivitis, Angina, Bronchitis oder Gastritis
- Fieber:
  - *wellenförmig* (oder remittierend); die Fieberwellen dauern 7–21 Tage und sind jeweils durch 2–5-tägige fieberfreie Intervalle unterbrochen (➤ Abb. 2.2)
- bei akutem Verlauf steigt das Fieber abends auf 39 °C und höher
- **Allgemeinbefinden:** trotz der hohen Temperaturen meist *relativ gut*
- uncharakteristisches Fieber und Milzschwellung (bei M. Bang)
- stärkere Beschwerden sowie Gewichtsverlust und das charakteristische undulierende Fieber (bei Maltafieber)
- evtl. typhusähnliche Symptome:
  - Leber-, Milzschwellung
  - Exanthem, Roseolen
  - Bronchitis
  - Appetitlosigkeit, Verstopfung, Durchfall
  - relative Bradykardie
  - Leukopenie
  - BKS nur mäßig erhöht
- längere Erkrankungsverläufe sind möglich und nicht ungewöhnlich, ebenso nicht erkannte oder nicht korrekt behandelte Infektionen; als chronisch gelten:
  - Erkrankungen, deren Verlauf über ein Jahr hinausgeht
  - in etwa 5 % kann es nach Abklingen der akuten Symptome zu chronischen Verläufen kommen
  - Manifestation mit unspezifischen Allgemeinsymptomen wie Leistungsminderung, Schweißausbrüchen und depressiven Episoden
  - Wirbelentzündungen und Uveitiden (relativ häufig)
  - Fieber, Hepatosplenomegalie und hämatologische Komplikationen sind selten.

Komplikationen

- persistierende Infektionsherde in Knochen, Leber oder Milz
- häufiger Befall von Knochen und Gelenken: Sacroiliitis, Arthritis und Bursitis
- Nervensystem: *Neurobrucellose* (Meningitis, Enzephalitis, Myelitis, Neuritis)
- Lunge und Atemwege: Lymphknotenvergrößerung an Hilus und Luftröhre, Bronchitis, Bronchopneumonie Pleuritis
- Verdauungstrakt: *Hepatitis,* Cholezystitis, Cholangitis, Pankreatitis, Peritonitis (selten)
- Befall des Knochenmarks: Anämie, Leukopenie und Thrombopenie
- Herz-Kreislauf: *Endokarditis,* Myokarditis, Thrombophlebitis
- Urogenitaltrakt: Nephritis, Hodenentzündung, Nebenhodenentzündung
- *Chronifizierung* mit Granulombildung in den befallenen Organen

Differenzialdiagnose

- Infektionskrankheiten: Typhus, Paratyphus, Miliartuberkulose (bei akut verlaufender Brucellose)
- Lymphome

Diagnostik

- Blut- und Urinuntersuchung, Biopsien von Knochenmark und Lymphknoten, evtl. Liquoruntersuchung
- Antikörpernachweis aus dem Serum mittels Coombs-Test und ELISA

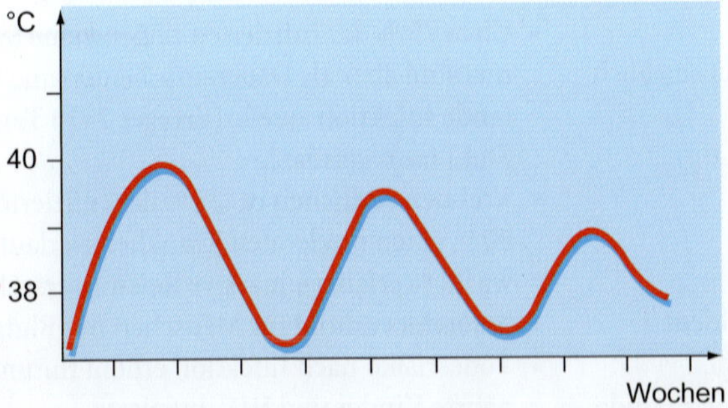

Abb. 2.2 Charakteristischer wellenförmiger Fieberverlauf bei **Brucellose.** [L106]

- Komplementbindungsreaktion (KBR): positiver KBR-Titer persistiert häufig über Jahre
- nukleinsäuregestützte Brucella-Diagnostik:
  - 1. Schritt gattungsspezifische PCR (z. B. ISP1/ISP2-PCR)
  - 2. Schritt speziesspezifische PCR (z. B. AMOS-PCR), da unspezifische Reaktionen mit anderen Bakterienarten auftreten können
  - Real-Time-PCR-Assays führen zum individuellen Nachweis von Brucella abortus, Brucella melitensis und weiterer Brucella-Spezies
- für den Nachweis von Brucellen aus Blut oder Serum PCR-EIA als sehr spezifisch und sensitiv beschrieben

Schulmedizinische Therapie

Kombination aus Rifampicin und Doxycyclin (6–12 Wochen) empfohlen. Bei Kontraindikationen gegen Doxycyclin (z. B. in der Kindheit und Schwangerschaft) kann eine Therapie mit Cotrimoxazol in Kombination mit Rifampicin durchgeführt werden.

Prognose

Je nach Erreger und Verlauf sehr unterschiedlich; Letalität insgesamt niedrig mit 2 % oder weniger bei unbehandelten Brucellosen.

Immunität und Prophylaxe

- Jahre bis Jahrzehnte
- Expositionsprophylaxe: Abkochen oder Pasteurisieren von Milch und Milchprodukten
- bei beruflicher Exposition: der Impfstoff für Personen in exponierten Berufen ist in Deutschland nicht zugelassen, daher:
  - Schutzhandschuhe, gründliche Händedesinfektion, Reinigung der Hände mit Wasser und Seife, zusätzlicher Schutz vor transdermaler Infektion durch Salbenschutz
  - Kleidung und Schuhe nach Stallarbeit wechseln
  - Flächendesinfektion in Tierställen
- Impfung von Rindern

2.4 Cholera

DEFINITION

- Namen: Cholera, Gallenbrechdurchfall, Gallenbrechruhr (griech. chole = Galle)
- Lokalinfektion des Dünndarms mit schwerem Durchfall

Gesetz

- Meldepflicht bei Verdacht, Erkrankung und Tod (IfSG §§ 6, 8)
- Erreger-Nennung in IfSG § 7
- Vorschriften für Gemeinschaftseinrichtungen (IfSG § 34)

- Behandlungsverbot (IfSG § 24)
- Tätigkeits- und Beschäftigungsverbote (§ 42 IfSG)
- Meldepflicht gemäß § 15 (3) IfSG in Sachsen auch für Ausscheider.

Vorkommen

- endemisch auf dem indischen Subkontinent (Gangesdelta)
- seit 1991 epidemisch in West-/Zentralafrika und Simbabwe, Mittel- und Südamerika und Südostasien (Indonesien)
- sporadisch in Süd- und Südosteuropa:
  - Italien, Spanien, Portugal (1970er-Jahre)
  - Südrussland, Rumänien (1994)
- sehr selten in Deutschland (➤ Tab. 4.2)

Erreger

Vibrio cholerae (gramnegative, kommaförmige, stark bewegliche aerobe Stäbchen): Zwei Serotypen – O-1 und O-139 – verursachen Epidemien. Häufig werden die Cholera-Erreger auch unvollständig spezifiziert als Biotyp (Biovar) cholerae und el Tor; beide sind mit Serotyp O-1 erfasst. Der Serotyps O-139 ist auf Südostasien begrenzt.

Erregerreservoir

Mensch.

Ansteckung

- Erregeraufnahme hauptsächlich über kontaminiertes Wasser oder Nahrungsmittel
- **Übertragung:** durch infektiöses Material, v. a. durch Stuhl *(fäkal-oral)*, aber auch durch Erbrochenes; auch nach durchgemachter Erkrankung können die Erreger noch einige Wochen lang ausgeschieden werden.

Erkrankungsrisiko

- Circa 75 % der Infizierten zeigen keine Symptome, sind aber als Dauerausscheider eine bedeutende Infektionsquelle (Erreger 7–14 Tage im Stuhl nachweisbar).
- Von den restlichen ca. 25 % der Infizierten zeigen 80 % einen moderaten Krankheitsverlauf, nur etwa 20 % erfahren massive Reiswasserstühle.
- besonders erhöht für Menschen mit Blutgruppe 0
- Todesrisiko nach Infektion erhöht für unterernährte Kinder und HIV-Infizierte

Inkubationszeit

Wenige Stunden bis ca. 5 Tage.

Krankheitsentstehung

Lokalinfektionskrankheit: Das Exotoxin lagert sich im oberen Dünndarm an die Epithelzellen an und führt durch eine Störung des Elektolytaustausches zu einer sekretorischen Diarrhoe mit stark vermehrter Ausscheidung von Wasser und Elektrolyten.

Krankheitsverlauf

Verlaufsformen

In 80 % mittelschwerer Brechdurchfall, in 20 % dramatisches Krankheitsbild.

Verlauf/Symptomatik bei schwerer Erkrankung

- keine Prodromalerscheinungen: Erkrankung beginnt plötzlich mit Bauchschmerzen, Erbrechen und Durchfall.
- Stühle:
  - zunehmend dünner werdend
  - schließlich *reiswasserartig* (durch kleine Schleimflocken im wässrigen Stuhl)
  - *keine* Blutbeimengung (DD zu Shigellenruhr)
  - *keine* Leibschmerzen oder Tenesmen (DD zu Shigellenruhr)
- **Erbrechen,** evtl. mit Galle- und Blutbeimengung
- Fieber fehlt bzw. **Temperaturabfall** (evtl. dramatische Untertemperatur)

- **Exsikkose** (Austrocknung)
  - Flüssigkeitsverlust (ggf. bis zu 20 l/Tag),
  - Durstgefühl, Oligurie, Anurie
  - Blutdruckabfall, Tachykardie
  - **Haut- und Schleimhautsymptome:**
    - !heisere und leise Stimme (*Cholerastimme,* Vox cholerae), häufig Erstsymptom
    - !schlaffe, trockene Haut
    - !eingefallene Wangen und Augen (Choleragesicht)(➤ Abb. 2.3)
    - !„Waschfrauenhände"
- Symptome durch Elektrolytmangel:
  - Krämpfe, v. a. in Waden, Zehen und Fingern
  - Herzrhythmusstörungen
- Krankheitsdauer auch in schweren Fällen selten länger als 5 Tage
- nach überwundener Krankheit evtl. **Dauerausscheidung** von Erregern

Komplikationen

- durch hohen Flüssigkeitsverlust:
  - Hornhautaustrocknung
  - *hypovolämischer Schock, Nierenversagen*
- Mischinfektion mit Salmonellen oder Shigellen

Differenzialdiagnose

- Enteritis durch enterotoxinbildende Escherichia coli
- Salmonellose

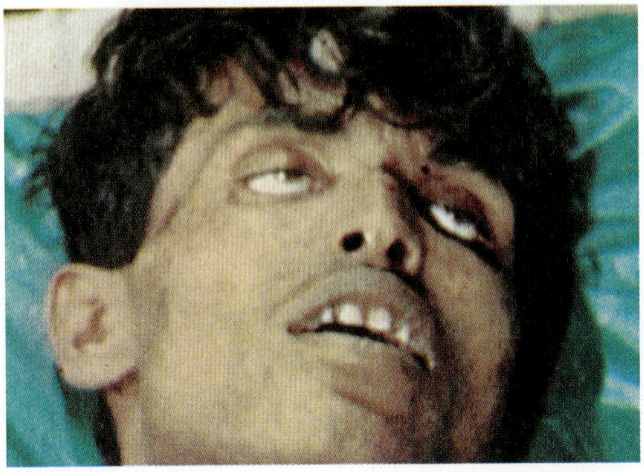

Abb. 2.3 Typisches **Cholera**-Gesicht. Die tief eingesunkenen Wangen und Augen sind durch starke Austrocknung bedingt. [E327-001]

- Shigellenruhr (häufig blutiger Stuhl, Tenesmen)
- Durchfall durch Infektion mit Staphylokokken

Diagnostik

- Symptomatik bzw. direkter Erregernachweis im Stuhl oder Erbrochenem mittels Dunkelfeld- oder Phasenkontrastmikroskopie.
- sichere Diagnose durch kulturellen Nachweis; bei Ausbrüchen Serotypisierung und ggf. molekulare Feintypisierung.

Schulmedizinische Therapie

Oraler bzw. parenteraler Flüssigkeits-, Glukose- und Elektrolytersatz; ggf. Behandlung von Azidose und Hypoglykämie, evtl. Antibiotika, Wärmezufuhr, Kreislaufstabilisierung.

Prognose

- **Letalität:** unbehandelt 20–60 %, bei rechtzeitiger Flüssigkeits- und Elektrolytsubstitution geringe Sterblichkeit
- „trockene" Cholera (Cholera sicca oder Cholera siderans/fulminans): rascher Tod vor Auftreten von Durchfällen

Immunität und Prophylaxe

- gut wirksamer, aktiver, oraler Cholera-Impfstoff verfügbar: v. a. zur Eindämmung von Ausbrüchen, z. B. bei Hilfseinsätzen in aktuellen Epidemiegebieten mit eingeschränkten hygienischen Bedingungen (Krisenregionen, Flüchtlingslager)
- gemäß internationaler Vorschriften eine der 4 Quarantänekrankheiten
- wichtig sind allgemeine Hygienemaßnahmen (Trinkwasser, Lebensmittel, Abwasserbeseitigung)

2.5 Clostridium difficile-Infektion (CDI)

DEFINITION

- *difficile* (lat. = schwierig → Kultivierung in Laboratorien schwierig, da sich der Erreger anaerob vermehrt)
- Ende der 1970er-Jahre als Erreger von Durchfallerkrankungen in Zusammenhang mit Antibiotikabehandlung identifiziert
- natürlicher Bewohner des menschlichen Darms (sog. Kommensale), der seinem Wirt – dem Menschen – keinen Schaden zufügt
- einer der häufigsten Krankenhauskeime (nosokomiale Erreger)

Gesetz

- Meldepflicht bei schwer verlaufenden Infektionen (IfSG § 6)
- Behandlungsverbot (IfSG § 24)

Vorkommen

- weltweit
- überall in der Umwelt (z. B. Boden, Oberflächenwasser)
- im Darmtrakt von Tier und Mensch (bis zu 80 % im Darm von Kleinkindern, im Darm von Erwachsenen ≤5 % zu finden)
- Krankenhäuser (Anstieg der Besiedlung auf ca. 20–40 % beim Erwachsenen)

Erreger

Clostridium diffcile, anaerob wachsendes, grampositives Stäbchenbakterium mit Fähigkeit zur Bildung aerotoleranter Sporen.

- Krankheitsauslösend wirken die Virulenzfaktoren Enterotoxin A und Cytotoxin B.
- weiteres binäres Toxin (CDT): Ribotyp-027-Isolate des Erregers, sind meist resistent gegen Erythromycin, Moxifloxacin und für die Zunahme der Schwere der Erkrankung seit 2003 verantwortlich; Rolle in der Pathogenese der Erkrankung aber bisher nicht geklärt

Erregerreservoir

Mensch.

Ansteckung

- infektiöses Material:
  - Bakterien/Sporen im flüssigen Stuhl Erkrankter
- Übertragung:
  - fäkal-orale Aufnahme der Bakterien
  - aerogen (über die Luft)
  - direkter Kontakt: mit infizierten Patienten oder den kontaminierten Händen des Pflegepersonals; indirekter Kontakt: über kontaminierte Oberflächen der Umgebung des Erkrankten

Erkrankungsrisiko

- hoch, während der akuten Erkrankung:
  - Umgebung von Patienten ist stark kontaminiert
  - bei 30 % der Patienten wird selbst nach Therapie und Ende der Symptomatik das Toxin nachgewiesen
- Clostridium difficile verursacht ca. 15–20 % der antibiotikaassoziierten Durchfallerkrankungen und mehr als 95 % d.F. von pseudomembranöser Kolitis.

Inkubationszeit

Schwierig zu bestimmen: Abstand zwischen vorangehender Antibiotikatherapie und Auftreten der Symptome meist nur wenige Tage, doch auch bis zu mehreren Wochen und (selten) Monaten möglich.

Krankheitsentstehung

Zunächst Darmentzündung und Durchfall, ausgelöst durch die von *Clostridium difficile* gebildeten Gifte Enterotoxin A, Zytotoxin B → darauf folgende Zerstörung der Darmzellen und Störung der Salzaufnahme im Darm, die zu großem Verlust von Flüssigkeit und Salzen führt (Durchfall).

Krankheitsverlauf

Verlaufsformen

Auftreten einer meist nosokomialen Diarrhoe bei vorausgehender **antibiotischer Therapie, bei Hospitalisation** und bei **fortgeschrittenem Alter.**

Verlauf/Symptomatik

- milder Verlauf:
  - abrupt einsetzender wässriger Durchfall mit charakteristischem fauligen Geruch (mindestens 3 Stuhlgänge/Tag)
  - Schmerzen in den unteren Quadranten des Abdomens (22 %)
  - Fieber (28 %)
  - ausgeprägte Leukozytose (50 %) und Hypalbuminämie
- schwerer Verlauf:
  - Ileus
  - pseudomembranöse Colitis (PMC)
  - toxisches Megakolon
  - Darmperforationen
  - Sepsis
  - in seltenen Fällen: Fehlen der Durchfallsymptomatik aufgrund eines paralytischen Ileus

Komplikationen

- CDI-Rückfall: Rezidiv mit dem gleichen Stamm oder Reinfektion mit einem anderen Stamm innerhalb von 2 Monaten gegenüber einer früheren Episode (Rückkehr der Symptome nach Besserung des klinischen Bildes)
- Tod durch zum Tode beitragende Erkrankung < 30 Tage nach Diagnosestellung bei schweren Verläufen

Diagnostik

Toxinnachweis mittels Zytotoxizitätstest („Goldstandard"), häufiger angewendet EIA (geringere Sensitivität) und Realtime-PCR (noch nicht etabliert); Nachweis des „Common-Antigens" – Glutamat-Dehydrogenase (wenig spezifisch); kultureller Nachweis aus Stuhlproben (zeitaufwendig): unerlässlich für die Durchführung der Antibiotika-Empfindlichkeitstestung (auf Moxifloxacin und Erythromycin) sowie der Erregertypisierung mittels PCR-Ribotypisierung und MLVA (Multi-Locus-Variable-Number-Tandem-Repeats-Analyse); Endoskopie bei schwer kranken Patienten.

Schulmedizinische Therapie

- Beenden der Antibiotikatherapie bei 15–23 % der Patienten mit symptomatischer CDI; Antibiotikatherapie bei schweren oder fortbestehenden Symptomen, älteren bzw. Patienten mit Grundleiden oder Situationen, in denen die aktuelle Antibiotikabehandlung notwendig ist.
- Metronidazol und Vancomycin: Bei Patienten mit lebensbedrohlichen Krankheitsbildern (PMC, toxisches Megakolon) wird eine kombinierte Therapie mit Metronidazol und Vancomycin empfohlen.
- chirurgisches Eingreifen (Kolektomie) bei Darmperforation und schweren Verläufen
- Rezidive sollten mit einer antimikrobiellen Intervalltherapie in Kombination mit Probiotika behandelt werden.

Prognose

- gut, da überwiegender Teil der Infektionen asymptomatisch bleibt; Komplikationen insbesondere bei Kindern und abwehrgeschwächten Patienten
- zunehmende Toxizität des Erregers durch neue Subtypen beobachtet; Clostridien auch vermehrt außerhalb des Krankenhauses zu finden.
- **Letalität:** 1–2 %, bei älteren Patienten mit Begleiterkrankungen und bei Auftreten von hypervirulenten Stämmen deutlich höher

Immunität und Prophylaxe

- keine Immunität
- Einzelunterbringung in einem Zimmer mit eigener Nasszelle

- strikte Hygienemaßnahmen des Personals: Schutzkittel, Einweghandschuhe, sorgfältige Händehygiene, Desinfektion und Reinigung von Flächen, sachgerechte Abfallentsorgung

2.6 Diphtherie

DEFINITION

- Namen: Diphtherie, Halsbräune (griech. diphthera = Lederrollen, dunkle Pseudomembranen, ➤ Krankheitsverlauf)
- Lokalinfektion des Mund-Nasen-Rachen-Raumes (Erstickungsgefahr) mit Toxinfernwirkung

Gesetz

- Meldepflicht bei Verdacht, Erkrankung und Tod (IfSG §§ 6, 8)
- Erreger-Nennung in IfSG § 7
- Behandlungsverbot (IfSG § 24)
- Vorschriften für Gemeinschaftseinrichtungen (IfSG § 34)
- Meldepflicht gemäß § 15 (3) IfSG in Berlin für Ausscheider- und Trägerstatus bzw. in Sachsen für Ausscheider.

Vorkommen

- weltweit, bevorzugt in gemäßigtem Klima
- endemisch in einigen Entwicklungsländern (z. B. Brasilien, Nigeria, Indien, Indonesien, Philippinen)
- sehr selten in Deutschland (➤ Tab. 4.2)

Erreger

Corynebacterium diphtheriae, grampositives aerobes Stäbchenbakterium, Toxinproduktion nur nach Aufnahme eines toxigenen Bakteriophagen.

Nichttoxigene C. diphtheriae verursachen nur äußerst selten lokale Läsionen, gelten jedoch zunehmend als Ursache für infektiöse Endokarditis. Gelegentlich können die verwandten Stämme C. ulcerans oder C. pseudotuberculosis das Diphtherietoxin bilden und C. ulcerans gar das klinische Bild einer Diphtheriehervorrufen.

Erregerreservoir

Mensch.

Ansteckung

- infektiöses Material:
  - *Rachensekret,* Nasensekret
  - selten Augenbindehaut-, Hautwundensekret
- Eintrittspforten:
  - *Schleimhäute des Mund-Nasen-Rachen-Raumes*
  - selten: Bindehaut von Auge und Haut(-wunden)
- Übertragung:
  - *Tröpfcheninfektion* (aerogen durch *Face-to-face*-Kontakt)
  - Schmierinfektion (bei der Hautdiphtherie)
  - selten über kontaminierte Lebensmittel

Erkrankungsrisiko

- nur 10–20 % der Infizierten erkranken
- erhöht in kalter Jahreszeit
- besonders hoch für *Kleinkinder*
- Säuglinge immuner Mütter besitzen eine übertragene Immunität.

Inkubationszeit

In der Regel 2–5 Tage, selten bis zu 8 Tagen.

Krankheitsentstehung

- Diphtherie ist eine **Lokalinfektionskrankheit mit Toxinfernwirkung;** d. h. der Erreger selbst breitet sich höchstens lokal aus (meist die Atemwege absteigend), dagegen gelangt sein Toxin in die Blutbahn.

- Besonders empfindlich gegenüber dem Diphtherietoxin sind Nieren, Myokard, Endothelzellen der Kapillaren und motorische Kopfnerven.

Krankheitsverlauf

Verlaufsformen (➤ Abb. 2.4)

- lokale Diphtherie:
  - Rachendiphtherie (Tonsillardiphtherie): > 50 % d.F. der lokalen Diphtherie
  - Nasendiphtherie: v. a. bei Kleinkindern
  - Kehlkopfdiphtherie: Erstickungsgefahr
  - seltene Lokalisationen:
    - Augenbindehaut: Entzündung, starke Lidschwellung
    - Hautwunden: Nabel, Ulcus cruris, häufiger in den Tropen, in Europa nur bei einigen Personengruppen wie Obdachlosen, Alkohol- oder i.v.-Drogenabhängigen
- progrediente (fortschreitende) Diphtherie
- toxische (maligne) Diphtherie

Verlauf/Symptomatik

Lokale Diphtherie

- **Rachendiphtherie** (Tonsillardiphtherie):
  - Tonsillitis **(Angina diphtherica),** Pharyngitis mit *typischem Belag* (➤ Abb. 2.5). Fibrinöses Entzündungsexsudat bildet mit abgestorbenen Schleimhautzellen (Toxinwirkung) eine sog. *Pseudomembran:*
    - !zunächst auf Mandeln, später auf Rachen- bzw. Nasenraum übergreifend
    - !*grau-weißlich-gelbliche Farbe*
    - !*fad-süßlicher Geruch*
    - !*festsitzend, nicht abwischbar*
    - !blutet leicht (z. B. beim Abstreifversuch), dadurch schmutzig-braune Verfärbung (*„Halsbräune“*)
  - Kieferwinkellymphknoten deutlich, schmerzhaft geschwollen
  - *mäßiges Fieber* (bis 39 °C)
  - nach 4–5 Tagen Höhepunkt der Erkrankung, dann entweder beginnende Heilung (Abstoßung der Pseudomembran, Entfieberung) oder Übergang in die progrediente oder die toxische Diphtherie
- *Nasendiphtherie*:
  - v. a. bei Kleinkindern und Säuglingen
  - blutig-eitriger Schnupfen
  - meist gutartiger Verlauf, nur selten Übergang in progrediente oder toxische Diphtherie
- *Kehlkopfdiphtherie*:
  - **primär:** heute selten, v. a. bei Kleinkindern, ohne Veränderungen im Nasen- bzw. Rachenraum

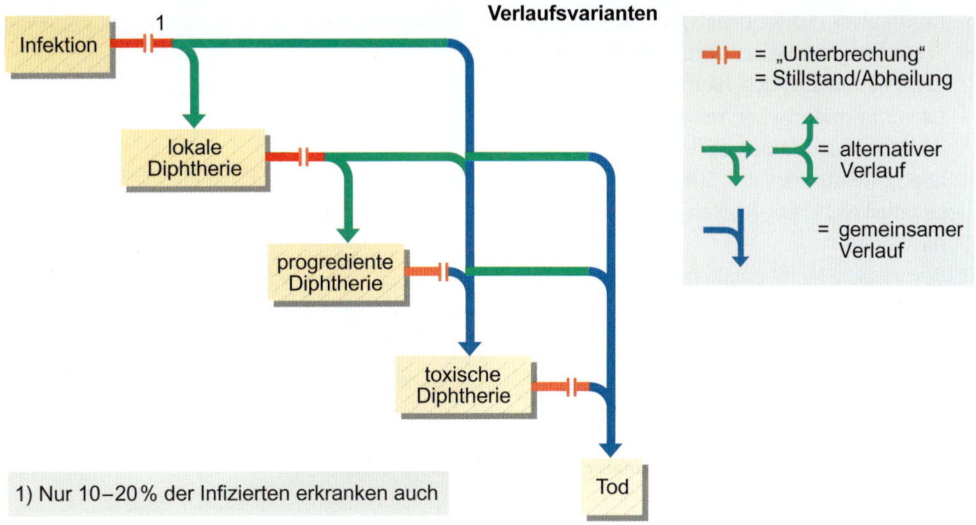

Abb. 2.4 Verlaufsvarianten bei **Diphtherie**. [L106]

- **sekundär:** im Verlauf einer progredienten Diphtherie
- **Symptome:**
  - !Heiserkeit, bellender Husten (Croup- oder *Krupphusten*; to croup = heiser sprechen)
  - !*Erstickungsgefahr* (inspiratorischer Stridor, Zyanose) durch entzündliche Schwellung, Exsudat und Belag

Progrediente (fortschreitende) Diphtherie

- Übergreifen von Nasen- auf Rachenraum bzw.
- von Rachenraum auf tiefere Atemwege: Kehlkopf, Luftröhre, Bronchien, Bronchiolen (deszendierender = absteigender Croup) mit **Erstickungsgefahr**

Toxische (maligne) Diphtherie

- **primäre Form:** Erscheinungen einer Lokalinfektion wenig vorhanden oder fehlen ganz, z. B. keine Beläge in Mund-Rachen-Raum
- **sekundäre Form:** entsteht aus lokalisierter oder progredienter Diphtherie
- **Symptome** (toxinbedingt):
  - hohes Fieber
  - *Kreislaufversagen*
  - *Myokarditis* („Frühmyokarditis", ➤ Komplikationen), evtl. mit *Herzversagen*
  - *Nierenversagen*
  - häufig (unstillbares) Erbrechen
  - Blutungen der Haut und Schleimhäute
  - *Cäsarenhals* (Schweinehals): massive teigige Schwellung des Halses durch Ödembildung im Lymphknotenbereich, häufig
  - *Lähmung* motorischer Nerven (Polyneuritis diphtherica): Gaumensegel-, Schlund-, Kehlkopf-, Atemmuskulatur, äußere und innere Augenmuskeln, Hals-, Rücken- und Extremitätenmuskulatur
  - Bewusstsein bleibt erhalten
- hohe Letalität

Komplikationen

- bei **progredienter Diphtherie:** Bronchopneumonie (deszendierender Croup)
- insbesondere bei **sekundärer toxischer Diphtherie** treten toxinbedingte Schäden oft verzögert, als *Spätschäden,* auf:
  - *Spätmyokarditis* (4–8 Wochen nach Krankheitsbeginn), evtl. mit *Herzversagen* während der „Rekonvaleszenz"
  - Nephropathie
  - Lähmung motorischer Nerven, auch vasomotorischer (plötzliche Blässe, kalter Schweiß)
- Simultanerkrankung mit Masern, Scharlach, Keuchhusten

Differenzialdiagnose

- Rachendiphtherie: Mononucleosis infectiosa (abwischbare Beläge), Streptokokken-Angina (Tonsillitis), Plaut-Vincent-Angina, Tonsillitis bei sexuell übertragbaren Krankheiten (Gonorrhoe, Herpes simplex, syphilitischer Primäraffekt)
- Nasendiphtherie: Sinusitis, Nasenrotz, Coryza syphilitica
- Hautdiphterie: Abgrenzung von bakteriellen Hautinfektionen
- toxische Diphtherie: Mumps (bei Cäsarenhals), Lymphknotentuberkulose, bei Lähmungen Poliomyelitis

Diagnostik

- klinische Diagnosestellung, im Blutbild Leukozytose und Lymphopenie

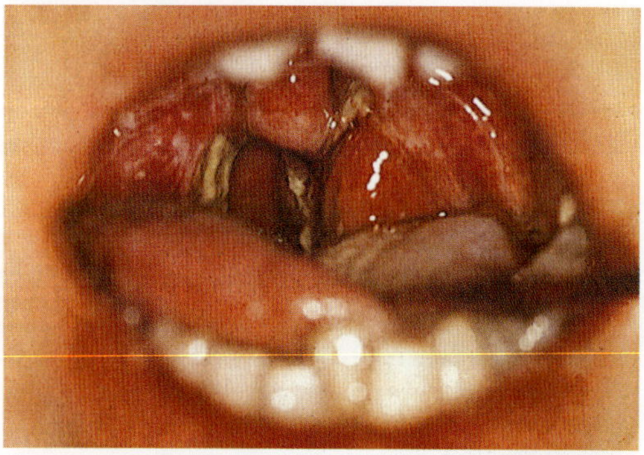

Abb. 2.5 Rachen-**Diphtherie.** Das Abstreifen der Fibrinbeläge führt zu Blutungen. [M349]

- Kulturen von Abstrichen (Erregernachweis dauert zu lange), Nachweis des Diphtherietoxins am isolierten Erreger über Immunpräzipitation (Elek-Test) oder genetisch mittels PCR

Schulmedizinische Therapie

Unverzügliche Gabe eines Diphtherie-Antitoxins zur Toxinneutralisation, kombiniert mit Antibiotikagabe (Penicillin, Erythromycin).

Prognose

- bei rechtzeitigem Behandlungsbeginn meist gut, trotz schwerer Erkrankung
- Langzeitüberwachung (4–8 Wochen) wegen Gefahr der Spätmyokarditis
- **allgemeine Letalität:** bei 5–10 %, bei verzögerter oder suboptimaler medizinischer Versorgung kann sie bis auf 25 % steigen

Immunität und Prophylaxe

- antitoxische Immunität, kann nach Jahren abnehmen (Zweiterkrankung möglich: durchgemachte Erkrankung hinterlässt nicht immer eine verlässliche Immunität)
- **aktive Impfung** mit Toxoidimpfstoff: z. B. im Rahmen der Kombinationsimpfung Diphtherie-Tetanus oder Diphtherie-Pertussis-Tetanus, Schutzdauer: ca. 10 Jahre
- **passive Impfung:** Antitoxinserum vom Pferd

2.7 Ebola-Fieber

DEFINITION

- Namen: Ebola-Fieber, Ebola-hämorrhagisches Fieber (EHF), Maridi-Fieber (Ebola = Fluss im Kongo, Maridi = Stadt im Südsudan; an beiden Orten kam es gleichzeitig zu den ersten Epidemien)
- gilt als virusbedingtes hämorrhagisches Fieber(➤ siehe dort), d. h. es zählt zu den Viruserkrankungen, bei denen es bei schwerem Verlauf zu hohem Fieber und Blutungen kommt. Zooanthroponose

Gesetz

- Meldepflicht bei Verdacht, Erkrankung und Tod (IfSG §§ 6, 8)
- Erreger-Nennung in IfSG § 7
- Behandlungsverbot (IfSG § 24)
- Quarantäne bei Verdacht und Erkrankung (IfSG § 30)
- Vorschriften für Gemeinschaftseinrichtungen (IfSG § 34)

Vorkommen

- sehr selten; in den Regenwäldern West- und Zentralafrikas
- Humane Infektionen wurden in der Demokratischen Republik Kongo (früher Zaire), Sudan, Gabun, Elfenbeinküste und in Uganda (Epidemie 2000) sowie in Kongo-Brazzaville (Epidemie 2003) beobachtet.

Erreger

Filoviren; 5 unterschiedliche Arten mit 3 Antigenvarianten bekannt: Zaire, Sudan, Côte d'Ivoire (Elfenbeinküste), Bundibugyo and Reston:

- Zaire-, Sudan- und Bundibugyovirus rufen das EHF hervor
- Restonvirus scheint nur affenpathogen zu sein.

Erregerreservoir

Unbekannt; es wird der Nilflughund (Rousettus aegyptiacus) verdächtigt.

Ansteckung

Soweit bisher bekannt:

- *infektiöses Material:* Blut, bluthaltige Körpersekrete, Organe oder andere Körperflüssigkeiten infizierter Personen (Epidemien beim Menschen gehen häufig von erkrankten Menschenaffen aus)
- *Übertragung:*
  - Kontaktinfektion (Haut, Schleimhäute)

- nosokomiale Übertragung durch unzureichende Barrieremaßnahmen des medizinischen Personals und kontaminierte Injektionsbestecke.

Erkrankungsrisiko

Bisher nur wenige Epidemien:

- in Zentralafrika 19 Epidemien zwischen 1976 und 2009: Demokratische Republik Kongo (DRC) und Republik Kongo (RC), Sudan, Gabun, Elfenbeinküste und Uganda
- in Europa: 1976 durch eine Laborinfektion in Birmingham, Großbritannien

Inkubationszeit

Circa 2 Tage bis 3 Wochen.

Krankheitsverlauf

Verlaufsformen

- Asymptomatische bis milde Verlaufsformen sind häufiger als bisher angenommen möglich.
- Ebola- und Marburg-Fieber (➤ siehe dort) sind in Verlauf/Symptomatik nicht zu unterscheiden.

Verlauf/Symptomatik bei schwerem Verlauf

Prodromalphase (grippale Symptomatik)

- Dauer: wenige Tage bis 1 Woche
- meist plötzlicher Beginn mit **hohem Fieber,** Kopf-, Gliederschmerzen, Übelkeit, Erbrechen, Bauchschmerzen, Durchfall
- Konjunktivitis, Pharyngitis
- gelegentlich makulo-papulöses Exanthem (bei heller Haut) (➤ Abb. 2.6).

Organphase

- Dauer: wenige Tage bis 1 Woche
- Hypotonie, Bradykardie
- **Blutungen** (Hämorrhagie) der Haut, Schleimhäute (Nasenbluten), von Magen (Bluterbrechen), Darm (Blutstuhl), Niere (Hämaturie), Uterus (blutiger Ausfluss)
- enzephalopathische Symptome (Benommenheit bis Koma, Krämpfe)

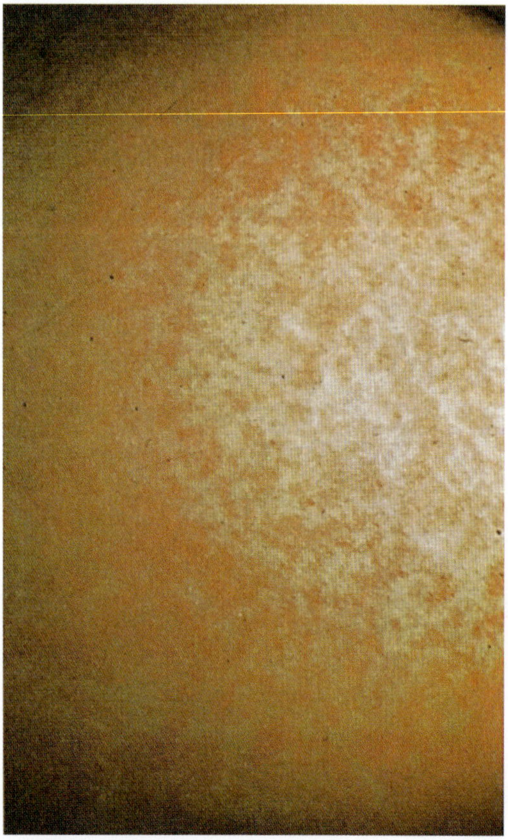

Abb. 2.6 Ebola-Fieber. Oft einhergehend mit ausgeprägtem flüchtigen papulösen Ausschlag, aus dem sich petechiale Blutungen und Hämorrhagien entwickeln können. [E327-005]

- häufig Thrombozytopenie, Lymphopenie und Transaminasenerhöhungen
- gelegentlich: Hodenentzündung
- evtl. hypovolämischer Schock oder Nierenversagen (Anurie)

Differenzialdiagnose

Andere viral bedingte hämorrhagische Fieber und deren DD (➤ VHF).

Diagnostik

Virusnachweis aus dem Blut während der akuten Krankheitsphase mittels PCR, Virusanzucht oder elektronenmikroskopischer Untersuchungen, Nachweis von spezifischen Antikörpern (IgM, IgG) in der Serologie: IF, ELISA, NT.

Schulmedizinische Therapie

Symptomatisch (Volumensubstitution), eine kausale Therapie ist derzeit nicht verfügbar; evtl. frühzeitiger Einsatz von Rekonvaleszentenserum.

Prognose

Letalität: 50–80 %, lang andauernde Rekonvaleszenz; Patienten versterben an einem kardiopulmonalen Schock.

Immunität und Prophylaxe

- bisher keine Schutzimpfung
- Expositionsprophylaxe durch Quarantäne
- strengste Hygiene; fachgerechte Entsorgung von kontaminiertem Behandlungsmaterial zur Vermeidung nosokomialer Infektionen

2.8 Echinokokkose

DEFINITION

- zystische Echinokokkose: Hundebandwurmbefall
- alveoläre Echinokokkose: Fuchsbandwurmbefall
- meist Befall der Leber, selten der Lunge, noch seltener anderer Organe (ZNS); sehr hohe Letalität bei alveolärer Echinokokkose

Gesetz

- Erreger-Nennung in IfSG § 7
- Behandlungsverbot (IfSG § 24)
- Meldepflicht gemäß § 15 (3) IfSG in Sachsen bei Erkrankung und Tod.

Vorkommen

- zystische Echinokokkose: weltweit, in Europa v. a. im Mittelmeerraum (Griechenland, dalmatinische Küste) und Balkan
- alveoläre Echinokokkose: nördliche Hemisphäre (Japan, USA, Kanada; hochendemisch in Nordchina und Sibirien), in Europa v. a. am Nordalpenrand (Süddeutschland, Nordschweiz, Westösterreich, Ostfrankreich)
- Echinokokkose durch Echinococcus vogeli, E. oligarthus: Zentral- und Südamerika (selten)
- selten in Deutschland (➤ Tab. 4.2)

Erreger

- zystische Echinokokkose: **Kleiner Hundebandwurm** (Echinococcus granulosus)
- alveoläre Echinokokkose: **Kleiner Fuchsbandwurm** (Echinococcus multilocularis)

Erregerreservoir

Endwirte:

- Hundebandwurm: *Hund,* selten Fuchs, Katze, Marderhund, Wolf, Dingo, andere Fleischfresser
- Fuchsbandwurm: *Fuchs,* selten Hund, Katze, Wolf, andere Fleischfresser

Ansteckung

- direkter Kontakt mit dem Endwirt, v. a. Hunde (Kot in Hundefell, von Schnauze) in Europa bzw. aus südlichen Ländern, erlegte Füchse
- Schmierinfektionen
- durch kontaminierte Lebensmittel: Gemüse, Obst, Waldfrüchte (z. B. Heidelbeeren, Preiselbeeren, Pilze), Wasser
- orale Aufnahme von kontaminiertem Staub, Erde

Inkubationszeit

Sehr variabel, Monate bis Jahre.

Krankheitsentstehung

Durch die orale Aufnahme der umweltresistenten Bandwurmeier wird der Mensch **Fehlzwischenwirt;** die normalen Zwischenwirte sind beim Hundebandwurm Pflanzenfresser (v. a. Schafe, Rinder; in Polen Schweine), beim Fuchsbandwurm Nager.

Im Dünndarm schlüpfen die Larven, welche die Darmwand durchdringen und sich über den Blutstrom v. a. in **Leber** und **Lunge** ansiedeln. Dort entwickelt sich in Blasen eine zweite Larvenart (die Finnen, ➢ Kap. 1.1.7). Bei der zystischen Echinokokkose entwickeln sich meist ein- oder mehrkammrige flüssigkeitsgefüllte Blasen (Zysten, bis zu 30 cm im Durchmesser), bei der alveolären Echinokokkose dagegen eine Vielzahl von kleinen Bläschen (Alveolen, max. 2 cm im Durchmesser), die tumorartig, infiltrativ in das umgebende Gewebe wachsen. Dieses raumfordernde, zerstörerische Blasenwachstum ist für die Krankheitssymptome verantwortlich.

Krankheitsverlauf

Verlaufsformen

- in mehr als 90 % d.F. ist nur ein Organ betroffen
- **zystische Echinokokkose:** in ca. 60 % d.F. die Leber, in ca. 20 % die Lunge; seltener betroffen sind Peritoneum, Milz, Nieren, Muskulatur, Knochen, Gehirn (in dieser Reihenfolge)
- **alveoläre Echinokokkose:** in 98 % d.F. ist die Leber, in ca. 2 % die Lunge befallen

Verlauf/Symptomatik

Symptomatik bei Leberbefall (Leber-Echinokokkose)

- Appetitlosigkeit, unspezifische Oberbauchbeschwerden, Druckgefühl, Abgeschlagenheit
- tastbare Leberveränderungen (Hepatomegalie)
- eingeschränkte Zwerchfellbeweglichkeit
- Kompression des Magenausganges (Schmerzen) und von Gallengängen (Ikterus, Koliken)
- Pfortaderhochdruck (Kompression auf Blutgefäße), Ösophagusvarizen
- bei alveolärer Echinokokkose: Leberzirrhose, aber auch akutes Leberversagen infolge Infiltration

Symptomatik bei Lungenbefall (Lungen-Echinokokkose)

- meist keine Symptome
- evtl. Brustschmerzen, Husten, selten mit blutigem Auswurf

Sekundärer Befall anderer Organe durch

- Zystenruptur (zystische Echinokokkose),
- organinfiltratives Bläschenwachstum (alveoläre Echinokokkose).

Zumeist chronisch-schleichender Verlauf

Über Jahre bis Jahrzehnte.

Komplikationen

- zystische Echinokokkose: anaphylaktischer Schock bei Zystenruptur, ZNS-Befall mit entsprechenden neurologischen Symptomen
- alveoläre Echinokokkose: Leberzirrhose, Abszessbildung

Differenzialdiagnose

- Lebererkrankungen
- Lungenerkrankungen
- ZNS-Erkrankungen

Diagnostik

Bildgebende Verfahren (Sonografie, Röntgen, CT), Antikörpernachweis (IFT, ELISA, Western Blot).

Schulmedizinische Therapie

- bei der zystischen Echinokokkose: Behandlung mit Albendazol, chirurgische Therapie, Punktion-Aspiration-Injektion-Reaspiration (PAIR) oder Abwarten des Spontanverlaufs
- bei der alveolären Echinokokkose: Behandlung mit Benzimidazolen (Mebendazol, Albendazol)

Prognose

Nur bei vollständiger Entfernung aller Zysten gute Prognose. **Letalität:**
- zystische Echinokokkose: < 5 %; Zysten meist operabel
- alveoläre Echinokokkose: > 95 %; Zysten meist inoperabel; Erkrankung führt ohne Chemotherapie bei einem Großteil der Patienten innerhalb von 10–15 Jahren zum Tode

Immunität und Prophylaxe

- Immunität wird kaum entwickelt.
- wichtige Prophylaxe gegen eine Infektion mit *Echinococcus granulosus:* regelmäßige Entwurmung von Haustieren
- wichtige Prophylaxe gegen eine Infektion mit *Echinococcus multilocularis:*
  - Verzicht auf den Verzehr von bodennah wachsenden Waldfrüchten in Risikogebieten; vor Genuss gründlich waschen – wenn möglich, kochen
  - nach Wald-, Feld- und Gartenarbeiten in Risikogebieten Hände gründlich waschen
  - erlegte oder tot aufgefundene Füchse vorsichtig entsorgen

2.9 Erysipel

DEFINITION
- Namen: Erysipel, Wundrose (griech. erysipelas = Wundrose)
- flächenhafte entzündliche Lokalinfektion der Haut und des Unterhautgewebes

Gesetz

- fällt als Streptococcus-pyogenes-Infektion unter das IfSG
- Behandlungsverbot (IfSG § 24)
- Vorschriften für Gemeinschaftseinrichtungen (IfSG § 34)

Erreger

Bakterien (grampositiv):
- β-hämolysierende *Streptokokken,* v. a. A-Streptokokken
- seltener Staphylococcus aureus (menschenpathogene Stämme)
- Streptokokken sind typische Schleimhautparasiten

Erregerreservoir

Bei A-Streptokokken: Mensch.

Ansteckung

- infektiöses Material:
  - Rachensekret (v. a. A-Streptokokken)
  - Nasensekret (v. a. Staphylococcus aureus)
- **Eintrittspforten:** Haut- und Schleimhautschadstellen, z. B.:
  - Rhagaden (z. B. am Mundwinkel)
  - Geschwüre (häufig Ulcus cruris)
  - durch Pilzbefall vorgeschädigte Stellen, v. a. Zwischenzehen- und Zwischenfingerbereich
  - Läsion im Gesicht
  - Operationswunden
- **Übertragung:** Tröpfcheninfektion, (selten) Schmierinfektion

Erkrankungsrisiko

Ausschlag wenig ansteckend, besonders gefährdet sind Diabetiker.

Inkubationszeit

Wenige Stunden bis mehrere Tage.

Krankheitsentstehung

Es kommt zur Erregerausbreitung in den intrakutanen Lymphspalten (➤ Kap. 1.3.2, Ausbreitung im

Gewebe) mit entzündlichen Reaktionen. Die Erkrankung bleibt in der Regel lokal beschränkt.

Krankheitsverlauf

Verlauf/Symptomatik bei typischer Erkrankung

- **Beginn** mit Schüttelfrost, rasch *ansteigendem* und *hohen Fieber,* Kopfschmerzen, Erbrechen
- **Lokale (entzündliche) Symptome:**
  - bevorzugt betroffen sind *Gesicht* und *Unterschenkel* (begünstigend sind Krampfadern und Geschwüre)
  - **Hautreaktionen** (➤ Abb. 2.7):
    - !schmerzhafte Schwellung und Überwärmung
    - !*Rötung:* meist intensiv und *scharf umgrenzt*
    - !Ausbreitung: häufig zungenförmige Ausläufer (wie bei der Blüte einer Rose = *Wundrose*); bei Gesichtsbefall sind die Symptome meist zunächst einseitig, nach 1–2 Tagen dann symmetrisch.
  - auch Befall von **Schleim- und Halbschleimhäuten** möglich: Mund-Rachen-Raum, Kehlkopf, Augenbindehaut, Scheide, Penis
  - Schwellung der regionalen Lymphknoten

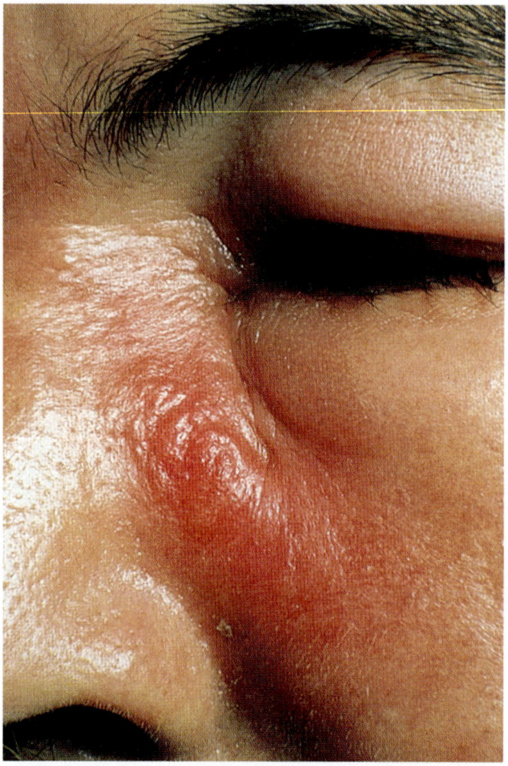

Abb. 2.7 Gesichts-**Erysipel** mit entzündeter, ödematöser Haut. [E293]

Komplikationen

- **Rezidive** (z. B. durch unzureichende Antibiotikabehandlung), dabei evtl. Lumenverlegung (Obliteration) der Lymphgefäße mit *Lymphstau* (Elephantiasis)

Seltener sind:

- **Komplikationen eitriger Art** (durch lokale oder septische Ausbreitung):
  - Phlegmone (Entzündung im Unterhautgewebe)
  - Meningitis
  - Bronchitis/Pneumonie
  - Myokarditis, Endokarditis
- **Komplikationen immunologischer Art** (infolge A-Streptokokken-Infektion):
  - Erythema nodosum
  - postinfektiöse (akute) Glomerulonephritis
- Thrombosen: Thrombophlebitis der Beine, Hirnvenenthrombose beim Gesichtserysipel
- bei Befall der Kehlkopfschleimhaut: Glottisödem mit Erstickungsgefahr

Differenzialdiagnose

- bei zunächst einseitigem Befall: Zoster ophthalmicus
- Erysipeloid (Schweinerotlauf)
- Hautentzündungen durch andere Erreger
- allergische Hautreaktionen (z. B. Arzneimittelexanthem)
- bei Unterschenkelbefall: Thrombophlebitis

Diagnostik

- klinisches Bild
- Erhöhung von Leukozyten, CRP und BKS sowie später Antistreptolysin-Titer
- evtl. Erregernachweis im Abstrich

Schulmedizinische Therapie

Penicillingabe, Bettruhe, Hochlagerung der befallenen Extremität bzw. (bei Gesichtserysipel) Flüssigkost und Sprechverbot, feucht-kühle Umschläge mit antiseptischen Substanzen.

Prognose

- bei ausreichender Behandlung gut
- Gefahr von Rezidiven

Immunität und Prophylaxe

- keine
- Behandlung begünstigender Grunderkrankungen (z. B. Diabetes mellitus, Fußpilz)

2.10 Exanthema subitum

DEFINITION

- Namen: Exanthema subitum, Dreitagefieber-Exanthem, Roseola infantilis/infantum (lat. subitus = plötzlich, roseola = kleinfleckige Hautröte), Sechste Krankheit
- meist harmlose „Kinderkrankeit" mit Fieber und Hautausschlag

Gesetz

Keine Berücksichtigung im IfSG.

Vorkommen

Weltweit.

Erreger

Humanes-Herpes-Virus 6 oder 7 = HHV-6, HHV-7 (➤ Tab. 1.1).

Erregerreservoir

Mensch.

Ansteckung

- **infektiöses Material:** *Speichel*, Rachensekret, Nasensekret (vermutlich)
- **Übertragung:** Tröpfcheninfektion, Schmierinfektion

Erkrankungsrisiko

Wenig ansteckend; es erkranken fast nur **Säuglinge** und **Kleinkinder** (Kinder jenseits des zweiten Lebensjahres erkranken so gut wie nie).

Inkubationszeit

5–15 Tage.

Krankheitsverlauf

Verlaufsübersicht

- Generalisation: Fieber
- Organmanifestation: Exanthem

Verlauf/Symptomatik

Generalisation

- **Fieber** rasch ansteigend bis 39–40 °C, intermittierend oder als Kontinua, über 3 bis max. 8 Tage („Dreitagefieber")
- rasche bis plötzliche (kritische) Entfieberung
- evtl. fieberbedingt: zerebrale **Krämpfe** und vorübergehende **Paresen**

Organmanifestation

- **Exanthem** (Auftreten bei Entfieberung):
  - rötelnähnliches Aussehen: hellrot, kleinfleckig, evtl. leicht papulös, evtl. konfluierend (zusammenfließend) (➤ Abb. 2.8)
  - Lokalisation: an Stamm und Nacken am dichtesten, auch an Extremitäten, selten im Gesicht
  - Dauer: 1–2 Tage, manchmal nur Stunden

- **katarrhalische Erscheinungen** (häufig geringer Natur): Tonsillitis, Pharyngitis, Tracheitis
- **Lymphknotenschwellungen:** nuchal, zervikal, retroaurikulär; evtl. schon vor Auftreten des Exanthems

Komplikationen

Meningoenzephalitis (Krämpfe, Lähmungen).

Differenzialdiagnose

- Röteln, Masern, Scharlach, andere exanthematische Virusinfektionen (z. B. durch Coxsackie- und Echo-Viren mit ebenfalls rötelnähnlichem Exanthem)
- Arzneimittelexanthem
- allergisches Exanthem

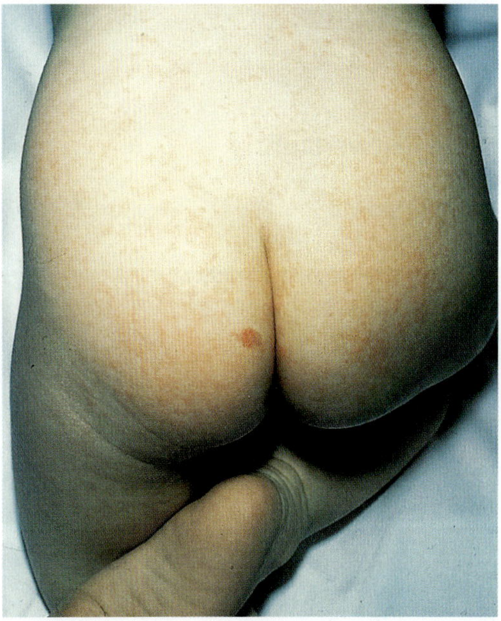

Abb. 2.8 Exanthema subitum. Der erythematös-fleckige oder rötelnartige Ausschlag zeigt sich oft besonders ausgeprägt am Gesäß und blasst innerhalb weniger Tage wieder ab. [E316]

Diagnostik

- charakteristisch: Auftreten des Exanthems nach Fieberabfall
- Leukopenie mit relativer Lymphozytose, Antikörpernachweis (HHV-spezifische IgM-Antikörper)

Schulmedizinische Therapie

Antipyretika bei hohem Fieber, Antikonvulsiva bei Krämpfen.

Prognose

Sehr gut.

Immunität und Prophylaxe

- hinterlässt Immunität
- keine Impfung und keine Prophylaxe

2.11 Fleckfieber

DEFINITION

- Namen: (klassisches/epidemisches) Fleckfieber, Läusefleckfieber, Flecktyphus, Typhus exanthematicus, Petechialtyphus, Flohbisskrankheit (➤ Krankheitsverlauf), Brill-Zinsser-Krankheit
- Übertragung durch Läuse (und Flöhe), charakteristisch sind Fieber, Haut- und ZNS-Befall, häufig schwer wiegender Verlauf

Gesetz

- Erreger-Nennung in IfSG § 7
- Behandlungsverbot (IfSG § 24)
- Meldepflicht gemäß § 15 (3) IfSG in Sachsen bei Erkrankung und Tod.

Vorkommen

- früher v. a. in Kriegszeiten auch in gemäßigten Klimazonen: Russland, Ost- und Südosteuropa
- heute teilweise endemisch in kühleren Höhenlagen der Tropen (Zentral- und Ostafrika, Asien, Zentral- und Südamerika; sehr selten in Deutschland (➤ Tab. 4.2)

Erreger

Rickettsia prowazekii, gramnegatives Bakterium (Rickettsienart).

Erregerreservoir

Mensch (in den USA Erreger auch in Eichhörnchen nachgewiesen).

Ansteckung

- Mensch → Kleiderlaus *(Pediculus humanus)* → Mensch:
  - perkutan: keine Infektion durch Stich der Laus, sondern durch Einkratzen von **Läusekot** oder „Saft" zerquetschter Läuse in den (juckenden) Stichkanal oder in sonstige Hautdefekte (wie beim Läuserückfallfieber).
  - seltener aerogen: Einatmen von zerstäubtem **Läusekot** (Rickettsien überleben monatelang in eingetrocknetem Läusekot)
- selten auch: Mensch → Floh → Mensch

Erkrankungsrisiko

Das Erkrankungsrisiko ist unter schlechten hygienischen Bedingungen erhöht (d. h. bei guten Verhältnissen für Läuse und Flöhe), z. B. in Kriegs-, Notstands- und Überbevölkerungsgebieten.

Inkubationszeit

Circa 1–2 Wochen

Krankheitsentstehung

Befall von Endothelzellen kleiner und kleinster Blutgefäße, v. a. in Haut, Gehirn, Myokard und Nieren.

Krankheitsverlauf

Verlaufsübersicht bei klassischer Erkrankung

- Stadium incrementi: Fieberanstieg über wenige Tage
- Stadium continuum: Kontinuafieber über ca. 2 Wochen
- Stadium decrementi: Entfieberung von wenigen Tage
- Rekonvaleszenzphase: Wochen bis Monate

Verlauf/Symptomatik

Stadium incrementi

- plötzlicher Beginn mit hohem Fieber, Schüttelfrost
- heftige Kopf- und Gliederschmerzen
- ausgeprägtes Krankheitsgefühl, Patienten benommen oder lethargisch
- Gesicht gerötet und gedunsen (Fleckfiebergesicht)
- Entzündung der oberen Atemwege mit trockenem Husten und Heiserkeit in ⅔ d.F., Konjunktivitis
- Milz-, Leberschwellung in 50 % d.F.

Stadium continuum

- am 4.–6. Krankheitstag Auftreten eines **Exanthems,** welches in der Axillarregion beginnt und sich rasch ausbreitet
  - Exanthem: anfangs roseolenartig (pinkfarbene, nichtkonfluierende, wegdrückbare Maculae) an Rumpf, Armen und Beinen (Gesicht sowie Hand- und Fußflächen bleiben frei)
  - bei schwerem Verlauf auch an Handtellern und Fußsohlen, mit *hämorrhagischem Charakter:* dunkelrotes, konfluierendes, makulopapulöses Exanthem, teilweise mit petechialen Einblutungen (flohbissartige, rote Flecken „Flohbisskrankheit") oder Ekchymosen (flächenhafte Hautblutungen)
- enzephalitische/meningitische Erscheinungen, Myokarditis

Stadium decrementi
Fieberrückgang und Abschwächung der übrigen Symptomatik.

Rekonvaleszenzphase
Gefährdung durch Kreislauflabilität und Sekundärinfektionen.

Komplikationen:

- arterielle und venöse Thrombosen (thrombotischer Verschluss, Embolie)
- Kreislaufversagen, Nierenversagen, Koma
- Hepatitis mit Ikterus
- Pneumonie (primär, sekundär)
- Sekundärinfektionen
- Rezidiv = **Brill-Zinsser-Krankheit** (leichte Fleckfiebererkrankung) nach Jahren bis Jahrzehnten möglich; verläuft meist milder, hierbei keine Assoziation mit Läusen

Differenzialdiagnose

- andere Rickettsiosen, z. B. Q-Fieber
- Grippe, Bronchitis (Husten im Stadium incrementi)
- Masern
- Typhus abdominalis, Parathyphus (im Stadium incrementi)
- Arbovirosen (v. a. virale hämorrhagische Fieber)
- Meningoenzephalitis durch Meningokokken (wegen Exanthem mit hämorrhagischem Charakter)
- Meningokokkenseptikämie
- Rückfallfieber (Leber-, Milzschwellung, Hautblutungen, meningitische Erscheinungen)
- Malaria tropica
- Infektöse Mononukleose
- Syphilis (Stadium II)
- Leptospirose

Diagnostik

- Erregernachweis immunfluoreszenzmikroskopisch (Antigen-Nachweis) aus Gewebeproben (Milz, Lunge, Haut) oder als Nukleinsäurenachweis (PCR) aus klinischen Materialien
- serologischer Nachweis von spezifischen Antikörpern möglich (IgM, IgG mittels ELISA, IFT, KBR)

Schulmedizinische Therapie

- Doxycyclin, Tetracyclin, Rifampicin, Chinolone, Chloramphenicol; in schweren Fällen zusätzlich Prednisolon indiziert
- Stabilisierung des Flüssigkeits- und Elektrolythaushaltes

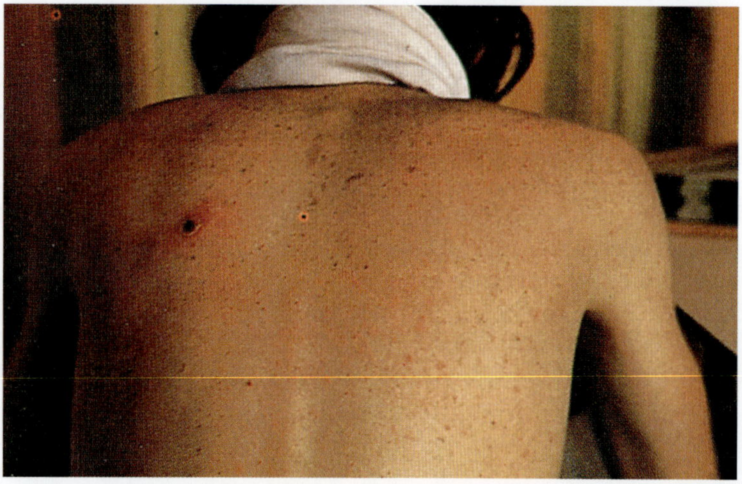

Abb. 2.9 Fleckfieber durch Zeckenbiss. An der Bissstelle bildet sich zuerst eine „Narbe" und danach ein ausgedehnter Ausschlag. [E327-004]

Prognose

Letalität bei unbehandelten Fällen: 10–40 %; erhöht bei Patienten mit Mangelernährung und schlechter allgemeiner Immunitätslage.

Immunität und Prophylaxe

- langanhaltende Immunität, aber: Rezidiv nach Jahren bis Jahrzehnten möglich (➤ Komplikationen)
- **aktive Immunisierung** möglich, jedoch nur deutliche Abschwächung der Symptomatik und Verringerung der Sterblichkeit; Schutzdauer < 5 Jahre (Impfstoff sollte medizinischem Personal in Endemiegebieten bzw. Personen in Speziallaboratorien vorbehalten sein)
- Läusebekämpfung, Verbesserung der hygienischen Bedingungen
- evtl. Doxycyclin-Prophylaxe (Einmaldosis) für enge Kontaktpersonen von Patienten.

2.12 FSME

DEFINITION
- Namen: FSME = Frühsommer-Meningoenzephalitis
- virusbedingte Meningitis/Enzephalitis (in der Regel durch Zeckenbiss übertragen)

Gesetz

- Erreger-Nennung in IfSG § 7
- Behandlungsverbot (IfSG § 24)

Vorkommen

- in Deutschland v. a. in Baden-Württemberg und Bayern; Endemiegebiete ebenfalls im südlichen Hessen (Odenwald), im Landkreis Birkenfeld in Rheinland-Pfalz und in vereinzelten Landkreisen in Thüringen
- im übrigen Europa:
  - endemisch in Österreich, Russland, Polen, Ungarn, Südschweden, Finnland, Kroatien, Slowenien, Albanien, den baltischen Ländern, der Tschechischen und der Slowakischen Republik
  - Einzelfälle in Frankreich, Italien, Griechenland
  - kein FSME-Risiko auf der Iberischen Halbinsel, im Vereinigten Königreich, den Benelux-Ländern und in Dänemark (Einzelfälle auf Bornholm)

Erreger

FSME-Virus (Flavivirus, ➤ Tab. 1.1), in Deutschland zentraleuropäischer Subtyp.

Erregerreservoir

Primär Kleinsäuger, insbesondere Mäuse, aber auch Großsäuger wie Wild, Schaf, Ziege, Rind und Vögel.

Ansteckung

- in der Regel Erregerreservoir → **Zecke** (in Zentraleuropa *Ixodes ricinus*, ➤ Abb. 2.10, ➤ Kap. 1.1.8) → Mensch, d. h. durch Zeckenbiss
- sehr selten durch virusinfizierte Milch von Ziege und Schaf, in Ausnahmefällen von der Kuh
- keine Infektion von Mensch zu Mensch

Erkrankungsrisiko

- In den Endemiegebieten ist ggf. jede 50. Zecke Virusträger; ca. 30 % der durch infizierte Zecken gebissenen Personen erkranken.
- bevorzugtes Biotop der Zecken: Regionen mit hoher Luftfeuchtigkeit, Laub- und Mischwälder mit strauchreichem Unterwuchs, Waldränder, Flusstäler. Die Zecken halten sich in hohem Gras und Gebüsch sowie in losem Laub auf und fallen nicht von Bäumen. Damit sich der Erreger vermehren kann, ist eine Mindesttemperatur von etwa 8 °C erforderlich. Inzwischen wurde *Ixodes ricinus* in

Europa auch in Höhen über 1.300 Meter entdeckt.
- Erhöhtes Infektionsrisiko besteht in Abhängigkeit von der Aktivität der virustragenden Zecken bevorzugt in der Zeit von **Frühsommer** bis **Frühherbst,** häufig jedoch auch im Herbst. Bei warmer Witterung können Infektionen vereinzelt auch im Winter auftreten.
- In Deutschland gibt es seit Einführung der Meldepflicht im Jahr 2001 im Durchschnitt 315 gemeldete Erkrankungen pro Jahr.

Inkubationszeit

Gewöhnlich 7–14 Tage, in Einzelfällen bis zu 28 Tagen.

Krankheitsentstehung

Das Virus vermehrt sich vermutlich in den regionalen Lymphknoten der Bissstelle und gelangt hämatogen (Generalisationsstadium) oder auf neuronalem Weg ins ZNS (Organstadium).

Krankheitsverlauf

Verlaufsübersicht bei durchgehender Erkrankung

- Prodromalphase: 1. Fiebergipfel, Generalisationsstadium
- Latenzphase: fieberfreies Intervall
- Organstadium: 2. Fiebergipfel
- Rekonvaleszenzphase

Verlauf/Symptomatik

Krankheitsverlauf ist biphasisch.

Prodromalphase
- **„Sommergrippe“** von wenigen Tagen:
  - Kopf-, Glieder-, Kreuzschmerzen
  - Erbrechen, Schwindelgefühl
  - leichtes Fieber bis 38 °C
- evtl. katarrhalische und gastrointestinale Symptome
- **Ausklingen** der Erkrankung in ca. 90 % d.F.

Latenzphase
Fieberfreies, symptomarmes Intervall von etwa einer Woche bis zu 20 Tagen (kann auch fehlen).

Organstadium (ZNS-Befall)
- Temperaturanstieg bis 40 °C
- in ca. 60 % d.F. **Meningitis,** meist bei Kindern:
  - heftige Kopfschmerzen
  - Übelkeit, Erbrechen
  - *Nackensteifigkeit* (u. a. Meningitis-Zeichen)
  - Dauer: wenige Tage bis 1 Woche
  - bleibt meist folgenlos
- in ca. 40 % d.F. (auch) Enzephalitis/Myelitis/Radikulitis, häufiger bei Erwachsenen:
  - ggf. Meningitis-Zeichen
  - Sensibilitäts- und Reflexstörungen
  - Unruhe, Zuckungen im Gesicht und an den Extremitäten
  - Sprachstörungen, psychotische Phasen, Stupor, Somnolenz, Bewusstlosigkeit bis hin zum Koma
  - bei älteren Patienten entwickelt sich eine Myelitis, Ausfälle in Form von Paresen: v. a. Gesichtslähmung (N. facialis), Augenlähmung/Doppeltsehen (N. oculomotorius), Blasenlähmung
  - nach Abfiebern evtl. schlaffe Lähmung, v. a. im Schulter-Arm-Bereich
  - Dauer: 1–2 Wochen

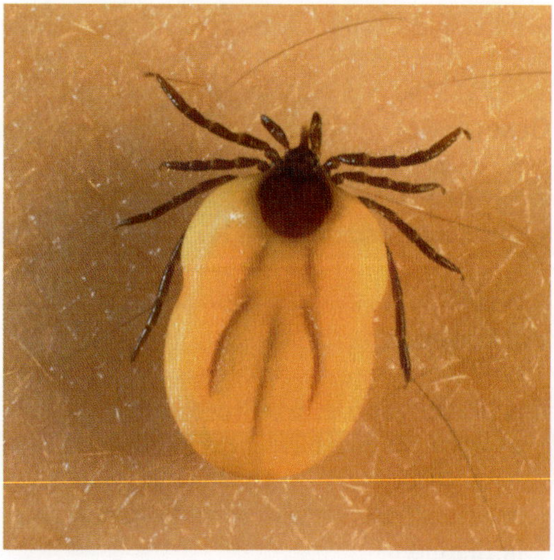

Abb. 2.10 Überträger der **FSME:** die Zecke (Ixodes ricinus). [J787]

Differenzialdiagnose

Grippe, Lyme-Borreliose, Poliomyelitis (bei Lähmungserscheinungen), andere (v. a. virale) Meningoenzephalitiden.

Diagnostik

- FSME-Virus-spezifischer IgM- und IgG-Antikörper-Nachweis in Serum oder Liquor oder Nachweis eines signifikanten Anstiegs der Antikörperkonzentration zwischen 2 Proben im zeitlichen Abstand von 2–4 Wochen (ELISA, Immunfluoreszenz)
- zu Beginn der Erkrankung Virusisolierung aus Blut und Liquor bzw. der Nachweis von FSME-Virusgenom möglich

Schulmedizinische Therapie

Symptomatisch, keine spezifisch antivirale Therapie verfügbar.

Prognose

In ca. 5 % d.F. mit Enzephalitis bleiben Restzustände, Letalität: ca. 1 %.

Immunität und Prophylaxe

- lebenslange Immunität
- **aktive Impfung:** für kompletten Impfschutz 3 Impfungen erforderlich (2 Teilimmunisierungen, 1 Boosterung), Auffrisch-Impfungen abhängig von der Exposition jeweils nach 3 Jahren erforderlich
- Impfung auch passiv und simultan (nicht nach Zeckenbiss!) möglich
- Vermeiden von Zeckenbissen in gefährlichen Gebieten: Tragen von heller, langer Kleidung, sorgfältiges Absuchen des Körpers nach Zecken, Entfernung der Zecke mit Zange, Desinfektion und Reinigung der Bissstelle.

2.13 Gastroenteritis, infektiöse/ Lebensmittelvergiftung, mikrobielle

DEFINITION

Mikrobiell verursachte akute Magen-Darm-Erkrankungen werden nach dem IfSG § 6 unterschieden in
- akute infektiöse **Gastroenteritiden,**
- mikrobiell bedingte Lebensmittelvergiftungen.

Als Gastroenteritiden werden hier Cholera, Shigellenruhr, Paratyphus und Typhus sowie das enteropathische hämolytisch-urämische Syndrom (HUS; Folgeerkrankung einer EHEC-Infektion) nicht berücksichtigt, da diese eigenständig dargestellt sind.

Gesetz

- **Meldepflicht** bei **Verdacht** und **Erkrankung** (Lebensmittelbranche, Gruppenerkrankung; IfSG §§ 6, 8)
- Erreger-Nennung (hier unter „Erreger" kursiv angegeben) in IfSG § 7
- Behandlungsverbot (IfSG § 24)
- Vorschriften für Gemeinschaftseinrichtungen (IfSG § 34)
- Tätigkeits- und Beschäftigungsverbote (IfSG § 42)
- aktuelle Meldepflicht-Ergänzungen gemäß § 15 (3) IfSG auf Länderebene beachten!

Vorkommen

- weltweit
- über 80 % aller gemeldeten Infektionen/Jahr (> 200.000) sind Gastroenteritiden, am häufigsten: Infektionen mit Salmonellen (> 70.000), Campylobacter (> 50.000), Rotaviren (ca. 50.000) und Noroviren (10.000–50.000)

Erreger

- **Bakterien,** aufgeführt sind die häufigsten (alle gramnegativ):
  - meist *Salmonella sp.* (v. a. Salmonella enteritidis, auch häufig Salmonella typhimurium)

- *Campylobacter sp.* (v. a. Campylobacter jejuni, auch häufig Campylobacter coli)
- *Yersinia* enterocolitica (darmpathogene Stämme), Yersinia pseudotuberculosis
- verschiedene Escherichia-coli-Stämme, wie
  - !*enterohämorrhagische Escherichia coli (EHEC)*
  - !enteropathogene Escherischia coli (EPEC, „Reisediarrhoe")
  - !enterotoxische Escherichia coli (ETEC)
- **bakterielle Lebensmittelvergiftung** durch über die Nahrung aufgenommene Toxine der allesamt grampositiven Bakterien:
  - meist Staphylococcus aureus
  - Clostridium perfringens (Subtypen von Typ A)
  - Clostridium botulinum (→„Botulismus")
  - Bacillus cereus
- **Viren:**
  - *Rotaviren,* bei Säuglingen und Kleinkindern die häufigste Ursache von akuter Gastroenteritis, in > 70 % d.F.
  - *Noroviren* (früher Norwalk-like-Virus), bei Säuglingen und Kleinkindern die zweithäufigste Ursache von akuter Gastroenteritis, bei älteren Kindern und Erwachsenen in 30–50 % d.F. Ursache nichtbakterieller Gastroenteritis
  - Adenoviren
  - Enteroviren (v. a. Echoviren, „Sommerdiarrhoe")
  - Parvoviren
  - Reoviren
- **Protozoen:**
  - *Cryptosporidium parvum* (Cryptosporidiose)
  - *Giardia lamblia* (Giardiasis)
  - Entamoeba histolytica (Amöbenruhr)
- **infektiöse, aber nicht akute Gastroenteritis**:
  - Pilze: Candida-Arten, Aspergillus-Arten
  - Würmer: Spulwurm, Peitschenwurm

Ansteckung

- **Tier → Mensch** (v. a. Bakterien):
  - *Verzehr von Tierprodukten:* Fleisch (Hackfleisch), Rohmilch, Milchprodukte, Fisch, Geflügel, rohe Eier, Eiprodukte, Speise-Eis usw.
  - Verzehr pflanzlicher Lebensmittel: Gewürze, Keimlinge u. a.
  - *fäkal-oral* (➢ Kap. 1.2.2), z. B. durch Wasserkontamination, Gülledüngung (Salat, Gemüse)
- **Mensch → Mensch** (Bakterien, Viren; selten):
  - infektiöses Material: Stuhl, Erbrochenes
  - Übertragung:
    - !*fäkal-oral,* durch direkte Kontakte zu infizierten Haustieren (z. B. Reptilien!) durch Infizierte und *Ausscheider*
    - !bei Erbrochenem analog auf fäkal-oralem Weg
  - Ansteckungszeitraum:
    - !Salmonellen: meist 4–5 Wochen (selten Dauerausscheidung, Komplikationen)
    - !Rotaviren: meist 1 Woche
    - !Noroviren: meist 1 Woche

Erkrankungsrisiko

- Infektion bleibt häufig inapparent, betroffen sind v. a. **Kleinkinder**
- oft Gruppenerkrankung
- Häufigkeitsgipfel im Sommer

Inkubationszeit

Wenige Stunden bis wenige Tage:
- Staphylococcus-aureus-Intoxikation: nur wenige Stunden
- Salmonellen: 8–48 Stunden (max. 7 Tage)
- Viren: 1–3 Tage

Krankheitsentstehung

Bei bakterieller Gastroenteritis bzw. Lebensmittelvergiftung v. a. folgende Ursachen:
- invasives (zerstörerisches) Eindringen des Erregers (z. B. von *Salmonellen*) in die Dünndarmepithelzellen
- Entero- bzw. Endotoxinbildung (➢ Kap. 1.3.2) der aufgenommenen Erreger
- Toxinaufnahme mit der Nahrung

Krankheitsverlauf

Verlauf/Symptomatik bei typischer Erkrankung
- krampfartige **Bauchschmerzen** (Darmkoliken)
- **Durchfälle:** zunächst breiig, später zunehmend wässriger
- *Übelkeit, Erbrechen*
- v. a. bei **Virusenteritis** (häufigste Ursache der akuten Diarrhoe): Kopfschmerzen, Glieder-, Kreuz- und Muskelschmerzen
- v. a. bei invasiven Erregern (Salmonellen): **erhöhte Temperatur** bzw. **Fieber** von 38–40 °C
- gelegentlich Pseudoappendizitis durch mesenteriale Lymphadenitis (Salmonellen, Yersinien)
- gelegentlich Erkrankung der oberen Atemwege (Adenoviren, Enteroviren, Yersinien)

Komplikationen

- durch hohen **Flüssigkeitsverlust:** v. a. bei Neugeborenen, Säuglingen, Kleinkindern, resistenzgeschwächten und alten Patienten: *Exsikkose* (Austrocknung), Nierenversagen, hypovolämischer *Schock* (Kreislaufversagen).
- bei Salmonelleninfektion auch:
  - Gallenblasenentzündung
  - Dauerbesiedelung von Gallenblase oder Dünndarm → Dauerausscheidertum
  - Sepsis (v. a. bei Immunschwäche, z. B. bei Aids), häufig dabei: Arthritis (der unteren Extremitäten), Osteomyelitis, Endokarditis, Pleuritis, Pneumonie, Meningitis
- bei EHEC-Infektionen: HUS
- bei Enteroviren auch Meningitis/Enzephalitis

Differenzialdiagnose

- Shigellenruhr (besonders bei invasiven Erregern)
- Cholera (keine Leibschmerzen und Tenesmen)
- Typhus, Paratyphus
- nichtinfektiöse Durchfallerkrankungen (Morbus Crohn, Colitis ulcerosa)

Diagnostik

- Anamnese (Gruppenerkrankung?), Symptomatik
- Erregernachweis in Stuhl, Erbrochenem, Nahrungsmittelresten, Leukozytose (biochemische und PCR-gestützte Pathotypdiagnostik, Serotypie, Lysotopie (nur Salmonella enteritidis und typhimurium)

Schulmedizinische Therapie

- je nach Erregerart
- meist nur symptomatisch (Schonkost, Flüssigkeits- und Elektrolytzufuhr, Bauchwickel), evtl. Antibiotikatherapie

Prognose

Rekonvaleszenz meist nach wenigen Tagen. Dauerausscheidertum möglich (Salmonellose).

Immunität und Prophylaxe

- meist keine Immunitätsbildung (da Lokalinfektion) oder nur schwach bis mäßig ausgeprägt (erregerabhängig)
- keine Impfung verfügbar
- Einhaltung der Hygieneregeln bei Reisen in warme Länder, Meidung potenziell infektiöser Speisen
- Händewaschen nach Tierkontakt (Streichelzoo, Bauernhof)

2.14 Gelbfieber

DEFINITION

- Namen: Gelbfieber, „Schwarzes Erbrechen"
- Tropenkrankheit: Übertragung durch Mücken, ggf. schwere Schäden an Leber, Niere und Herz

Gesetz

- Erreger-Nennung in IfSG § 7
- Behandlungsverbot (IfSG § 24)
- Meldepflicht gemäß § 15 (3) IfSG in Sachsen bei Erkrankung und Tod.

Vorkommen

- tropische Zonen: Afrika (10. südlicher bis 15. nördlicher Breitengrad), Süd- und Mittelamerika (40. südlicher bis 20. nördlicher Breitengrad); Südamerika v. a. Bolivien, Brasilien, Ecuador, Kolumbien, Peru betroffen; in Afrika in den letzten Jahren vermehrt Fälle in der Republik Elfenbeinküste
- sehr selten in Deutschland (➤ Tab. 4.2)

Erreger

Gelbfieber-Virus (Flavivirus, ➤ Tab. 1.1).

Erregerreservoir

Stechmücken (der Gattung *Aedes* und *Haemagogus*), Affen.

Ansteckung

3 Übertragungszyklen:
- sylvatischer Zyklus (Busch- oder Dschungelgelbfieber): Affen → Mücke → Affe; Menschen selten infiziert (v. a Menschen, die im Wald arbeiten)
- urbaner Zyklus (Stadtgelbfieber): Mensch → Mücke → Mensch; Mensch dient als Infektionsquelle, führt in dicht-besiedelten Regionen zu Epidemien
- intermediärer Zyklus: Verbindung beider Zyklen; häufig in waldnahen, kleinen Siedlungen, in denen Menschen und Affen eng nebeneinander leben; hohe Gefahr einer Epidemie

Inkubationszeit

Circa 3–6 Tage.

Krankheitsentstehung

Das Virus vermehrt sich in den Organen des Monozyten-Makrophagen-Systems (Lymphknoten, Milz, Leber, Knochenmark) und verursacht nach der Ausbreitung über den Blutweg (Generalisationsstadium) schwere Schäden v. a. an **Leber, Niere** und **Herzmuskel** (Organstadium).

Krankheitsverlauf

Verlaufsübersicht bei durchgehender Erkrankung

- Prodromalphase: 1. Fiebergipfel, Generalisationsstadium
- Latenzphase: fieberfreies Intervall
- Organstadium: 2. Fiebergipfel
- Rekonvaleszenzphase

Verlauf/Symptomatik

Bei einigen Infizierten asymptomatischer Verlauf oder mild verlaufende Erkrankungen, besonders bei Kindern.

Prodromalphase (Generalisationsstadium)
- Dauer: 3–4 Tage
- Schüttelfrost, **rasch hohes Fieber** (39–40 °C)
- Kopf-, Glieder-, Kreuzschmerzen
- Übelkeit, Erbrechen
- relative Bradykadie
- Konjunktivitis
- Rötung von Gesicht, Hals und Brust
- **Ausklingen** der Erkrankung *bei leichtem Verlauf*, d. h. in 85 % d.F.

Organstadium (toxische Phase):
- Dauer: ca. 2 Wochen
- erneutes, aber weniger hohes Fieber
- **Hepatitis:** Leberschwellung, Ikterus (Gelbsucht = „*Gelbfieber*"), Anstieg von Leberenzymen (GOT, GPT) im Blut
- **Nephritis:** Proteinurie, Hämaturie, Oligurie/Anurie

- **Blutungen** (durch toxische Gefäßwandschädigung) in die Haut und der Schleimhäute: Mund-Nasen-Rachen-Raum, Zahnfleisch, Magen (kaffeesatzartiges Erbrechen = *„schwarzes Erbrechen"* ➢ Abb. 2.11), Darm (blutige Stühle), Harnwege (Hämaturie), Gebärmutter (blutiger Ausfluss)
- gelegentlich enzephalopathische Symptome: Sprechschwierigkeiten, Nystagmus, Tremor, Bewegungsstörungen, Krämpfe
- unter Umständen **Tod** in der 2. Krankheitswoche durch *Herz-Kreislauf-Versagen* (toxischer Herzmuskelschaden), *Leberversagen* (Coma hepaticum), *Nierenversagen* (Coma uraemicum)

Rekonvaleszenzphase
- Entfieberung gegen Ende der 2. Krankheitswoche
- Rückbildung der Organschäden

Differenzialdiagnose

- in leichteren Fällen: Grippe, Malaria tertiana und quartana
- in schweren Fällen: Malaria tropica, (fulminante) Virushepatitis, virusbedingtes hämorrhagisches Fieber, Leptospirose (Morbus Weil), akutes Leber- bzw. Nierenversagen anderer Ursache

Diagnostik

- Anamnese (Auslandsaufenthalt), klinische Befunde
- RT-PCR heute die Methode der Wahl, da bereits am ersten Krankheitstag aussagekräftig, direkter Virusnachweis aus dem Blut gelingt meist erst im Verlauf der Erkrankung
- Nachweis spezifischer Antikörpern (IgM, IgG) 5–10 Tage nach Krankheitsbeginn im Serum durch IF, ELISA, NT, HHT (Kreuzreaktion mit anderen Flavivirus-Antikörpern)

Schulmedizinische Therapie

Symptomatische Behandlung, evtl. Bluttransfusionen und intensivmedizinische Betreuung.

Prognose

Letalität: 10–20 %; bei Patienten in toxischer Phase bis 50 %.

Immunität und Prophylaxe

- lebenslange Immunität nach überstandener Krankheit und auch inapparenter Infektion
- **aktive Impfung** möglich: Schutzdauer: ≥10 Jahre
- Schutz vor Mückenstichen

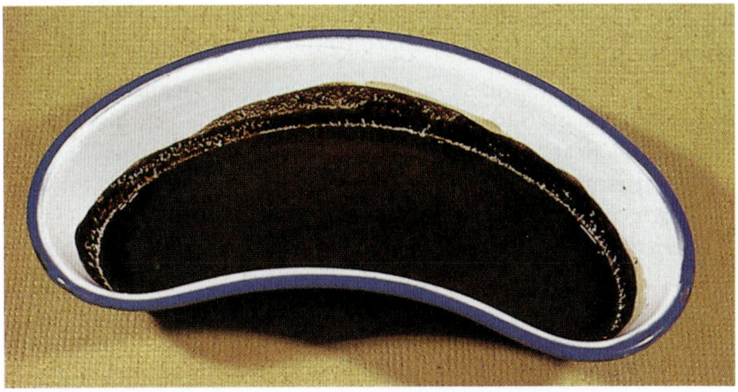

Abb. 2.11 Kaffeesatzartiges Erbrechen bei **Gelbfieber**. Der „Kaffeesatz" ist Zeichen einer starken Blutung im oberen Gastrointestinaltrakt. [E327-002]

2.15 Gonorrhoe

DEFINITION

- Name: Gonorrhoe (griech. gonòrrhoia = Samenfluss), Tripper
- **sexuell übertragbare Krankheit,** wurde früher als eine der 4 „klassischen Geschlechtskrankheiten" (Syphilis, Gonorrhoe, Ulcus molle, Lymphogranuloma inguinalis) bezeichnet

Gesetz

- im IfSG nur implizit als sexuell übertragbare Krankheit erfasst (IfSG § 24)
- Behandlungsverbot (IfSG § 24)

Vorkommen

Weltweit, in Deutschland die häufigste klassische Geschlechtskrankheit (➤ Tab. 4.2).

Erreger

Neisseria gonorrhoeae (gramnegative Bakterien, die als Diplokokken auftreten).

Erregerreservoir

Mensch.

Ansteckung

- **infektiöses Material:** Absonderungen infizierter Eintrittspforten
- **Eintrittspforten:**
  - *Harnröhre* (Geschlechtsverkehr)
  - *Gebärmutterhals* (Geschlechtsverkehr)
  - selten:
    - Anus, Rektum (Schmierinfektionen bei der Frau, Analverkehr)
    - Mund-Rachen-Raum (Schmierinfektion, Oralverkehr)
  - Augenbindehaut (Kontaktinfektion bei Geburt, Schmierinfektion bei Erwachsenen)

Erkrankungsrisiko

- höchste Erkrankungsrate in der Gruppe der 18–25-Jährigen
- seit den 1960er-Jahren weltweit enormer Anstieg
- Inzidenz bei homosexuellen Männern überdurchschnittlich hoch

Inkubationszeit

2–3 Tage (bis 10 Tage möglich).

Krankheitsverlauf

Verlaufsformen

- genitale Gonorrhoe beim Mann und bei der Frau
- anorektale Gonorrhoe (Proktitis)
- oropharyngeale Gonorrhoe (Pharyngitis)
- gonorrhoische Konjunktivitis (Gonoblenorrhoe = *Ophthalmia* neonatorum, vorwiegend der Neugeborenen, im 19. Jahrhundert häufigste Ursache für Erblindung, daher auch heute noch Credé-Prophylaxe: Eintropfen von wässriger Penicillinlösung (früher von 5-prozentiger Silbernitratlösung) in die Bindehautsäcke unmittelbar nach Geburt
- Gonokokkensepsis (durch besondere Gonokokkenstämme, ➤ Komplikationen)

Verlauf/Symptomatik

Genitale Gonorrhoe beim Mann

Bei ca. 20 % symptomloser Verlauf, ansonsten:

- **Entzündung** der vorderen **Harnröhre** begleitet von Jucken, Schmerzen beim Wasserlassen, Brennen, Rötung und Schwellung der Harnröhrenmündung
- **Ausfluss:** zunächst *schleimig,* später *eitrig* (gelblichgrün, v. a. morgens als Bonjour-Tropfen) (➤ Abb. 2.12)
- die Entzündung kann aufsteigen und chronisch werden mit Befall von Prostata, Bläschendrüsen, Samenleiter, Nebenhoden, **Gefahr der Sterilität**

bei beidseitigem Befall der Samenleiter und Nebenhoden (durch Strikturen und Verklebungen)

Genitale Gonorrhoe bei der Frau

Bei ca. 40 % symptomloser Verlauf, ansonsten:

- im Vergleich zum Mann eher milder, symptomarmer Verlauf
- **Entzündung** von: **Gebärmutterhals** (am häufigsten), Harnröhre (häufig), Bartholin-Drüsen (selten)
- **Scheide:** bei der erwachsenen Frau meist nicht entzündet (im Vaginalabstrich keine Gonokokken nachweisbar), gelegentlich aber bei Mädchen vor der Pubertät, da das präpubertäre Vaginalepithel anders aufgebaut ist
- **Ausfluss:** zunächst *schleimig*, später *eitrig*
- Entzündung kann aufsteigen und chronisch werden mit Befall von Endometrium (Gebärmutterschleimhaut), Eileitern, Ovarien, Peritoneum und peritonealer Leberkapsel; **Gefahr der Sterilität** bei beidseitigem Befall der Eileiter und Ovarien (durch Strikturen und Verklebungen)

Komplikationen

- Sterilität
- bei der Frau:
  - Peritonitis, Perihepatitis
  - Eileiterschwangerschaft (da die Eileiterstriktur zwar aufwärts für Spermien passierbar ist, nicht jedoch abwärts für den nach der Befruchtung entstandenen mehrzelligen Keim)
- **hämatogene Streuung (Gonokokkensepsis):**
  - selten, in 1–3 % d.F.
  - verursacht in der Regel durch serumresistente Stämme des Gonorrhoe-Erregers; diese können durch Komplementfaktoren (➤ Kap. 1.4.1) nicht abgetötet werden
  - **Fieber** (intermittierend), bis 39 °C
  - Arthritis:
    - !Polyarthritis der kleinen Gelenke (Frühphase)
    - !Monarthritis (Spätphase bzw. *alleiniges Symptom*): Kniegelenk (häufig, 90 % der *eitrigen* Kniegelenksentzündungen sind durch Gonokokken verursacht), Sprunggelenk, Brustbein-Schlüsselbein-Gelenk
  - **Hauterscheinungen:** Erythem (Hautrötung), Papeln, Bläschen, hämorrhagische Pusteln
  - ZNS: Meningitis
  - Augen: Iritis, Chorioretinitis
  - Herz: Endokarditis, Myokarditis
  - Nieren: Glomerulonephritis
- **Mischinfektion** mit anderen Erregern sexuell übertragbarer Krankheiten, häufig mit:
  - Chlamydia trachomatis (Serotyp D–K)
  - Mykoplasmen (Ureaplasma urealyticum, Mycoplasma hominis)

Differenzialdiagnose

- Urethritis:
  - bakterielle Infekte durch: Escherichia coli, Enterokokken, Staphylokokken, Chlamydia trachomatis (Serotyp D–K, häufig), Mykoplasmen (häufig)
  - Protozoeninfekte durch: Trichomonas vaginalis
  - Pilzinfekte durch: Candida albicans
- **Gonokokkensepsis** (mit Fieber, Arthritis, Hauterscheinungen), z. B.:
  - Chlamydia trachomatis-Infekte (Urethritis, Arthritis)

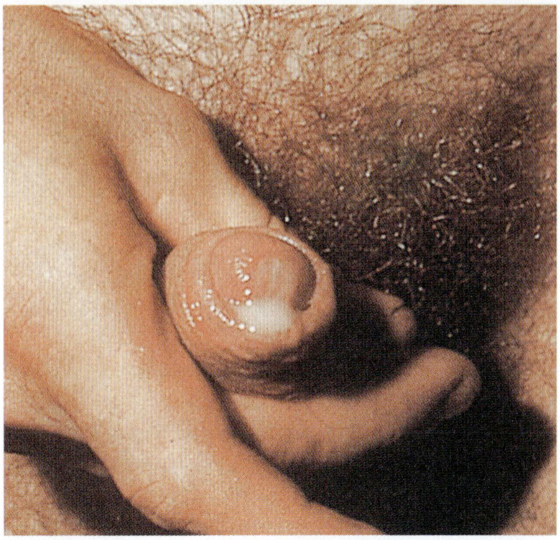

Abb. 2.12 Gonorrhoe mit eitriger Harnröhrenentzündung. [E322]

- sekundäre Syphilis
- Brucellose

Diagnostik

Erregernachweis im Ausstrichpräparat, Bakterienkultur, Nachweis von für *Neisseria gonorrhoeae spezifischen Nukleinsäuren.*

Schulmedizinische Therapie

- Antibiotikatherapie
- gleichzeitige Partnerbehandlung zur Vermeidung wechselseitiger Ansteckung

Prognose

Bei rechtzeitiger Behandlung gut.

Immunität und Prophylaxe

- **Immunität** wird nicht entwickelt
- keine Impfung verfügbar
- zur Vorbeugung „Safer Sex“ und frühzeitige Erkennung infizierter Sexualpartner
- Credé-Prophylaxe für Säuglinge

2.16 Hämolytisch-urämisches Syndrom, enteropathisches

DEFINITION

- Namen: enteropathisches hämolytisch-urämisches Syndrom (HUS), enteropathisches hämorrhagisch-urämisches Syndrom
- Das enteropathische HUS ist eine toxinbedingte Folgeerkrankung (postinfektiöse Komplikation) einer Infektion mit enterohämorrhagischen Escherichia coli (EHEC, infektiöse ➤ Gastroenteritis, bakterielle Lebensmittelvergiftung), die besonders bei Säuglingen und Kleinkindern zu schweren Nierenschäden führen kann.

Gesetz

- Meldepflicht bei Verdacht, Erkrankung und Tod (IfSG §§ 6, 8)
- Erreger-Nennung in IfSG § 7
- Behandlungsverbot (IfSG § 24)
- Vorschriften für Gemeinschaftseinrichtungen (IfSG § 34)

Vorkommen

Weltweit, selten in Deutschland (➤ Tab. 4.2).

Erreger

Enterohämorrhagische Escherichia-coli-Stämme (EHEC, 1977 entdeckt).

Erregerreservoir

Rind, Ziege, Schaf, aber auch Wildwiederkäuer (z. B. Rehe und Hirsche); Mensch.

Ansteckung

- **Tier → Mensch:**
  - *Verzehr von Tierprodukten:* Fleisch (Hackfleisch), Wurst (v. a. streichfähige Rohwürste: Zwiebelmett-, Streichmett-, Teewurst), Rohmilch, Rohmilchprodukte usw.
  - *Verzehr pflanzlicher Produkte:* rohes grünes Blattgemüse (Sprossen, Spinat), nicht pasteurisierter Apfelsaft
  - *fäkal-oral,* z. B. durch Wasserkontamination (z. B. beim Baden), Gülledüngung (Salat, Gemüse)
- **Mensch → Mensch (häufig):**
  - infektiöses Material: Stuhl, Erbrochenes
  - **Übertragung:** *fäkal-oral,* bei Erbrochenem analog auf fäkal-oralem Weg, durch Schmierinfektion, evtl. auch Tröpfcheninfektion
- **Erregerausscheidung:** einige Tage bis zu mehreren Wochen (bei Kindern bis über einen Monat)

Erkrankungsrisiko

- erhöht v. a. bei Säuglingen und Kleinkindern und bei alten Menschen, abwehrgeschwächten Personen
- bei Erwachsenen häufig asymptomatische Infektion

Inkubationszeit

2–10 Tage (durchschnittlich 3–4 Tage).

Krankheitsentstehung

Die Erregertoxine (Shiga-Toxine, Endotoxine, Hämolysin) binden sich an spezielle Zellwandrezeptoren, v. a. im kapillaren Endothel, blockieren dort die Proteinsynthese und führen zum schnellen Zelltod. Sie wirken v. a. auf Darmepithel-, Endothelzellen und Erythrozyten ein, u. U. auch auf Pankreasgewebe, Herzgewebe und ZNS. Durch **Lyse** der **Erythrozyten** kommt es zur Anämie. Der Befall der Gefäß-Endothelzellen verursacht Thrombenbildung mit reaktiver Thrombozytopenie und der Befall der Nierenglomeruli führt häufig zu irreversiblen (dialysepflichtigen) Nierenschäden.

Krankheitsverlauf

Verlaufsübersicht

- gewöhnliche Enteritis (v. a. Colitis)
- in 10–20 % d.F. Fortsetzung als hämorrhagische Colitis (HC)
- in 5–10 % d.F. Entwicklung eines hämolytisch-urämischen Syndroms (HUS)
- selten auch:
  - thrombotisch-thrombozytopenische Purpura (TTP)
  - Pankreatitis
  - Myokardschäden
  - neurologische Symptome

Verlauf/Symptomatik

Gewöhnliche Enteritis (v. a. Colitis)
- **Darmkoliken** (Bauchkrämpfe)
- **Durchfälle,** zunehmend wässrig werdend
- Übelkeit, **Erbrechen**
- selten erhöhte Temperatur/mäßiges Fieber
- meist Ausklingen der Erkrankung nach 7–10 Tagen

Hämorrhagische Colitis (HC)
- Vorkommen: 10–20 % d.F.
- blutig-wässrige Durchfälle (Differenzialdiagnose: Ruhr)
- krampfartige Bauchschmerzen
- teilweise Fieber

Hämolytisch-urämisches Syndroms (HUS)
- Vorkommen: 5–10 % d.F.
- Anämie
- Thrombozytopenie
- Nierenfunktionsstörung: Oligurie/Anurie, Urämie, Hypertonie; häufig kurzzeitige Dialysepflicht, in 10–30 % d.F. irreversible Schäden mit Dialysepflicht

Seltener Verlauf
- Thrombotisch-thrombozytopenische Purpura (TTP, Moschcowitz-Syndrom) mit Anämie und Hautblutungen
- Pankreatitis (Diabetes mellitus)
- Myokardschäden
- neurologische Symptome (Krämpfe, auch bleibende Schäden)

Differenzialdiagnose

In der Vorphase Enteritis/Colitis:
- Shigellenruhr
- Cholera (keine Leibschmerzen und Tenesmen)
- Typhus, Paratyphus
- nichtinfektiöse Durchfallerkrankungen (Morbus Crohn, Colitis ulcerosa)

Diagnostik

- klinische Symptome, Erregerisolierung aus Stuhl oder Stuhlanreicherung mit Toxin-Gen- bzw. Toxinnachweis (PCR bzw. ELISA)
- bei HUS-Patienten Untersuchung auf LPS-Antikörper im Serum

Schulmedizinische Therapie

- keine Antibiotika, keine Motilitätshemmer! Diese können die Bakterienausscheidung verlängern und zur Stimulierung der Toxinbildung führen.
- nur symptomatische Therapie (Flüssigkeits- und Elektrolytersatz)

Prognose

Verlauf (HUS). **Letalität:** 2 % in Akutphase.

Immunität und Prophylaxe

- in der Regel keine Immunitätsbildung (da Lokalinfektion) oder nur schwach bis mäßig ausgeprägt
- keine Impfung verfügbar
- zur Vorbeugung: kein Genuss von rohem Rindfleisch oder roher Milch; Isolierung von Ausscheidern; Hygienemaßnahmen wie Händewaschen nach Tierkontakt (Streichelzoo, Bauernhof)

2.17 Hanta-Fieber

DEFINITION

- Namen: Hanta-Fieber, hämorrhagisches Fieber mit renalem Syndrom (HFRS), Einzelnamen Verlaufsformen. (Hantaan = Fluss in Korea; Ort des erstmaligen Auftretens Anfang der 1950er-Jahre)
- gilt als virusbedingtes hämorrhagisches Fieber (➤ siehe dort), d. h. zählt zu den Viruserkrankungen, bei denen es bei schwerem Verlauf zu hohem Fieber und Blutungen kommt. Zooanthroponose

Gesetz

- Meldepflicht bei Verdacht, Erkrankung und Tod (IfSG §§ 6, 8)
- Erreger-Nennung in IfSG § 7
- Behandlungsverbot (IfSG § 24)
- Quarantäne bei Verdacht und Erkrankung (IfSG § 30)
- Vorschriften für Gemeinschaftseinrichtungen (IfSG § 34)

Vorkommen

Weltweit.

Erreger

- Hantaanvirus (HTNV): endemisch in Südostasien, dem östlichen Russland und Südeuropa
- „Neuwelt"-Hantaviren (Hantaviren auf den amerikanischen Kontinenten): Sin Nombre (SNV), New York (NYV), Black Creek Canal (BCCV), Bayou (BAYV); in Südamerika Andesvirus (ANDV)
- Seoulvirus (SEOV): soll weltweit vorkommen, wirkliche Verbreitung jedoch unbekannt
- Bunyavirus
- Puumalavirus (PUUV) und Dobravavirus (DOBV): in den Balkanländern und Mitteleuropa; PUUV fast ausschließlich in Nord- und Westeuropa
- **in Deutschland** v. a. Puumalavirus (Süden und Westen) und Dobravirus (Osten und Norden) verbreitet
  - Schwäbische Alb (Baden-Württemberg) bekanntes Hantavirus-Endemiegebiet

Erregerreservoir

Lebenslang infizierte Nagetiere (v. a. Mäuse und Ratten); jede Hantavirus-Spezies hat einen spezifischen Reservoirwirt, z. B.

- Reservoir Puumalavirus: Rötelmaus (Microtus arvalis)
- Reservoir Dobravavirus: Brandmaus (Apodemus agrarius), Gelbhalsmaus *(Apodemus flavicollis)*, evtl. Schwarzmeerwaldmaus (Apodemus ponticus)

Ansteckung

- infektiöses Material: Kot, Urin, Speichel
- Übertragung:

- Kontakt der verletzten Haut mit kontaminiertem Staub
- Inhalation virushaltiger Aerosole
- Biss
- keine Ansteckung Mensch → Mensch bei den in Europa und Asien prävalenten Virustypen; mögliche Übertragung von Mensch zu Mensch beim in Südamerika vorkommenden Andesvirus

Erkrankungsrisiko

- Erhöht an Orten mit vermehrtem Auftreten von Mäusen und Ratten; Land- und Forstarbeiter, Soldaten, Camper sind infektionsgefährdet
- von 2001–2005 zwischen 150 und 450 Fälle gemeldet (RKI schätzt die Dunkelziffer höher)
- etwa ¾ der Erkrankten sind Männer, davon mehr als die Hälfte in der Altersgruppe der 30–49-Jährigen

Inkubationszeit

Üblicherweise 2–4 Wochen, in Ausnahmefällen 5–60 Tage.

Krankheitsverlauf

Verlaufsformen

Die Krankheitsbilder, die durch die Typen Hantaan, Seoul, Puumala und Dobrava ausgelöst werden, sind unter dem Begriff „Hämorrhagisches Fieber mit Renalem Syndrom (HFRS)" zusammengefasst. In Abhängigkeit vom verursachenden Virustyp können Hantaviren verschieden schwere Krankheitsbilder hervorrufen:

- Hantaan: am häufigsten schwer verlaufend (Koreanisches hämorrhagisches Fieber)
- Seoul: weniger häufig schwer verlaufend
- Puumula, Dobravirus: selten schwer verlaufend (Nephropathia epidemica in Europa), bleibt vermutlich in ca. 90 % d.F. asymptomatisch
- Sin Nombre: vorwiegend mit pulmonaler Symptomatik, renale Symptomatik deutlich schwächer als bei den anderen Typen, ruft Hantavirus-Cardiopulmonary-Syndrome hervor

Verlauf/Symptomatik bei schwerem Verlauf

Prodromalphase

- Dauer: 3–4Tage
- plötzlicher Beginn mit Schüttelfrost und hohem **Fieber** (> 38,5 °C)
- **Kreuzschmerzen**, Kopf-, Muskel-, Gliederschmerzen
- Lichtscheue, Schwäche, Schwindel
- Übelkeit, Erbrechen, Bauchschmerzen
- Konjunktivitis (mit Einblutungen)
- Petechien (Rumpf, Achselhöhlen, Gesicht, Gaumen)

Organphase

- Dauer: wenige Tage bis 1,5 Wochen
- **stark hypotonische Phase** mit Tachykardie, Schocksymptomen, Bewusstseinsstörungen
- danach **oligurische Phase:**
  - interstitielle Nephritis mit Hypertonie, starke Proteinurie
  - *Blutungen:*
    - !gastrointestinal (Bluterbrechen, Blutstuhl)
    - !renal (blutiger Urin)
    - !auch zerebral (Hirndruck)
  - Pneumonie, Lungenödem, Pleuraerguss (v. a. bei Typ Sin Nombre)
- Nephropathia epidemica
  - mildere Verlaufsform des HFRS, zeigt die o. g. klassischen HFRS-Stadien weniger ausgeprägt
  - verläuft eher als grippeähnliche Erkrankung mit Nierenbeteiligung: Nierenfunktionsstörung mit Hämaturie, Proteinurie und Nierenversagen; Hämorrhagien treten sehr selten auf, schwere Hypotension bis hin zum Schock fehlt meist

Differenzialdiagnose

Virusbedingte hämorrhagische Fieber und deren DD (➤ VHF), andere bakterielle oder virale Erkrankungen sowie akute Nierenerkrankungen.

Diagnostik

- Anamnese, klinisches Bild
- serologische Diagnostik (IF, ELISA, Immunoblot, NT, Schnelltest), Erregernachweis aus dem Urin

oder Blut (PCR oder Virusanzucht während der akuten Krankheitsphase)
- Puumala: nur ca. 60–70 % der Patienten entwickeln während der akuten Krankheitsphase nachweisbare spezifische Antikörper

Schulmedizinische Therapie

Symptomatische Therapie (Flüssigkeits- und Elektrolytersatz, evtl. Dialyse, Schmerztherapie); in früher Krankheitsphase ist antivirale Chemotherapie mit Ribavirin möglicherweise erfolgreich.

Prognose

- **Letalität:** gesamt 1–5 %; HRFS (Hantaan): 5–15 %
- HCPS (Sin Nombre): 40–50 %
- milde HRFS = *Nephropathia epidemica* (Puumula, Dobravavirus): < 1 %
- lange Rekonvaleszenzphase, selten mit bleibender Niereninsuffizienz

Immunität und Prophylaxe

- lebenslange Immunität
- keine Schutzimpfung verfügbar
- Vermeiden des Kontakts mit Nagetieren und deren Ausscheidungen; Nahrungsmittel sorgfältig und v. a. unzugänglich für Nagetiere aufbewahren

2.18 Herpes simplex

DEFINITION

- Namen: Herpes (simplex, griech. herpein = kriechen; Bedeutung hier: kriechender Hautausschlag)
- meist harmloser Befall von Haut und Schleimhäuten, häufig Rezidive
- **Herpes genitalis** (symptomatischer genitaler Infekt mit dem Herpes-simplex-Virus) zählt zu den **sexuell übertragbaren Krankheiten**

Gesetz

Behandlungsverbot bei:
- Herpes genitalis (IfSG § 24)
- Gingivostomatitis herpetica (Zahnheilkundegesetz §§ 1, 3)

Vorkommen

Weltweit.

Erreger

Herpes-simplex-Virus = HSV.
- Typ 1 = oraler Typ = HSV-1 = HHV-1
- Typ 2 = genitaler Typ = HSV-2 = HHV-2 (➤ Tab. 1.1)

Erregerreservoir

Mensch (> 90 % der erwachsenen Bevölkerung).

Ansteckung

- **infektiöses Material:**
  - *Speichel* (bei Befall der Mundhöhle)
  - Sekret von Herpesbläschen
  - Kot, Urin
- **Eintrittspforten:**
  - kleinste Haut-, Schleimhaut- und Halbschleimhautdefekte
  - Sonderform: Infektion sonst wenig empfänglicher Hautpartien durch Gewalteinwirkung, z. B. bei verschiedenen Sportarten: Herpes gladiatorum bei Ringern oder Rugby-Spielern
- Übertragung:
  - Tröpfcheninfektion
  - *direkte Kontaktinfektion,* z. B. beim Küssen, beim Geschlechtsverkehr, bei der Geburt
  - schon ab dem Kindesalter durch engen körperlichen Kontakt, z. B. zwischen Mutter und Kind, zwischen Geschwistern oder Spielkameraden
  - Schmierinfektion

Inkubationszeit

2–12 Tage.

Krankheitsentstehung

Typ 1 verursacht überwiegend Herpes im Mund-Gesichts-Bereich, **Typ 2** verursacht überwiegend Herpes im Genitalbereich.

Herpes-Infektionen persistieren lebenslang, und es kann wiederholt, in individuell unterschiedlich langen Abständen, zum Auftreten der typischen Herpes-Bläschen kommen. Bei zumeist symptomloser Primärinfektion im Kleinkindalter dringen HS-Viren über die Schleimhautepithelzellen in hautassoziierte Nervenganglien ein. Das Abwehrsystem kann diese nicht eliminieren, sondern nur „in Schach halten", sodass es bei Beeinträchtigung der Abwehrfunktionen zu einer Reaktivierung der in den Nervenganglien „ruhenden" Viren und damit zu einer **endogenen Reinfektion** kommen kann (Krankheitsentstehung bei Zoster). Eine Übertragung der Infektion kann auch in Phasen symptomarmer Reaktivierungen stattfinden (asymptomatische Virusausscheider).

Die **auslösenden Faktoren** für eine endogene Reinfektion sind vielfältig:

- Immunschwäche (z. B. bei Aids)
- Immunsuppression (z. B. durch Glukokortikoide und Zytostatika)
- bösartige Tumoren
- Nervenreizungen (Zahnbehandlung)
- hormonelle Veränderungen (Menstruation: Herpes menstrualis; Schwangerschaft)
- Sonnenbestrahlung/UV-Licht (Herpes solaris)
- Röntgenbestrahlung
- Stress, psychische Belastungen
- Fieber (Herpes febrilis)
- Infektionen: Begleitherpes findet sich
  - **häufig** bei: bakterieller Meningitis, Pneumonie, Malaria, Rückfallfieber, Infektion mit A-Streptokokken (Angina, Pyodermien), Pyelonephritis,
  - **gelegentlich** bei: Influenza, Paratyphus, Fleckfieber, Morbus Weil, Ornithose, Shigellenruhr, Q-Fieber, Trichinose,
  - **nie** bei: tuberkulöser Meningitis, Typhus, Poliomyelitis, Diphtherie.

Bei wiederholtem Auftreten von Herpes simplex spricht man von einem Herpes-simplex-**Rezidiv.** Häufig erscheinen die Rezidive immer an der **gleichen Stelle.**

Krankheitsverlauf

Verlaufsformen

- Herpes an der Haut, an Schleim- und Halbschleimhäuten, typische Formen:
  - Herpes labialis und facialis: Befall von Lippen und Gesicht
  - Gingivostomatitis herpetica: Befall von Zahnfleisch und Mundschleimhaut
  - Ekzema herpeticatum: Befall ekzematös vorgeschädigter Haut
  - Keratokonjunktivitis herpetica: Befall von Horn- und Bindehaut des Auges
  - Herpes genitalis/Vulvovaginitis: Befall der Geschlechtsorgane
  - Herpes traumatica: Befall von Haut-, Schleimhaut- und Halbschleimhautwunden
- **Herpes-Sepsis** bei Neugeborenen (Herpes neonatorum)
- Meningitis/Enzephalitis herpetica

Verlauf/Symptomatik

Herpes labialis und facialis

- häufigste Herpes-simplex-Form, tritt häufig an derselben Stelle rezidivierend auf
- **Exanthem:**
  - Lokalisation: an den *Lippen,* sonst v. a. an den *Wangen* (➤ Abb. 2.13)
  - Aussehen: nach leichter *Rötung* schießen gruppiert stehende stecknadelkopf- bis reiskorngroße *Bläschen* auf, die später eintrüben und häufig konfluieren. Nach wenigen Tagen *Eintrocknung* der Bläschen und Krustenbildung, später Abstoßung der *Krusten* ohne Narbenbildung
  - sensitive Erscheinungen (v. a. zu Beginn): *Spannungsgefühl* der Haut, brennender *Juckreiz,* gelegentlich auch *Schmerz*
- gelegentlich Schwellung der regionalen Lymphknoten
- häufig mit **Fieber** (Herpes febrilis)

Gingivostomatitis herpetica
- meist bei Kleinkindern im Verlauf einer Primärinfektion
- **Enanthem:** Aufschießen von Bläschen an Gaumen, Zahnfleisch und übriger Mundschleimhaut, nach wenigen Tagen Umwandlung in gelbliche Flecken *(Aphthen)* auf geröteter, geschwollener Schleimhaut, z. T. sehr *schmerzhaft,* Dauer: ca. 10 Tage
- Mundgeruch, Speichelfluss
- Schwellung der regionalen Lymphknoten
- Fieber

Ekzema herpeticatum
- meist im Verlauf einer Primärinfektion von Säuglingen mit „Milchschorf" in Zusammenhang mit atopischer Dermatitits (= Neurodermitis)
- **Exanthem:** „Aufpfropfung" auf ekzematös vorgeschädigter Haut, vorwiegend im Gesicht und am Hals, im Verlauf von 2–3 Wochen kommt es schubweise zu Ausschlägen von Bläschen, die sich später zu Pusteln umwandeln
- meist hohes Fieber

Keratokonjunktivitis herpetica
- meist im Verlauf einer Primärinfektion
- Lidödem
- Bläschen auf dem Rand des Augenlides
- Bläschen im Hornhautepithel → Pusteln → Ulzera mit Narbenbildung → Hornhauttrübung
- häufige **Erblindungsursache**

Herpes genitalis
- Befall von Vulva, Scheide, Gebärmutterhals, Damm, Analbereich, Harnröhre, Penis, dabei ödematöse Entzündung, Bläschen, Erosionen
- Schwellung der regionalen Lymphknoten
- Fieber

Herpes traumatica
Infizierung von Haut-, Schleimhaut- und Halbschleimhautwunden durch Selbstinfektion (z. B. Mund → Finger) oder Fremdinfektion.

Herpes-Sepsis infolge Immunschwäche
- bei Neugeborenen:
  - Infizierung durch mütterlichen Herpes genitalis bei der Geburt (Herpes neonatorum)
  - Befall von Haut, Schleimhäuten, Augenbindehaut, indirekt v. a. von Leber und ZNS
  - Symptome: Hautblutungen, Leber-, Milzschwellung, Ikterus, Fieber, Krampfanfälle
  - oft tödlicher Ausgang
- bei medikamentöser Immunsuppression (z. B. Glukokortikoide, Zytostatika)
- bei Aids

Differenzialdiagnose

- Stomatitis:
  - *Herpangina* = Angina herpetica (Coxsackie-Viren)
  - Zoster (bei Befall des N. maxillaris)
  - Soor (wegen Aphthen)
- Herpes genitalis:
  - syphilitischer Primäraffekt
  - Ulcus molle
- **Keratokonjunktivitis:** Infektion durch Adenoviren (Keratokonjunktivitis epidemica)
- Herpes-Sepsis bei Neugeborenen:
  - Zytomegalie
  - Toxoplasmose
  - Listeriose
  - Virushepatitis

Diagnostik

- Erregernachweis in betroffenem Gewebe oder Gewebsflüssigkeiten (Liquor, Augenkammerwasser, Bläscheninhalt); Virusisolierung in Zellkultur, Nachweis der viralen DNA durch PCR

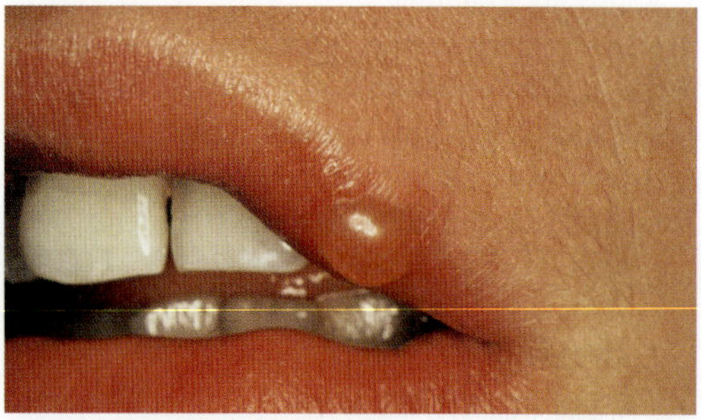

Abb. 2.13 Herpes simplex. Bläschen an der Lippe (Herpes labialis). [E293]

- HSV-Antikörpernachweis hat wegen der hohen Durchseuchung nur bei Primärinfektion Aussagekraft

Schulmedizinische Therapie

- lokales Virustatikum (Aciclovir-Salbe)
- bei schwerer Erkrankung systemische Virustatika, Therapie einer evtl. Immunschwäche

Prognose

- gut, außer ➤ Herpes-Sepsis
- lebenslange Rezidive möglich

Immunität und Prophylaxe

- keine Immunität, Virus persistiert
- keine Impfung verfügbar
- Vorsicht vor Kontakt mit Infizierten, besonders Schwangere und Immungeschwächte

Lernkarte Herpes simplex

2.19 Humane spongiforme Enzephalopathien

DEFINITION

- Namen: humane spongiforme Enzephalopathie (HSE; lat. spongiform = schwammartig. Enzephalopathie = nichtentzündliche Hirnerkrankung). Transmissible spongiforme Enzephalopathien (TSE; engl. transmissible = übertragbar)
- Bei den spongiformen Enzephalopathien kommt es im Gehirn zu massivem Zelluntergang, der das Hirngewebe schwammartig (spongiform) löchrig erscheinen lässt. Die Krankheit verläuft immer tödlich.
- Als übertragbar (s. IfSG § 2) gelten:
  - Mensch → Mensch: die **Creutzfeldt-Jakob-Krankheit** (CJK), außer deren erbliche Formen (durch bestimmte Mutationen auf dem Prion-Gen des 20. Chromosoms bedingt) sowie sehr selten Gerstmann-Sträussler-Scheinker-Syndrom (GSS), letale familiäre Insomnie (FFI) und Kuru
  - Tier (Rind) → Mensch: die **neue Variante der CJK** (vCJK)

Gesetz

Außer bei erblichen Formen:

- Meldepflicht bei Verdacht, Erkrankung und Tod (IfSG §§ 6, 8)
- Behandlungsverbot (IfSG § 24)

Vorkommen

Weltweit, selten in Deutschland (➤ Tab. 4.2).

Erreger

Prionen (➤ Kap. 1.1.2).

Erregerreservoir

- Mensch
- **Rind:** BSE (bovine spongiforme Enzephalopathie = Rinderwahnsinn) als Ursache für die vCJK gilt als gesichert
- verschiedene Tierarten: Schaf und Ziege; auch Nerze, Wapitis und Hirscharten in Nordamerika

Beim Schaf tritt Scrapie auf, eine seit 1732 bekannte Krankheit, die in der Symptomatik nicht von BSE zu unterscheiden ist. Da eruiert wurde, dass den ersten Rindern mit BSE in Großbritannien Schafsmehl verfüttert wurde, könnte vermutlich Scrapie die Ursache für BSE sein.

Ansteckung

- Mensch → Mensch:
  - bei Dura-mater-Transplantation
  - durch kontaminierte Operationsinstrumente (der Erreger übersteht die meisten üblichen Entkeimungsmaßnahmen) oder invasive EEG-Elektroden
  - durch aus Leichenhypophysen extrahierte Wachstumshormone (bis 1985) und Gonadotropine
  - bei Hornhaut-Transplantation

- durch Kuru (Papua-Neuguinea) ausgelöste TSE: Familienmitglieder, die für das Bestattungsritual den Körper präparieren
- **Rind → Mensch:** durch *Verzehr v. a. von Fleisch* (erregerhaltig oder beim Schlachten mit infiziertem Hirn- und Rückenmarksgewebe kontaminiert), von Innereien (Leber, Niere) und evtl. von Tierprodukten (z. B. Gelatine)

Erkrankungsrisiko

- bei Übertragung Mensch → Mensch: äußerst gering, in der Regel Erkrankung zwischen **40. und 65. Lebensjahr**
- bei Übertragung Rind → Mensch: zur Zeit noch nicht abschätzbar, vermutlich aber sehr gering; bisher erkrankten v. a. **junge Menschen** (ca. 28 Jahre) an vCJK

Inkubationszeit

- bei Übertragung Mensch → Mensch:
  - bei direkter Infektion des Gehirns: ca. 2 Jahre
  - bei Einnahme von kontaminiertem Wachstumshormon: Jahre bis über 20 Jahre
- bei Übertragung Rind → Mensch: vermutlich **Monate bis Jahre**

Krankheitsentstehung

- krankheitsbestimmend ist alleine der Befall des **Gehirns.** Dort kommt es zu nichtentzündlichen **spongiformen** degenerativen **Veränderungen** der grauen und weißen Substanz, auch zu Wucherungen der Gliazellen.
- Aufnahme einer ausreichenden Erregermenge über die Nahrung → direkter Befall der Nervenbahnen, die in der Mukosa des Darms enden → Häufung der Erregerzahl im Gehirn (zunächst ohne erkennbare Schäden oder Symptome) → Bildung pathologischer Proteinablagerungen (v. a. aus fehlgefalteter Form des Prionproteins) → Neurodegeneration (beginnend mit Gliose)

Krankheitsverlauf

Verlaufsübersicht

- **Frühstadium:** nervöse/psychische Symptome
- mittleres Stadium:
  - Desorientiertheit
  - spezifische Funktionstörungen des Großhirns
  - Demenz
  - spezifische Funktionsstörungen des Kleinhirns
  - Symptome zentraler Lähmung
  - Myoklonien
  - Sehstörungen
- **Spätstadium:** Tod in jedem Falle

Verlauf/Symptomatik

Frühstadium mit nervösen/psychischen Symptomen

- Kopfschmerz, Schwindel
- Schlaflosigkeit
- Gedächtnis- und Konzentrationsschwäche
- Reizbarkeit, Angstzustände, Depression

Mittleres Stadium

- Desorientiertheit, Wahnvorstellungen
- spezifische **Funktionsstörungen der Großhirnrinde:**
  - Aphasie (Sprachstörungen)
  - Schreib- und Leseschwierigkeiten
  - Agnosie (fehlende Verarbeitung der Sinneswahrnehmung, z. B. was gesehen wird, wird nicht erkannt)
  - Apraxie (Unfähigkeit, zweckdienliche Bewegungen auszuführen, z. B. eine Jacke zuzuknöpfen)
- **Demenz**
- spezifische **Funktionsstörungen des Kleinhirns** (in 50 % d.F.):
  - Ataxie (Störung von Bewegungsabläufen, z. B. Gangstörungen)
  - Gleichgewichtsstörungen, Schwindel
  - verringerter Muskeltonus

Symptome der Charcot-Trias:
  - !Nystagmus (Augapfelzittern)
  - !Intentionstremor
  - !skandierende Sprache (abgehackte Sprechweise, Betonung einzelner Silben)

- **Symptome zentraler Lähmung:**
  - gesteigerter Muskeltonus
  - Pyramidenbahnzeichen
- **Myoklonien** (unwillkürlich einschießende Muskelzuckungen ohne Bewusstseinsverlust) und
- **charakteristische EEG-Veränderungen** (sog. Periodic sharp wave complexes) → lassen häufig erstmals den Verdacht auf eine CJK aufkommen
- **Sehstörungen:** unscharfes Sehen, Gesichtsfeldausfälle, Zerr- und Doppelbilder

Endstadium

- Dezerebrationsstarre („Enthirnungs"-Starre)
- Kachexie
- Koma
- **Tod** (bei CJK 6–12 Monate, Median 5 Monate nach Auftreten erster Symptome, bei vCJK länger als 14 Monate)

Das klinische Bild einer CJK ist definiert, wenn alle 4 folgenden Kriterien erfüllt sind:

1. differenzialdiagnostische Routineuntersuchungen wurden durchgeführt und legen *keine* alternative Diagnose nahe
2. fortschreitende Demenz
3. **Mindestens 2** der 4 folgenden Kriterien:
   - Myoklonien
   - visuelle oder zerebelläre Krankheitszeichen
   - pyramidale oder extrapyramidale Krankheitszeichen
   - akinetischer Mutismus
4. **Mindestens 1** der 2 folgenden Nachweise:
   - typische *Sharp-wave-Komplexe* im EEG gelten als elektroenzephalographisches Muster, das wegweisend für die Diagnose sein kann
   - 14-3-3-Protein **im Liquor** (nur bei einer Erkrankungsdauer von weniger als 2 Jahren bis zum Tod)

Differenzialdiagnose

Alzheimer-Erkrankung, Parkinson-Syndrom, senile Demenz, Multiple Sklerose (Funktionsstörungen des Kleinhirns), Hirntumor.

Diagnostik

- erschwert durch die nicht ermittelbare Immunantwort gegen den Erreger im infizierten Organismus
- klinisches Bild (einschließlich EEG oder 14-3-3-Protein) muss zusammentreffen mit der entsprechenden Vorgeschichte (Anamnese) und dem positiven Befund mit **mindestens 1** der 3 folgenden Untersuchungen **im Hirngewebe** durch Obduktion erst nach dem Tod des Patienten, seltener zu Lebzeiten durch Biopsie:
  - für CJK typische Histopathologie oder Immunhistopathologie
  - Nachweis des proteaseresistenten Prionproteins, auch in einer Tonsillenbiopsie
  - Nachweis scrapieassoziierter Fibrillen (*Prion rods*)

Schulmedizinische Therapie

- Linderung der Symptome
- derzeit keine kausale Behandlung oder Heilung möglich, lediglich Verlängerung der Inkubationszeit

Prognose

Die Erkrankung verlief nach Ausbruch bislang immer tödlich.

Immunität und Prophylaxe

- keine Immunität
- keine Impfung verfügbar
- Vorbeugung durch Kontrolluntersuchung von Rind- und Schaffleisch, keine Verfütterung von Tiermehl an Säugetiere, Einhaltung strenger Hygienevorschriften im Umgang mit potenziell infektiösem Material
- Prophylaxe erschwert durch Hitzestabilität der Erreger, Resistenz der Erreger gegen ionisierende Strahlung, UV-Strahlung und fast alle Desinfektionsmittel

2.20 Impetigo contagiosa

DEFINITION

- Namen: Impetigo contagiosa/vulgaris, (ansteckende) Borkenflechte, Grindflechte, Grindblasen (lat. impetigo = Räude, Schorf, chronischer Ausschlag; contagiosus = ansteckend; vulgaris = gewöhnlich)
- Infektion der Haut durch Strepto- oder Staphylokokken (➤ Streptococcus-pyogenes-Infektionen)

Gesetz

- Behandlungsverbot (IfSG § 24)
- Vorschriften für Gemeinschaftseinrichtungen (IfSG § 34)

Vorkommen

Weltweit.

Erreger

Bakterien (grampositiv):

- β-hämolysierende Streptokokken, v. a. **A-Streptokokken**; Streptococcus pyogenes löst meist die kleinblasige Form aus
- Staphylococcus aureus (menschenpathogene Stämme) ist hauptsächlich für die großblasige Form verantwortlich.
- gelegentlich auch Mischinfektion von beiden bei der kleinblasigen Variante

Erregerreservoir

Mensch.

Ansteckung

- **infektiöses Material:**
  - Rachensekret (v. a. A-Streptokokken)
  - Nasensekret (v. a. Staphylococcus aureus)
  - Hautherde
- **Eintrittspforten:**
  - kleinste *Hautverletzungen*
  - Kratzwunden bei juckenden Hauterkrankungen, z. B. bei Neurodermitis, Windpocken, Krätze
- **Übertragung:** Tröpfcheninfektion, Schmierinfektion

Erkrankungsrisiko

Die Krankheit tritt gehäuft in der warmen Jahreszeit auf. Der Hautausschlag ist sehr ansteckend. Betroffen sind v. a. **Kinder** (kleinere Epidemien in Kindergärten und Schulen).

Inkubationszeit

2–10 Tage (u. U. länger).

Krankheitsverlauf

- **Exanthem** (➤ Abb. 2.14):
  - **Entwicklung:**
    - !rote Flecken → Bläschen/Blasen (kleinblasig bei Strepto-, großblasig bei Staphylokokkeninfektion) → Pusteln → *Krusten* (*honiggelb, goldgelb*; beim kleinblasigen Typ)

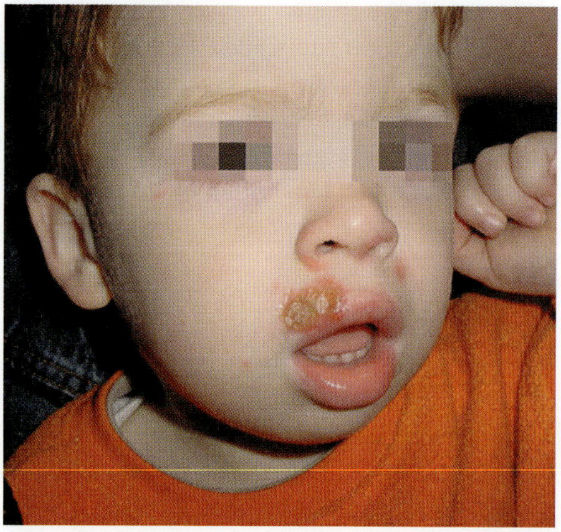

Abb. 2.14 Impetigo contagiosa. Bildung von Blasen und Pusteln, später von honiggelben Krusten. Das Exanthem juckt stark. [M123]

  - !*Juckreiz*
- **Lokalisation** v. a.:
  - !*Gesicht* (v. a. im Mund- und Nasenbereich)
  - !behaarte Kopfhaut
  - !Hals
  - !Hände, Arme
- evtl. Schwellung der regionalen Lymphknoten und leichtes Fieber (beim großblasigen Typ)
- in seltenen Fällen Nagelbett-, Nagelfalzentzündungen oder Abszesse

Komplikationen

Insgesamt selten:
- **Narbenbildung** bei tiefem Aufkratzen infolge intensiven Juckreizes
- bei **Streptokokken-Infektion:**
  - postinfektiöse Glomerulonephritis beim kleinblasigen Typ (immunologische Nacherkrankung) in ca. 5 % d.F.
  - Angina (mit Exanthem: Scharlach)
- bei **Staphylococcus-aureus-Infektion** (fast nur bei Neugeborenen):
  - Impetigo bullosa (Bildung großer Blasen)
  - Lyell-Syndrom (Syndrom der „verbrühten" Haut: großflächige Ablösung der Epidermis)

Differenzialdiagnose

Ekzeme, infizierte Insektenstiche, Mykosen, Syphilis II, Herpes simplex, Follikulitiden, Acne vulgaris.

Diagnostik

- Inspektion
- Erregernachweis aus der serösen Bläschenflüssigkeit, Antikörpernachweis

Schulmedizinische Therapie

- strikte Hygiene, Vermeiden von Kratzen
- desinfizierende und antibiotische Salben (Fusidinsäure, Retapamulin), selten systemische Antibiotikagabe (meist fortgeschrittene Fälle)

Prognose

Gut.

Immunität und Prophylaxe

- keine Immunität
- keine Impfung verfügbar
- Kontakt mit Erkrankten meiden

2.21 Influenza

DEFINITION

- Namen: Influenza (saisonale Influenza), „echte Grippe", Virusgrippe (lat. influere = hineinfließen, sich einschleichen). Spezifisch definierte Influenzatypen sind die aviäre Influenza („Vogelgrippe") und die Neue (pandemische) Influenza A/H1N1 („Schweinegrippe")
- akute Infektion der Atemwege, meist epidemisch, u. U. sogar pandemisch auftretend, Gefährdung v. a. durch Komplikationen (v. a. bakterielle Pneumonie)

Gesetz

- Meldepflicht für aviäre Influenza bei Verdacht, Erkrankung und Tod (§ 1, § 6, Abs. 1 Satz 1 Nr.1 IfSG)
- Erreger-Nennung in IfSG § 7
- Behandlungsverbot (IfSG § 24)
- aktuelle Meldepflicht-Ergänzungen gemäß § 15 (3) IfSG auf Bundes- und Länderebene beachten!

Vorkommen

Weltweit, mitunter lokalisierte Ausbrüche.

Erreger

Orthomyxoviren:
- Typ A: Bildung neuer Subtypen durch Neuarrangement von Genen schon bestehender Subtypen, dadurch Veränderung der Oberflächenantigene

Hämagglutinin (HA) und Neuraminidase (NA); 16 verschiedene HA und 9 NA bekannt
- Neues (pandemisches) Influenzavirus A/H1N1 ab April 2009 als Subtyp präsent
- Typ B: keine Subtypen, aber durch Punktmutationen ebenfalls Veränderung der Oberflächenantigene; 2 genetisch unterschiedliche Linien: Yamagata- und Victoria-Linie
- Typ C: selten

Erregerreservoir

- Mensch: Influenza-A-Viren, Influenza-B-Viren (nur beim Menschen)
- Influenza-A-Viren erstmals bei Tieren:
  - Vögel, insbesondere Wasservögel („aviäre" Influenza; Vogelgrippe 1997 erstmals in Hongkong, 2006 dann in Europa; Influenza-A-Virus Subtyp H5N1)
  - Schwein („Schweinegrippe"); Neue Influenza A/H1N1 erstmals März 2009 in Mexiko, April 2009 erster importierter Fall in Deutschland – Beginn der Pandemiewelle Oktober 2009, Höhepunkt November 2009;
  - Sonstige: Pferd, Robbe u. a.

Ansteckung

- Eintrittspforten:
  - Schleimhäute der Atemwege, v. a. *Bronchialschleimhaut*
- **Übertragung:** Mensch → Mensch: v. a. durch *Tröpfcheninfektion*; aerogene Übertragung (durch Tröpfchenkerne) oder *Kontaktinfektion:* Kontakt der Hände mit virushaltigen Sekreten, kontaminierten Oberflächen und anschließendem Hand-Mund/Hand-Nasen-Kontakt
- Übertragung: Tier (Vogel) → Mensch: v. a. durch verschlucktes (kontaminiertes) Wasser, Einatmen (Staubinfektion) oder die Selbst-Inokulation durch mit Hühnerexkrementen kontaminierte Hände → *Schmierinfektion*; eher selten
- **Ansteckungszeitraum:** beginnt während der Inkubationszeit, endet 3–5 Tage bis 1 Woche nach Auftreten der ersten Symptome; bei der aviären Influenza unzureichend charakterisiert

Erkrankungsrisiko

- vorzugsweise in der kalten Jahreszeit (ausgeprägte Saisonalität); schätzungsweise 5–20 % der Bevölkerung bei jährlichen Grippewellen infiziert
- insbesondere von Feuchtigkeit und Temperatur abhängig; bei niedrigen Temperaturen nahe dem Gefrierpunkt kann Virus im Wasser bis zu mehreren Wochen persistieren
- **besonders anfällig,** auch für Komplikationen, sind Säuglinge, Kleinkinder (< 2 Jahre), Abwehrgeschwächte, Patienten mit Lungen- oder Herzerkrankungen, Menschen > 65 Jahre
- **Pandemien** in Abständen von 10–20 Jahren (durch Auftreten neuer Subtypen von Typ A); 3 Pandemien des letzten Jahrhunderts (1918, 1957 und 1968) verursachten ca. 40 Millionen bzw. 1–2 Millionen bzw. 0,75–1 Million Tote
- **Epidemien** in Abständen von 2–3 Jahren (Nachwellen einer durch einen neuen Subtyp ausgelösten Pandemie: 5–20 % der Bevölkerung infiziert)

Inkubationszeit

1–2 Tage (kann aber bis 4 Tage dauern); aviäre Influenza im Allgemeinen 2–5 Tage.

Krankheitsverlauf

Verlaufsformen

- ca. 80 % als banale Erkältungskrankheit
- ausgeprägter Verlauf nur bei ca. 20 % der Infizierten

Verlauf/Symptomatik

Saisonale Influenza als banale Erkältungskrankheit

- Kopfschmerzen, Gliederschmerzen
- Fieber, Schüttelfrost
- Husten, Schnupfen

Saisonale Influenza mit ausgeprägtem Verlauf

- Faustregel: bei etwa ⅓ der Infektionen fieberhafter, bei ⅓ leichter und bei ⅓ asymptomatischer Verlauf
- Krankheitsdauer in der Regel bei 5–7 Tagen

- **Fieber:** rascher und hoher Anstieg (> 38,5 °C → Schüttelfrost), besonders bei Säuglingen und Kleinkindern
- Kopf-, Glieder-, Kreuzschmerzen
- Entzündungserscheinungen der Atemwege:
  - Rhinitis (Schnupfen)
  - Pharyngitis
  - *Laryngitis:* Husten, Heiserkeit, Pseudokrupp (subglottische Einengung der Atemwege)
  - *Tracheitis:* Husten, retrosternaler Schmerz
  - *Bronchitis:* Husten, gelegentlich hämorrhagischer Auswurf
- Herzkomplikationen, Kreislaufbeeinträchtigungen
- **gastrointestinale Symptome** („*Darmgrippe*"), v. a. bei Kleinkindern: Übelkeit, Erbrechen, Durchfall
- Fieberabfall nach wenigen Tagen, evtl. kritische Entfieberung
- Rekonvaleszenz: oft langandauernd, häufig mit langanhaltender Kreislaufschwäche (aufgrund von Herzkomplikationen)

Komplikationen

- perakuter Todesfall innerhalb weniger Stunden (Komplikationen v. a. bei älteren Personen mit chronischen Herz- oder Lungenerkrankungen, Stoffwechselerkrankungen wie z. B. Diabetes, Immundefekte usw.)
- primäre Komplikationen (Influenzavirus):
  - Pneumonie (20 % der Pneumonien bei Influenza)
  - Herzkomplikationen: Myokarditis, Perikarditis, Herzrhythmusstörungen
  - Myositis
  - Meningitis/Enzephalitis
  - intrauterine Fruchtschäden (selten)
- **sekundäre Komplikationen (bakterielle Superinfektion):**
  - *Pneumonien* (80 % der Pneumonien bei Influenza): häufigste Todesursache bei Influenza; häufige Keime:
    - !*Haemophilus influenzae* (wurde längere Zeit für den Erreger der Influenza gehalten)
    - !Streptococcus pneumoniae
    - !Staphylococcus aureus
    - Klebsiella pneumoniae
  - Epiglottitis (v. a. *Haemophilus influenzae* bei Kleinkindern)
  - Sinusitis, Mittelohrentzündung, Mastoiditis (*Haemophilus influenzae* u. a.)
  - Meningitis (v. a. *Haemophilus influenzae* bei Kleinkindern)

Differenzialdiagnose

- grippeähnliche Viruserkrankungen durch:
  - Parainfluenzavirus
  - *RS-Viren* (bei Kleinkindern häufigste Ursache schwerer Erkrankungen der unteren Luftwege)
  - Rhinoviren
  - Coronaviren
  - Enteroviren (Echoviren, Coxsackieviren)
  - Adenoviren
  - Reoviren
- Mykoplasmen-Pneumonie
- Ornithose (grippaler Verlauf)
- Q-Fieber
- Tuberkulose
- Typhus (im Anfangsstadium)

Diagnostik

- CRP und BKS erhöht
- Leukozyten normal oder Leukopenie (Leukozytose = Hinweis auf bakterielle Sekundärinfektionen)
- PCR: Sensitivität und Spezifität dieser Methode, Influenza-Schnelltests, direkten Antigen- oder Antikörpernachweis (Immunofluoreszenz, ELISA) und Erregernachweis im Rachenabstrich überlegen (Wahrscheinlichkeit eines positiven Labortests nimmt nach den ersten 2 Tagen nach Krankheitsbeginn rasch ab)
- serologischer Antikörpernachweis mittels Komplementbindungsreaktion (KBR), ELISA oder Immunfluoreszenz ist für die klinische Diagnostik kaum, sondern v. a. im Rahmen epidemiologischer Studien von Bedeutung

Schulmedizinische Therapie

- meist symptomatische Behandlung; Virustatika wie Amantadin, Oseltamivir, Zanamivir v. a. bei Personen mit einem Risiko für Komplikationen sinnvoll
- bei bakteriellen Sekundärinfektionen Antibiotika; **Achtung:** Gabe von Salizylaten (z. B. Acetylsalicylsäure) bei Kindern kontraindiziert wegen der Gefahr eines Reye-Syndroms (akute Enzephalopathie in Kombination mit fettiger Degeneration der Leber)

Prognose

Unterschiedlich, mitunter lange Rekonvaleszenz.

Immunität und Prophylaxe

- Immunität nur gegenüber dem für den Infekt verantwortlichen Typ bzw. Subtyp
- **aktive Impfung** möglich; volle Ausbildung eines Impfschutzes benötigt etwa 2 Wochen; Schutzdauer ca. 1 Jahr. In 50 % d.F. voller Schutz, in den übrigen Fällen Abmilderung der Symptomatik; unwirksam gegenüber genetisch veränderten Erregern mit neuen antigenen Eigenschaften (➤ Erreger); v. a. bei Personen über 60 Jahre
- Isolierung der Erkrankten von besonders gefährdeten Personen

Aviäre Influenza („Vogelgrippe“)

- Infektionen des Menschen mit aviären Subtypen sind bisher noch selten: von Ende 2003 bis September 2009 gab es Fälle in Südostasien und Ägypten und in geringem Umfang in der Türkei. In Nigeria gab es 442 bestätigte Erkrankungsfälle. Fast ⅔ dieser Erkrankten verstarben.
- Als erstes Symptom treten meist Fieber, dann Husten und Atemnot auf. Übelkeit, Erbrechen und insbesondere Durchfall gehen den respiratorischen Symptomen nicht selten voraus.
- Hals-, Kopf- und Muskelschmerzen können vorkommen, sind aber nicht regelmäßig ausgeprägt.
- Im Blutbild finden sich häufig eine Leuko-, Lympho- und Thrombozytopenie.
- Auftreten in Deutschland prinzipiell möglich: Infektionsquelle könnte Kontakt mit infiziertem Geflügel in einem betroffenen Gebiet im Ausland oder auch in Deutschland sein.

Neue (pandemische) Influenza A/H1N1 („Schweinegrippe“)

- Es besteht kein entscheidender Unterschied zwischen der klinischen Manifestation der saisonalen Grippe und der Neuen Influenza.
- Zusätzlich oder monosymptomatisch traten Erbrechen und Durchfall auf.
- Bei einem Teil der Erkrankten fehlte das Fieber.
- **Vorwiegend** erkranken Schwangere, Kinder, Jugendliche und junge Erwachsene. Bei diesen Risikogruppen verläuft die Erkrankung auch schwerer, v. a. wenn zusätzlich eine Grunderkrankung vorliegt. Im Vergleich zur saisonalen Influenza war der Anteil jüngerer Personen unter den Verstorbenen deutlich höher.

2.22 Keratokonjunktivitis epidemica

DEFINITION

- Keratokonjunktivitis epidemica/nummularis (lat. nummularis = münzenförmig, rund)
- Entzündung von Binde- und Hornhaut des Auges, verursacht durch Adenoviren

Gesetz

- Erreger-Nennung in IfSG § 7
- Behandlungsverbot (IfSG § 24)
- Meldepflicht gemäß § 15 (3) IfSG und somit Behandlungsverbot nach § 24 IfSG in Sachsen-Anhalt und Thüringen.

Vorkommen

Weltweit (in Gemeinschaftseinrichtungen örtlich gehäuftes Auftreten bis hin zu Kleinepidemien), selten in Deutschland (➤ Tab. 4.2).

Erreger

Typen 8, 19, 37 von Adenoviren (aus der Gattung Mastadenovirus, ➤ Tab. 1.1).

Erregerreservoir

Mensch.

Ansteckung

- **Eintrittspforten:** Binde- und Hornhaut des Auges
- Übertragung:
  - Schmierinfektion, z. B. durch augenärztliche Instrumente, Tropfpipetten, Augentropfen, Augenreiben mit Handtüchern in Gemeinschaftswaschräumen, außerdem in Praxen und Kliniken bei der Betreuung Erkrankter; follikuläre Konjunktivitis und das Pharyngokonjunktivalfieber über Schwimmbadwasser (**Schwimmbadkonjunktivitis**)
  - gelegentlich Tröpfcheninfektion
  - direkt Mensch → Mensch
- **Ansteckungszeitraum:** beginnt mit den ersten Symptomen, endet nach ca. 10 Tagen

Erkrankungsrisiko

In allen Altersgruppen; Pharyngokonjunktivalfieber vorwiegend bei Vorschul- und Schulkindern, nur vereinzelt bei Erwachsenen; follikuläre Konjunktivitis häufiger und schwerer bei Kindern und jungen Erwachsenen.

Inkubationszeit

5–12 Tage.

Krankheitsverlauf

- **Symptomatik am Auge** (➤ Abb. 2.15):
  - in der Regel einseitig, häufig mit nachfolgender Infektion des anderen Auges; auch beidseitig auftretende Konjunktivitis bei **follikulärer Konjunktivitis**
  - Fremdkörpergefühl, Juckreiz, Tränenfluss, Lichtscheu
  - Rötung und ringförmige Schwellung der Augenbindehaut (besonders im medialen Augenwinkel), evtl. auch subkonjunktivale Blutungen
  - ödematöse Lidschwellung bis zur entzündlichen Ptosis
  - nach etwa einwöchigem Krankheitsverlauf in 20–90 % d.F. Keratitis: Infektion wird in den „Spalt" zwischen Cornealepithel und Cornea fortgeleitet, es kommt zu Infiltraten (Hornhauttrübung) mit Sehstörungen
  - Entzündung von Binde- und Hornhaut ist schmerzhaft (im Gegensatz zur Keratokonjunktivitis herpetica)
  - nach ca. 2 Wochen Abklingen der Konjunktivitis, Sehstörungen dauern länger an, klingen aber zumeist vollständig ab (kompletter Abbau der Infiltrate)
- **Lymphknoten:** Schwellung der präaurikularen (vor der Ohrmuschel befindlichen) Lymphknoten
- Pharyngitis, Rhinitis, zervikale Lymphadenopathie, Fieber beim **Pharyngokonjunktivalfieber.** In schweren Fällen kann es zur Pneumonie kommen.

Komplikationen

- Entzündung von Iris und Ziliarkörper
- bleibende Hornhauttrübung
- Bei immunsuppressiven Maßnahmen können Adenovirus-Infektionen reaktiviert werden.

Differenzialdiagnose

- Keratokonjunktivitis herpetica
- Trachom (Konjunctivitis granulosa)
- Keratokonjunktivitiden anderer Ursache

Diagnostik

Direkter Virusnachweis aus dem Konjunktivalabstrich (PCR, Antigene), Isolierung aus Zellkulturen.

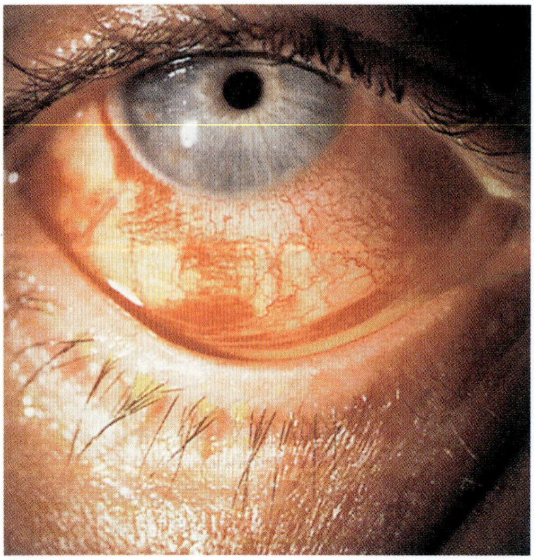

Abb. 2.15 Subkonjunktivale Blutung bei schwerer **Keratokonjunktivitis epidemica.**[E326]

Schulmedizinische Therapie

Symptomatisch.

Prognose

Gut, nur gelegentlich kann sich eine Visusminderung entwickeln.

Immunität und Prophylaxe

- keine Immunität, nur eine serotypspezifische Immunität
- keine Impfung verfügbar
- engen Kontakt mit Infizierten vermeiden, Hygienemaßnahmen

2.23 Keuchhusten

DEFINITION

- Namen: Keuchhusten, Pertussis, Tussis convulsiva (lat. pertussis, tussis = Husten; convulsiva = krampfartig)
- „Kinderkrankheit"; Infektion der Atemwege, Gefährdung v. a. durch Komplikationen

Gesetz

- Vorschriften für Gemeinschaftseinrichtungen (IfSG § 34)
- Behandlungsverbot (IfSG § 24)
- Meldepflicht gemäß § 15 (3) in Brandenburg, Mecklenburg-Vorpommern, Sachsen, Sachsen-Anhalt und Thüringen bei Erkrankung und Tod.

Vorkommen

Weltweit.

Erreger

Bakterien (gramnegativ):

- Bordetella pertussis (hauptsächliche Erreger des Keuchhustens)
- Bordetella parapertussis (Krankheitsverlauf meist milder und kürzer)

Die Bakterien bilden ein hustenauslösendes Endotoxin.

Erregerreservoir

- Mensch
- Schaf (Bordetella parapertussis)

Ansteckung

- **Eintrittspforten:** Tracheal- und Bronchialschleimhaut
- **Übertragung:** *Tröpfcheninfektion*
- auch gegen Pertussis Geimpfte können nach Kontakt mit dem Erreger vorübergehend Träger von Bordetellen sein
- **Ansteckungszeitraum:** beginnt Ende der Inkubationszeit, endet ca. 3 Wochen nach Auftreten der ersten Symptome (bei Durchführung einer antibiotischen Therapie verkürzt sich die Dauer der Ansteckungsfähigkeit auf etwa 5 Tage nach Beginn der Therapie)

Erkrankungsrisiko

- hoch (Kontagionsindex 80 %), besonders für **Säuglinge** und **Kleinkinder**
- Mädchen erkranken häufiger und auch schwerer als Jungen
- zunehmend erkranken mehr Jugendliche und Erwachsene als Kinder (Durchschnittsalter 1995 ca. 15 Jahre, 2008 ca. 42 Jahre)

Inkubationszeit

7–20 Tage.

Krankheitsverlauf

Keuchhusten ist meist eine Erkrankung über mehrere Wochen bis Monate.

Verlaufsformen/Verlaufsübersicht

- klassischer Verlauf:
  - **Stadium catarrhale:** 1–2 Wochen
  - **Stadium convulsivum:** 4–6 Wochen
  - **Stadium decrementi:** 6–10 Wochen
- **besonders bei Jugendlichen und Erwachsenen oftmals nur:**
  - katarrhalische Symptome
  - anhaltender, uncharakteristischer Husten (ohne Hustenanfälle)
- bei Säuglingen:
  - kein charakteristisches Bild, regelmäßig kommen **Apnoen** (Atemstillstände) vor

Verlauf/Symptomatik bei klassischer Erkrankung

Stadium catarrhale

- leichter Husten
- Entzündung des Nasen-Rachen-Raumes mit Schnupfen und Halskratzen
- subfebrile Temperaturen

Stadium convulsivum

- **stakkatoartige Hustenanfälle** (meist ca. 20, evtl. bis zu 50 pro Tag, nachts häufiger)
- anschließend (in ca. 50 % d.F.) laut hörbares **keuchendes Einatmen** („iii", inspiratorischer Stridor) durch **verkrampfte Stimmritzen**
- evtl. Krampf der Bronchialmuskulatur → Luftmangel → zyanotische Verfärbung
- nach Hustenanfall Schleimentleerung, häufig mit Erbrechen
- bei Säuglingen anstelle von „Husten und Keuchen" häufig **Niesanfälle** und lebensbedrohliche **Atemstillstände** (dabei auch Hirnschädigung möglich)
- Fieber fehlt oder ist nur geringfügig ausgeprägt: wenn, dann deutet es in der Regel auf eine bakterielle Sekundärinfektion hin

Stadium decrementi

- Hustenanfälle nehmen an Zahl und Intensität ab
- Resthusten mit keuchendem Einatmen kann für Monate fortbestehen

Komplikationen

- **durch die Hustenstöße:**
  - *Bronchiektasen, Lungenemphysem*
  - Blutungen durch venöse Stauungen:
    - !in die Augenbindehaut und Augenlederhaut (➤ Abb. 2.16)
    - !petechiale Hautblutungen
  - Nabelbruch, Leistenbruch, Analprolaps
- **Pneumonie**:
  - gelegentlich primär, meist durch Sekundärinfektion (v. a. Haemophilus influenzae und Streptococcus pneumoniae, seltener Streptococcus pyogenes oder Staphylococcus aureus)
  - infolge Keuchhusteninfekt bei uns die *häufigste Todesursache* im Säuglingsalter (15–20 % der stationär behandelten Pertussis-Patienten)
- **Otitis media** als Sekundärinfektion
- **Enzephalopathie** (durch Hypoxie, toxische Gefäßwandschäden und andere Faktoren):
  - Krämpfe, Bewusstlosigkeit, Lähmungen
  - evtl. *tödlich*
- **Aktivierung** latenter Infekte (z. B. Tuberkulose)

Differenzialdiagnose

- Virusinfektionen der Atemwege durch z. B. RS-Viren, Adenoviren, Para-influenza-Virus
- Hiluslymphknotentuberkulose (Hustenreiz durch Druck der Lymphome auf die Hauptbronchien)

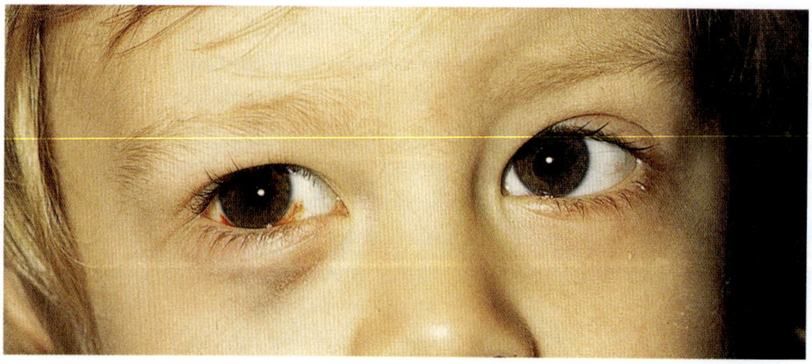

Abb. 2.16 Keuchhusten. Subkonjunktivale Blutung, zusätzlich Einblutung in das Unterlid. [E316]

- Bronchitis im Rahmen einer Mukoviszidose
- Pseudokrupp

Diagnostik

Klinisches Bild, kultureller Nachweis mittels PCR (Material aus Nasen-Rachen-Abstrich oder Sekret) in frühen Stadien der Erstinfektion, serologischer Nachweis oft schwierig und für die Frühdiagnostik ungeeignet, da spezifische Antikörper im Serum frühestens beim Übergang ins Stadium convulsivum nachweisbar sind.

Schulmedizinische Therapie

Antibiotika-Therapie (beeinflusst Dauer und Heftigkeit der Hustenattacken häufig nicht wesentlich), um weitere Ausbreitung der Erreger zu unterbinden: Erythromycin; auch Azithromycin, Clarithromycin und Roxithromycin; als Alternative Cotrimoxazol.

Prognose

Je nach Lebensalter.

Immunität und Prophylaxe

- Immunität: antitoxisch, erregerabhängig, lang andauernd und im Laufe von Jahrzehnten abnehmend
- **aktive Impfung** (Totimpfstoff) ist möglich, z. B. im Rahmen der Kombinationsimpfung Diphtherie/Pertussis/Tetanus (Tdap), Schutzdauer: lebenslang

2.24 Lassa-Fieber

DEFINITION

- Namen: Lassa-Fieber, Lassa-hämorrhagisches Fieber (LAS-HF). Lassa = Stadt in Nigeria, wo 1969 das Lassa-Virus erstmals auftrat
- gilt als virusbedingtes hämorrhagisches Fieber (➤ siehe dort), d. h. zählt zu den Viruserkrankungen, bei denen es bei schwerem Verlauf zu **hohem Fieber** und **Blutungen** kommt. Zooanthroponose

Gesetz

- Meldepflicht bei Verdacht, Erkrankung und Tod (IfSG §§ 6, 8)
- Erreger-Nennung in IfSG § 7
- Behandlungsverbot (IfSG § 24)
- Quarantäne bei Verdacht und Erkrankung (IfSG § 30)
- Vorschriften für Gemeinschaftseinrichtungen (IfSG § 34)

Vorkommen

- Westafrika: Nigeria, Liberia, Zentralafrikanische Republik, Sierra Leone (dort letzter größerer Ausbruch: 1997 mit 823 Krankheits- und 153 To-

desfällen); Antikörpernachweise als Hinweis auf durchgemachte Infektionen (Seroprävalenzen) auch in anderen Ländern.
- in Deutschland 4 importierte Krankheitsfälle seit 1974, davon im Jahr 2000 2 tödlich verlaufende Erkrankungen

Erreger

Lassa-Virus (Arenavirus).

Erregerreservoir

Natal-Vielzitzenratte (*Mastomys natalensis*), weit verbreitet in West-, Ost- und Südafrikas, und verwandte Arten.

Ansteckung

Soweit bisher bekannt:
- **Tier → Mensch:**
  - infektiöses Material: Urin, Blut, Ratten als Nahrungsquelle
  - **Übertragung:** Kontaktinfektion (orale Aufnahme), Inhalation (Staub, Aerosol)
- **Mensch → Mensch:**
  - **infektiöses Material:** Urin (Samenflüssigkeit), Speichel, Rachensekret, Erbrochenes, Blut
  - **Übertragung:**
    - !Kontaktinfektion (orale Aufnahme)
    - !Inhalation (Staub, bluthaltige Aerosole v. a. bei der Krankenpflege, aber auch bei der Vorbereitung der Verstorbenen für die Beerdigung)
    - !Blutinjektion (gleiche Kanüle bei verschiedenen Patienten → serologische Daten lassen darauf schließen, dass in Westafrika ca. 90–95 % aller Infektionen inapparent verlaufen könnten)
- **Ansteckungszeitraum:**
  - besonders in der akuten fieberhaften Phase, wenn das Virus im Rachen nachweisbar ist (signifikante Virämie auch nach Abklingen des Fiebers)
  - Ausscheidung im Urin 3–9 Wochen nach Erkrankungsbeginn, in der Samenflüssigkeit bis zu 3 Monate

Erkrankungsrisiko

Risiko erhöht in der Trockenzeit (Januar bis April).

Inkubationszeit

6–21 Tage (meist 7–10 Tage).

Krankheitsverlauf

Verlaufsformen
- leichter Verlauf: in vermutlich 90 % nur subklinischer oder (mehr oder weniger ausgeprägter) grippal-fieberhafter Verlauf
- schwerer Verlauf: nur in wenigen Fällen Verlauf mit Hämorrhagie und schwerer Symptomatik

Verlauf/Symptomatik bei schwerem Verlauf

Prodromalphase (1. Woche – Organphase)
- Dauer: 4–5 Tage, meist schleichender Beginn
- anhaltendes oder intermittierendes **Fieber** (Kontinuafieber: bis 41 °C, tägl. Schwankungen um 2–3 °C; durchschnittliche Fieberdauer 16 Tage bei 6–30 Tagen), Kopf-, Hals- und Gliederschmerzen, grippale Symptome
- Übelkeit, Erbrechen, Durchfall
- Frösteln, Schwindel, Husten
- Konjunktivitis
- Organphase (1. Woche)
- Halsschmerzen: weiße oder gelbe Beläge auf den Tonsillen (wichtig für DD), die zu Pseudomembranen verschmelzen können; mitunter kleine Bläschen und Ulzerationen
- Bradykardie
- druckunempfindliche Lymphknotenschwellung

Organphase (2. Woche – kritische Phase)
- Ödeme (Gesicht, Hals, Nacken, Kehlkopf) (➤ Abb. 2.17), in 10–30 % d. F. an der Augenbindehaut
- schwere Bauchschmerzen und hartnäckiges Erbrechen

- gelegentlich Tinnitus, Zahnfleisch-/Nasenbluten
- makulopapulöses Exanthem
- bei schweren Verläufen:
  - Ergüsse (Pleura, Perikard)
  - Perikarditis
  - Hypotonie
  - Anorexie
  - Blutdruckabfall
  - ausgeprägte **Blutungen** (Hämorrhagie)
    - !der Schleimhäute von Nase, Gaumen, Rachen
    - !von Magen (Bluterbrechen), Darm (Blutstuhl), Nieren (Hämaturie), Uterus (blutiger Ausfluss)
  - enzephalopathische Symptome (Benommenheit bis Koma, Krämpfe)
  - Taubheit in 25 % d.F.: Uveitis, Hodenentzündung, vorübergehender Haarausfall, abnormaler Gang
  - evtl. hypovolämischer Schock, Nierenversagen (Anurie)

Lang andauernde Rekonvaleszenzphase
- bei ca. 50 % der ertaubten Patienten bildet sich das Symptom zurück
- Kreislaufprobleme können noch lange nach der Erkrankung anhalten

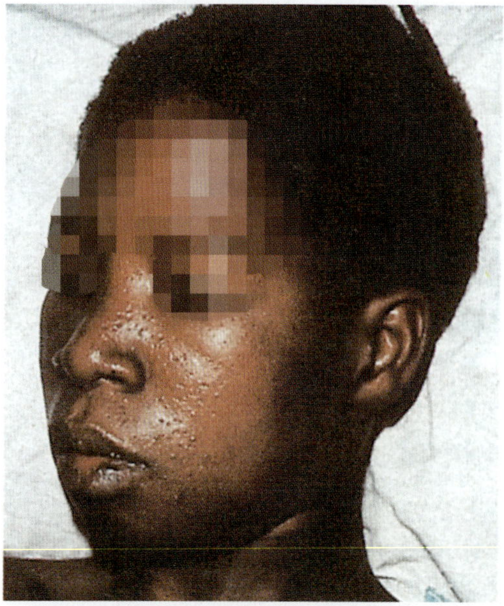

Abb. 2.17 Lassa-Fieber mit Gesichtsödem, oftmals Zeichen von schwerer Verlaufsform. [E327-003]

Differenzialdiagnose

Malaria, (Meningokokken-)Sepsis, Gelbfieber, Dengue-Fieber, Hantavirus-Infektionen, andere virusbedingte hämorrhagische Fieber und deren DD (➤ VHF), ggf. Rickettsiosen, Leptospirose, Typhus abdominalis, bei immundefizienten Patienten auch: Herpes-simplex- oder Varizella-Zoster-Zweiterkrankung

Diagnostik

- Virusnachweis aus Blut, Rachenspülflüssigkeit, Urin, Biopsien (v. a. Leber und Knochenmark) mittels Gewebekultur (gelingt nur in 50 % d.F.) oder PCR
- Nachweis von spezifischen Antikörpern (IgM, IgG) in der Serologie: IF, ELISA

Schulmedizinische Therapie

- symptomatische Therapie (Regulation von Flüssigkeits- und Elektrolythaushalt, Therapie der Gerinnungsstörung)
- spezifische Behandlung mit Ribavirin innerhalb der ersten 6 Krankheitstage

Prognose

- **Letalität:** etwa 15 % bei hospitalisierten Patienten Tod durch Schock/Herz-Kreislauf-Versagen, für Schwangere bei ca. 50 % (Fehlgeburt in > 80 % d.F.)
- häufige Spätfolge: Innenohrschwerhörigkeit beidseits

Immunität und Prophylaxe

- keine Schutzimpfung verfügbar
- strikte Isolierung der Erkrankten
- Expositionsprophylaxe, besondere Schutzmaßnahmen des Krankenhauspersonals, strikte Einhaltung der Hygienevorschriften

2.25 Legionärskrankheit

DEFINITION

- Namen: Legionärskrankheit, Legionellose, Legionellen-Pneumonie, Veteranenkrankheit. Der Erreger wurde 1976 aufgrund einer Epidemie bei einem Treffen von Kriegsveteranen (Legionären) in den USA identifiziert.
- bakterielle atypische Lungenerkrankung

Gesetz

- Erreger-Nennung in IfSG § 7
- Behandlungsverbot (IfSG § 24)
- Meldepflicht gemäß § 15 (3) IfSG in Berlin und Sachsen bei Erkrankung und Tod.

Vorkommen

Weltweit; in Deutschland ca. 4 % aller Pneumonien.

Erreger

Legionella sp., in 90 % d.F. *Legionella pneumophila* (mit verschiedenen Serotypen, Serogruppe 1 mit größter Bedeutung).

Erregerreservoir

Primär Süßwasser, aber auch in künstlich wasserführenden Systemen, feuchtes Erdreich; Verbreitung der Legionellen durch *Amöben.*

Ansteckung

- Übertragung aerogen: durch **Inhalation** von feinsten kontaminierten Wassertröpfchen (Aerosol); selten durch Staubinhalation oder Verschlucken von Wasser
- keine Ansteckung Mensch → Mensch
- häufig in Krankenhäusern (> 10 % aller nosokamialen Pneumonien)
  - Übertragung assoziiert mit Aerosolen aus Warm- und Kaltwasseranlagen, z. B. Duschen, Wasserleitungen, Klimaanlagen, Luftbefeuchtern, Whirlpool

Erkrankungsrisiko

- nur 10 % der Infizierten erkranken
- v. a. in Sommermonaten; Legionellen leben vorwiegend in gut temperiertem Wasser
- v. a. für Menschen mit reduzierter Flimmerepithelfunktion der Atemwege (Raucher, chronisch Lungenkranke, Alkoholkranke)
- bei abwehrgeschwächten Patienten und bei Schluckstörungen, z. B. nach Operation im Kopf- und Nackenbereich, ist eine Infektion nach Aspiration möglich
- Männer (v. a. > 50 Jahre) erkranken 2–3-mal häufiger als Frauen
- in Deutschland ca. 8.000 Erkrankungen/Jahr

Inkubationszeit

- Pontiac-Fieber (➤ siehe unten): ca. 5–66 Stunden (im Durchschnitt 24–48 Stunden)
- Eigentliche Legionärskrankheit: ca. 2–10 Tage

Krankheitsverlauf

Das Spektrum reicht von asymptomatischen Infektionen bis zu schwerwiegenden Pneumonien mit tödlichem Verlauf. Die Erkrankung entwickelt sich nach Eindringen von Legionellen in die unteren Atemwege.

Verlaufsformen

- leichter Verlauf: Pontiac-Fieber
- schwerer Verlauf: eigentliche Legionärskrankheit

Verlauf/Symptomatik

Pontiac-Fieber („grippaler" Verlauf)

- Halskratzen, Husten, Schnupfen, Lichtscheu
- Fieber, Glieder- Kopf-, Brustschmerzen
- keine symptomatische Lungenbeteiligung
- gelegentlich leichte Verwirrtheit
- nach wenigen Tagen abklingend (trotz zuvor häufig schweren Krankheitsgefühls)

Legionärskrankheit

- „grippaler" Beginn mit Glieder-, Kopfschmerzen, unproduktivem Reizhusten
- innerhalb weniger Stunden rascher Fieberanstieg auf 39–40,5 °C, Schüttelfrost, Thoraxschmerzen
- (schwere) **Pneumonie** mit starkem Husten, evtl. mit Blutbeimengung, pleuritischen Schmerzen, Dyspnoe und Tachypnoe
- häufig: Verwirrtheit, Desorientiertheit, Lethargie
- gelegentlich Durchfall, Erbrechen, Bauchschmerzen
- evtl. septische Ausbreitung, dabei häufig Befall von Herz, Leber, Pankreas und Darm
- Rekonvaleszenz von mehreren Wochen

Komplikationen

Eingeschränkte Lungenfunktion oder Lungenfibrose, allmähliches Herz-Kreislauf-, Nierenversagen.

Differenzialdiagnose

Andere atypische Pneumonien.

Diagnostik

Kultureller Nachweis aus bronchoalveolärer Lavage, Trachealsekret, ggf. auch Sputum oder Lungengewebe bzw. Pleuraflüssigkeit; Antigennachweis aus dem Urin mittels ELISA, direkter Erregernachweis mit Fluoreszenzserologie (wenig sensitiv), PCR.

Schulmedizinische Therapie

- Antibiotika: Erythromycin, Rifampicin (zusätzlich bei schweren Fällen), Makrolidantibiotika (z. B. Azithromyzin, Clarithromyzin) und Fluorchinolone (z. B. Ciprofloxacin, Moxifloxacin) bei immunsupprimierten Patienten empfohlen
- Pontiac-Fieber erfordert keine antibiotische Therapie, nur symptomatische Behandlung

Prognose

Letalität: bei unbehandelten Fällen und Risikopatienten bis zu 70 %, sonst ca. 10–15 %.

Immunität und Prophylaxe

- keine Immunität
- keine Impfung verfügbar
- Verminderung einer Verkeimung warmwasserführender, aerosolbildender Systeme (Wartung von Warmwasseranlagen)
- Verminderung von Aerosolkontakten

Lernkarte Legionärskrankheit

2.26 Lepra

DEFINITION

- Namen: Lepra (griech. = Aussatz), Morbus Hansen, Miselsucht
- Krankheit in den Tropen und Subtropen. Charakteristisch ist der Befall der Haut und peripherer Nerven und die in Folge auftretenden Verstümmelungen.

Gesetz

- Erreger-Nennung in IfSG § 7
- Behandlungsverbot (IfSG § 24)
- Meldepflicht gemäß § 15 (3) IfSG in Sachsen bei Erkrankung und Tod.

Vorkommen

- erste schriftliche Erwähnung 600 v. Chr.
- früher weltweit, in allen Klimazonen, so z. B. noch im 19. Jahrhundert in Norwegen
- heute hauptsächlich in ländlichen Gebieten Südostasiens, des indischen Subkontinents, des tropischen Afrikas und Südamerikas
- sehr selten in Deutschland (➤ Tab. 4.2)

Erreger

Mycobacterium leprae, grampositives Bakterium.

Erregerreservoir

- Mensch
- Gürteltier, Affenarten (ohne Bedeutung hinsichtlich Übertragung auf den Menschen)
- **Umwelt:** Erde, Wasser, Pflanzen; ca. ½ aller sporadisch auftretenden Leprafälle entsteht durch Übertragung Umwelt → Mensch

Ansteckung

- **infektiöses Material:**
  - Nasen- und Mundsekret
  - Gewebesaft lepröser Hautveränderungen
- **Eintrittspforten:**
  - Schleimhaut von Mund-Nasen-Rachen-Raum
  - kleinste Hautschadstellen (Hautrisse)
- **Übertragung:** Tröpfcheninfektion, Kontakt- und Schmierinfektion, diaplazentare Übertragung scheint möglich

Erkrankungsrisiko

- Infektiösität des Erregers gering, es erkranken < 5 % der Infizierten (genetische Faktoren scheinen wichtige Rolle zu spielen)
- Kinder sind empfänglicher als Erwachsene

Inkubationszeit

Circa 9 Monate bis 20 Jahre (im Durchschnitt 5 Jahre).

Krankheitsentstehung

- Lepraerreger vermehrt sich innerhalb von Makrophagen: Ursache für **granulomatöse Entzündungen** (➤ Kap. 1.5.1)
- **bevorzugt befallen** werden außerdem:
  - *Schwann-Zellen* der peripheren Nerven (ZNS bleibt verschont)
  - *Hautzellen*
  - *Muskelzellen*
- Lepraerreger wächst sehr langsam; Verdoppelungszeit: 3–6 Wochen. Dies erklärt die lange Zeit von Inkubation und Krankheitsverlauf.

Krankheitsverlauf

Verlaufsübersicht bei durchgehender Erkrankung (➤ Abb. 2.18)

- indeterminierte Lepra
- tuberkuloide Lepra = Haut-Nerven-Lepra
- lepromatöse Lepra = generalisierte Lepra
- dimorphe Lepra = Borderline-Lepra

Verlauf/Symptomatik

Indeterminierte Lepra

- **Hauterscheinungen:** *rötliche* (kaum erhabene) Flecken oder *hypopigmentierte* Flecken
- evtl. **Sensibilitätsstörungen** in den Fleckbezirken
- Reaktionslage der Körperabwehr noch unklar (indeterminiert):
  - bei sehr guter Abwehrlage keine weiteren Symptome (auch Spontanheilung)
  - bei guter Abwehrlage Entwicklung einer tuberkuloiden Lepra
  - bei schlechter Abwehrlage Entwicklung einer lepromatösen Lepra
  - bei mittlerer Abwehrlage Entwicklung einer dimorphen Lepra

Tuberkuloide Lepra (Haut-Nerven-Lepra)

- Bildung *tuberkuloider Granulome* (➤ Kap. 1.5.1) in der Lederhaut
- **Hauterscheinungen:** *Flecken, Läsionen*
  - leicht *erhaben*, evtl. nur am Rand
  - *hypopigmentiert* bei dunkler Haut, *rötlich* bei heller Haut
  - *scharf begrenzt* (anders bei lepromatöser Lepra)
  - *asymmetrisch* verteilt (anders bei lepromatöser Lepra)

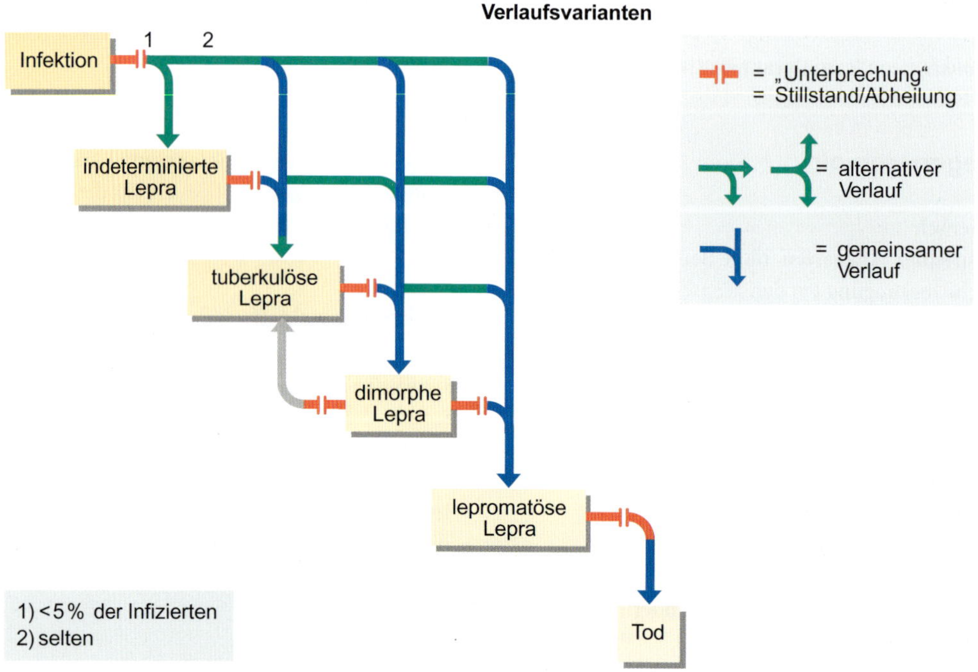

Abb. 2.18 Verlaufsvarianten bei **Lepra.** [L106]

- in den **Fleckbezirken** kommt es zu:
  - *Sensibilitätsstörungen:* betroffen sind zunächst der Temperatursinn, später der Tastsinn und schließlich die Schmerzwahrnehmung
  - fehlender Schweißsekretion
  - Haarverlust
- **Nervenbefall:**
  - frühzeitig im Vergleich zur lepromatösen Lepra
  - *asymmetrisch* (anders bei lepromatöser Lepra)
  - tastbare und sichtbare *Verdickungen von Nervensträngen*
  - *sensorische* und *motorische* Störungen
- **Störungen der Gewebsernährung** (infolge der Zerstörung von Nervenfasern), die zumeist an Fingern und Zehen beginnen, führen zu:
  - *Muskelatrophie*
  - *Knochenabbau*
  - *Ulzerationen*
- **Verstümmelungen** infolge:
  - unbemerkter Verletzungen (aufgrund der Sensibilitätsstörungen, mit nachfolgender Wundinfizierung)
  - Störung der Gewebsernährung

Lepromatöse Lepra (generalisierte Lepra)

- Befall von Haut, Schleimhäuten und Nerven, von inneren und sonstigen Organen
- **Hauterscheinungen** (➤ Abb. 2.19):
  - *unscharf begrenzte rötliche Flecken* → weich-ödematöse Papeln → knollige Knoten = *Lepraknoten* = Leprome (geschwulstartig wachsendes granulomatöses Gewebe)
  - häufig symmetrisch verteilt
  - oft *im Gesicht beginnend,* später auf den ganzen Körper verteilt, vorzugsweise an kühleren Körperpartien
  - *Löwengesicht* (Facies leontina): lepraknotige „Verunstaltungen" von: Nase („Kleeblattnase" bei Befall der Nasenflügel), Lippen, Wangen, Stirn, Augenbrauenbereich (auch Verlust der Augenbrauen), Ohrläppchen; Sattelnase durch Knorpelzerstörung
- Befall der **Schleimhäute,** mit Geschwürbildung von: Nase (chronischer Schnupfen, Nasenbluten), Rachen, Kehlkopf
- häufig **Entzündungen am Auge:** an Bindehaut, Hornhaut, Lederhaut, Iris, Ziliarkörper; Erblindungsgefahr

- wie bei der tuberkuloiden Lepra:
  - **Nervenbefall;** spät im Vergleich zur tuberkuloiden Lepra, häufig *symmetrisch* auftretend
  - Störungen der Gewebsernährung
  - „Verstümmelungen“
- auch Befall **innerer** und sonstiger **Organe** ist möglich:
  - !Monozyten-Makrophagen-System (Lymphknoten, Leber, Milz, Knochenmark)
  - !Knochen (Hände, Füße, Schädel)
  - !Darm, Nieren (immunkomplexvermittelte oder durch Amyloid ausgelöste Glomerulonephritis), Hoden, Nebenhoden

Dimorphe Lepra (Borderline-Lepra)

- **Verlauf:** Symptome zwischen tuberkuloider und lepromatöser Lepra
- **Hauterscheinungen:** charakteristisch sind ringförmige (zentral abgeheilte), bräunliche, leicht erhabene Flecke
- unbehandelt Entwicklung zu einer rein lepromatösen bzw. tuberkuloiden Lepra möglich (letztere seltener)

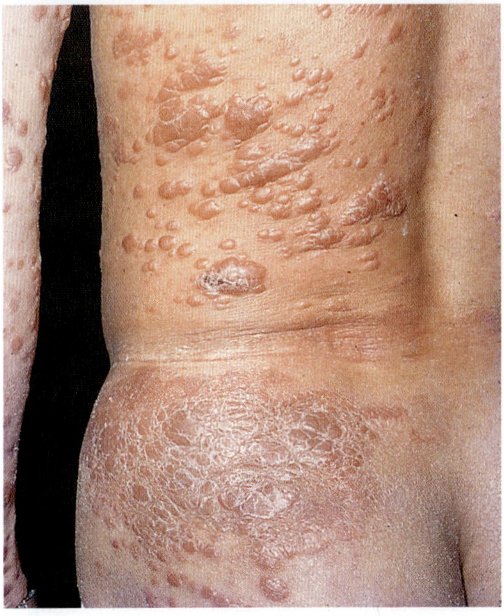

Abb. 2.19 Lepra mit disseminierter Infiltration der Haut durch Knötchen (Granulome). [E321]

Differenzialdiagnose

- Hautpilzerkrankungen
- Hautinfiltrationen hervorgerufen durch Lymphome
- Sarkoidose
- Syphilis III (Lues)
- Leishmaniose
- Autoimmunerkrankungen:
  - Lupus erythematodes
  - Neurofibromatosis
- neurologische Erkrankungen
- Kaposi-Sarkom

Diagnostik

Nukleinsäurenachweis (z. B. PCR), mikroskopischer Nachweis in Gewebeproben betroffener Areale (z. B. Haut, periphere Nerven, Nasenschleimhaut), Färbung nach Ziehl-Neelsen, Nachweis histologischer Veränderungen in Gewebeproben (Haut, Lymphknoten), PGL-1-Antikörpernachweis.

Schulmedizinische Therapie

- Kombinationstherapie aus Dapson und Rifampicin, bei den lepromatösen Formen zusätzlich Clofazimin (Multi drug therapy: MDT), bei einzelnen Läsionen auch Rifampicin, Ofloxacin und Minocyclin
- symptomatische Therapie (Wundversorgung, Bewegungstherapie bei Lähmungserscheinungen)

Prognose

Bei Behandlung gut, Ausheilung ist heute möglich.

Immunität und Prophylaxe

- keine Immunität
- kein Impfstoff verfügbar; wichtig ist die Chemoprophylaxe

2.27 Leptospirose

DEFINITION

- Namen: Leptospirose (griech. leptos = zart, dünn; speira = Windung; die Erreger sind dünn und gewunden). Einzelnamen ➤ Erreger
- Zooanthroponose. Bei schwerer (klassischer) Erkrankung kommt es zu: Hepatitis, Nephritis, Meningitis/Enzephalitis, Blutungsneigung (je nach Erreger dominiert Hepatitis bzw. Meningitis/Enzephalitis

Gesetz

- Erreger-Nennung in IfSG § 7
- Behandlungsverbot (IfSG § 24)
- Meldepflicht gemäß § 15 (3) IfSG in Sachsen bei Erkrankung und Tod.

Vorkommen

Weltweit;

- in tropischen Gebieten mit starken Niederschlägen tritt sie vermehrt nach Naturkatastrophen auf,
- in gemäßigten Breiten saisonale Erkrankung mit Häufungen im Sommer und Frühherbst,
- selten in Deutschland (➤ Tab. 4.2).

Erreger

Leptospira interrogans, gramnegatives Bakterium (Familie der Spirochäten); 24 Serotypen, die wichtigsten sind:

- Leptospira icterohaemorraghiae; **Ratte** → Mensch: **Morbus Weil**
- Leptospira canicola; **Hund** → Mensch: **Canicolafieber** (Stuttgarter Hundeseuche)
- Leptospira grippotyphosa; **Maus** → Mensch: **Feldfieber**

Erregerreservoir

Hauptsächlich Ratte, Maus, aber auch z. B. Hund, Schwein, Rind.

Ansteckung

- Leptospiren in feuchtem Milieu (Wasser, Schlamm) lange in der Umwelt überlebensfähig → Infektion anderer Tiere (Hunde, Schweine) und des Menschen
- infektiöses Material:
  - *Urin* und *Kot* infizierter Tiere
  - entsprechend verseuchte Gewässer
- Eintrittspforten:
  - kleinste Hautverletzungen
  - Schleimhäute: Mund-Nasen-Rachen-Raum, Augenbindehaut
  - keine gastrointestinale Infektion: Leptospiren werden durch Magensäure abgetötet

Erkrankungsrisiko

- keine anerkannte Berufskrankheit, kann jedoch bei Tierärzten, Kanalarbeitern, Reisbauern gehäuft auftreten
- erhöht während bestimmter Freizeitaktivitäten wie Angeln, Schwimmen, Bootsfahren

Inkubationszeit

4–19 Tage.

Krankheitsverlauf

Verlaufsformen/Verlaufsübersicht

- Die meisten Erkrankungsfälle (ca. 90 %) verlaufen unspezifisch fieberhaft. Nur selten findet man den schweren **klassischen Verlauf**, meist als Morbus Weil. Die Krankheit zeigt sich in vier klinischen Formen (Einteilung der WHO):
- **I:** Eine milde, grippeartige Form mit Fieber, Schüttelfrost, Kopf- und Gliederschmerzen
- **II:** Morbus Weil
- **III:** Meningitis/Enzephalitis
- **IV:** Blutungen im Bereich der Lunge mit respiratorischem Versagen

Verlauf/Symptomatik bei klassischer Erkrankung

Generalisationsstadium

- Dauer: etwa 3–7 Tage
- **plötzlicher** (brutaler) **Beginn mit hohem Fieber** und Schüttelfrost
- gastrointestinale Symptome: Übelkeit, Erbrechen, Verstopfung, weniger häufig Durchfall
- **Muskelschmerzen,** v. a. in den Waden
- Gelenkschmerzen
- **Kopfschmerzen,** Neuralgien, Nackensteifigkeit
- Exanthem (flüchtig): scharlach-, masern-, urtikariaähnlich
- Kreislaufsymptome: Hypotonie, relative Bradykardie

Fieberfreies Intervall

Wenige (2–3) Tage.

Organstadium

- erneut Fieber, aber weniger hoch (bis zu 30 Tagen)
- charakteristisch für Morbus Weil:
  - !Schwellung von Lymphknoten, Leber und Milz
  - !Hepatitis, Ikterus
  - !**Nephritis** (Ausscheidung von infektiösem Harn)
  - !**Blutungsneigung,** u. a. Nasenbluten, petechiale Hautblutungen, Darmblutungen
  - !Endokarditis, Myokarditis mit Arrhythmien
- Meningitis seröser Art oder Meningoenzephalitis
- Bronchits, Pneumonie
  - Entzündungen am Auge: Bindehaut, Lederhaut, Iris, Ziliarkörper

Besonderheiten

- **Morbus Weil:** schwerer Verlauf, immer mit Hepatitis
- **Canicolafieber:** mittelschwerer Verlauf, *Meningitis/Enzephalitis* steht im Vordergrund, Hepatitis nicht charakteristisch
- **Feldfieber:** gutartiger Verlauf, Meningitis/Enzephalitis steht im Vordergrund, fast immer ohne Hepatitis

Komplikationen

Besonders bei Morbus Weil:

- Leberversagen (Coma hepaticum)
- Nierenversagen
- Entzündung von Iris und Ziliarkörper als Spätkomplikation nach ca. ½ Jahr

Differenzialdiagnose

Influenza, Malaria, Typhus, Virushepatitis, virusbedingtes hämorrhagisches Fieber (v. a. Hanta-Fieber, aber auch Gelbfieber, Dengue), virale oder bakterielle Meningitis/Enzephalitis, Rickettsiosen

Diagnostik

Antikörpernachweis mittels MAT-Reaktion (Mikroagglutinationstest; WHO-Standardmethode), ergänzend ELISA zur Bestimmung von IgM bzw. IgG; KBR ebenfalls möglich, Erregernachweis mikroskopisch und kulturell (aus Blut, Liquor, Urin je nach Krankheitsstadium).

Schulmedizinische Therapie

Antibiose mit Penicillin oder Tetracyclin, symptomatische Maßnahmen (Dialyse bei Nierenbeteiligung).

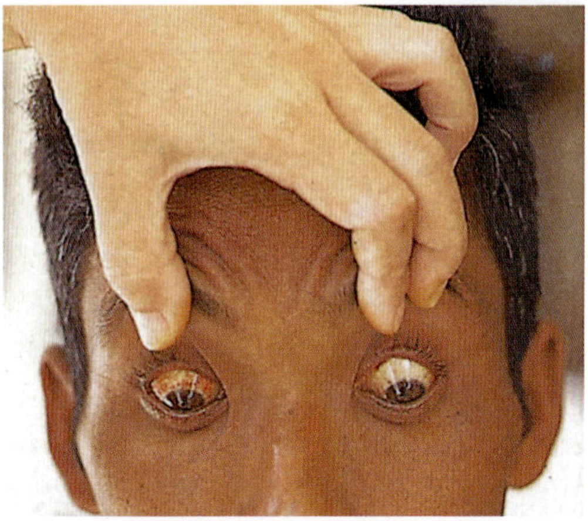

Abb. 2.20 Leptospirose mit konjunktivaler Einblutung. [E327]

Prognose

- Rekonvaleszenz bei leichtem Verlauf gut, bei schwerem Verlauf 2–3 Monate
- **Letalität:** bei unbehandelten Fällen, insbesondere von Morbus Weil 20–30 %

Immunität und Prophylaxe

- dauerhafte Immunität
- aktive Impfung in Deutschland nur für Tiere; in Frankreich aktiver Impfstoff für den Menschen verfügbar, aber in Deutschland nicht zugelassen
- Expositionsprophylaxe, Bekämpfung von Ratten und Mäusen

Lernkarte Leptospirose

2.28 Listeriose

DEFINITION

- Namen: Listeriose (nach dem britischen Bakteriologen Joseph Lister)
- Granulomatosis infantiseptica
- bei intakter Immunantwort meist harmlose Erkrankung, schwerwiegende Schädigung bei angeborener Listeriose

Gesetz

- Erreger-Nennung in § 7 IfSG
- Behandlungsverbot (IfSG § 24)
- Meldepflicht gemäß § 15 (3) IfSG in Berlin und Sachsen bei Erkrankung und Tod.

Vorkommen

Weltweit, Erreger kommt ubiquitär (überall) in der Umwelt vor, z. B. im Kompost, in Abwässern, aber auch in der Erde, auf Pflanzen und in der Landwirtschaft (in Tierfutter, v. a. in verdorbener Silage).

Erreger

- *Listeria monocytogenes,* grampositives Bakterium;
- andere Listeria-Spezies, *Listeria seeligeri* und *Listeria ivanovi,* nur bei wenigen menschlichen Erkrankungen nachgewiesen.

Erregerreservoir

- Rind, Pferd, Schaf, Ziege, Schwein, Nagetiere, Hund, Huhn
- Mensch

Ansteckung

- **Tier → Mensch:**
  - **infektiöses Material:**
    - !Kot (sogar im Stuhl gesunder Menschen), *durch mit Kot kontaminierte Stoffe* wie Erdreich, Staub, Wasser
    - !meist tierische **Nahrungsmittel:** v. a. *Rohprodukte:* rohe Milch, Käse aus Rohmilch, rohes und ungenügend erhitztes Fleisch, Wurst, Geflügel, Fischerzeugnisse (v. a. Räucherfisch)
    - !auch pflanzliche Nahrungsmittel: Salat, Gemüse (durch Düngung)
    - !Kontamination dieser Lebensmittel auf verschiedenen Stufen der Gewinnung und Bearbeitung
  - **Eintrittspforten:** *Speiseweg,* Atemwege (Staubinhalation), Augenbindehaut, kleinste Hautverletzungen
- **Mensch → Mensch:**
  - *vorgeburtlich* (pränatale Infektion, transplazentar), während der Geburt (perinatale Infektion), postnatal durch Kontakt (in Lochialsekreten und Urin der Mutter bis etwa 7–10 Tage nach der Entbindung nachweisbar)
  - Erreger seltener nosokomialer Infektionen in Krankenhäusern (von Bedeutung für abwehrgeschwächte Patienten)
  - evtl. durch Geschlechtsverkehr

Erkrankungsrisiko

- erhöht für Metzger, Landwirte, Veterinäre (z. B. beim Melken, beim Schlachten oder durch Kontamination über die Umwelt)
- Arbeiter in der Lebensmittelherstellung (hier auch Rekontamination derjenigen Lebensmittel, die einer Erhitzung oder einem anderen Listerien abtötenden Verfahren unterzogen wurden)
- Eine Infektion bleibt *meist symptomlos*. Voraussetzung für eine manifeste Erkrankung ist meist eine herabgesetzte Abwehrfähigkeit, wie z. B. bei **Schwangerschaft,** Glukokortikoidtherapie, Aids.

Inkubationszeit

Keine zyklische Allgemeininfektion, sondern zur Generalisierung neigende Lokalinfektion, daher keine Inkubationszeit im herkömmlichen Sinne:
- bei Lebensmittelinfektion schwere Krankheitserscheinungen nach 3–70 Tagen, in der Regel nach etwa 3 Wochen
- febrile Gastroenteritis bei hoher Infektionsdosis dagegen schon wenige Stunden nach Infektion

Krankheitsentstehung

Nach Infektion dringt der Erreger beim abwehrgeschwächten Menschen in die Epithelzellen des Magen-Darm-Kanals sowie in Zellen anderer Organe ein. Dort überlebt er in membranumhüllten Vakuolen vor der unspezifischer Abwehr und den Makrophagen geschützt. Wenn bestimmte Virulenzfaktoren (Listeriolysin, Phospholipase) vorhanden sind, verlässt der Erreger diese Membranhüllen und vermehrt sich im Zytoplasma befallener Zellen. Dabei entstehen in der Darmwand Granulome („Listeriome“) (➤ Kap. 1.5.1). Von diesen verteilt sich der Erreger über das Blut und besiedelt andere Organe. Listerien haben die Fähigkeit, anatomische Barrieren wie die Blut-Hirn-Schranke und die Plazenta zu überwinden.

Krankheitsverlauf

Verlaufsformen

- bei **immunkompetenten Menschen** selten Infektion oder Erkrankung:
  - häufig nur leichte uncharakteristische fieberhafte Reaktion; nach dem Verzehr kontaminierter Lebensmittel auch bei Gesunden eine schwere fieberhafte Gastroenteritis möglich (innerhalb weniger Stunden bis zu 2 Tagen)
- Gefahr manifester Erkrankung bei **abwehrgeschwächte Personen** wie Neugeborenen, alten Menschen, Patienten mit chronischen Erkrankungen (z. B. Tumoren, Aids) oder Glukokortikoidtherapie, Transplantierten und Schwangeren

Verlauf/Symptomatik im Einzelnen

Auf den Bereich der Eintrittspforte beschränkte Erkrankungen
- **okuloglanduläre** Infektion (selten): Konjunktivitis, Keratitis, Uveitis, regionale Lymphknotenschwellung
- **kutanoglanduläre** Infektion (selten): papulopustulöse Hauterkrankung, regionale Lymphknotenschwellung
- **tonsilloglanduläre** Infektion: Angina, regionale Lymphknotenschwellung
- Infektion der **Atemwege:** *grippale Symptome,* evtl. mit *Bronchitis* oder *Pneumonie*

Organbefall im Rahmen einer sich lymphogen/hämatogen ausbreitenden Infektion
- grippeähnliche Symptomen: Fieber, Muskelschmerzen, gelegentlich Erbrechen und Durchfall
- isolierter Organbefall:
  - *Meningoenzephalitis* (häufigste Erkrankungsform): eitrige Meningitis, vereinzelt ausschließlich Enzephalitis, meistens Rhombenzephalitis, mit diversen neurologischen Ausfällen, Ataxie bzw. Bewusstseinsstörung
  - Befall von Organen des **Monozyten-Makrophagen-Systems** (Lymphknoten, Leber, Milz); im Zusammenhang mit einer tonsilloglandulären Infektion dann oft *mononukleoseartiges Erscheinungsbild*
    - !Angina, Lymphknotenschwellung am Hals, Leber- und Milzschwellung, Exanthem, Fieber

- *Schwangerenlisteriose* (am häufigsten):
- relativ unauffälliges grippeähnliches Bild oder z. T. sogar symptomfrei
  - !Infektion der Plazenta
- bei multiplem Organbefall *(Sepsis)* sind häufig betroffen: Hirnhäute, Hirn, Leber, Milz, Lunge, Magen-Darm-Trakt, daneben andere Organe wie z. B. die Haut (roseolenartige Hautgranulome), Schleimhäute des Mund-Rachen-Nasen-Raums
- Neugeborenen-Listeriose:
  - Übergang der Infektion auf das ungeborene Kind mit Gefahr einer Früh- oder Totgeburt → es werden Frühinfektion (Auftreten der Symptomatik in der 1. Lebenswoche) und Spätinfektion (Auftreten der Symptomatik ab der 2. Lebenswoche) unterschieden:
    - !Frühinfektion: Sepsis, Atemnotsyndrom und Hautläsionen (Granulomatosis infantiseptica)
    - !Spätinfektion: Säuglinge werden meist zum regulären Termin geboren, Meningitis

Differenzialdiagnose

Grippaler Infekt, Mononucleosis infectiosa, Meningitis/Enzephalitis anderer Ursache; bei Neugeborenen: Infektion mit Streptokokken B.

Diagnostik

Erregernachweis aus dem Blut, Liquor, Eiter, Vaginalsekret, Lochien, Stuhl oder autoptischem Material mittels Anzucht, PCR oder ggf. Mikroskopie (Gramfärbung).

Schulmedizinische Therapie

Antibiotika: hochdosiert Amoxicillin oder Ampicillin, kombiniert mit einem Aminoglykosid (sofern nicht z. B. wegen Schwangerschaft kontraindiziert); Cotrimoxazol.

Prognose

- häufig latenter Verlauf, aber bei Abwehrgeschwächten schwere Verläufe
- **Letalität:** 30–50 % bei Neugeborenen, bis zu 30 % bei Erwachsenen

Immunität und Prophylaxe

- keine Immunität, Reinfektionen sind häufig
- keine Impfung verfügbar
- wichtig ist Reduzierung des Expositionsrisikos durch Hygienemaßnahmen bei der Gewinnung, Herstellung und Behandlung der Lebensmittel (Händewaschen vor Zubereitung von Speisen, kein ungewaschenes Obst, Gemüse und Salate verzehren, hygienische Zubereitung von Fleisch und rohem Gemüse), Fleisch- und Fischgerichte sollten gründlich durchgegart werden, Rohmilch akochen
- Schwangeren und abwehrgeschwächten Personen wird angeraten, auf den Verzehr von lange gelagertem Räucherfisch und Rohmilchkäse, Rohfleischerzeugnisse (z. B. Hackepeter) und Rohwurst (z. B. Salami) sowie vorgeschnittene verpackte Blattsalate zu verzichten.

2.29 Listeriose, angeborene

Ansteckung

Meist im *2. und 3. Trimenon,* nach Abschluss der Plazentaentwicklung.

Krankheitsverlauf

Verlaufsformen

- Fruchttod
- Neugeborenen-Listeriose
- nachgeburtlich auftretende Infektionsfolgen

Verlauf/Symptomatik

Fruchttod

In 30 % d.F., v. a. bei früher intrauteriner Infektion.

Neugeborenen-Listeriose

- **Frühgeburt** in 50 % d.F.
- Untergewicht ist oft das zunächst einzige erkennbare Symptom
- Bei **früher intrauteriner Infektion** läuft das Generalisationsstadium intrauterin ab; Kind kommt im Organstadium zur Welt; Symptome: Meningitis/Enzephalitis, Hydrozephalus (Enzephalitisfolge)
- bei **späterer intrauteriner Infektion** kommt Kind im Generalisationsstadium zur Welt; dabei *multipler Organbefall* (septische Granulomatose, Granulomatosis infantiseptica). Symptome: Meningitis/Enzephalitis, Leberschwellung, Ikterus (oft lang anhaltend), Milzschwellung, Pneumonie, Verdauungsstörungen, roseolenartiger Hautbefall, Befall der Rachenschleimhaut und Tonsillen

Nachgeburtlich auftretende Infektionsfolgen

- durch Infektion **vor der Geburt:**
  - mit vorgeburtlicher *Organschädigung* (frühe Infektion), die sich erst nachgeburtlich bemerkbar macht, v. a. Hirnschäden
  - mit Organbefall (späte Infektion), der zunächst noch *asymptomatisch* bleibt
- durch Infektion **während der Geburt:** 1–2 Wochen nach Geburt kommt es zu Symptomen wie bei später intrauteriner Infektion oder häufig auch zu einer isolierten Meningitis/Enzephalitis
- Symptome/Schäden:
  - Auftreten nach Wochen, Monaten, evtl. Jahren
  - infolge Hirn(-haut-)befall:
    - !Hydrozephalus
    - !neurologische und psychische Symptome: Krampfneigung (epileptische Anfälle), spastische Lähmungen, Entwicklungsmängel (statomotorische, psychomotorische, geistige), Verhaltensstörungen (z. B. Autismus), Sprachstörungen
  - Spätschäden sind auch an anderen Organen möglich

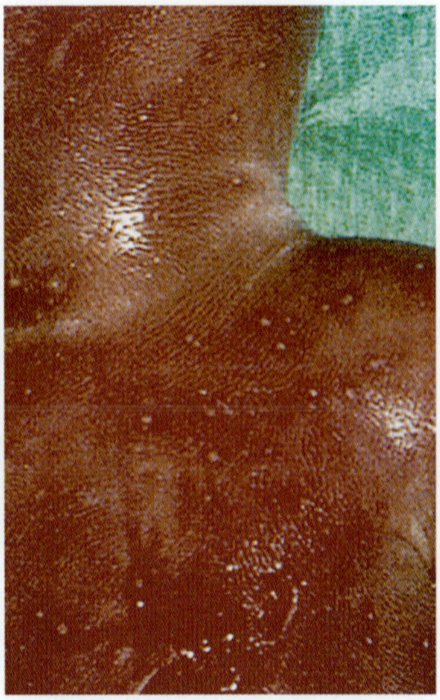

Abb. 2.21 Hautmanifestation bei **angeborener Listeriose.** [E301]

2.30 Lyme-Borreliose

DEFINITION

- Namen: Lyme-Borreliose, Lyme-Krankheit (Lyme: Ort in den USA), Erythema chronicum migrans durch *Borrelia burgdorferi.* Als Erreger wurden erst 1981 **Borrelien** identifiziert (endeckt vom Schweizer Willy Burgdorfer).
- Erkrankung mit v. a. kutanen, neurologischen und arthritischen Symptomen

Gesetz

- Keine Berücksichtigung im IfSG
- Meldepflicht gemäß § 15 (3) IfSG und somit
- Behandlungsverbot nach § 24 IfSG in Berlin, Brandenburg, Mecklenburg-Vorpommern, Sachsen, Sachsen-Anhalt und Thüringen.

Vorkommen

- in der nördlichen Hemisphäre (Nordamerika, Europa, Asien), v. a. in gemäßigten und waldreichen Zonen (Zeckenbiotope)

- Durchseuchung der Zecken mit dem Erreger in den nördlichen Bundesländern: 6–10 %, im süd- und mitteldeutschen Raum: ca. 20–30 %; regional bei bis zu 50 % (aktuelle und ausreichend flächendeckende epidemiologische Studien in Deutschland fehlen)

Erreger

Borrelien-Arten (schraubenförmige Bakterien), humanpathogen bisher 12 Spezies des Borrelia-burgdorferi-Komplexes:
- in Nordamerika: ausschließlich Borrelia burgdorferi
- in Europa: Borrelia burgdorferi, Borrelia afzelii, Borrelia garinii, *Borrelia spielmanii*
- Lyme-Borreliose: häufigste durch Zecken übertragene Erkrankung in Europa

Erregerreservoir

Noch ungenügend geklärt, zumindest:
- Großsäuger wie Wild (Rehe und Hirsche wichtig als Wirtstiere für Zecken), Haustiere, Nutztiere
- Kleinsäuger wie Nager, Maulwurf, Igel
- Vögel

Ansteckung

In der Regel Erregerreservoir → *Schildzecken* (in Europa nur *Ixodes ricinus*) → Mensch, d. h. durch Zeckenbiss; selten Übertragung durch blutsaugende Mücken oder Fliegen.

Erkrankungsrisiko

- In Endemiegebieten ist ggf. jede dritte bis zweite Zecke Borrelienträger; nach Biss durch infizierte Zecke beträgt die Infektionsrate etwa 1,5–6 % (erst ca. 12 Stunden nach dem Biss überträgt die Zecke den Erreger), manifeste Erkrankung bei ca. 0,3–1,4 % d.F.
- bevorzugtes Biotop der Zecken: Regionen mit hoher Luftfeuchtigkeit, Laub- und Mischwälder mit strauchreichem Unterwuchs, Waldränder, Flusstäler. Die Zecken halten sich in bodennaher Vegetation auf und fallen nicht von Bäumen.
- Erhöhtes Infektionsrisiko besteht in der Zeit **Frühsommer** bis **Frühherbst** (März bis Oktober: Gipfel für Erythema migrans Juni und Juli, für die akute Neuroborreliose Juli und August).
- Die Übertragung erfolgt in Mitteleuropa durch den Stich der Schildzecke. Das Erkrankungsrisiko steigt deutlich mit der Dauer des Saugaktes.
- In Deutschland schätzungsweise 60.000 Erkrankungen pro Jahr, am häufigsten erkranken Kinder.

Inkubationszeit

Nach dem Zeckenstich stark variierend: Tage bis Wochen für Stadium I, Wochen bis Monate für Stadium II, Monate bis Jahre für Stadium III.

Krankheitsentstehung

Es kommt zunächst zur lokalen Ausbreitung des Erregers im Hautgewebe. Später weitere Ausbreitung über den Blutweg, v. a. mit Befall der Haut, selten von Gelenken, Gehirn und Herz.

Krankheitsverlauf

Verlaufsübersicht bei durchgehender Erkrankung

- Stadium I (Frühstadium: lokalisiert, Erythema migrans, ➢ Abb. 2.22)
- Stadium II (Spätstadium: Arthritis, Acrodermatitis)
- Stadium III (chronisches Stadium: chronische Neuroborreliose)

Die Stadien müssen nicht alle in Erscheinung treten und können isoliert, aber auch in unterschiedlichen Kombinationen auftreten.

Verlauf/Symptomatik

Stadium I:
- in ca. 50 % d.F. **Erythema migrans** (typische Wanderröte: vorwiegend Borrelia afzelii): meist schon nach wenigen Tagen Rötung (Papel) um

die Bissstelle, die allmählich nach außen wandert (zentrifugale Ausbreitung bis zu 30 cm von der Bissstelle) und von der Mitte her abzublassen beginnt (häufig fällt dadurch nur ein roter Ring auf, ➤ Abb. 2.22)
- Zeichen einer **Generalisierung** (hämatogene Aussaat):
  - Kopf-, Glieder-, Muskelschmerzen
  - Fieber
  - Konjunktivitis
  - evtl. Nackensteifigkeit
  - multiple Erytheme an anderen Körperstellen

Stadium II
- Beginn: Wochen bis Monate nach Infektion
- **neurologische** Manifestationen (vorwiegend Borrelia garinii): Leitsymptom Meningopolyneuritis; häufig dabei:
  - brennende Nervenwurzelschmerzen, häufig in lokaler Beziehung zur Zeckenstichstelle bzw. zum vorangegangenen Erythema migrans
  - in wechselnden Körperregionen auftretende Schmerzen (v. a. nachts)
  - Neuralgien (Fazialis-, Trigeminusneuralgie)
  - sensible bzw. motorische Störungen, in über 90 % d.F. asymmetrische und unsystematisch verteilte schlaffe Lähmungen
  - Hirnnervenausfälle (mit z. B. *Gesichtslähmung,* Augenmuskellähmung) in etwa 60 % d.F.
  - bei Kindern häufig meningitischer Verlauf oder isolierte Fazialisparesen
  - Muskelschmerzen, Myositis
- relative selten: Peri- und Myokarditis (Herzrhythmusstörungen)
- selten: Lymphadenosis cutis benigna (Borrelien-Lymphozytom):
  - Bildung von Knötchen mit rötlich-bläulicher Verfärbung
  - häufigste Lokalisation: Ohrläppchen (v. a. bei Kindern), Gesicht, Brustwarzen, Hodensack
  - oft mit lokaler Lymphknotenschwellung
  - kann Monate bis Jahre bestehen

Stadium III
- Beginn: Jahre bis Jahrzehnte nach Infektion
- schubweise oder chronisch verlaufende mono- oder oligoartikuläre **Arthritis** (Autoimmunprozesse)
  - am häufigsten Kniegelenke betroffen, dann in abnehmender Häufigkeit Sprunggelenke, Ellenbogen-, Finger-, Zehen- und Handwurzelgelenke sowie Kiefergelenke
- chronische **Neuroborreliose:**
  - rezidivierende periphere Neuropathien
  - schleichend fortschreitende Enzephalopathie, u. a. mit Psychosen, Verhaltensstörungen und Wesensveränderungen
- **Acrodermatitis chronica atrophicans**:
  - entzündliche, streifige bis flächige Hautveränderungen im Bereich von Gelenken oder an den Streckseiten von Gliedmaßen
  - anfangs ödematös verdickt mit rötlich-bläulicher Verfärbung, später „Pergamenthaut"-Bildung durch Atrophie

Differenzialdiagnose

- Infektionskrankheiten: FSME, Poliomyelitis (bei Lähmungserscheinungen), andere (v. a. virale) Meningoenzephalitiden
- **Ehrlichiose:** Bakterien (Ehrlichia. equi, E. phagocytophilia und E. chaffeensis) können – v. a. durch Zeckenbiss übertragen – beim Menschen dieses Krankheitsbild mit Fieber, Kopf- und Muskelschmerzen sowie Blutbildveränderungen (Leukozytopenie, Thrombozytopenie) und Transaminasenerhöhung hervorrufen.
- Arthritis anderer Genese, Polyneuropathie, multiple Sklerose (bei Neuroborreliose in Stadium III)

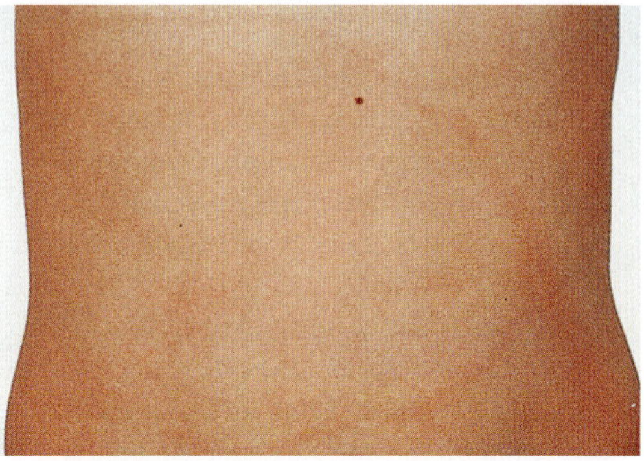

Abb. 2.22 Lyme-Borreliose mit Erythema migrans (Wanderröte). [M123]

Diagnostik

- Anamnese, klinisches Bild
- Erregernachweis in der Zecke (PCR, indirekte Immunfluoreszenz, in Einzelfällen auch Kultur), Serologie: Antikörper-Nachweis im Serum und Liquor (1. Stufe ELISA, 2. Stufe Immunoblot), Kultivierung insbesondere aus Gelenkpunktat (besser Synovialbiopsie)

Schulmedizinische Therapie

- generelle prophylaktische Antibiotikagabe nach Zeckenstich nicht empfohlen
- Mittel der Wahl: Tetracycline, z. B. Doxycyclin (Erythema migrans), bei Kindern und Schwangeren ist Doxycyclin kontraindiziert → Amoxicillin oder Cefuroxim; bei Unverträglichkeiten Gabe von Azithromycin, Cephalosporine der 3. Generation – i.v.-Therapie (Neuroborreliose, Karditis und Arthritis)
- Empfehlungen für Therapiedauer variieren zwischen 2 Wochen (Erythema migrans) und 3–4 Wochen (Spätmanifestationen)

Prognose

Bei rechtzeitiger Behandlung gut.

Immunität und Prophylaxe

- Immunität nur bedingt, Reinfektion möglich
- kein Impfschutz in Deutschland verfügbar
- Schutz vor Zeckenbissen durch z. B. lange Hosen, langärmelige Hemden und festes Schuhwerk
- sorgfältiges und rechtzeitiges Absuchen des Körpers (bei Kindern Zecken häufig am Haaransatz) nach Waldaufenthalt ist wichtig, da Zecke erst 12 Stunden nach Biss den Erreger überträgt; Zecke vorsichtig entfernen und zur evtl. später notwendigen Untersuchung aufbewahren, keinesfalls vorher mit Öl, Alkohol oder anderem bestreichen!

2.31 Lymphogranuloma inguinale

DEFINITION

- Namen: Lymphogranuloma inguinale, Lymphogranulomatosis inguinalis, Lymphogranuloma venereum, Lymphopathia venerea, venerische Lymphknotenentzündung, tropischer Bubo, Durand-Nicolas-Favre-Krankheit. (lat. inguinalis = zur Leistengegend gehörig; venereus = geschlechtlich; griech. bubon = Leiste, Schamgegend; Bubonen = Leistenlymphknoten)
- **sexuell übertragbare Krankheit,** wurde früher als Geschlechtskrankheit (Syphilis, Gonorrhoe, Ulcus molle, Lymphogranuloma inguinale) bezeichnet

Gesetz

- im IfSG nur implizit als sexuell übertragbare Krankheit erfasst
- Behandlungsverbot (IfSG § 24)

Vorkommen

Vor allem in den Tropen, endemisch in Asien, Afrika, Südamerika und Teilen der Karibik, sehr selten in Deutschland: meist Fälle mit Serotyp L_2 gefunden, vorwiegend bei Männern, die (auch) Sex mit Männern haben (➤ Tab. 4.2).

Erreger

Chlamydia trachomatis, Serotyp L_1–L_3, gramnegatives Bakterium.

Erregerreservoir

Mensch.

Ansteckung

In der Regel durch **Geschlechtsverkehr.**

Erkrankungsrisiko

Männer erkranken viel häufiger als Frauen.

Inkubationszeit

1–3 Wochen.

Krankheitsverlauf

Verlaufsübersicht

- Primäraffekt
- Befall der regionalen Lymphknoten
- Späterscheinungen

Verlauf/Symptomatik

Primäraffekt (PA)

- nur in 50 % d.F. auftretend
- **Lokalisation** (Infektionsort):
  - Penis bzw. Vulva, Scheide, Portio
  - Analbereich, Rektum
  - selten anderswo, z. B. aber auch an Fingern möglich
- **Entwicklung:** zunächst nach 3–12 Tagen am Infektionsort oft unscheinbare, *herpesartige Bläschen* → entsprechende Erosionen → *Ulzera*
- wird bei Frauen (Scheide, Portio) häufig gar nicht bemerkt, ist *schmerzlos,* heilt in ca. 2 Wochen ab

Befall der regionalen Lymphknoten

- nach 10–30 Tagen bei außen gelegenem PA (Penis, Vulva, Analring): Schwellung der **Leistenlymphknoten** (Bubonen)
- bei innen gelegenem PA (Scheide, Cervix, Rektum)
  - *anorektale Lymphknoten* (Abfluss über die inneren Beckenlymphknoten)
  - innere Beckenlymphknoten
- **schmerzhaftes Anschwellen** der befallenen Lymphknoten (meist der Bubonen), bei schon abgeheiltem oder noch bestehendem PA
- Fieber
- **granulomatöse Entzündung** der Lymphknoten (Lymphogranuloma inguinale)
  - die miteinander oder mit der darüberliegenden Haut verbacken, einschmelzen und nach außen aufbrechen bzw. fisteln können.
  - häufig chronisch werdender Prozess, Ausheilung ggf. erst nach Monaten oder später

Späterscheinungen (genitoanorektales Syndrom)

- fast nur Frauen betroffen
- Bildung bindegewebiger Narben, Verlegung der Lymphgefäße mit nachfolgenden Abflussstörungen (während der Abheilung)
- **Elephantiasis:** Anschwellen der Vulva (bzw. von Penis und Skrotum) durch Lymphstau
- entzündliche, eitrige, geschwürige, wuchernde, schrumpfend-stenosierende Prozesse im genitoanorektalen Bereich (Proktitis, Rektumstriktur, anale Hautwucherungen, Fisteln)

Komplikationen

- Strikturen und Stenosen müssen u. U. chirurgisch therapiert werden
- **aufsteigende Infektion** mit Entzündung (und evtl. nachfolgender *Sterilität*) von: Harnröhre, Gebärmutter, Eileiter, Ovarien, Prostata, Samenleiter, Nebenhoden
- Polyarthritis
- Konjunktivitis
- Erythema nodosum
- Mischinfektion mit Erregern anderer sexuell übertragbarer Krankheiten

Differenzialdiagnose

- sexuell übertragbare Erkrankungen: Syphilis, Ulcus molle, Herpes genitalis
- andere Infektionskrankheiten: Pest, Tularämie
- maligne Lymphome (z. B. Lymphogranulomatosis maligna = Morbus Hodgkin)

Diagnostik

Erregernachweis aus Geschwürinhalt, Lymphknotenpunktat, Abstrichmaterial oder Urin, Zellkultur, Antikörper-Nachweis (Peptid-ELISA), Antigen-Nachweis durch ELISA (Schnelltests unsicher).

Schulmedizinische Therapie

- Doxycyclin, Erythromycin, Clarithromycin, Azithromycin sowie Levofloxacin
- Untersuchung und Mitbehandlung von allen Sexualpartnern der letzten 60 Tage

Prognose

Bei rechtzeitiger Behandlung gut.

Immunität und Prophylaxe

- keine Immunität
- keine Impfung
- Information, Aufklärung, Expositionsprophylaxe („Safer Sex“)

2.32 Malaria

DEFINITION

- Namen: Malaria, Wechselfieber, Sumpffieber (ital. mala aria = schlechte Luft, die insbesondere aus Sümpfen steigt)
- Fieberschübe mit Schüttelfrost sind v. a. für die seltenere „gutartige" Malaria tertiana und quartana typisch, dagegen verläuft die Malaria tropica häufig schwer (tödlich).

Gesetz

- Erreger-Nennung in IfSG § 7
- Behandlungsverbot (IfSG § 24)
- Meldepflicht gemäß § 15(3) IfSG in Sachsen bei Erkrankung und Tod.

Vorkommen

- Krankheit der tropischen und subtropischen Regionen aller Kontinente außer Australien (tritt in etwa 108 Ländern endemisch auf)
- etwa 40 % der Weltbevölkerung lebt in Malaria-Endemiegebieten:
  - Afrika (90 % aller Malariafälle)
  - naher und mittlerer Osten, Indien, China, Südostasien
  - Mittelamerika, nördliches Südamerika
  - Mücke lebt in warmen, sumpfig-feuchten Gebieten
- Sonderformen:
  - Flughafenmalaria: Infektion durch importierte infektiöse Mücken im Flugzeug, auf einem Flughafen oder in dessen unmittelbarer Umgebung
  - „Baggage-Malaria“: infizierende Mücken werden im Gepäck von Flugreisenden importiert
- Deutschland: größter Teil der Malaria-Erkrankungen wird von Touristen aus afrikanischen Ländern importiert

Erreger

Protozoen (Gattung Plasmodium):
- Plasmodium vivax: Malaria tertiana
- Plasmodium ovale: Malaria tertiana (selten)
- Plasmodium malariae: Malaria quartana (seltener als ander Malaria-Arten)
- Plasmodium falciparum: Malaria tropica
- Plasmodium knowlesi: „Affen-Malaria“ (einige Fälle in jüngster Zeit)

Erregerreservoir

Mensch.

Ansteckung

- Mensch → Stich der blutsaugenden weiblichen **Anophelesmücke,** bei dem mit dem Speichel der Mücke Sporozoiten übertragen werden → Mensch

- selten durch Bluttransfusion, diaplazentare Übertragung
- keine direkte Ansteckung von Mensch zu Mensch

Erkrankungsrisiko

- Kinder (noch nicht voll ausgeprägte Immunabwehr)
- erhöht für Schwangere (die Erreger befallen bevorzugt die Plazenta)
- Aids-Kranke
- Urlauber aus nichtendemischen Gebieten: ca. jeder 1.000. Urlauber in Malariagebieten wird infiziert; Malaria tropica: 77 % d.F. in Deutschland (2004)

Inkubationszeit

Infektionen durch:
- Plasmodium falciparum: ca. 7–15 Tage
- Plasmodium vivax und P. ovale: ca. 12–18 Tage
- Plasmodium malariae: ca. 18–40 Tage

Längere Inkubationszeiten sind (z. B. bei ineffektiver Prophylaxe) bei allen Formen möglich. Die Bildung von Ruheformen (Hypnozoiten) aus Sporozoiten in der Leberzelle kann bei Plasmodium vivax Rezidive bis zu 2 Jahren, bei Plasmodium ovale bis zu 5 Jahren nach Infektion bewirken. Bei Plasmodium malariae sind Latenzzeiten bis zu 40 Jahren beschrieben.

Krankheitsentstehung

Plasmodien sind intrazelluläre Parasiten, ihr Entwicklungszyklus verläuft in 2 Teilen: ein Zyklus im menschlichen Wirt und einer in der Überträgermücke.

Entwicklungszyklus der Parasiten im Menschen: (1) Mückenstich (Aufnahme der Sporozoiten während „Blutmahlzeit“) → (2) Parasiten gelangen in Blutbahn → (3) Eindringen des Parasiten in Leberparenchymzellen, dortiges Heranwachsen → (4) Vielteilung des Parasiten, Entwicklung zu einem die Leberzelle ausfüllenden Gewebeschizonten, Reifung und Zerfall/Ruptur der Leberparenchymzelle **(präerythrozytäre Phase)** → (5) die neuen Parasiten (Merozoiten) gelangen in die Blutbahn → (6) Anheften des Parasiten an Erythrozyten-Membran, Heranwachsen zum reifen erythrozytären Schizonten in einer Art Vakuole: „Ringstadium“ **(erythrozytäre Phase)** → (7) Zerfall des Erythrozyten → (8) erneute Freisetzung von Merozoiten, die weitere Erythrozyten befallen → (9) dort differenzieren sich einige zu geschlechtlichen Formen, die von der Mücke aufgenommen werden und in der Mücke neue Sporozoiten bilden.

- Lyse der Erythrozyten verursacht Fieberschübe
- Befallsrate der Erythrozyten:
  - bei Malaria tertiana: ca. 2 %
  - bei Malaria quartana: < 1 %
  - bei Malaria tropica: ≥20 %
- Die befallenen Erythrozyten (➤ Abb. 2.23) sind weniger verformbar und neigen zum Haftenbleiben an den Endothelzellen der kleinen und kleinsten Gefäße, v. a. in **Gehirn, Nieren** und **Lunge,** aber auch in Herz, Darm und Leber. Die Folge bei hoher Befallsrate (Malaria tropica): Anämie, Verstopfung der Gefäße, Stase des Blutflusses, erhöhte Gefäßpermeabilität, Gewebeanoxie, **Schocksymptomatik.**

Krankheitsverlauf

Die Intensität der Manifestation einer Plasmodien-Infektion hängt vom Grad der Immunität des Infizierten ab. Die mehrfache Infektion in einem Endemiegebiet bewirkt eine zeitlich begrenzte sog. Semi-Immunität, die eine schwere Erkrankung verhindert.

Verlaufsübersicht

- Prodromalstadium
- Fieberanfälle
- evtl. Rezidive

Verlauf/Symptomatik

Prodromalstadium (grippales Bild)
- Kopfschmerzen, Gliederschmerzen, Abgeschlagenheit
- evtl. Husten
- evtl. Übelkeit, Erbrechen, Durchfall
- häufige **Fehldiagnose:** grippaler Infekt, Magen-Darm-Infekt (v. a. wenn nicht mehr an den Aufenthalt im Malariagebiet gedacht wird)

Fieberanfall

- weniger typisch für Malaria tropica
- heftiger Schüttelfrost (bei Malaria tertiana häufig in den späten Nachmittagsstunden)
- Temperaturanstieg auf 40–41 °C in wenigen Stunden
- Schweißausbruch
- Abfallen des Anfalls (Fiebers) nach wenigen Stunden

Fieberverlauf auf Dauer betrachtet (rekurrierendes Fieber, > Kap. 1.5.2)

- klassische Malaria tertiana:
  - Fieberrhythmus (nach gewisser Anlaufzeit) alle 48 Stunden: *1. Tag* Fieber (über 3–4 Stunden), 2. Tag: fieberfrei, *3. Tag:* Fieber
  - Zahl der Fieberanfälle: ≥12
- klassische Malaria quartana:
  - Fieberrhythmus (nach gewisser Anlaufzeit) alle 72 Stunden: *1. Tag:* Fieber, 2. und 3. Tag: fieberfrei, *4. Tag:* Fieber
  - Zahl der Fieberanfälle: ≥20
- **Misch-** und **Superinfektion** können bei Malaria tertiana bzw. quartana zu täglichen Fieberanfällen führen
- **Malaria tropica:** Fieberanfälle erfolgen unregelmäßig, häufig verläuft das Fieber auch remittierend oder als Kontinua

Weitere Symptomatik

- Milzschwellung (bei etwa 26 % d.F.)
- **Leberschwellung** (bei etwa 14 % d.F.)
- Thrombopenie bei etwa 60 % der Patienten
- hämolytische **Anämie** mit Ikterus (evtl. mit Juckreiz durch die Gallensäuren im Serum)
- Rezidive
- **Malaria tertiana und quartana:** in der Regel gutartiger Verlauf, selten vorkommend
- **Malaria tropica:** häufig *maligner Verlauf* (v. a. durch die Mikrozirkulationsstörungen, Krankheitsentstehung)
- Verlaufsformen:
  - *zerebral:* gesteigerte Reflexe, Krämpfe, Paresen, Bewusstseinstrübung, komatöse Zustände, Versagen des Atem- bzw. Kreislaufzentrums =
  - *renal:* Nephritis (durch Ablagerung von Immunkomplexen), Nierenversagen
  - *pulmonal:* Lungenödem (Husten), blutiger Auswurf, Schocklunge
  - *kardial:* Rhythmusstörungen, Myokarditis, Herzinsuffizienz
  - *intestinal:* Durchfälle, blutiger Stuhl, akutes Abdomen (Darmlähmung)
  - *hepatisch:* ausgeprägter Ikterus, starke Erhöhung der Transaminasen im Serum, Hepatitis
  - *algid:* Kreislaufschock, häufig dabei kein Fieber (lat. algidus = kalt)

Komplikationen

- Nephritis (durch Ablagerung von Immunkomplexen), nephrotisches Syndrom (Ödembildung, Aszites)
- Milzruptur
- bei Malaria tropica: **maligne Verlaufsformen** (oben)
- bei Therapie mit Chinin (bei Resistenz gegen übliche Chemoprophylaxe eingesetzt): massive Hämolyse (→ **Hämoglobinurie,** dunkelroter bis schwarzbrauner Urin), häufig Nierenversagen, Urämie

Differenzialdiagnose

- Grippe, Hepatitis mit Ikterus, Rückfallfieber, Leptospirosen
- bei Malaria tropica: Typhus, Meningoenzephalitis

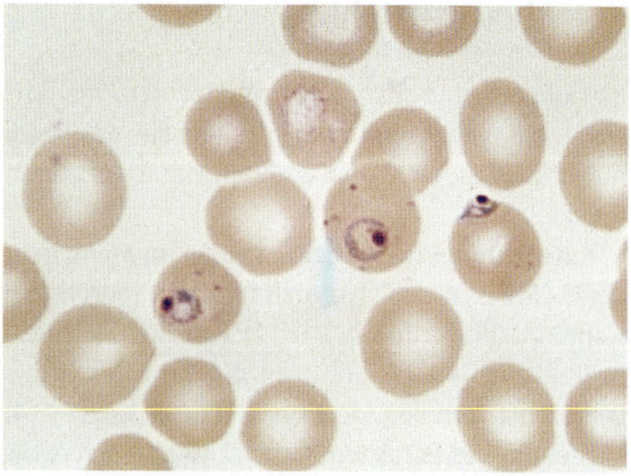

Abb. 2.23 Mit **Malaria**-Erregern befallene Erythrozyten. Die Lyse der Erythrozyten führt zu den malariatypischen Fieberschüben. [E324]

Diagnostik

- mikroskopisch: Untersuchung des sog. Dicken Tropfens und auch dünner Blutausstriche (Giemsa-Färbung) auf Plasmodien (Goldstandard der Malariadiagnostik)
- Antigennachweis: Schnelltests auf parasitenspezifische Antigene (viele falsch negative Befunde, nur zur Sicherung der Verdachtsdiagnose geeignet)
- Malaria-PCR: für epidemiologische Studien einsetzbar, für die Akutdiagnostik ungeeignet

Schulmedizinische Therapie

- **Malaria tropica:** bei **unkomplizierten Verläufen** Mefloquin, Atovaquon plus Proguanil oder Artemeter plus Lumefantrin, bei **kompliziertem Verlauf** (z. B. ZNS-Beteiligung, Nierenbeteiligung oder anderen Organkomplikationen) parenterale Chinin-Gabe in Kombination mit Doxycyclin unter intensivmedizinischen Bedingungen; gegen die früher üblichen Chloroquin- und Sulfadoxin-Pyrimethamin-Therapien sind heute fast alle Stämme resistent
- **Malaria tertiana:** Chloroquin (resistente Stämme nur sporadisch in einigen Ländern Südostasiens und in Ozeanien); Chloroquin wirkt nicht gegen Hypnozoiten von P. vivax und P. ovale, daher Abschlussbehandlung mit Primaquin empfohlen
- **Malaria quartana:** Chloroquin, P. malariae bildet keine Hypnozoiten, daher Abschlussbehandlung mit Primaquin nicht erforderlich

Prognose

- Malaria tertiana und quartana: meist gutartiger Verlauf, selten Komplikationen
- Malaria tropica: Letalität in unbehandelten Fällen > 20 %, Tod, v. a. von Kindern, durch zerebrale Beteiligung, Nierenversagen, Ateminsuffizienz
- 2008 starb etwa 1 Million Menschen an Malaria, die meisten davon Kinder in Afrika

Immunität und Prophylaxe

- Immunität nur gegen bestimmte Erregerstadien
- Impfstoff wird derzeit erprobt
- Trockenlegung von Sümpfen, insektizidimprägnierte Netze, insektizidbesprühte Häuser (zunehmende Resistenz gegen DDT)
- Expositionsprophylaxe: Tragen schützender Kleidung, Insektenschutzmittel, Moskitonetze
- Chemoprophylaxe: medikamentöse Malariaprophylaxe (z. B. Chloroquin, Fansidar) empfehlenswert (bei malariaverdächtigen Symptomen und nicht erreichbarer ärztlicher Hilfe → „Standby")

2.33 Marburg-Fieber

DEFINITION

- Namen: Marburg-Fieber, Marburg-hämorrhagisches Fieber (MHF), Marburg-Virus-Krankheit. (in Marburg, Frankfurt und Belgrad 1967 erstmaliges Auftreten bei Laborpersonal, Familienangehörigen und medizinischem Personal infolge Übertragung von importierten Affen aus Uganda)
- gilt als virusbedingtes hämorrhagisches Fieber (➤ siehe dort), d. h. zählt zu den Viruserkrankungen, bei denen es bei schwerem Verlauf zu **hohem Fieber** und **Blutungen** kommt. Zooanthroponose
- Virus stammt aus derselben Familie wie das Virus, welches Ebola-Fieber verursacht

Gesetz

- Meldepflicht bei Verdacht, Erkrankung und Tod (IfSG §§ 6, 8)
- Erreger-Nennung in IfSG § 7
- Behandlungsverbot (IfSG § 24)
- Quarantäne bei Verdacht und Erkrankung (IfSG § 30)
- Vorschriften für Gemeinschaftseinrichtungen (IfSG § 34)

Vorkommen

Zentral-, Ost- und Südafrika; sehr selten.

Erreger

Marburg-Virus (Filovirus).

Erregerreservoir

Natürliches Reservoir unbekannt, Fledermäuse und Affen könnten bei der Übertragung eine Rolle spielen.

Ansteckung

Soweit bisher bekannt:

- **Tier → Mensch:**
  - infektiöses Material: Blut, sonstige Körperflüssigkeiten (Urin, Kot)
  - Übertragung: Kontaktinfektion (Haut, Schleimhäute)
- **Mensch → Mensch:**
  - infektiöses Material: Rachensekret, Urin, Sperma (Virus bis zu 7 Wochen nach Heilung detektierbar), Blut, Erbrochenes
  - Übertragung: Kontaktinfektion (Haut, Schleimhäute, Kleidung Infizierter), Geschlechtsverkehr
  - kontaminiertes Injektionsbesteck

Erkrankungsrisiko

- bisher nur wenige weitere Erkrankungsfälle (Daten WHO 2008): 1998–2000 in Durba (Demokratische Republik Kongo) erster großer Ausbruch (154 Fälle, davon 123 Tote), bisher größter Ausbruch (Epidemie) 2004/2005 in Angola (374 Fälle, davon 329 Tote), weitere 2007 und 2008 in Uganda
- Mehrzahl d.F. bisher bei Erwachsenen aufgetreten

Inkubationszeit

3–9 Tage.

Krankheitsverlauf

Verlaufsformen

- Nach neuen Erkenntnissen sind asymptomatische bis milde Verlaufsformen häufiger als bisher angenommen möglich.
- Marburg- und Ebola-Fieber sind in Verlauf/Symptomatik nicht zu unterscheiden.

Verlauf/Symptomatik bei schwerem Verlauf

Prodromalphase (grippale Symptomatik)

- Dauer: wenige Tage bis 1 Woche
- meist plötzlicher Beginn mit *hohem Fieber*, Schüttelfrost, Kopf-, Gliederschmerzen, Übelkeit, Erbrechen, Bauchschmerzen, Durchfall
- Konjunktivitis, Pharyngitis
- gelegentlich makulo-papulöses Exanthem (bei heller Haut); 1967: nichtjuckender Hautausschlag bei den meisten Patienten 2–7 Tage nach den ersten Symptomen

Organphase

- hämorrhagische Manifestationen nach 5–7 Tagen
- anhaltendes hohes Fieber
- Hypotonie, Bradykardie
- *Blutungen* (Hämorrhagie) der Haut, der Schleimhäute (Nasenbluten), von Magen (Bluterbrechen), Darm (Blutstuhl), Niere (Hämaturie), Uterus (blutiger Ausfluss)
- enzephalopathische Symptome: Benommenheit bis Koma, Krämpfe, Verwirrtheit, Aggression
- gelegentlich Hodenentzündung
- evtl. hypovolämischer Schock oder Nierenversagen (Anurie)

Differenzialdiagnose

Andere virusbedingte hämorrhagische Fieber und deren DD (➤ VHF).

Diagnostik

Erregernachweis im Elektronenmikroskop, im Immunfluoreszenztest oder mittels PCR, ELISA.

Schulmedizinische Therapie

- symptomatisch (Volumensubstitution); Behandlung der Komplikationen mit intensivmedizinischen Maßnahmen
- evtl. frühzeitiger Einsatz von Rekonvaleszentenserum

Prognose

Letalität: 25–80 % in Abhängigkeit der medizinischen Versorgung, meistens zwischen dem 8. und 9. Tag; lang andauernde Rekonvaleszenz.

Immunität und Prophylaxe

- bisher keine Schutzimpfung
- Expositionsprophylaxe durch Quarantäne
- strikte Regeln für das medizinische Personal bei der Betreuung und Pflege des Patienten (Schutzkleidung, Handschuhe etc.)
- fachgerechte Entsorgung von kontaminiertem Patientenmaterial zur Vermeidung nosokomialer Infektionen

2.34 Masern

DEFINITION

- Namen: Masern, Morbilli (lat. morbilli = kleine Krankheiten)
- „Kinderkrankheit" mit meist biphasischem Verlauf und Hautausschlag

Gesetz

- Meldepflicht bei Verdacht, Krankheit und Tod (IfSG §§ 6, 8)
- Erreger-Nennung in IfSG § 7
- Behandlungsverbot (IfSG § 24)
- Vorschriften für Gemeinschaftseinrichtungen (IfSG § 34)

Vorkommen

Weltweit, von Bedeutung v. a. in Entwicklungsländern (Afrika) → gehört dort zu den 10 häufigsten Infektionskrankheiten; in Deutschland (➤ Tab. 4.2) häufig kleinräumige Ausbrüche.

Erreger

- Masern-Virus (Familie der Paramyxoviren)
- Nach WHO werden die bisher bekannten Masernviren acht Clades (A, B, C, D, E, F, G, H) mit insgesamt 23 Genotypen zugeordnet.

Erregerreservoir

Mensch.

Ansteckung

- **infektiöses Material:** *Rachensekret,* Nasensekret, Speichel, Augenbindehautsekret, Urin
- **Eintrittspforten:** Schleimhäute der oberen Atemwege, Augenbindehaut
- **Übertragung:** *Tröpfcheninfektion,* auch Schmierinfektion
- **Ansteckungszeitraum** beginnt Mitte der Inkubationszeit, endet einige Tage nach Exanthemausbruch

Erkrankungsrisiko

- fast jeder, der dem Masern-Virus ausgesetzt ist, erkrankt (Kontagionsindex nahe 100 %); bei 95 % der ungeschützt Infizierten entstehen Symptome
- erhöht in kalter Jahreszeit
- betroffen sind v. a. **Kinder zwischen 5 und 10 Jahren**
- Säuglinge erkranken in der Regel nicht (übertragene Immunität).
- in Entwicklungsländern Haupttodesursache bei Kleinkindern
- erhöht für Immunsupprimierte und -geschwächte, unterernährte Kinder

Inkubationszeit

8–10 Tage bis zum Beginn des katarrhalischen Stadiums, 14 Tage bis zum Ausbruch des Exanthems (im Einzelfall bis zu 21 Tage möglich).

Krankheitsverlauf

Verlaufsübersicht

Masern sind eine systemische, sich selbst begrenzende Virusinfektion mit 2-phasigem Verlauf.

- **Prodromalstadium** (Generalisationsstadium): verläuft ähnlich einer Grippe
- fieberfreies Intervall: 1–2 Tage
- **Organstadium** (Exanthemstadium): ca. 3–7 Tage nach Auftreten der initialen Symptome
- Rekonvaleszenzphase: am 5.–7. Tag Temperaturabfall

Verlauf/Symptomatik

Prodromalstadium (Generalisationsstadium)

- plötzlicher Beginn mit Fieberanstieg auf 38–39 °C
- katarrhalische **Entzündung der Atemwege:** Rhinitis, Pharyngitis, Tonsillitis (Angina), Laryngitis (Heiserkeit), Tracheobronchitis (trockener, bellender Husten)
- Symptome am **Auge:** *Konjunktivitis* (Lichtscheu), Injektion der Bindehaut (sichtbare Füllung der Bindehautgefäße)
- **Symptome im Mundraum:** *Enanthem,* v. a. am Gaumen; *Koplik-Flecken* (kleine, weiße, kalkspritzerartige Flecken an der Wangenschleimhaut, nicht abwischbar, in 70–90 % d.F., bestehen nur wenige Tage)
- Fieber sinkt ab

Fieberfreies Intervall

Dauer: 1–2 Tage.

Organstadium (Exanthemstadium)

- **Fieber**anstieg auf ca. 40 °C (höher als in Prodromalphase)
- makulopapulöses Masernexanthem (➤ Abb. 2.25):
  - **Ausbreitung:** Beginn *hinter den Ohren,* am Hals, im Gesicht, Gesicht und Mundpartie ebenfalls befallen (DD: Scharlach), dann Ausbreitung auf Rumpf und Extremitäten, am 3. Tag evtl. an Händen und Füßen
  - **Aussehen:** zunächst kleine, scharf begrenzte rote Flecken, die später zu größeren *bräunlichroten, leicht erhabenen Flecken* konfluieren; bleiben 4–7 Tage bestehen
  - juckt nicht oder nur gering
- **Lymphknotenschwellung:** v. a. im Kieferwinkel und am Hals, evtl. auch generalisiert
- Milzschwellung

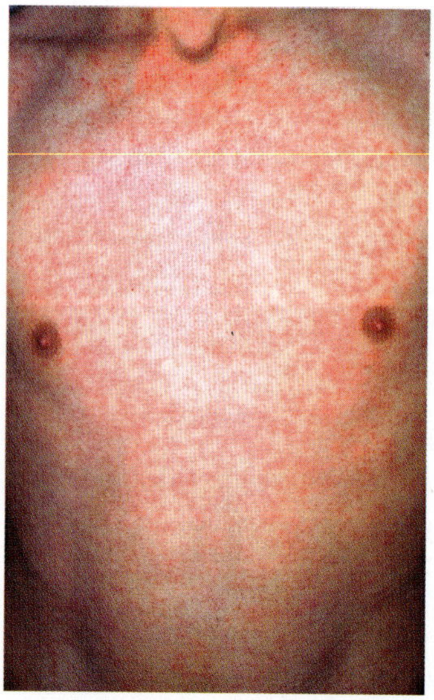

Abb. 2.24 Exanthem bei **Masern**. [M123]

Rekonvaleszenz

- Fieber (evtl. kritisch), katarrhalische Erscheinungen und Exanthem (in der Reihenfolge seiner Entwicklung) klingen ab, nach 7–10 Tagen kein Exanthem mehr
- danach kleieförmige **Abschuppung** der **Haut,** Abschwellen der Lymphknoten

Komplikationen

Die Masernvirus-Infektion bedingt eine vorübergehende Immunschwäche von etwa 6 Wochen Dauer.

- primäre Komplikationen:
  - akute postinfektiöse Enzephalitis (in 0,1 % d. F.):

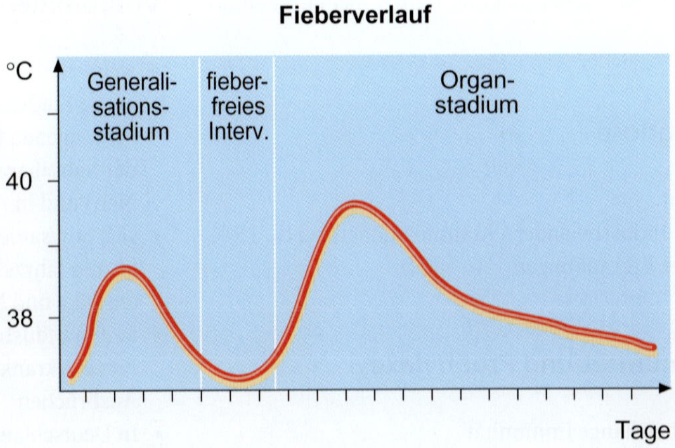

Abb. 2.25 Fieberverlauf bei **Masern**. [L106]

  - !etwa 4–7 Tage nach Auftreten des Exanthems mit Kopfschmerzen, Fieber und Bewusstseinsstörungen bis zum Koma
  - !bei etwa 10–20 % der Betroffenen tödlicher Ausgang
  - !bei etwa 20–30 % Residualschäden am ZNS
- subakute sklerosierende Panenzephalitis (SSPE):
  - !sehr seltene Spätkomplikation, aber stets tödlich
  - !manifestiert sich nach durchschnittlich 6–8 Jahren
  - !neurologische Störungen und Ausfälle bis zum Verlust zerebraler Funktionen
- Pseudokrupp (Masernkrupp), Pneumonie, toxisches Kreislaufversagen

- sekundäre Komplikationen:
  - Sekundärinfektion mit Eitererregern: *Bronchitis, Pneumonie, Mittelohrentzündung,* Angina, Scharlach
  - gelegentlich auch Simultan- bzw. Nacherkrankung an: Keuchhusten, Diphtherie, *Tuberkulose* (hier ist der Befall von T-Lymphozyten durch das Masern-Virus bedeutsam)
- bei Immunsupprimierten oder bei zellulären Immundefekten:
  - Maserninfektion verläuft nach außen hin schwach; Masernexanthem nicht oder nur atypisch präsent
  - schwere Organkomplikationen: Riesenzellpneumonie oder Masern-Einschlusskörper-Enzephalitis (MIBE) → Letalität von etwa 30 %

Differenzialdiagnose

- Kinderkrankheiten: Röteln, Scharlach, Mononucleosis infectiosa
- Infektionen mit Adeno-, Reo- und Enteroviren (Coxsackieviren, Echoviren)
- sekundäre Syphilis (Fieber, Lymphknotenschwellungen, makulopapulöser Hautausschlag)
- Leptospirose (2-gipfeliger Fieberverlauf, gelegentlich auch mit Exanthem)
- Meningokokken-Meningitis (Enzephalitis, Exanthem)
- Erythema (exsudativum) multiforme
- Arzneimittelexantheme

Diagnostik

- klinisches Bild unzuverlässig (➤ DD), durch Labordiagnostik zu bestätigen
- Erregernachweis mittels PCR und virusspezifischer IgM-Antikörper, Nachweis spezifischer Antikörper: IgG (ELISA), Nachweis der Masernvirus-RNA mittels der RT-PCR (kurz nach dem Exanthembeginn), in Ausnahmefällen Virusanzucht (enormer Aufwand)

Schulmedizinische Therapie

In der akuten Phase Bettruhe; symptomatisch, abhängig von Organmanifestationen, Antibiotika bei bakterieller Superinfektion (Otitis media, Pneumonie).

Prognose

- gut
- in Industrieländern Komplikationen bei ca. 15 % der Erkrankungen

Immunität und Prophylaxe

- lebenslange Immunität
- **aktive Impfung** möglich, z. B. im Rahmen der Kombinationsimpfung Masern/Mumps oder Masern/Mumps/Röteln; Lebendimpfstoff, Schutzdauer: ca. 10 Jahre
- **passive Impfung** möglich, wirksam innerhalb von 2–3 Tagen nach Masernexposition
- Expositionsprophylaxe, Isolierung der Kinder

Lernkarte Masern

2.35 Meningitis, Enzephalitis

DEFINITION

- Entzündung der Hirnhäute bzw. des Hirngewebes; meist bedingt die eine Entzündung die andere, deswegen der Begriff „Meningoenzephalitis"
- Unterteilung in:
  - bakterielle Meningitis/Enzephalitis
  - Virus-Meningoenzephalitis
  - übrige (infektiöse) Formen

Gesetz

- Meldepflicht bei Meningokokken-Meningitis oder -Sepsis bei Verdacht, Erkrankung und Tod (IfSG § 6)
- Erreger-Nennung IfSG: Meningokokken (§ 6) = Neisseria meningitidis (§ 7) und Haemophilus influenzae (§ 34)
- Behandlungsverbot (IfSG § 24)
- Aktuelle Meldepflicht-Ergänzungen gemäß § 15 (3) IfSG auf Länderebene beachten!

Vorkommen

- weltweit
- große Epidemien durch Meningokokken in den vergangenen Jahren v. a. im **„Meningitis-Gürtel"** der Subsaharazone Afrikas (Senegal bis Äthiopien) und in Asien
- sich langsamer entwickelnde Epidemien in den letzten Jahrzehnten in Europa, den USA, Mittelamerika und Neuseeland
- in den Industrieländern in der Regel nur noch als Einzelerkrankung oder in Form von kleineren Ausbrüchen
- In Deutschland derzeit ein Rückgang auf im Mittel 0,5 Erkrankungen pro 100.000 Einwohner

Erreger

Bakterien

- Erreger einer **eitrigen** Meningitis/Enzephalitis:
  - **Neisseria meningitidis** = Meningokokken (gramnegative Diplokokken), v. a. die Serotypen A, B (in Deutschland vorherrschend), C und Y
  - **Haemophilus influenzae** (weltweit der wichtigste Erreger der bakteriellen Meningitis/Enzephalitis, gramnegativ)
  - Pneumokokken (grampositiv)
  - Escherichia coli (gramnegativ)
  - Streptococcus agalactiae (grampositiv)
  - Listeria monocytogenes (grampositiv)
  - Staphylococcus aureus (grampositiv)
  - Streptococcus pyogenes (grampositiv)
- Erreger einer **nichteitrigen** Meningitis/Enzephalitis:
  - Mycobacterium tuberculosis
  - Leptospiren
  - Brucellen
  - Treponema pallidum (Syphilis)
  - Erreger der **Lyme-Borreliose**
  - Francisella tularensis (➤ Tularämie)
- nichtklassische Bakterien:
  - Chlamydien: Chlamydia psittaci (➤ Ornithose)
  - Rickettsien: Rickettsia prowazekii (➤ Fleckfieber), Coxiella burnetii (➤ Q-Fieber)

Viren

- Enteroviren (Polio-, Coxsackie-, Echoviren; **häufig**)
- Viren der Herpes-Familie: Herpes-simplex-Virus, Varicella-zoster-Virus, Zytomegalie-Virus, Epstein-Barr-Virus (Mononucleosis infectiosa)
- Influenzaviren
- Masern-Virus
- Röteln-Virus
- Mumps-Virus
- Arboviren (z. B. FSME, Gelbfieber, B-Enzephalitis)
- Adenoviren (selten)
- Tollwut-Virus

Pilze

- Cryptococcus neoformans (bei Aids)
- Candida albicans (bei Sepsis)

Protozoen

- Trypanosoma brucei (Schlafkrankheit)
- Toxoplasma gondii (bei Aids)
- Naegleria fowleri (im Wasser lebende Amöbe; Infektion z. B. im Schwimmbad möglich)

Würmer

Trichinella spiralis.

Erregerreservoir

- ausschließlich Mensch, z. B.:
  - *Neisseria meningitidis, Haemophilus influenzae,* Staphylococcus aureus, Mycobacterium tuberculosis, Treponema pallidum, Rickettsia prowazekii
  - Viren der Herpesfamilie, Masern-Virus, Röteln-Virus, Mumps-Virus, Enteroviren, Adenoviren
- Mensch und Tier, z. B.:
  - Pneumokokken, Streptococcus agalactiae, Listeria monocytogenes, Leptospiren
  - Influenza-Virus
- ausschließlich Tiere, z. B.:
  - Borrelien (Lyme-Borreliose, Rückfallfieber), Brucellen, Francisella tularensis, Chlamydia psittaci
  - Tollwut-Virus

Ansteckung

- **Mensch → Mensch:**
  - Eintrittspforte: v. a. Mund-Nasen-Rachen-Schleimhaut
  - Übertragung: v. a. durch *Tröpfcheninfektion*
- **Tier → Mensch:**
  - aerogen, z. B. Staubinhalation von Listeriose- bzw. Q-Fieber-Erregern
  - oral, z. B. bei Listeriose-Erregern
  - perkutan, z. B. bei Leptospiren
  - durch Vektoren (Zecken, Mücken, Fliegen), v. a. bei Arboviren
- **endogene Infektion:** eine Besiedelung (Kolonisation, ➤ Kap. 1.2.1) der Mund-Nasen-Rachen-Schleimhaut mit Meningitis-/Enzephalitis-Erregern – v. a. durch *Meningokokken* (bei 10 % der Bevölkerung nachweisbar), *Haemophilus influenzae* und Pneumokokken – wird erst bei „günstiger Gelegenheit" pathogen, häufig bei **Neugeborenen** und Abwehrgeschwächten

Erkrankungsrisiko

- v. a. für **Säuglinge und Kleinkinder**, jedoch liegt die Inzidenz für Meningokokken bei 15–19-jährigen Jugendlichen um das 3–4-Fache über der Gesamtinzidenz
- bei Meningokokken-Menigitis gehäuft in der Zeit Winter bis Frühjahr; in den ersten 3 Monaten des Jahres sind 30–40 % der Erkrankungen in Europa und Nordamerika zu verzeichnen

Inkubationszeit

Meist wenige (3–4) Tage.

Krankheitsentstehung

- meist **hämatogene Infektion** der Hirnhäute/des Hirns vom ursprünglichen Infektionsort aus
- Meningitis/Enzephalitis als **Metastase** eines Sepsisherdes (z. B. Endokarditis, Lungenabszess, Knochenmarkentzündung)

- auch durch **lokale Fortleitung** einer Mittelohrentzündung, Mastoiditis, Sinusitis; häufige Erreger einer fortgeleiteten Meningitis: Staphylococcus aureus, Streptococcus pyogenes
- Bei einigen viral verursachten Enzephalitiden – z. B. als Komplikation bei Mumps, Masern, Röteln, Windpocken, Mononucleosis infectiosa – ist die Entzündung gelegentlich nicht Ausdruck einer direkten Auseinandersetzung mit dem Erreger, sondern eines virusinduzierten **Autoimmungeschehens.** Man spricht dann von *para-* bzw. *post-infektiöser Enzephalitis* (die Enzephalitis spielt sich „neben" bzw. „nach" der gewöhnlichen Symptomatik des Virusinfektes ab).

Krankheitsverlauf

Verlaufsformen

- akute bakterielle (meist eitrige) Meningitis/Enzephalitis
- chronische bakterielle (meist nichteitrige) Meningitis/Enzephalitis
- Virus-Meningitis/Enzephalitis

Verlauf/Symptomatik

Akute bakterielle (meist eitrige) Meningitis/Enzephalitis

- bei Infektion der Mund-Nasen-Rachen-Schleimhaut evtl. **Nasenrachenkatarrh** als Prodromalstadium
- Schüttelfrost, hohes Fieber
- eigentliche **Meningitis/Enzephalitis-Symptome:**
  - *Übelkeit, Erbrechen*
  - *Kopfschmerzen*
  - *Überempfindlichkeit* auf optische, akustische und taktile Reize
  - psychische Veränderungen, Benommenheit, *Bewusstseinstrübung*
  - Nackensteifigkeit
  - *Opisthotonus* (Kopf nach hinten gestreckt, Hohlkreuzlage)
  - *Meningismuszeichen:* Brudzinski-, Lasègue-, Kernig-Zeichen
  - Krämpfe
  - gestörte Hirnnervenfunktion (Hirnnerven II, III, IV, VII, VIII): *Doppeltsehen,* Schielen (Augenmuskelparese), Fazialisparese, Hörbeeinträchtigungen
  - Lähmungen der Extremitäten, der Blase
- bei **Meningokokken-Infekt** im Rahmen der Generalisation häufig:
  - Exanthem (makulopapulös, roseolenartig)
  - Blutungen der Haut (petechial oder großfleckig), Schleimhäute, Augenbindehäute
- Symptomatik bei **Säuglingen und Kleinkindern** (oft weniger ausgeprägt):
  - Fieber, Erbrechen, Reizbarkeit/Schläfrigkeit
  - Aufschreien („enzephalitischer Schrei"), Krämpfe
  - evtl. vorstehende oder harte Fontanellen
- häufig Auftreten von **Herpes simplex** (in Nervenganglien „schlummernde" HS-Viren werden „geweckt")

Chronische bakterielle (meist nichteitrige) Meningitis

Beispielsweise tuberkulöse Meningitis mit schleichender Entwicklung über Wochen bis Monate.

Virusmeningitis/Virusenzephalitis

- Verlauf ist **symptomärmer, milder** und **gutartiger** im Vergleich zur akuten bakteriellen Meningitis
- Beginn (Generalisationsstadium) oft „grippal"
- häufig 2-phasiger Fieberverlauf (Generalisationsstadium, fieberfreies Intervall, Organstadium)

Komplikationen

- **bei eitriger Meningitis/Enzephalitis:**
  - sub- oder epidurales Empyem
  - Hirnabszess
  - *Hydrozephalus* bei Säuglingen
  - *Meningokokken:* psychosomatische Entwicklungsstörungen, Hirnnervenlähmungen, Einschränkungen des Intellekts, Lernschwierigkeiten
- Schock:
  - septischer: v. a. durch *gramnegative Keime,* z. B. Escherichia coli, *Haemophilus influenzae, Meningokokken* (Waterhouse-Friderichsen-Syndrom)
  - neurogener (vasomotorischer): in der Regel

nur bei bakterieller Meningitis/Enzephalitis, Weitstellung der Gefäße durch Versagen von Kreislaufzentren im Gehirn
- **Mitbefall weiterer Organe** (auch bei typischen Meningitis/Enzephalitis-Erregern), z. B. bei:
  - *Meningokokken:* Haut- und Schleimhautsymptome (Krankheitsverlauf), Mittelohrentzündung, Schädigung des Innenohrs bis zur Taubheit, Sinusitis, Pneumonie, Arthritis, Karditis, Konjunktivitis, Uveitis
  - Coxsackieviren: Exanthem, Erkrankung der Atemwege, Karditis
  - Erreger der Lyme-Borreliose: Hautsymptome, Karditis, Arthritis

Differenzialdiagnose

Meningitis/Enzephalitis nichtinfektiöser Ursache.

Diagnostik

- Meningismuszeichen
- je nach Erreger Liquorpunktion und Blutkultur, mikroskopischer Erregernachweis, Kultur, Antigennachweis, PCR, Antikörpernachweis (ELISA) und Serumbakterizidtest zur Kontrolle des Impfstatus bei immunsupprimierten Personen

Schulmedizinische Therapie

- intensivmedizinische Betreuung mit Volumen- und Elektrolytersatz, Therapie von Gerinnungsstörungen, Behandlung eines Hirnödems oder von epileptischen Anfällen
- je nach Erreger Antibiotika, Virustatika; bei Meningokokken-Infektionen Penicillin G oder Cephalosporinen

Prognose

Je nach Erreger; bei Meningokoken-Meningitis liegt die Letalität in Deutschland bei ca. 3 %, bei einer Sepsis bei ca. 10 % und bei Sepsis mit Waterhouse-Friderichsen-Syndrom bei ca. 35 %.

Immunität und Prophylaxe

- humorale Immunität; Rezidive bei allen Meningitiden selten
- je nach Erreger. Impfung möglich gegen:
  - Meningokokken: aktiv (Schutzdauer > 4 Jahre)
  - Haemophilus influenzae: aktiv
  - Pneumokokken: aktiv
  - FSME: aktiv (Schutzdauer 3 Jahre), passiv
  - B-Enzephalitis: aktiv, Schutzdauer: 1–4 Jahre
- Impfung **gefährdeter Personengruppen:** Personen mit angeborenen Immundefekten, Laborpersonal, Haushaltskontaktpersonen, Reisende in epidemische Länder, Schüler/Studenten vor Langzeitaufenthalten in anderen Ländern, Personen im Umfeld bestimmter Ausbrüche

Lernkarte Meningitis/Enzephalitis

2.36 Milzbrand

DEFINITION

- Namen: Milzbrand, Anthrax (griech. anthrax = Kohle; bei milzbrandbefallenen Tieren findet man eine hämorrhagisch-schwärzlich verfärbte/schwarzbrandige Milz)
- Zooanthroponose. Meist kommt es zum Haut-, selten zum Lungen-, sehr selten zum Darmmilzbrand.

Gesetz

- Meldepflicht bei Verdacht, Erkrankung und Tod (IfSG §§ 6, 8)
- Erreger-Nennung in IfSG § 7
- Behandlungsverbot (IfSG § 24)

Vorkommen

- Weltweit, am häufigsten in wärmeren Regionen,
- v. a. in Südeuropa, im Nahen Osten, in Asien, Nordafrika und Südamerika,
- sehr selten in Deutschland (➤ Tab. 4.2)
- auf feuchten, sumpfigen Böden und in Überschwemmungsgebieten von Fluss- und Bachläu-

fen, dort können Sporen durch das Wasser verschleppt und ausgebreitet werden

Erreger

- **Bacillus anthracis,** grampositives Bakterium
- bildet **Sporen** bei schlechten Wachstumsbedingungen, z. B. bei Sauerstoff**mangel;** Sporen können jahrelang (sogar Jahrzehnte) überdauern

Erregerreservoir

- v. a. **Pflanzenfresser** wie Rind, Pferd, Schaf, Ziege, Wild usw.
- aber auch Fleischfresser, Schwein u. a. Tiere

Ansteckung

- **infektiöses Material:**
  - sporenhaltig: Darminhalt, Kot
  - durch mit Kot *kontaminierte (sporenhaltige) Stoffe:* Erdreich, *Staub, Tierhautprodukte* wie Wolle, Haare, Borsten, Felle, Pelze
  - Blut und bluthaltige Körperflüssigkeiten und -bestandteile (z. B. Fleisch, Knochen)
- **Erregeraufnahme:** v. a. über *Hautverletzungen,* durch Inhalation (Staub), Nahrungsaufnahme (Verzehr von ungenügend erhitztem Fleisch oder Innereien)
- **Kontakt:** mit kontaminierten tierischen Materialien (s. o.)
- keine Ansteckung Mensch → Mensch

Erkrankungsrisiko

Berufsbedingtes Infektionsrisiko für Personen, die Tierhäute und Felle, tierische Knochen, Knochenprodukte und anderes Tiermaterial verarbeiten oder Beschäftigte in der Tiermedizin, in der Land- und Forstwirtschaft, durch Kontakt mit infizierten Tieren.

Inkubationszeit

Circa 1–7 Tage, gelegentlich bis 60 Tage (z. B. nach Inhalation von Sporen).

- bei Hautinfektion: wenige Tage
- bei Inhalation: wenige Stunden bis wenige (7) Tage
- bei Nahrungsaufnahme: wenige (7) Tage

Krankheitsentstehung

In der Regel erfolgt eine Aufnahme von Sporen oral bei Nahrungsaufnahme. Die ausgekeimten Bazillen sind durch das **Milzbrandtoxin** pathogen.

Krankheitsverlauf

Verlaufsformen

- **Hautmilzbrand**: 95 % d.F.
- Lungenmilzbrand: selten
- Darmmilzbrand: sehr selten
- **septische Ausweitung der lokalen Infektion**

Verlauf/Symptomatik

Hautmilzbrand

- besonders häufig befallen: Hände, Unterarme, Gesicht, Hals
- Entwicklung der **Effloreszenz** (rasch fortschreitend): juckende schmerzlose rote Papel → Pustel mit serösem, blutigen Inhalt (Pustula maligna, *Milzbrandkarbunkel*) und stark ödematösem Randsaum *(Milzbrandödem)* → nach wenigen Tagen nekrotischer Zerfall des Zentrums, Entstehung von *schwarzem Schorf* durch Austrocknung des Pustelinhalts (➢ Abb. 2.26)
- hohes Fieber, Schüttelfrost, Benommenheit
- bei gutartigem Verlauf: Erkrankung bleibt lokal und fast ohne Fieber
- bei Ausbreitung: Lymphangitis und -adenitis, in 50 % d.F. **Sepsis**

Lungenmilzbrand

- meist plötzlicher Beginn mit grippeähnlichen Symptomen: Schüttelfrost, Fieber, trockener Husten, Kopf-, Glieder-, Brustschmerzen
- nach einigen Tagen: hohes Fieber, schwere Entzündung der Bronchien und Lungen: Atemnot, Zyanose, blutiger Auswurf
- meist Übergang in Sepsis, Lungen- und Herz-Kreislauf-Versagen mit Tod oft innerhalb von 24 Stunden

Darmmilzbrand

- Übelkeit, (blutiges) Erbrechen
- starke Bauchschmerzen, (blutiger) Durchfall
- Perforationsgefahr: Peritonitis (akutes Abdomen), Sepsis, Lungen- und Herz-Kreislauf-Versagen

Septische Ausweitung der lokalen Infektion

- Fieber, Schüttelfrost
- Hautblutungen
- Milz-, Leberschwellung
- Durchfall
- Meningitis
- Kreislaufversagen (Schock durch Toxinämie)
- Tod v. a. durch Atemlähmung (Toxinämie)

Differenzialdiagnose

- bei Hautmilzbrand: Rickettiosen, Furunkulose
- bei Lungenmilzbrand: Pest, Tularämie, Pneumonien, Bronchitiden
- bei Darmmilzbrand: schwer verlaufende bakterielle Darminfektion, Typhus, Mesenterialinfarkt

Diagnostik

- Anamnese, Inspektion (bei Lungenmilzbrand: radiologisch erkennbare Verbreiterung des Mediastinums)
- Erregernachweis (kulturell aus Abstrichen von Hautläsionen und Nasen-Rachenschleimhäuten, Sputum, Stuhl, Blut oder anderen erregerhaltigen Körperflüssigkeiten), Antigennachweis, PCR, Antikörpernachweis

Schulmedizinische Therapie

Ciprofloxacin oder bei nachgewiesener Erregersensibilität mit Penicillin V oder G, Doxycyclin.

Prognose

Ohne Behandlung Letalität bei Hautmilzbrand in ca. 5–20 % d.F., bei Lungenmilzbrand zwischen 50 und 100 % (frühzeitige Antibiotika-Therapie wichtig), bei Darmmilzbrand bis zu 50 %, bei Sepsis bis zu 50 %.

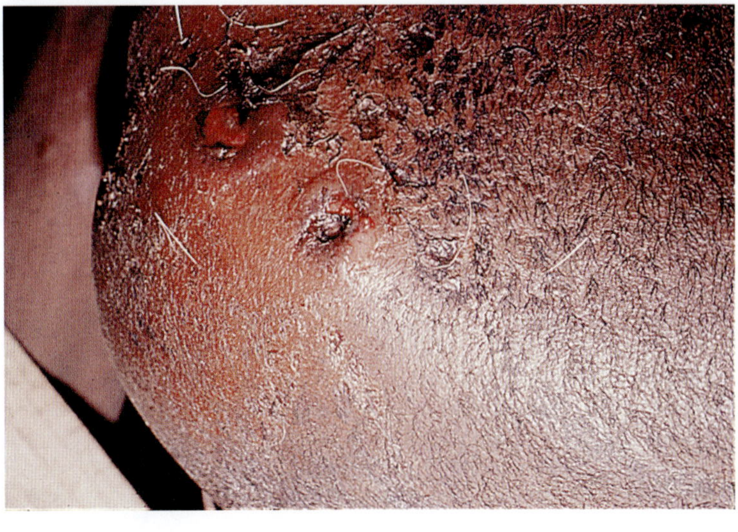

Abb. 2.26 Haut-**Milzbrand** mit Erythem, Ödem und geplatzten Bläschen. [E321]

Immunität und Prophylaxe

- meist dauerhafte Immunität, Reinfektion möglich
- Isolierung der Kranken, Expositionsprophylaxe
- in Deutschland kein zugelassener Impfstoff, bei Gefährdeten Chemoprophylaxe möglich

2.37 Mononucleosis infectiosa

DEFINITION

- Namen: Mononucleosis infectiosa, (infektiöse) Mononukleose, Monozytenangina, Pfeiffer-Drüsenfieber, Studentenfieber, Kissing disease
- meist harmlose Erkrankung mit Befall lymphatischen Gewebes und Enanthem/Exanthem

Gesetz

Keine Berücksichtigung im IfSG.

Vorkommen

Weltweit.

Erreger

Epstein-Barr-Virus = EBV = HHV-4 (Anmerkung zu HHV, ➤ Tab. 1.1).

Erregerreservoir

Mensch.

Ansteckung

- infektiöses Material: Speichel
- **Übertragung:** Tröpfcheninfektion, Küssen („Kissing disease", „Studentenfieber").

Erkrankungsrisiko

- in ca. 50 % d.F. erkranken Infizierte im Alter zwischen dem 15. und 30. Lebensjahr
- Säuglinge erkranken sehr selten (übertragene Immunität)

Auch noch einige Wochen nach Beendigung der Krankheitssymptome ist das Virus über den Speichel an nichtimmune Personen übertragbar. Ein weiteres Risiko besteht durch Rezidive: Nach Ausheilung der Erkrankung kommt es immer wieder zu Reaktivierungen des Virus, die für den Betroffenen asymptomatisch bleiben.

Inkubationszeit

- Kinder: 7–30 Tage
- Jugendliche und Erwachsene: 4–7 Wochen

Krankheitsentstehung

Es kommt zur Infizierung von Epithelzellen in Nase, Mund und Rachen sowie der B-Lymphozyten in diesem Bereich. Diese werden von vermehrt gebildeten T-Killer-Lymphozyten mit monozytenähnlichem Aussehen (**mononukleäre** Lymphozyten = Virozyten) erkannt und „gekillt". Nach einer Infektion persistiert der Erreger, wie alle Herpes-Viren, lebenslang im menschlichen Körper in Gedächtnis-B-Lymphozyten.

Krankheitsverlauf

Verlaufsübersicht

- Prodromalphase
- Hauptphase: Trias aus Fieber, Schwellung lymphatischen Gewebes (Tonsillen, Lymphknoten, Milz), vermehrtes Auftreten mononukleärer Lymphozyten
- Rekonvaleszenzphase

Verlauf/Symptomatik

Prodromalphase

- Abgeschlagenheit
- Frösteln
- Kopf- und Gliederschmerzen

Hauptphase

- **Fieber:** häufiger bei Kindern, meist 38–39 °C
- **Schwellung** (Hyperplasie und Hypertrophie) **von lymphatischem Gewebe** (➤ Abb. 2.27):
  - *Tonsillitis* (Entzündung der Gaumenmandeln, Angina), häufiger bei (jungen) Erwachsenen; wenn grauweißlicher *Belag* auf den Tonsillen zu finden ist, so ist dieser – im Gegensatz zu einem diphtherischen Belag – leicht abwischbar und greift nicht auf die Umgebung über
  - *Lymphknotenschwellung:* häufiger bei Kindern, regional (zervikal, retroaurikulär, nuchal) oder auch generalisiert (v. a. axillär, inguinal)
  - *Milzschwellung* in > 50 % d.F.
- Leberschwellung, gelegentlich, selten mit Ikterus
- gelegentlich Heiserkeit, Sprechstörungen
- Appetitlosigkeit, Depression, Stimmungsschwankungen
- **Enanthem:** häufig (bei Angina), evtl. mit petechialen Blutungen
- **Exanthem:** gelegentlich (röteln-, masernähnlich, urtikariell), häufiger unter Antibiotikagabe
- **Blutbild:** *Leukozytose* durch vermehrtes Auftreten von (partiell entdifferenzierten) B-Lymphozyten und *mononukleären* Lymphozyten (Krankheitsentstehung)

Rekonvaleszenz

Ausheilung meist innerhalb 4–5 Wochen.

Komplikationen

- **primäre Komplikationen:** verzögerter, evtl. monatelanger Verlauf; selten sind Komplikationen wie Milzruptur, Anämie (aplastisch, hämolytisch), Thrombozytopenie, Granulozytopenie, Meningitis/Enzephalitis, Polyneuritis, Myokarditis, Perikarditis, Pneumonie, Glomerulonephritis
- **sekundäre Komplikationen** (bakterielle Sekundärinfektion): v. a. durch A-Streptokokken-Infektion (Angina, Sinusitis, Laryngitis, Bronchitis, Pneumonie)

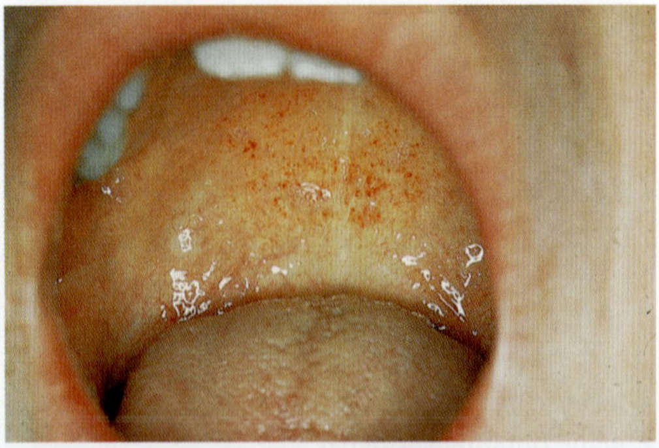

Abb. 2.27 Mononucleosis infectiosa. Rachen und Gaumen gerötet, am Gaumen Petechien. [E316]

Differenzialdiagnose

- **Infektionskrankheiten:** Diphtherie, Streptokokkenangina, Plaut-Vincent-Angina (bei geschwüriger Monozytenangina), **Zytomegalie,** Toxoplasmose, Listeriose, Röteln, **HIV-„Mononukleose" (Aids)**
- **Leukozytenerkrankungen:** Agranulozytose (bei geschwüriger Monozytenangina), Leukämien, maligne Lymphknotenkrankheiten (z. B. Morbus Hodgkin)

Diagnostik

- klinisches Bild
- Blutlabor: Leukozytose mit 60–80 % mononukleärer Lymphozyten, davon ein Teil atypische Lymphozyten, Leberwerte in vielen Fällen erhöht; serologischer Antikörpernachweis:
  - Paul-Bunnell-Reaktion: Nachweis heterophiler Antikörper
  - Early Antigen (EA): IgM-Antikörper
  - EBNA-1-IgG-Test (Epstein-Barr-Nuclear Antigen-1-IgG-Test), bei negativem Resultat → IgM-Antikörper gegen Viral Capsid Antigen (VCA)

Schulmedizinische Therapie

Symptomatisch (Flüssigkeitszufuhr bei Fieber), bei bakteriellem Infekt Antibiotika.

Prognose

- bei immunkompetenten Patienten gut, bei Immunschwäche schwere Verläufe
- Rezidivneigung

Immunität und Prophylaxe

- lebenslange Immunität
- keine Impfung verfügbar
- Expositionsprophylaxe

2.38 MRSA-Infektionen

DEFINITION

- MRSA = multiresistenter Staphylococcus aureus (früher: methicillinresistenter Staphylococcus aureus; bei Methicillin, einem heute nicht mehr eingesetzten Antibiotikum, wurde die Resistenz in den 1960er-Jahren erstmals beobachtet)
- Der Erreger ist verantwortlich für pyogene Infektionen (oberflächig oder invasiv), die resistenzbedingt schwer behandelbar sind, für Lebensmittelintoxikationen und (selten) für durch besondere Toxine verursachte Erkrankungen.

Gesetz

- Definition nosokomiale Infektion in IfSG § 2 (➤ Kap. 3.3.1)
- Meldepflicht für Labors bei Erregernachweis (§ 7 Abs. 1 Nr. 1 IfSG; § 15 IfSG) in Blut oder Liquor
- keine Meldepflicht für Heilpraktiker

Vorkommen

- weltweit
- v. a. in Krankenhäusern und Pflegeeinrichtungen: In Deutschland sind derzeit von allen untersuchten Staphylococcus-aureus-Stämmen aus klinisch relevantem Material durchschnittlich 25 % *multiresistent* (lokal bis zu 50 %), bei Alten- und Pflegeheimbewohnern MRSA-Besiedelungsraten zwischen 1,2 und 3,4 %
- außerhalb des Krankenhauses (community acquired MRSA, „cMRSA“) z. B. durch Einschleppen in das Wohnumfeld nach Krankenhausaufenthalt

Erreger

- **multiresistenter Staphyloccocus aureus:** grampositives, sehr widerstandsfähiges Bakterium, das im Unterschied zu **antibiotikasensiblen** Staphylococcus-aureus-Stämmen ein verändertes Penicillinbindeprotein entwickelt hat
- S. aureus kann mehrere Toxine produzieren, die zu verschiedenen Kranheitsbildern führen:
  - Leukozidine → tiefgehende Hautinfektionen und nekrotisierende Pneumonie
  - Superantigene (Toxic shock syndrome toxin-1) → Toxic shock syndrome (TSS)
  - Enterotoxine (ca. 30–40 % aller Isolate) → Lebensmittelintoxikationen
- Exfoliativtoxine (ETA, ETB; neu: ETC) → Staphylococcal scalded skin syndrome (SSSS)
- gramnegative Enterobakterien (Escherichia coli und Klebsiella pneumoniae) mit einem neuen Resistenzmechanismus (Neu-Dehli-Metallo-β-Laktamase-1; NDM-1)

Erregerreservoir

- hauptsächlich Mensch, aber auch Tiere betroffen
- v. a. Patienten und Personal in Krankenhäusern und Pflegeeinrichtungen
- bei der gesunden Bevölkerung: 15–40 % Träger eines antibiotikasensiblen S. aureus (wesentliche Prädilektionsstellen: Nasenvorhof, Rachen, Perineum, Leistengegend)

Ansteckung

- Mensch → Mensch (exogene oder endogene Infektion) durch Schmierinfektion (mangelhafte Hygiene) oder kontaminiertes Material

- in den meisten Fällen Übertragung durch die Hände z. B. des Pflege- und ärztlichen Personals (nosokomial)
- **Toxine,** die bei Kolonisation oder Infektion gebildet werden oder wie bei der Lebensmittelintoxikation (➤ unten) mit der Nahrung in den Organismus gelangen
  - in Puten-, Hähnchen- oder Kalbfleisch sowie in Rohmilch gefunden
- Tier → Mensch

Erkrankungsrisiko

- v. a. bei ungünstiger Abwehrlage, Immunsuppression oder bestimmten Infektionen, z. B. mit Influenza-A-Viren
- gefährdet sind v. a. medizinisches Personal, Patienten mit großflächigen Wunden (z. B. Hautulkus, Gangrän, tiefe Weichteilinfektionen, chronische Wunden oder Brandverletzungen), Patienten mit Tracheotomien, liegenden Kathetern oder Metalllegierungen (z. B. Gelenkersatz), Dialysepatienten, Diabetiker, Atopiker, Patienten mit chronischer Pflegebedürftigkeit und i.v.-Drogenabhängige

Inkubationszeit

- bei Infektionen 4–10 Tage, bei Intoxikationen (➤ unten) 2–6 Stunden
- aufgrund der langen Persistenz des Erregers an ursprünglichen Wund- und Operationsgebieten kann die Krankheit bei entsprechender Abwehrlage auch erst nach Monaten oder Jahren ausbrechen

Krankheitsverlauf

Verlaufsformen

- pyogene und invasive Infektionen
- Staphylococcal scalded skin syndrome (SSSS; toxinvermittelt)
- Toxic shock syndrome (TSS; toxinvermittelt)
- Lebensmittelintoxikation

Verlauf/Symptomatik

Pyogene und invasive Infektion

Zu den MRSA-verursachten Infektionen gehören alle Infektionen, die auch von antibiotikasensiblen Staphylococcus-aureus-Stämmen hervorgerufen werden, wie **Furunkel,** Karbunkel, Pyodermie, Abszesse, Empyeme, **Wundinfektionen,** Otitis media, Sinusitis, eitrige Parotitis, Mastoiditis, (sekundäre) Meningitis, Pneumonie, Osteomyelitis, Endokarditis, Sepsis, und Pyomyositis mit den entsprechenden Symptomen.

- lokale Infektion:
  - meist **oberflächlich:** betrifft die Haut und Hautanhangsgebilde (Talgdrüsen, Haarbälge) und tritt als Furunkel, Karbunkel, Pyodermie oder bei verletzter Haut als Wundinfektion auf
  - **tief gehende:** z. B. Parotitis, Mastitis puerperalis und Osteomyelitis
- **systemische Infektion:** ausgehend von einer Lokalinfektion breitet sich der Erreger in andere Organe und Körperhöhlen (z. B. Pleura, Gelenke) aus und bildet dort **Abszesse;** durch hämatogene Streuung kann sich eine **Sepsis** oder **Endokarditis** entwickeln
- MRSA-**Pneumonie:** tritt meist als *Sekundärinfektion* bei einer Influenza-A-Virus-Infektion auf oder als *Nosokomialinfektion* bei beatmeten Patienten, seltener im Rahmen einer hämatogenen Streuung.
- **Fremdkörperinfektion:** da Staphylococcus aureus sehr gut an Plastik- und Edelstahloberflächen haftet, ist er häufig Verursacher von Infektionen bei Kathetern (häufig in Harnwegen), Shunts, Gelenkersatz und orthopädischen Stabilisierungsmaßnahmen

Staphylococcal scalded skin syndrome (SSSS), staphylogene toxische epidemische Nekrolyse (TEN), Lyell-Syndrom

- verursacht durch Toxine
- betrifft v. a. Säuglinge, seltener ältere und immunsupprimierte Patienten
- Symptome: großflächige und blasige Ablösung von Haut und Schleimhäuten
- lokale Verlaufsform: Pemphigus neonatorum und bullöse Impetigo

Toxic shock syndrome (TSS), toxisches Schocksyndrom):

- lebensbedrohliche Erkrankung mit Multiorganversagen
- ausgelöst durch Superantigen-Wirkung des Toxins TSST-1, gegen das im späteren Alter meist Antikörper entwickelt werden
- betrifft v. a. jüngere Erwachsene; in 92 % d.F. menstruierende Frauen Anfang 20, die Tampons zu selten wechseln, aber auch Diaphragma-Trägerinnen und Wöchnerinnen; evtl. auch infizierte Hautverletzungen (Wunden, Insektenstiche, Verbrennungen etc.) als Ausgangspunkt für TSS
- Symptome:
  - **Fieber** (über 39 °C), diffuses makulöses **Exanthem** und **Hypotonie**
  - Für die Diagnosestellung des TSS müssen mindestens 3 der folgenden Organsysteme beteiligt sein: **Gastrointestinaltrakt** (Übelkeit, Erbrechen, Diarrhoe), **Muskulatur** (ausgeprägte Myalgien), vaginale, oropharyngeale oder konjunktivale **Schleimhäute** (Hyperämie), Nieren (Pyurie), Leber und ZNS (Desorientiertheit, Bewusstseinsstörungen).
  - 1–2 Wochen nach Krankheitsbeginn kann eine Hautschuppung v. a. an Handflächen und Fußrücken auftreten.

Lebensmittelintoxikation

- verursacht durch Enterotoxine von Staphylococcus aureus; hitzestabil, sodass sie beim Erwärmen der Speisen nicht abgetötet werden
- Symptomatik: Beginn 2–6 Stunden nach Toxinaufnahme, plötzliche Übelkeit, Erbrechen und Durchfall mit krampfartigen Bauchschmerzen
- In der Regel selbstlimitierender Verlauf (8–24 Stunden); bei schwerem Verlauf evtl. Hypovolämie und Hypotonie

Diagnose

- Erregernachweis in Abstrich oder Punktat (Eiter, Wundsekret u. a.): Speziesdiagnose S. aureus und auch dessen Oxacillin- bzw. Cefoxitin-Resistenz müssen gesichert werden
- Verklumpungsfaktor (Agglutinationstest) und zusätzlich Antikörper gegen Kapselpolysaccharide und zellwandaufgelagerte Makromoleküle
- Sequenzierung der 16S rRNA, des Hitze-Schock-Proteins 60 (hsp60) und der β-Untereinheit der RNA-Polymerase (rpoB); PCR
- Differenzialdiagnose: Infektionen mit antibiotikasensiblen Staphylococcus-aureus-Stämmen und anderen Bakterien

Therapie

- Sanierung einer MRSA-Besiedlung: Behandlung der Nasenvorhöfe mit einer Muporicin-Salbe, soweit der Erreger dagegen nicht resistent ist, sowie spezielle Antibiotika, abhängig von den nachgewiesenen Resistenzen. Bei Besiedlung des Rachens bzw. der gesunden Haut zusätzlich desinfizierende Mundspülungen bzw. Ganzkörperwaschungen (einschließlich der Haare) mit antiseptischen Lösungen.
- Behandlung von Infektionen mit oxacillinempfindlichen Staphylococcus aureus: penicillinasefeste Penicilline (z. B. Flucloxacillin), Cephalosporine der 1. Generation und inhibitorgeschützte Penicilline, bei generalisierenden Infektionen kombiniert mit einem Aminoglykosid oder Rifampicin
- Behandlung von Haut-Weichgewebeinfektionen mit Tigezyklin und Daptomycin; alternativ Kombination von Rifampicin und Cotrimoxazol
- grundsätzlich **keine β-Laktamantibiotika** für Infektionen mit MRSA sowie schwere S.-aureus-Infektionen: Kombinationen von Glykopeptiden mit Rifampicin, Clindamycin oder Gentamicin, alternative Kombinationspartner: Fosfomycin und Fusidinsäure; Monotherapie mit Linezolid

Prognose

- abhängig von den befallenen Organen und der Erregerresistenz, bei rechtzeitiger Behandlung und nicht massiver Resistenz in der Regel gut
- **Letalität:** 15 %, im Falle einer Staphylococcus-aureus-verursachten Sepsis

Immunität und Prophylaxe

- keine **Immunität;** keine Impfung verfügbar
- Einhaltung der Hygieneregeln bei Krankenhaus- und Pflegeheimpersonal. In Krankenhäusern in der Regel isolierte Unterbringung (Expositionsprophylaxe, ➤ Kap. 1.6.3), in Heimen und anderen Pflegeeinrichtungen ist eine Quarantäne bei peinlicher Beachtung der Hygienemaßnahmen nicht notwendig.
- Versuch der Sanierung bekannter MRSA-Träger
- kontrollierter Umgang mit Antibiotika

2.39 Mumps

DEFINITION

- Namen: Mumps, Rubula, Parotitis epidemica, Ziegenpeter, Tölpel (to mump = greinen, schmollen; lat. glandula parotis = Ohrspeicheldrüse)
- „Kinderkrankheit". Charakteristisch ist das starke Anschwellen der Ohrspeicheldrüse; gelegentlich auch Befall anderer, vorzugsweiser drüsiger Organe

Gesetz

- Behandlungsverbot (IfSG § 24)
- Vorschriften für Gemeinschaftseinrichtungen (IfSG § 34)
- Meldepflicht gemäß § 15 (3) IfSG in Brandenburg, Mecklenburg-Vorpommern, Sachsen, Sachsen-Anhalt und Thüringen bei Erkrankung und Tod.

Vorkommen

Weltweit; in Deutschland: Erkrankungswellen im Abstand von einigen Jahren.

Erreger

Mumps-Virus (Paramyxovirus parotitis).

Erregerreservoir

Mensch.

Ansteckung

- **infektiöses Material:** *Speichel* (der befallenen Speicheldrüsen), Nasensekret, selten: Stuhl, Urin
- **Eintrittspforten:** Schleimhäute des Mund-Nasen-Rachen-Raumes
- **Übertragung:** *Tröpfcheninfektion,* Schmierinfektion, durch mit Speichel kontaminierte Gegenstände selten
- **Ansteckungszeitraum:** 2 Tage vor bis 4 Tage nach Erkrankungsbeginn (insgesamt 7 Tage vor bis 9 Tage nach Auftreten der Parotisschwellung ansteckend)
  - auch klinisch inapparente Infektionen anstecken

Erkrankungsrisiko

- ca. 50 % der Infizierten erkranken
- betroffen sind v. a. **Kinder** und **Jugendliche,** durch verbesserte Impftätigkeit häufiger als früher Erkrankungen im Erwachsenenalter
- Säuglinge erkranken sehr selten (übertragene Immunität)
- Jungen erkranken ca. 2-mal häufiger als Mädchen
- während des ganzen Jahres, jedoch erhöht im Winter und Frühjahr
- je älter der Patient, umso eher auch Entzündungen weiterer Organe

Inkubationszeit

In der Regel 16–18 Tage (12–25 Tage möglich).

Krankheitsentstehung

Das Virus gelangt auf dem Blutweg (nicht direkt vom Infektionsort Mund-Nasen-Rachen) zu den Speicheldrüsen (bzw. zu den anderen Organen).

Krankheitsverlauf

Mumps ist eine systemische Infektionskrankheit. Sie führt in der Regel zu lebenslanger Immunität; Zweiterkrankungen sind möglich, aber selten. 30–40 % der Infektionen verlaufen subklinisch. Besonders bei Kindern unter 5 Jahren kann die Mumpsinfektion unter dem Bild einer akuten respiratorischen Erkrankung ablaufen (40–50 % d.F.).

Verlaufsübersicht

- Prodromalstadium
- Organstadium: meist nur Parotitis, aber auch Entzündung anderer, vorzugsweise drüsiger Organe
- Rekonvaleszenzphase

Verlaufsübersicht/Symptomatik

Prodromalstadium

- allgemeines Krankheitsgefühl
- Kopf-, Hals-, Nacken-, Ohren-, Gliederschmerzen
- subfebrile Temperaturen

Organstadium

- **Fieber** bis 39–40 °C
- **Parotitis:**
  - Anschwellen der Ohrspeicheldrüsen, mitunter auch der Glandula submandibularis oder Glandula sublingualis, meist zunächst nur einseitig, „hamsterbackenartiges" Aussehen (➤ Abb. 2.28), Abheben der Ohrläppchen; in 25 % d.F. aber keine Parotitis
  - Einmündung des Ductus parotidis in der Wangenschleimhaut oft gerötet und geschwollen
  - häufig Mitbefall der Unterkiefer-, Unterzungenspeicheldrüse
- Mundschleimhautentzündung (häufig)
- **regionale Lymphknotenschwellung,** meist überdeckt durch Parotisschwellung, aber *tastbar*
- meist auch Milzschwellung
- evtl. auch Entzündung anderer Organe (➤ Komplikationen), z. B.:
  - häufiger von Hoden, Nebenhoden, Hirnhäuten, Hirn, Pankreas
  - selten von Tränendrüsen, Schilddrüse, Brustdrüsen, Ovarien und weiterer Organe (v. a. postpubertär)

Rekonvaleszenzphase

Bei unkompliziertem Verlauf nach 1–2 Wochen Rückgang der Parotisschwellung bei gleichzeitigem Fieberabfall.

Komplikationen

- **Entzündung von Hoden und Nebenhoden:** bei 20 % der männlichen Erkrankten > 15 Jahre, meist einseitig, bei beidseitigem Befall Gefahr der Sterilität
- **Meningitis/Enzephalitis** (häufig auch ohne Parotitis): führt in 50 % d.F. zu Dauerschäden
- Pankreatitis (selten mit Entwicklung eines Diabetes mellitus)
- sehr selten Thyreoditis, Myelitis, Myokarditis, Arthritis, Entzündungen an den Augen und Nieren und eine thrombozytopenische Purpura
- Spontanaborte möglich, v. a. wenn die Erkrankung während des 1. Trimesters auftritt

Differenzialdiagnose

Eitrige Parotitis, Parotistumor, Speichelstein.

Diagnostik

- klinisches Bild
- Serologie: KBR, ELISA bei atypischen Verläufen, Virusnachweis bei ZNS-Manifestationen aus einem Rachenabstrich, Speichel, Liquor, Urin oder Biopsiematerial

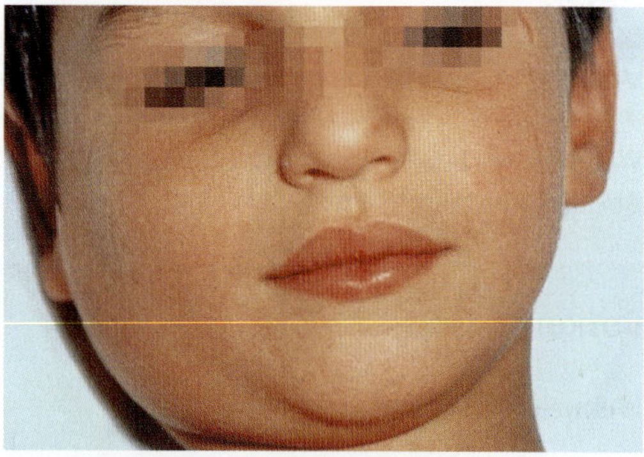

Abb. 2.28 Parotitis bei **Mumps**. [M350]

Schulmedizinische Therapie

- symptomatisch: warme Ölverbände/feuchtkalte Umschläge, breiige Kost
- bei gefährdeten Patienten oder kompliziertem Verlauf Hyperimmunglobulin

Prognose

Gut.

Immunität und Prophylaxe

- Immunität lebenslang
- **aktive Impfung** möglich, z. B. im Rahmen der Kombinationsimpfung Masern/Mumps oder Masern/Mumps/Röteln; Lebendimpfstoff, Schutzdauer: lebenslang
- passive Impfung möglich
- Quarantäne von an Mumps erkrankten Patienten bei stationärer Behandlung

2.40 Ornithose

DEFINITION

- Namen: Ornithose, Psittakose, Papageienkrankheit (griech. ornis = Vogel; psittakos = Papagei)
- Zooanthroponose (v. a. durch Vögel übertragen), Verlauf meist grippal oder als Pneumonie

Gesetz

- Erreger-Nennung in IfSG § 7
- Behandlungsverbot (IfSG § 24)
- Meldepflicht gemäß § 15 (3) IfSG in Sachsen bei Erkrankung und Tod.

Vorkommen

Weltweit, selten in Deutschland (➤ Tab. 4.2).

Erreger

Chlamydophila psittaci, gramnegatives Bakterium (Chlamydienart).

Erregerreservoir

- v. a. **Vögel:** Papageienvögel, Sittiche, Tauben, Enten, Hühner, Truthühner, Gänse usw.
- auch Säugetiere: Maus, Katze, Hund, Rind, Ziege, Schaf usw.

Ansteckung

- **Tier → Mensch:**
  - infektiöses Material: respiratorische Sekrete, Kot, Urin, Federn
  - Übertragung: *Tröpfcheninfektion,* Staubinhalation (eingetrockneter Vogelkot), selten Vogelbiss, aber auch *Kontaktinfektion*
- **Mensch → Mensch:** bisher nicht nachgewiesen

Erkrankungsrisiko

- v. a. beim Umgang mit Ziervögeln, für Arbeiter auf Geflügelfarmen, für Taubenzüchter
- Infektion bleibt öfter inapparent

Inkubationszeit

1–4 Wochen.

Krankheitsverlauf

Verlaufsformen

Erkrankungsverlauf: vom subklinischen Verlauf bis zur tödlichen Erkrankung alle Schweregrade möglich.

Verlauf/Symptomatik

- Das klinische Bild einer akuten Ornithose besteht, wenn **mindestens entweder** Lungenentzündung, Endokarditis oder Myokarditis beste-

hen und **außerdem mindestens 2** der 3 folgenden Kriterien vorliegen: Fieber, Kopfschmerzen, Husten.
- Die Ornithose beginnt meist abrupt als grippeähnliche Krankheit mit Schüttelfrost, hohem Fieber, Kopf- und Muskelschmerzen und einem uncharakteristischen Exanthem. Bei vielen Patienten entwickelt sich als Zeichen einer interstitiellen Pneumonie ein trockener, anhaltender und nicht produktiver Reizhusten, der gelegentlich von pleuralen Schmerzen begleitet wird. Bei bis zu 70 % der Patienten besteht eine Splenomegalie.
- Uncharakteristische Verläufe sind möglich, z. B. typhöse Ornithose (mit Benommenheit) oder meningitisch/enzephalitische Orniithose mit entsprechenden ZNS-Symptomen (Meningismus).
- Die Krankheitsdauer beträgt gelegentlich mehrere Wochen.

Grippale Ornithose bzw. Prodromalphase
- **Entzündung der Atemwege,** aber keine Lungenbeteiligung
- Kopf-, Gliederschmerzen
- mäßiger Temperaturanstieg
- bei rein grippaler Ornithose nach einigen Tagen Abklingen der Symptomatik, ansonsten Übergang in pulmonale Form oder untypische Formen möglich

Pulmonale Ornithose
- plötzlicher Beginn mit Schüttelfrost und **hohem Fieber**
- Kopf-, Gliederschmerzen
- interstitielle **Pneumonie,** dabei trockener, anhaltender, nicht produktiver Reizhusten, gelegentlich begleitet von pleuralen Schmerzen
- relative Bradykardie
- Fieber bleibt ca. 2 Wochen hoch *(Kontinua)*

Komplikationen

- bakterielle Sekundärinfektion der Lunge
- toxische Schädigung des Herz-Kreislauf-Systems: Endo-, Myo-, Perikarditis (häufig), Gefäßwandschädigung, evtl. Herz-Kreislauf-Versagen
- Thrombophlebitis, Embolie

Differenzialdiagnose

- grippale Ornithose: grippaler Infekt, Influenza
- pulmonale Ornithose: Pneumonie durch Chlamydophila pneumoniae, Virus-Pneumonie, Mykoplasmen-Pneumonie, Q-Fieber, Miliartuberkulose, pulmonale Sarkoidose
- typhöse Ornithose: Typhus, Paratyphus, Brucellose
- meningitische/enzephalitische Ornithose: Meningitis/Enzephalitis anderer Ursache

Diagnostik

- Anamnese, klinisches Bild: Leukozytopenie, v. a. Eosinopenie mit Linksverschiebung, mäßig beschleunigte Blutkörperchensenkungsgeschwindigkeit (BKS)
- Erregernachweis durch Kultur (Goldstandard, aber schwierig) oder mittels PCR aus respiratorischen Proben oder Gewebe (in Speziallabors), Antikörpernachweis mittels Mikroimmunfluoreszenztest (MIF), ELISA und Immunoblot

Schulmedizinische Therapie

Therapie mit Tetrazyklinen (Doxycyclin) über einen Zeitraum von 10–21 Tagen, alternativ Therapie mit Erythromycin und Azithromycin sowie mit neueren Chinolonen.

Prognose

Letalität: bei unbehandelten schweren Fällen oder bei einer Fieberdauer von mehr als 3 Wochen 20–50 %.

Immunität und Prophylaxe

- Immunität wird nur teilweise ausgebildet, hält jedoch meist lebenslang
- keine Impfung verfügbar
- Sanierung von Infektionsquellen, Expositionsprophylaxe (Schutzkleidung, auch Mund- und Nasenschutz für Personal von Tierfarmen).

2.41 Pest

DEFINITION

- Namen: Pest, „Schwarzer Tod". (lat. pestis = Seuche, Verderben), auch „Silvanische Pest" (lat. silva = Wald)
- ursprüngliche Zoonose bei Nagetieren
- Übertragung durch Ratten- bzw. Menschenfloh (außer bei der Lungenpest). Am häufigsten ist die Beulenpest, selten sind Haut- und Lungenpest.

Gesetz

- Meldepflicht bei Verdacht, Erkrankung und Tod (IfSG §§ 6, 8)
- Erreger-Nennung in IfSG § 7
- Behandlungsverbot (IfSG § 24)
- Quarantäne bei Verdacht und Erkrankung an Lungenpest (IfSG § 30)
- Vorschriften für Gemeinschaftseinrichtungen (IfSG § 34)

Vorkommen

Pestgebiete in:

- Asien: Indien, Vietnam, China, südliche ehemalige Sowjetunion
- Afrika: südlich des Äquators und Madagaskar
- Amerika: westliche USA, Mittelamerika, Brasilien, Peru, Ecuador
- sehr selten in Deutschland (kein Fall seit 1998, ➤ Tab. 4.2)

Erreger

Yersinia pestis, gramnegatives Bakterium.

Erregerreservoir

In erster Linie **Nagetiere** und deren Flöhe; weiteres Reservoir: Präriehunde, Erdhörnchen und Murmeltiere.

Ansteckung

- **Tier → Mensch:**
  - v. a. wildlebende Nagetierarten → Floh → Wanderratte (Rattus norvegicus), Hausratte (Rattus rattus) → *Rattenfloh* (Xenopsylla cheopis, Nosopsyllus fasciatus, Oropsylla montana) → Mensch
  - selten Kontaktinfektion (Eindringen in Hautverletzungen)
- **Mensch → Mensch:**
  - Mensch → *Menschenfloh* → Mensch
  - *Tröpfcheninfektion* (Lungenpest, höchst ansteckend; Mindestabstand zu Erkrankten 30 cm!)

Inkubationszeit

3–7 Tage.

- bei Flohstich und Kontaktinfektion: wenige Tage
- bei Tröpfcheninfektion: wenige Stunden bis wenige (7) Tage

Krankheitsverlauf

Verlaufsformen

- **Beulenpest** (Bubonenpest): weitaus *am häufigsten* (80–95 %)
- Hautpest: selten, auch bei Sepsis
- Pestpharyngitis: selten
- Lungenpest: selten, auch bei Sepsis
- Pestsepsis: häufig, selten primär
- Pestmeningitis: selten
- Erkrankungsschwere: neben den schweren Verläufen sind alle Übergänge bis zur symptomlosen Infektion möglich; so spricht man z. B. von
  - **Pestis minor** = kleine Pest bzw.
  - **abortive** (abbrechende) Pest.

Verlauf/Symptomatik

Beulenpest (Bubonenpest)

- **plötzlicher Beginn** mit Schüttelfrost, *Fieber bis 40 °C*, Kopf-, Glieder-, Muskelschmerzen, Übelkeit, Erbrechen, Durchfall, Schwindel (Kreislaufschwäche)
- Einstichstelle bleibt meist unauffällig, nur in 10 % d.F. Entwicklung: Papel → Bläschen oder gar → Pestkarbunkel (➤ „Hautpest")

- **Lymphknotenbefall** (➤ Abb. 2.29):
  - schmerzhafte, beträchtliche Anschwellung der Lymphknoten bis Hühnereigröße
  - in der Regel in der *Leiste* (da Flohstiche meist an den Beinen), auch axillär, bei Kindern gehäuft zervikal
  - häufig bläulichrotes Durchschimmern der Lymphknoten (bedingt durch hämorraghischen Charakter der Entzündung)
  - später Einschmelzen (eitrig-nekrotischer Zerfall) der Lymphknoten
- häufig Übergang in Sepsis (in 25–50 %)

Hautpest (Lokalinfektion)
- **Pestkarbunkel** an der Einstichstelle = furunkelartige nekrotisierende Entzündung
- häufig Übergang in Sepsis

Pestpharyngitis (Lokalinfektion)
- Fieber, Kopfschmerzen
- trockener Hals, Husten
- Befall der zervikalen Lymphknoten
- häufig Übergang in Sepsis

Lungenpest
- **äußerst rascher und heftiger Verlauf,** Beginn wie bei Beulenpest
- Bronchitis, Pneumonie (Husten, schwarzblutiges Sputum, Brustschmerzen, Tachypnoe, Dyspnoe)
- Lungenödem, Kreislaufversagen
- auch Übergang in Sepsis
- **höchste Letalität** bei un- bzw. nicht rechtzeitig behandelten Patienten (95 %)

Pestsepsis
- primär in 10–15 % d.F., meist sekundär
- **multipler Organbefall:** Lunge, Milz, Leber, Nieren, Herzmuskel, Hirnhäute, Hirn, Haut, Schleimhäute
- dabei schwerste Symptomatik:
  - Symptome der Lungenpest
  - Hautbefall: ausgedehnte Ausbreitung von Pusteln und Einblutungen, gangränose Hautnekrosen *(schwarzer Tod)*
  - blutige Durchfälle
  - zerebrale Symptome (Lethargie, Verwirrtheit, Delirium)
  - Schocksymptome, Herz-Kreislauf-Versagen

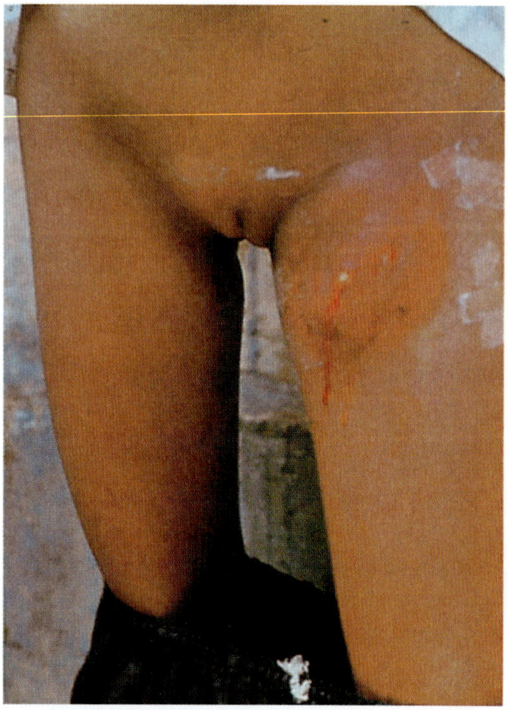

Abb. 2.29 Beulenpest. Typisch sind Befall der inguinalen, aber auch axillären Lymphknoten mit beträchtlicher Schwellung und späterer „Einschmelzung" (nekrotischer Zerfall). [E316]

- **höchste Letalität,** unbehandelt nach 36 Stunden tödlich (Multiorganversagen)

Differenzialdiagnose

- Beulenpest: grippaler Infekt (mit Magen-Darm-Verstimmung) anfangs häufige Fehldiagnose, Tularämie
- Lungenpest: grippaler Infekt (mit Magen-Darm-Verstimmung) anfangs häufige Fehldiagnose, Bronchitis, Pneumonie anderer Ursache
- Hautpest: primär: Milzbrand; durch Sepsis: Pocken, hämorraghische Verlaufsform

Diagnostik

Erregernachweis im Blut, Beulensekret, Auswurf (bei Lungenpest).

Schulmedizinische Therapie

Antibiotika: Streptomycin, Chloramphenicol, alternativ Kombination aus Tetracyclinen und Sulfonamiden.

Prognose

Je nach Verlauf und Behandlungsbeginn gut bis hin zu 100 % Letalität.

Immunität und Prophylaxe

- lang andauernde Immunität, aber nicht absolut
- Ratten- und Flohbekämpfung (Insektizide), für Gefährdete Chemoprophylaxe
- **aktive Impfung** möglich, nur deutliche Abschwächung der Symptomatik bei Beulenpest, kein Schutz bei Lungenpest; Schutzdauer: 3–6 Monate; empfohlen nur für Risikogruppen

2.42 Pocken

DEFINITION

- Namen: Pocken, Variola (vera/major), (schwarze) Blattern
- höchst infektiöse und allermeist tödliche Erkrankung mit dem charakteristischen Pockenausschlag

Gesetz

Keine Berücksichtigung im IfSG.

Vorkommen

- Pocken gelten seit 1980 als **ausgerottet**
- jedoch Relevanz als biologischer Kampfstoff

Erreger

Variola-vera-Virus (Gruppe der Orthopockenviren).

Erregerreservoir

Mensch; Überleben des Virus außerhalb seines natürlichen Reservoirs in getrockneten Sekreten von Patienten über Jahre möglich.

Ansteckung

- **infektiöses Material:** Rachensekret, Speichel, Pustelinhalt, auch getrocknet als Schorf
- **Eintrittspforte:** Schleimhäute der oberen Atemwege
- **Übertragung** durch: *Tröpfcheninfektion*, Inhalation von kontaminiertem Staub
- **Ansteckungszeitraum:** vom Beginn des Rachenkatarrhs bis zum Abheilen der verschorften Pusteln (etwa 3 Wochen); größte Ansteckungsgefahr innerhalb der ersten Krankheitswoche

Erkrankungsrisiko

Jeder Infizierte erkrankt.

Inkubationszeit

12–14 Tage (Streuung von 7–19 Tagen).

Krankheitsverlauf

Verlaufsübersicht

- Generalisationsstadium = Prodromalstadium (2–3 Tage)
- fieberfreies Intervall
- Organstadium (Eruptionsstadium)
- Rekonvaleszenzphase

Verlauf/Symptomatik

Prodromalstadium

- akuter Beginn mit **hohem Fieber** und Schüttelfrost
- Kopf-, Glieder-, Rückenschmerzen
- Rhinitis, **Pharyngitis, Tonsillitis** (Angina variolosa), Enanthem

- häufig **initiales Exanthem** (4–8 Tage nach den ersten Symptomen): mit Beginn im Gesicht und an den Armen, klein(st)e leicht erhabene rote Flecken (scharlach-, rötelnähnlich), kann bei schwerem Verlauf hämorrhagisch werden (Petechien, Ekchymosen)
- nach wenigen Tagen: Absinken der Temperatur, Besserung des Befindens

Fieberfreies Intervall
1–2 Tage.

Organstadium (Eruptionsstadium)
- Dauer: ca. 10 Tage
- erneuter Fieberanstieg, aber weniger hoch als im Prodromalstadium
- **Exanthem** (Eruption des Ausschlags ➤ Abb. 2.30):
  - Ausbreitung: *beginnt im Gesicht,* dann übergreifend auf Rumpf und Extremitäten, auch Handteller und Fußsohlen betroffen (DD: Windpocken)
  - *zentrifugale Befallsdichte:* d. h. je ferner vom Rumpf, umso dichter der Ausschlag (umgekehrt bei Windpocken)
  - schubweise Entwicklung der einzelnen Effloreszenz: *Fleck* → *Papel* → *Bläschen* → *Pustel* (erbsengroß, mehrkammerig, mit zentraler Eindellung) → *Kruste* (quälender *Juckreiz,* Abfall der infektiösen Kruste nach 3–4 Wochen) → *Narbe* (v. a. im Gesicht, kleine Hautdellen)
  - alle Effloreszenzen befinden sich jeweils in der gleichen Entwicklungsphase (DD Windpocken)
- **hämorrhagische Verlaufsform** (schwarze Blattern)
  - bei Knochenmarksbefall massive Blutgerinnungsstörungen durch Zerstörung der Megakaryozyten (Vorläufer der Thrombozyten), dadurch schwerste *Hauteinblutungen* und hohe Letalität
- **Meningitis/Enzephalitis**: höchste Letalität
- weiterer Organbefall: Bronchitis, Pneumonie, Nephritis, Hepatitis, Myokarditis, Hodenentzündung

Rekonvaleszenzphase
1–2 Monate.

Differenzialdiagnose

Windpocken, Masern (im frühen Exanthemstadium), Herpes-simplex-Erkrankungen, Varizellen, Mykosen, andere unklare Hauterkrankungen v. a. nach Aufenthalt in Risikogebieten.

Diagnostik

Klinisches Bild, Virusnachweis aus Exsudat, Bläschenflüssigkeit, Pustelinhalt oder Krusten von Hautläsionen und anderem klinischen Material während der akuten Krankheitsphase mittels PCR, Virusanzucht oder Nachweis von Viruspartikeln und Einschlusskörperchen (elektronenmikroskopisch, his-

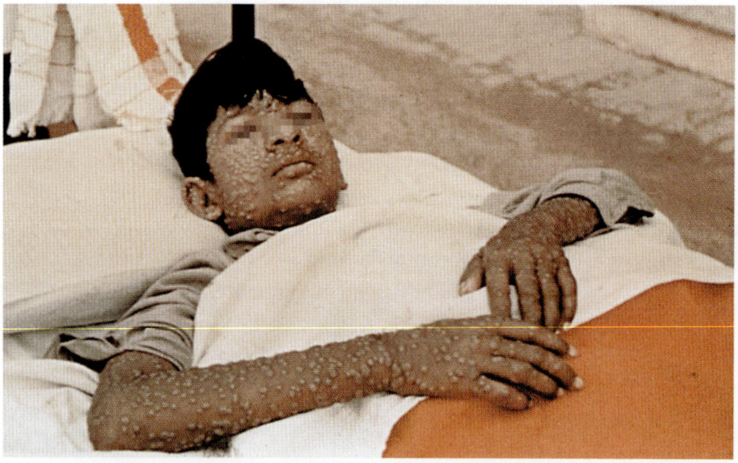

Abb. 2.30 Pocken-Ausschlag. Meist im Gesicht beginnend. Je ferner vom Rumpf, umso dichter ist meist der Ausschlag. [E315]

tologisch), Nachweis von spezifischen Antikörpern (IgM, IgG) in der Serologie: IF, ELISA, NT.

Schulmedizinische Therapie

Antivirale Therapie mit Thiosemicarbazon, Cidofovir, ansonsten symptomatisch.

Prognose

Lange Rekonvaleszenz, unbehandelt **Letalität:** 20–50 %; teilimmune Patienten zeigen eine niedrigere Letalität (etwa 1 %).

Immunität und Prophylaxe

- lebenslange Immunität
- aktive und passive Schutzimpfung möglich (bis 1982 bestand Impfpflicht: Vaccinia-Impfung)
- strenge Quarantäne
- Expositionsprophylaxe

2.43 Poliomyelitis

DEFINITION

- Namen: Poliomyelitis, kurz Polio (griech. polios = grau, myelos = Mark; lat. spinalis = zur Wirbelsäule, zum Rückenmark gehörig), P. epidemica, (spinale) Kinderlähmung, Heine-Medin-Krankheit
- virusbedingte Erkrankung, die bei (seltener) „großer Erkrankung" häufig zu Lähmungen führt

Gesetz

- Meldepflicht bei Verdacht, Erkrankung und Tod (IfSG §§ 6, 8)
- Erreger-Nennung in IfSG § 7
- Behandlungsverbot (IfSG § 24)
- Vorschriften für Gemeinschaftseinrichtungen (IfSG § 34)

Vorkommen

- Endemisch in Afrika (Nigeria), Asien (Indien, Pakistan, Afghanistan),
- in Deutschland ausgerottet, evtl. importierte Fälle (➢ Tab. 4.2).

Erreger

- Poliovirus (RNA-Virus, Gattung der Enteroviren):
  - Typ 1: in 85 %
  - Typ 2: in 12 %
  - Typ 3: in 3 %
- selten auch andere Enteroviren (➢ Tab. 1.1)

Erregerreservoir

Mensch.

Ansteckung

- **infektiöses Material:** v. a. *Stuhl,* Rachensekret, Nasensekret, Speichel
- **Eintrittspforten:** Speiseweg, Nasen-Rachenraum (Atemweg)
- **Übertragung:** v. a. *fäkal-oral,* Tröpfcheninfektion
- **Ansteckungszeitraum:** solange das Virus ausgeschieden wird, Virusausscheidung im Stuhl nach 72 Stunden bis zu mehreren Wochen; in sehr wenigen Einzelfällen auch Monate und Jahre

Erkrankungsrisiko

- seit 1992 in Deutschland kein Krankheitsfall mehr gemeldet
- weniger als 5 % der Infizierten erkranken (➢ Abb. 2.31)
- mit dem Alter der Kinder/Jugendlichen wächst das Risiko, dass eine Infektion symptomatisch wird
- Häufigkeitsgipfel im Sommer und Herbst

Inkubationszeit

3–35 Tage.

Krankheitsentstehung

Das Virus ist primär enterotrop, d. h. das Zielorgan ist meist die Dünndarmschleimhaut; die Polioviren gehören zur Gattung der Enteroviren. Es erreicht nur selten über das Blut das ZNS (im Lähmungsfall: Rückenmark, Hirnstamm oder Großhirnrinde), möglicherweise aber auch über Nervenbahnen.

Krankheitsverlauf

Verlaufsübersicht bei durchgehender Erkrankung (➤ Abb. 2.31)

- Prodromalstadium (Generalisationsstadium, 1. Fiebergipfel) = **abortive Poliomyelitis**
- Latenzphase (fieberfreies Intervall)
- meningitisches = präparalytisches Stadium (Organstadium bis 2. Fiebergipfel) = **nichtparalytische Poliomyelitis (aseptische Meningitis)**
- Lähmungsstadium = paralytisches Stadium (Organstadium nach 2. Fiebergipfel) = **paralytische Poliomyelitis**
- Reparationsphase

Verlauf/Symptomatik

Prodromalstadium (abortive Poliomyelitis)

- nach 6–9 Tagen Inkubationszeit bei 4–8 % der Infizierten
- **Fieber,** Mattigkeit, Kopf-, Gliederschmerzen
- katarrhalische Symptome des Rachens: Husten, Halsschmerzen, Enanthem
- gastrointestinale Symptome: Übelkeit, Erbrechen, Bauchschmerzen, Durchfall
- Zellen des ZNS nicht von einer Infektion betroffen
- in ca. **90** % Ausklingen der Erkrankung („kleine Erkrankung")

Latenzphase

1–2 Tage, danach Entwicklung der „großen Erkrankung".

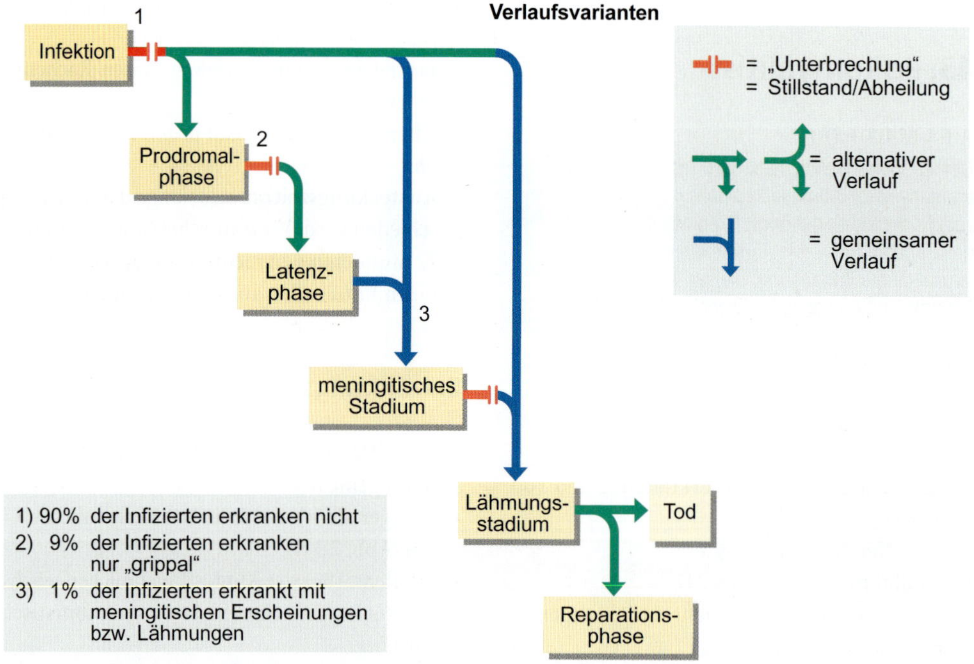

Abb. 2.31 Verlaufsvarianten bei **Poliomyelitis.** [L106]

Meningitisches (präparalytisches) Stadium

- 3–7 Tage bei 1–2 % der Infizierten
- erneuter Fieberanstieg, meist höher als im Prodromalstadium
- meningitische/enzephalitische Zeichen: Kopfschmerzen, Nackensteifigkeit, Erbrechen, starke Berührungsempfindlichkeit, gesteigerte Reflexe (Muskelspasmen)
- lymphozytäre Pleozytose, normale Glukosespiegel und normale oder etwas erhöhte Proteinspiegel im Liquor
- häufig dann Ausklingen der Erkrankung

Lähmungsstadium (paralytisches Stadium)

- nach einem oder mehreren Tagen bei 0,1–1 % der Infizierten
- Beginn mit dem 2. Fiebergipfel
- **spinale Verlaufsform** (Befall des Rückenmarks) in *80–90 % d.F.*
  - meist zunächst Adynamie und starke Schmerzen in den später gelähmten Muskeln
  - dann (mehr oder weniger ausgeprägte) *schlaffe Lähmung* (asymmetrisch verteilt) der *Beine* (in 80 % d.F.), der Arme, des Rumpfes
  - tritt die Lähmung ohne Vorsymptome auf, geschieht dies häufig über Nacht (sog. *Frühmorgenlähmung*)
- **bulbopontine** Verlaufsform (Befall des Hirnstammes = Sitz von Atem- und Kreislaufzentrum): Lähmung der Atemmuskulatur (Bauch- und Thoraxmuskeln), Kreislaufstörungen, Hirnnervenausfälle (Lähmung der Augenmuskeln)
- **enzephalitische** Verlaufsform (Befall v. a. der motorischen Großhirnrinde): am seltensten, spastisch-halbseitige Extremitätenlähmungen

Reparationsphase

- Lähmungen beginnen sich ca. 2 Wochen nach Auftreten zurückzubilden
- kann sich 1–2 Jahre hinziehen
- evtl. vollständige Ausheilung

Komplikationen

Häufig, 5–40 Jahre nach Erkrankung, sog. **Postpolio-Symptome:**

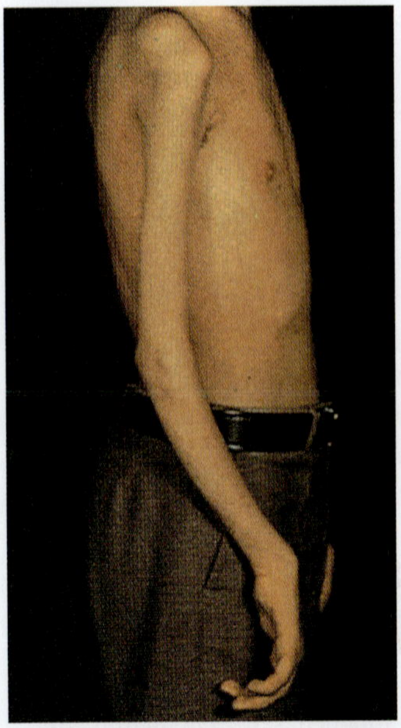

Abb. 2.32 Poliomyelitis. Verkümmerter Arm durch Infektion im Kindesalter. [E316]

- Muskelschwäche, Muskelschmerzen, Gelenkschmerzen, Zunahme der Paralysen mit Muskelschwund
- Lymphödeme
- Stimmbandatrophie, Stimmbandlähmung

Differenzialdiagnose

- bei Lähmungserscheinungen: FSME, Lyme-Borreliose
- sonst v. a. Meningitis/Enzephalitis anderer viraler Ursache (v. a. Enteroviren), Influenza

Diagnostik

Schnelldiagnostik: Enterovirus-PCR, Virusnachweis aus Stuhlprobe, Rachenabstrich oder -spülwasser, bei ZNS-Beteiligung aus dem Liquor mittels Zellkultur und Neutralisationstest (NT), Differenzierung der Stämme mittels ELISA und PCR, Serologie (Antikörpernachweis eines Serumpaares mittels NT).

Schulmedizinische Therapie

Symptomatisch, später Physiotherapie und orthopädische Nachbehandlungen.

Prognose

- in ca. 90 % d.F. gut
- bei „großer Erkrankung" lange Rekonvaleszenz
- **Letalität:** bei meningitischer u. spinaler Verlaufsform < 5 %, sonst ≤10 %

Immunität und Prophylaxe

- erregerspezifische, langanhaltende (10 Jahre) Immunität
- **aktive Impfung** möglich, seit 1998 nicht mehr mit Lebendimpfstoff (orale Polio-Vakzine: OPV), sondern mit abgetöteten Erregern (inaktivierte Polio-Vakzine: IPV), Schutzdauer: ca. 10 Jahre
- Hospitation unter Isolierbedingungen, Hygienemaßnahmen

2.44 Puerperalsepsis

DEFINITION

- Namen: Puerperalsepsis, Puerperalfieber, Kindbettfieber, Wochenbettfieber (lat. puerpera = Kreißende, Wöchnerin)
- durch Geburtswunden (meist bei Fehlgeburt oder im Falle einer unvollständigen Nachgeburt) bedingte bakterielle Erkrankung, die bei Sepsis und ohne Antibiotikabehandlung (Entwicklungsländer) lebensbedrohlich ist

Gesetz

- Behandlungsverbot (IfSG § 24)
- im IfSG nur implizit, als Streptococcus-pyogenes-Infektion erfasst: Vorschriften für Gemeinschafteinrichtungen (IfSG § 34, Streptococcus-pyogenes-Infektion)

Vorkommen

- weltweit, v. a. in Entwicklungsländern
- in Deutschland keine Sterbefälle seit 1999 (➤ Tab. 4.2)

Erreger

Bakterien:
- in ⅔ d.F. β-hämolysierende Streptokokken (grampositiv), v. a. **A-Streptokokken**
- in ⅓ d.F. andere Wundinfektionserreger:
  - Staphylococcus aureus (menschenpathogene Stämme, grampositiv)
  - Escherichia coli (gramnegativ)
  - Gonokokken
  - anaerobe Erreger (z. B. Gasbranderreger)

Erregerreservoir

- Mensch
- bei Escherichia coli und anaeroben Erregern auch Tiere

Ansteckung

- Fremdinfektion (exogene Infektion, *Wundinfektion*): durch Hände und Instrumente bei Fehlgeburt, Abtreibung, Geburtshilfe
- Selbstinfektion (endogene Infektion): durch aufsteigende Scheidenflora, hämatogen durch entfernte Streuherde (Sepsis)

Inkubationszeit

Je nach Erreger unterschiedlich, 1–3 Tage.

Krankheitsentstehung

Heute meist nach **Fehlgeburt,** selten nach normaler Entbindung, durch Eindringen von Erregern in eine Geburtswunde (Plazentahaftstelle, Scheide, Damm).

Krankheitsverlauf

Verlaufsformen
- lokale Erkrankung
- septische Ausbreitung

Verlauf/Symptomatik

Lokale Erkrankung
- Krankheitsprozess bleibt (zunächst) **lokal begrenzt** an der *Wundstelle* im Uterus, in der Scheide, am Damm bzw. in der *Umgebung* (nach lokaler kontinuierlicher oder lymphogener Ausbreitung)
- **Warnzeichen:** mangelnde Gebärmutterrückbildung, übel riechender Wochenfluss, evtl. Blutungen, Druckschmerz im Unterleib
- v. a. problematisch wird die **Entzündung** von:
  - *Gebärmutter* mit *Endometrium* (Plazentahaftstelle), Myometrium
  - Perimetrium und weiterem Peritoneum (Sepsisgefahr)
  - Eileiter und Ovarien

Septische Ausbreitung
- Schüttelfrost
- Fieber: hoch, remittierend/intermittierend
- Abwehrspannung im gesamten Unterbauch
- Schocksymptome (Tachypnoe, Tachykardie usw.)

Komplikationen

- **septischer Schock**
- bei Infektion durch A-Streptokokken:
  - Wochenbettscharlach
  - postinfektiöse (akute) Glomerulonephritis (immunologische Nacherkrankung)

Diagnostik

Erregernachweis.

Schulmedizinische Therapie

- Intensivüberwachung, Antibiotika: Penicillin, bei Sepsis zusätzlich Clindamycin, Schocktherapie
- Unterstützung der Rückbildung der Gebärmutter mit Mutterkornalkaloid Methylergometrin, ggf. Entfernung der Gebärmutter

Prognose

Je nach Erreger und Behandlung auch heute noch eine lebensbedrohliche Erkrankung.

Immunität und Prophylaxe

- keine Immunität
- keine Impfung
- Hygienemaßnahmen bei Geburt und Wochenbettpflege beachten

2.45 Q-Fieber

DEFINITION

- Namen: Q-Fieber, Balkangrippe, Siebentagefieber, Euboea-Fieber, Kretafieber, Krim-Fieber, Pneumorickettsiose, Schlachthausfieber, Wüstenfieber, Ziegengrippe (Q = query = fraglich, unklar; bzw. Q = Queensland. Das Q-Fieber trat erstmals im australischen Bundesstaat Queensland auf und war zunächst von unklarer Herkunft),
- Zooanthroponose, häufig nur grippal, sonst zusätzliche atypische Pneumonie

Gesetz

- Erreger-Nennung in IfSG § 7
- Behandlungsverbot (IfSG § 24)
- Meldepflicht gemäß § 15 (3) in Sachsen bei Erkrankung und Tod.

Vorkommen

- weltweit, mit Ausnahme von Neuseeland und der Antarktis, in Europa v. a. in Großbritannien und Südosteuropa
- in Deutschland vereinzelt Endemiegebiete (Schafzuchtregionen)

Erreger

Coxiella burnetii, gramnegatives Bakterium (Rickettsienart), enge Verwandtschaft mit Legionellen.

Erregerreservoir

In Deutschland:

- v. a. Schaf, Ziege, Rind
- aber auch: Schwein, Hund, Katze, Kaninchen, Wildtiere (Rehe, Füchse) und Vögel
- häufig auch isoliert aus Gliederfüßlern, Läusen, Milben, Fliegen und über 40 Zeckenarten (wichtige Vektoren; in Deutschland gewöhnlich Dermacentor marginatus)

Ansteckung

- **Tier → Mensch:**
  - **infektiöses Material:** Kot, Urin, Milch, kontaminierter Staub, besonders rickettsienhaltig sind Genitalsekrete und die Plazenta
  - Übertragung:
    - !meist durch *Einatmen von kontaminiertem Staub* (Coxiella burnetii ist sehr umweltresistent: Fähigkeit, Dauerformen zu bilden, hohe Resistenz gegenüber Austrocknung), menschliche Infektionen bis zu 2 km entfernt von infizierten Tierherden verzeichnet
    - !Kontakt zu infizierten Tieren, insbesondere mit ihren Geburtsprodukten
    - !indirekte Übertragung über längere Strecken auch durch kontaminierte Kleidung
    - !Trinken roher Milch, Verzehr von Rohkäse
    - !Zeckenbiss
- **Mensch → Mensch:** sehr selten
  - z. B. bei Kontakt mit infizierten gebärenden Frauen, nach Bluttransfusionen oder Knochenmarktransplantationen oder bei einer Autopsie
  - Übertragung auf den Foetus möglich

Erkrankungsrisiko

- die meisten Infizierten erkranken auch
- v. a. (Berufskrankheit) für Schäfer, Landwirte, Schlachthofpersonal, Tierfellverarbeiter, Tierhalter, Tierärzte, Laborpersonal; erhöhtes Risiko am Zugweg von Schafherden
- durch Übertragung auf dem Luftweg über weite Distanzen bei Ausbrüchen in Tierpopulationen auch die Bevölkerung in der Umgebung gefährdet

Inkubationszeit

2–3 Wochen, abhängig von der Infektionsdosis; verkürzt sich bei massiver Exposition.

Krankheitsverlauf

Verlaufsformen (> Abb. 2.33)

- 50 % aller Infektionen verlaufen asymptomatisch oder mit milden grippeähnlichen Symptomen
- „klassischer" (schwerer) Verlauf: akute Infektion
- chronischer Verlauf (selten)
- Reaktivierung der Krankheit möglich: z. B. während der Schwangerschaft oder bei Immunsuppression (Erreger kann unter Umständen in Makrophagen überleben)

Verlauf/Symptomatik

- akute Infektion
- selten mit grippalen Prodromi (Abgeschlagenheit, Kopfschmerzen)
- meist akut mit hohem Fieber, Schüttelfrost, Muskelschmerzen, ausgeprägte Stirnkopfschmerzen
  - *Fieber* bleibt für 4–7 Tage hoch (38–39 °C, „*Siebentagefieber*"), danach lytische (allmähliche) Entfieberung
- meist **atypische Pneumonie** mit trockenem quälenden Husten, Schmerzen hinter dem Brustbein, spärlichem Sputum
- häufig **zerebrale Symptome** (Unruhe, Verwirrtheit, Denkunvermögen)
- Krankheitsdauer 1–2 Wochen

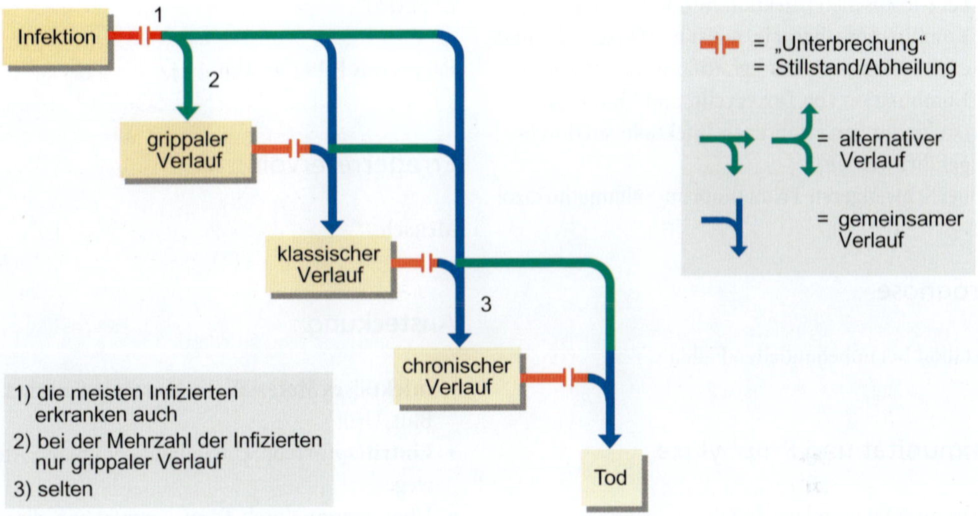

Abb. 2.33 Verlaufsformen bei **Q-Fieber.** [L106]

Chronische Infektion

- in etwa 1 % d.F.
- häufigste Organmanifestation ist die Q-Fieber-Endokarditis:
  - nur bei vorbestehender Herzklappenerkrankung oder bei Immunsuppression: Risiko 39 %
  - kann 6 Monate bis zu 10 Jahre und länger nach Primärinfektion entstehen
- selten: chronische Knochen-, Lungen- und Leber-Infektionen
- besonders nach Primärinfektionen während der Schwangerschaft chronische Infektionen wahrscheinlich

Komplikationen

- Thrombophlebitis (häufig, Gefahr der Lungenembolie), Hepatitis, Leber-, Milzschwellung (häufig), selten: Myokarditis bzw. Perikarditis, Meningitis/Enzephalitis
- atypische Pneumonie kann in lebensbedrohliches akutes Atemnot-Syndrom ARDS resultieren
- selten Nephritis, Hoden-, Nebenhodenentzündung
- während der Schwangerschaft Abort oder Frühgeburt möglich: Risiko für Abort bei Primärinfektion im 1. Trimenon besonders hoch

Differenzialdiagnose

Ornithose, Mykoplasmen-Pneumonie, Virus-Pneumonien, Typhus in der Anfangsphase.

Diagnostik

- Anamnese
- keine Leukozytose (oder Leukopenie), aber deutliche Linksverschiebung
- Erregernachweis in Speziallaboren mittels Zellkultur oder PCR, elektronenmikroskopisch oder mittels Immunfluoreszenz in Biopsiematerial
- Serologie: Nachweis von Antikörpern, KBR sowie moderner IFT und ELISA zur Differenzierung in verschiedene Antikörper-Klassen

Schulmedizinische Therapie

- Doxycyclin über einen Zeitraum von 2–3 Wochen bei akutem Q-Fieber, in speziellen Fällen kombiniert mit Clarithromycin oder Fluorochinolon
- bei Meningoenzephalitis alternativ Chinolone oder Chloramphenicol

- bei chronischen Infektion mindestens 1-jährige Kombinationstherapie, meist mit Doxycyclin und einem Chinolon oder ggf. Rifampicin, alternativ Kombination von Doxycyclin und Chloroquin (sollte nur von erfahrenen Infektiologen durchgeführt werden)
- bei Schwangeren Trimethoprim-Sulfamethoxazol

Prognose

Letalität bei unbehandelten Fällen < 1 %.

Immunität und Prophylaxe

- Immunität jahrelang anhaltend
- **aktive** Immunisierung möglich, jedoch in Deutschland nicht zugelassen
- Arbeitsschutzmaßnahmen bei beruflicher Gefährdung, Hygienemaßnahmen
- Pasteurisierung zerstört die Erreger zuverlässig
- In „Streichelzoos" sollten die dort gehaltenen Schafe wegen des engen Kontakts jährlich serologisch auf Antikörper gegen Coxiella burnetii untersucht werden

+ Lernkarte Q-Fieber

2.46 Ringelröteln

DEFINITION

- Namen: Ringelröteln, Erythema infectiosum (acutum), „Ohrfeigenkrankheit", „Fifth disease"
- harmlose „Kinderkrankheit" mit typischem Exanthem
- kleinste bekannte humanpathogene Virus (nur 23 nm)

Gesetz

Keine Berücksichtigung im IfSG.

Vorkommen

Weltweit.

Erreger

Parvovirus B 19 (➤ Tab. 1.1).

Erregerreservoir

Mensch.

Ansteckung

- **infektiöses Material:** *Rachensekret,* Speichel, Blut, Urin
- **Eintrittspforten**: Schleimhaut der oberen Atemwege
- **Übertragung** durch *Tröpfcheninfektion,* direkter Kontakt (z. B. über die Hände), Blut- und Plasmaprodukte

Erkrankungsrisiko

- Mehrzahl (> 50 %) der Infizierten bleibt symptomlos
- es erkranken v. a. **Kinder** und **Jugendliche**
- erhöhtes Risiko für das weibliche Geschlecht
- bei Infektion der Mutter während der Schwangerschaft Risiko für das ungeborene Kind bei 30 %, zwischen der 13. und 20. Schwangerschaftswoche am größten
- **Ansteckungszeitraum:** in den ersten 4–10 Tagen nach Infektion am größten, Kinder im Stadium mit Hautausschlag nicht mehr ansteckend

Inkubationszeit

4–14 Tage (max. 3 Wochen).

Krankheitsverlauf

- Beginn:
  - selten mit Prodromalerscheinungen wie Appetitlosigkeit, Mattigkeit, Kopfschmerzen
  - meist **akut** mit **Exanthem:** in 15–20 % d.F.

- **Fieber selten,** fast nur bei Erwachsenen, mäßig (subfebril)
- **Exanthem:**
  - !Ausbreitung: *beginnt im Gesicht;* nach 1–2 Tagen Befall bevorzugt der *Streckseiten von Armen und Beinen,* auch des Gesäßes, weniger des Rumpfes; *„springende" Herde,* d. h. zentral beginnendes Abblassen des Exanthems an der einen und Neuerscheinen an anderer Stelle
  - !Aussehen: typisch sind die *girlanden- oder ringelförmigen Muster* („Ringelröteln"); sie entstehen durch Zusammenfließen, bei gleichzeitiger zentraler Abblassung, von zunächst scharf begrenzten, leicht erhabenen Flecken; im *Gesicht* meist *schmetterlingsförmige* Ausbreitung des Exanthems über Nasenrücken und Wangen *(„Ohrfeigengesicht"),* Mund- und Kinnpartie bleiben ausgespart (wie bei Scharlach) (➤ Abb. 2.34)
  - !juckend, zunächst rot, später bläulichrot
- **Rekonvaleszenz:** nach gut einer Woche spurloses Abklingen des Exanthems (keine Schuppung, DD: Scharlach, Masern)

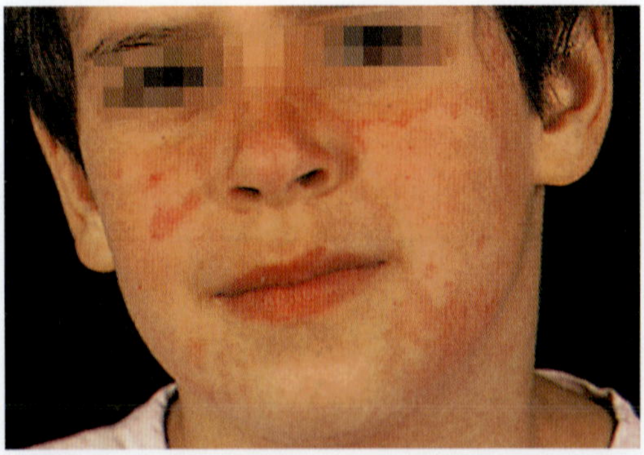

Abb. 2.34 Ringelröteln. Das Exanthem beginnt im Gesicht („Ohrfeigengesicht"), danach bevorzugt Befall der Streckseiten der Extremitäten. [M349]

Komplikationen

- bei Mädchen und jungen Frauen:
  - Arthralgien v. a. in den kleinen Gelenken, bis zu mehreren Monaten
- In der Regel nur bei Erwachsenen:
  - Arthritis (Gelenkschmerzen und -schwellungen)
  - Lymphknotenschwellungen
  - aplastische Krise bei Patienten mit chronischer hämolytischer Anämie (der Erreger befällt bevorzugt die Erythroblasten)
- intrauterine Infektion mit den Folgen:
  - Hydrops fetalis: Flüssigkeitsansammlung im fetalen Gewebe
  - aplastische Anämie des Ungeborenen (durch Befall der fetalen Erythroblasten)
  - Herzmuskelschwäche und Fruchttod (jährlich 300–500 Totgeburten)
- bei Patienten mit Immunschwäche: Blutarmut (chronisch-rezidivierende Anämie)

Differenzialdiagnose

- leichte Formen von Scharlach, Röteln, Masern
- Infekt mit Enteroviren
- Borrelieninfektion
- Lupus erythematodes
- Arzneimittelexantheme

Diagnostik

Klinisches Bild, Antikörpernachweis, in besonderen Fällen Nachweis der Virus-DNA in Blut, Knochenmark oder Fruchtwasser.

Schulmedizinische Therapie

Symptomatisch; bei Hydrops fetalis: intrauterine Erythrozytentransfusionen, um das Leben des Kindes zu erhalten und die Schwangerschaft erfolgreich zu beenden.

Prognose

- bei Gesunden meist spontane Ausheilung
- Komplikationen bei Immungeschwächten und Schwangeren

Immunität und Prophylaxe

- Immunität lang andauernd bis lebenslang
- keine Impfung verfügbar
- Expositionsprophylaxe für Immungeschwächte und Schwangere (Beschäftigungsverbot 2–3 Wochen nach dem letzten Erkrankungsfall)

2.47 Röteln

DEFINITION
- Namen: Röteln, Rubeola, Rubella, German measles (lat. ruber = rot, engl. measles = Masern)
- harmlose „Kinderkrankheit", öfters auch ohne Ausschlag, schwerwiegende Schädigungen dagegen durch **angeborene Röteln** (Congenital rubella syndrome: CRS)

Gesetz

- Erreger-Nennung in IfSG § 7
- Behandlungsverbot (IfSG § 24)
- Meldepflicht gemäß § 15 (3) IfSG in Brandenburg, Mecklenburg-Vorpommern, Sachsen, Sachsen-Anhalt und Thüringen.

Vorkommen

- Weltweit endemisch,
- in Populationen, in denen nicht geimpft wird, 80–90 % der Infektionen im Kindesalter,
- angeborene Röteln sehr selten in Deutschland (➤ Tab. 4.2).

Erreger

Röteln-Virus (Rubivirus), RNA-Virus mit nur einem Serotyp.

Erregerreservoir

Mensch.

Ansteckung

- **infektiöses Material:** *Rachensekret, Nasensekret,* Speichel, Augenbindehautsekret, Urin, Stuhl
- **Eintrittspforte:** Schleimhaut der oberen Atemwege
- **Übertragung:** v. a. *Tröpfcheninfektion,* selten Schmierinfektion (Eintrittspforte: Mund-Rachen-Raum); diaplazentare Übertragung in der Schwangerschaft
- **Ansteckungszeitraum:** 1 Woche vor bis 1 Woche nach Exanthemausbruch

Erkrankungsrisiko

- früher v. a. für Kinder, heute eher für **Jugendliche** und **Erwachsene**
- Säuglinge immuner Mütter besitzen eine übertragene Immunität
- gehäuftes Auftreten im Frühjahr
- deutlich weniger ansteckend als Masern oder Windpocken
- Infektion bleibt häufig (in 50 % d.F.) symptomlos
- Erkrankungshäufigkeit im Frühjahr am höchsten

Inkubationszeit

2–3 Wochen.

Krankheitsverlauf

Verlaufsübersicht

- evtl. katarrhalische Vorphase
- eigentliche Erkrankungsphase: Lymphknotenschwellungen, häufig Milzschwellung, mäßiges Fieber, kleinfleckiges makulöses oder makulopapulöses Exanthem
- Rekonvaleszenzphase

Verlauf/Symptomatik

Eventuell katarrhalische Vorphase
- fehlt häufig bei Kindern, Dauer: 2–3 Tage
- Kopfschmerzen
- katarrhalische Erscheinungen: Rhinitis, (leichte) Pharyngitis, Enanthem (zarte rote Flecken am

weichen Gaumen), Konjunktivitis (seröse bis eitrige Absonderung)
- subfebrile Temperaturen

Eigentliche Erkrankungsphase
- **Lymphknotenschwellungen:** häufig schon im Vorstadium, d. h. vor Exanthemausbruch, *nuchal,* retroaurikulär, zervikal, evtl. auch bei weiteren Lymphknotengruppen (generalisierte Lymphknotenschwellung), *druckschmerzhaft*
- **Milzschwellung:** sehr häufig
- **Fieber:** meist mäßig, häufig aber afebriler Verlauf
- **Exanthem** (fehlt in 20–50 % d.F.):
  - Ausbreitung: *beginnt hinter den Ohren,* im Gesicht, überzieht dann Stamm und Extremitäten
  - Aussehen (➤ Abb. 2.35): *zartrosa bis hellrot, kleinfleckig* (Fleckgröße: Scharlach < Röteln < Masern), Flecken nicht oder nur wenig erhaben, *selten konfluierend* (DD: Masern)
  - bei Erwachsenen evtl. leichter Juckreiz
  - klingt nach 1–3 Tagen ab

Rekonvaleszenzphase
Nachlassen
- von Fieber und Krankheitsgefühl simultan mit Abklingen des Exanthems,
- der Lymphknotenschwellungen ca. 2 Wochen nach Krankheitsbeginn.

Komplikationen

- Polyarthritis (während/nach dem Exanthem): relativ häufig bei Frauen, selten bei Männern, nie bei Kindern
- Meningitis/Enzephalitis (Häufigkeit 1:5.000)
- Röteln-Purpura (durch Thrombozytopenie)
- hämolytische Anämie
- Sekundärinfektionen: Angina, Mittelohrentzündung, Mastoiditis, Bronchopneumonie, Myokarditis, Perikarditis

Differenzialdiagnose

- Infektionskrankheiten: Masern, Ringelröteln, Scharlach, Exanthema subitum, Exantheme bei Infekten mit Adeno-, Reo- und Enteroviren, Mononucleosis infectiosa
- allergische Exantheme, Arzneimittelexantheme

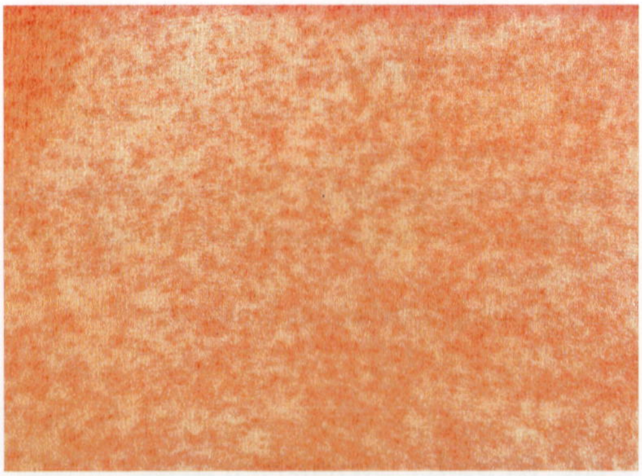

Abb. 2.35 Röteln mit kleinfleckigem, nicht konfluierenden Exanthem. [E325]

Diagnostik

- klinisches Bild
- Leukopenie, Lymphozytose, „buntes Blutbild", Antikörpernachweis mittels ELISA und Immunoblot
- bei akuter Infektion auch Hämagglutinationshemmtest (HHT) oder Hämolysis-in-Gel-Test (HIG)

Schulmedizinische Therapie

Keine spezifische kausale Therapie, ansonsten symptomatisch.

Prognose

Meist komplikationsloser Verlauf.

Immunität und Prophylaxe

- Immunität lang andauernd bis lebenslang
- **aktive** Impfung mit Lebendimpfstoff möglich, z. B. im Rahmen der Kombinationsimpfung Masern/Mumps/Röteln: MMR-Impfung zwischen

12.–15. Lebensmonat (spätestens bis Ende 2. Lebensjahr), 2. MMR-Impfung empfohlen (im 2. Lebensjahr, bis Ende 18. Lebensjahr nachholbar), Schutzdauer: lebenslang
- **passive** Impfung möglich, v. a. angezeigt bei ungeimpften Schwangeren mit Verdacht auf Rötelninfektion
- Expositionsprophylaxe für Schwangere

2.48 Röteln, angeborene

Gesetz

- Nennung im § 7 IfSG (konnatale Infektion)
- Behandlungsverbot (IfSG § 24)

Ansteckung

In der Regel nur, wenn sich die Mutter während der Schwangerschaft **erstmals** infiziert, d. h. noch keine Immunität entwickelt hat.

Erkrankungsrisiko

- v. a. im **1. Trimenon,** in dieser Zeit (Phase der Organentwicklung) sind auch die gravierendsten Schädigungen (Missbildungen) zu verzeichnen, **danach selten** Organbefall bzw. Schädigung
- Schädigungsrate:
  - bei Infektion im 1.–4. Schwangerschaftsmonat: Spontanarbort, Frühgeburt, CRS
  - bei Infektion in den ersten 8 Schwangerschaftswochen: 90 %
  - bei Infektion im 1. Schwangerschaftsmonat: 50 %
  - bei Infektion im 2. Schwangerschaftsmonat: 25 %
  - bei Infektion im 3. Schwangerschaftsmonat: 15 %
  - bei Infektion im 4. Schwangerschaftsmonat: 7 %
  - danach: 3 %
- von Geburt an bis zu einem Alter von 2 Jahren Virusausscheidung des Säuglings (Nasen-Rachen-Sekret, Speichel, Stuhl, Urin) möglich

Krankheitsverlauf

Verlaufsformen

- Fruchttod
- Neugeborenen-Röteln
- nachgeburtlich auftretende Infektionsfolgen

Verlauf/Symptomatik

Fruchttod
Vor allem bei früher intrauteriner Infektion.

Neugeborenen-Röteln
- Frühgeburt, häufig Untergewicht
- bei früher intrauteriner Infektion (1. Trimenon):
  - **Fehlbildungen am Auge** in 70 % d.F.: *Katarakt* (grauer Star), Mikrophthalmie („Kleinäugigkeit“), Retinopathie; selten: Glaukom (grüner Star), Hornhauttrübung, schwere Myopie (Kurzsichtigkeit)
  - **Innenohrschäden** in 65 % d.F.: Schwerhörigkeit/Taubheit
  - **Herzfehlbildungen** in 50 % d.F.: offener Ductus botalli (Kurzschluss von Lungenarterie und Aorta), Stenosen (an Aorten-, Pulmonalklappe), Septumdefekte; selten: Myokardschäden, Fallot-Tetralogie
  - **Gregg-Trias:** gleichzeitiges Auftreten von
    - !Fehlbildungen am Auge,
    - !Innenohrschwerhörigkeit,
    - !Herzfehlbildungen.
  - **ZNS-Schäden** in 50 %: Mikrozephalie („Kleinköpfigkeit“), neurologische und psychische Spätschäden (➤ Abb. 2.36)
- bei **fortdauernder** oder **späterer intrauteriner** Infektion (2. und 3. Trimenon):
  - Enzephalitis
  - *Knochenveränderungen,* v. a. in den gefäßreichen Wachstumsfugen der Röhrenknochen
  - Hepatitis, Ikterus, Milzschwellung, Pankreatitis
  - hämolytische Anämie, Hautblutungen (durch Thrombozytopenie)
  - Myokarditis

- interstitielle Pneumonie
- Defekte an den Milchzahnkeimen
- Thyreoiditis

Nachgeburtlich auftretende Infektionsfolgen

- durch **Infektion vor der Geburt:**
  - mit vorgeburtlicher *Organschädigung (frühe Infektion),* die sich erst nachgeburtlich bemerkbar macht, v. a. Hirnschäden
  - mit Organbefall (späte Infektion), der zunächst noch *asymptomatisch* bleibt
- durch Infektion **während der Geburt:** 1–2 Wochen nach Geburt kommt es zu Symptomen wie bei später intrauteriner Infektion oder häufig auch zu einer isolierten Meningitis/Enzephalitis.
- Symptome/Schäden:
  - Auftreten nach Wochen, Monaten, evtl. Jahren
  - meist nur im 3.–12. Lebensmonat auftretende Symptomatik: interstitielle Pneumonie, Meningitis/Enzephalitis, Gastroenteritis, Exanthem
  - infolge **Hirn(-haut-)befall:**
    - !Hydrozephalus
    - !neurologische und psychische Symptome: Krampfneigung (epileptische Anfälle), spastische Lähmungen, Entwicklungsmängel (statomotorische, psychomotorische, geistige), Verhaltensstörungen (z. B. Autismus), Sprachstörungen
  - Knochenwachstumsstörungen, Zahnmissbildungen (Schmelzdefekte, Formanomalien)
  - Diabetes mellitus (durch Pankreatitis)
  - Schilddrüsenunter- oder überfunktion

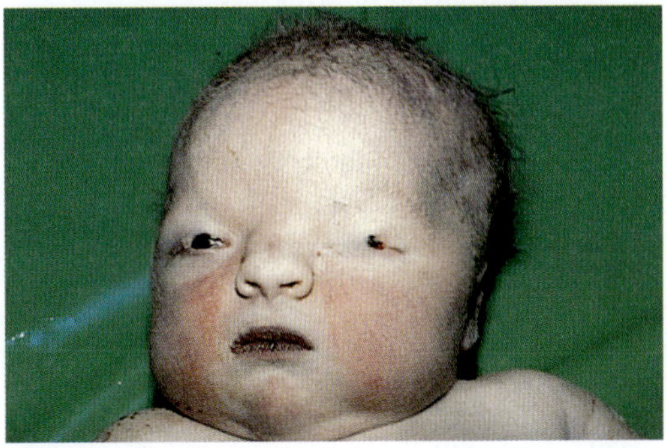

Abb. 2.36 Mikrophthalmie bei **angeborenen Röteln.** [E301]

Diagnostik

- Isolierung des Rubella-Virus aus Rachenspülflüssigkeit, Harn und anderen Sekreten in Zellkulturen (in Speziallabors)
- pränatale Diagnostik: Virusnachweis mittels Zellkultur und PCR aus Chorion-Biopsiematerial oder Amnionflüssigkeit (pränatale Frühdiagnostik), ab 22. Schwangerschaftswoche zusätzlich Untersuchung von Fetalblut (IgM, PCR)

Prognose

Letalität insgesamt bei angeborener Rötelnembryopathie: 15–20 %.

2.49 Rückfallfieber

DEFINITION

- Namen: Rückfallfieber, Febris recurrens (lat. recurrens = wiederkehrend)
- Übertragung durch Läuse oder Zecken; charakteristisch sind die wiederkehrenden, dabei immer schwächer verlaufenden Fieberschübe.

Gesetz

- Erreger-Nennung in IfSG § 7
- Behandlungsverbot (IfSG § 24)
- Meldepflicht gemäß § 15 (3) IfSG in Sachsen bei Erkrankung und Tod.

Vorkommen

- **Läuserückfallfieber** (epidemisches Rückfallfieber): weltweit, bevorzugt in Ländern mit kühlem/gemäßigten Klima; begrenzte Endemieherde in Nord-, Zentral- und Ostafrika, Asien und Südamerika
- **Zeckenrückfallfieber** (endemisches Rückfallfieber): Naturherde vereinzelt in Spanien und Portugal, Afrika, Saudi-Arabien, Iran, Indien, Zentralasien, Nord- und Mittelamerika
- sehr selten in Deutschland (➤ Tab. 4.2)

Erreger

Borrelienarten (gramnegative Bakterien):
- Läuserückfallfieber: Borrelia recurrentis
- Zeckenrückfallfieber: v. a. Borrelia duttonii und weitere Borrelienarten

Erregerreservoir

- Läuserückfallfieber: Mensch
- Zeckenrückfallfieber: wilde Nager, Zecke selbst (Zecke infiziert ihre Nachkommen)

Ansteckung

- Läuserückfallfieber:
  - Mensch → *Laus* (v. a. Kleiderlaus) → Mensch
  - keine Infektion durch Stich der Laus, sondern durch Einkratzen von *Läusekot* oder „Saft" zerquetschter Läuse in den (juckenden) Stichkanal oder in sonstige Hautdefekte (wie beim Fleckfieber); Infektion auch durch Eindringen des Erregers in die intakte Haut
- Zeckenrückfallfieber:
  - v. a. Nagetiere → *Zecke* → Mensch

Erkrankungsrisiko

Bei Läuserückfallfieber erhöht unter schlechten hygienischen Bedingungen (d. h. bei guten Verhältnissen für Läuse), z. B. in Kriegs-, Notstands- und Überbevölkerungsgebieten.

Inkubationszeit

5–15 Tage.

Krankheitsentstehung

Die Bildung von Antikörpern gegen antigene Oberflächenstrukturen der Borrelien verursacht den raschen Abfall einer Fieberattacke. Die Oberflächenantigene der Borrelien unterliegen aber einem raschen Wechsel **(Antigenvariation),** sodass nun die bisher gebildeten Antikörper wirkungslos bleiben und es zu einem weiteren Fieberschub durch Borrelien mit neuer Oberflächenstruktur kommt; es werden aber auch erneut Antikörper gebildet. Dieser Vorgang wiederholt sich mehrmals, d. h. es treten mehrmals Rückfälle bzw. Fieberschübe auf.

Krankheitsverlauf

Verlaufsformen
- Läuserückfallfieber: verläuft meist schwerer als
- Zeckenrückfallfieber

Verlauf/Symptomatik
- **Fieberverlauf** (rekurrierendes Fieber, ➤ Kap. 1.5.2)
  - erster Fieberschub dauert ca. 3–6 Tage
  - plötzlicher Beginn mit *Schüttelfrost* und raschem Fieberanstieg auf *40–41 °C*
  - nach einigen Tagen *Rückgang auf Normaltemperatur* bei starkem Schweißausbruch
  - nach mehrtägigem fieberfreien Intervall (ca. 1 Woche) *neuer Fieberschub,* diesmal von kürzerer Dauer (ca. 2–3 Tage) und geringerer Intensität
  - in der Regel 2–3 solcher Zyklen, maximal 15
- weitere Symptomatik:
  - meist nur während der Fieberperioden: Kopf-, Glieder-, Gelenk-, Rückenschmerzen, Übelkeit, Erbrechen
  - (petechiales) Exanthem während der ersten Fieberperiode in 10–20 % d.F.
  - Rötung des Gesichtes und der Konjunktiven
  - Milzschwellung, Leberschwellung, Ikterus
  - pulmonale Symptomatik (Husten)
  - *Blutungsneigung* (durch Thrombozytopenie): Nasenbluten, Blutungen der Augenbindehaut, petechiale Hautblutungen, innere Blutungen

Komplikationen

- Milzruptur, Milzinfarkt
- Bronchitis, Bronchopneumonie
- Nephritis

- Meningitis, Neuritis (Hirnnerven, periphere Nerven) v. a. bei Zeckenrückfallfieber
- tödlicher Verlauf v. a. durch: **Herzversagen** (Myokarditis), zerebrale Blutungen, Leberversagen, spontan bei Therapie durch Jarisch-Herxheimer-Reaktion (anaphylaktischer Schock), Sepsis

Differenzialdiagnose

Fünftagefieber, Malaria tertiana und quartana, Brucellose, Leptospirose, Gelbfieber, Fleckfieber, Rickettsiosen, Typhus abdominalis.

Diagnostik

- Fieberverlauf, schwierige DD zu Malaria
- Blutuntersuchung: „Dicker Tropfen", Blutausstrich (Giemsa-Färbung), kultureller Nachweis des Erregers möglich, aber schwierig

Schulmedizinische Therapie

Antibiotika: Doxycyclin, Erythromycin.

Prognose

- erneute Infektionen nach überstandenem Rückfallfieber möglich, dann normalerweise etwas milder
- **Letalität:** insgesamt bei 20 %
- **Letalität** bei unbehandelten Fällen von Läuserückfallfieber: bis zu 50 %, in behandelten Fällen: 2–10 %
- **Letalität** bei unbehandelten Fällen von Zeckenrückfallfieber: < 5 %

Immunität und Prophylaxe

- nur vorübergehend, typspezifisch (Teilimmunität)
- keine Impfung verfügbar
- Läuse- und Zeckenbeseitigung (Desinfestation)

2.50 SARS

DEFINITION

- Namen: SARS (Severe acute respiratory syndrome, Schweres akutes respiratorisches Syndrom)
- erstmals im November 2002 in der Provinz Guangdong (Südchina) beobachtet
- klinisches Bild entspricht dem einer atypischen Lungenentzündung

Gesetz

- Meldepflicht bei Verdacht, Erkrankung und Tod (IfSG §§ 6, 8, 15)
- Behandlungsverbot (IfSG § 24)

Vorkommen

In erster Linie in Teilen von China, Südostasien (Hongkong, Vietnam, Taiwan, Singapur), vereinzelt in Europa (Deutschland) und Nordamerika, Kanada (durch Flugverkehr) von November 2002 bis Juli 2003: 8.098 SARS-Fälle mit mehr als 774 Toten.

Erreger

SARS-Coronavirus (SARS-CoV).

Erregerreservoir

Noch nicht bestimmt; als Hauptwirte oder direkter Überträger Schleichkatzen, Fledermäuse und Frettchen denkbar (→ als Delikatesse konsumiert, Kot in der TCM verwendet); Hauskatzen und Kakerlaken als mögliche indirekte Überträger.

Ansteckung

- **infektiöses Material:** Auswurf, Speichel, Tränen, Kot
- **Eintrittspforten:** Schleimhäute z. B. in Mund, Nase oder Augen
- Übertragung:

- Mensch → Mensch: *Tröpfcheninfektion* (Aerosole) am wahrscheinlichesten (Virus überlebt bis zu 24 Stunden außerhalb des menschlichen Körpers); Kontakt- bzw. Schmierinfektion durch kontaminierte Gegenständen oder Kontakt mit Infizierten denkbar; *fäkal-oral* bisher nicht nachgewiesen
- Tier → Mensch: Erregerübertragung durch Kakerlaken

Inkubationszeit

Unterschiedlich, 3–10 Tage (aber auch Fälle von 1 oder 14 Tagen bekannt).

Krankheitsverlauf

Verlaufsformen

- Prodromalphase mit grippeähnlichen Symptomen
- Akutphase mit pulmonaler Symptomatik

Verlauf/Symptomatik

Prodromalphase

- Fieber
- Schüttelfrost
- Kopf- und Muskelschmerzen

Akutphase

- plötzlich auftretendes, schnell steigendes, hohes Fieber (über 38 °C)
- Halsentzündung mit anfangs trockenem Husten und Heiserkeit
- Atemnot bis zur Pneumonie
- vereinzelt Durchfälle
- Entzündung beider Lungenflügel

Komplikationen

- Atemnot führt in 20 % d.F. zu einer Intensivbehandlung
- Durchfälle bei 70 % der Betroffenen mit großem Flüssigkeitsverlust
- bei manifester Pneumonie in 10 % d. F. akutes Lungenversagen, bei Patienten über 60 Jahre bis zu 50 %

Prognose

- unterschiedlich, zu wenig über den Erreger bekannt
- **Letalität:** bei manifester Pneumonie 10 %, bis zu 50 % bei über 60-Jährigen

Diagnostik

- Anamnese, klinisches Bild, Röntgendiagnostik, Thrombozytopenie und Leukozytopenie möglicherweise korrespondierend
- Erregernachweis mittels PCR und Virusanzucht
- Antikörpernachweis mittels IF, ELISA, NT

Schulmedizinische Therapie

Symptomatisch, evtl. intensivmedizinisch; bei Sekundärinfektion Antibiotikatherapie.

Immunität und Prophylaxe

- 2005 Impfstoff gegen das Virus bei Mäusen erfolgreich getestet, allerdings letzter Fall im Dezember 2003 (Virus spurlos verschwunden)
- Isolierung des Patienten
- Personalschutzmaßnahmen (Schutzbekleidung, Atemschutzmasken)
- Desinfektionsmaßnahmen.

2.51 Scabies

DEFINITION

- Namen: Skabies, Scabies, Acarodermatitis, Krätze (lat. scabies = Rauhigkeit, Räude, Krätze)
- stark juckende Hauterkrankung, durch Krätzmilbe verursacht (Krätzmilbenbefall)
- Zusammenhang zwischen schlechter Körperhygiene und dem Auftreten von Scabies eher unwahrscheinlich

Gesetz

- Behandlungsverbot (IfSG § 24)
- Vorschriften für Gemeinschaftseinrichtungen (IfSG § 34)

Vorkommen

- Endemisch in Armengebieten, Flüchtlingslagern und bei Straßenkindern in Entwicklungsländern;
- in Mitteleuropa sporadisch in Gemeinschaftseinrichtungen, z. B. in Kindergärten, Krankenhäusern, Obdachlosenasylen.

Erreger

Krätzmilbe (Sarcoptes scabiei), ein Spinnentier (➤ Kap. 1.1.8).

Erregerreservoir

Mensch.

Ansteckung

- direkt: bei engem körperlichen Kontakt
  - gemeinsames Schlafen in einem Bett, Kuscheln, Spielen, Körperreinigung und Liebkosen von Kleinkindern
  - Geschlechtsverkehr
  - Körperpflege von Kranken
  - **Übertragung:** zwischen Kindern, zwischen (Groß-)Mutter und (Enkel-)Kind, zwischen sexuell aktiven Erwachsenen oder zwischen Patient und Pflegepersonal
- indirekt: gelegentlich (bei Patienten mit Skabies crustosa bzw. norvegica), z. B. über Wäschestücke, Kleidung

Erkrankungsrisiko

- Kinder überproportional häufig betroffen (meist in Entwicklungsländern)
- zunehmend polymorbide, ältere Menschen, insbesondere in Pflegeeinrichtungen
- sporadisch bei Müttern, immunsupprimierten Personen oder sexuell aktiven Erwachsenen
- in Mitteleuropa häufig in der kalten Jahreszeit

Inkubationszeit

4–5 Wochen bei Erstinfestation, bei Reinfestation 1–2 Tage.

Krankheitsentstehung

- Das begattete (ca. 0,3 mm große) Weibchen bohrt 1–2 mm lange Gänge (erkennbar als zarte winkelige Striche) in die Hornschicht (Stratum corneum) der Haut. Am Gangende sitzt in einer gelblich erscheinenden Erhebung, dem Milbenhügel, die Milbe.
- Innerhalb von ca. 3 Wochen vollzieht sich folgende Entwicklung: Eier → Larven → Nymphen → geschlechtsreife Milben.
- Juckreiz entsteht durch das Bewegen der Milben, Nymphen und Larven in den Bohrgängen und -taschen und nach gewisser Sensibilisierungszeit aufgrund allergischer Reaktion gegen Milbenallergene (Milbenkot, Milbeneier, abgestorbene Milben).

Krankheitsverlauf

Verlauf

- Beginn: Brennen der Haut oder unterschiedlich starker Juckreiz
- nächste Phase: stecknadelgroße Vesikel, erythematöse Papeln und Pusteln entstehen: Effloreszenzen einzeln oder in Gruppen
- durch Kratzeffekte: Verkrustung und Impetiginisierung

Symptomatik

- **Juckreiz:** stark, quälend, v. a. nachts während der ersten 3 Schlafstunden (durch die Bettwärme veranlasst, kriecht die Milbe zur Hautoberfläche, was heftigsten Juckreiz verursacht)

- Chronifizierung des Juckreizes: persistierende Aktivierung von spezialisierten A- und C-Juckreizfasern und so möglicherweise Sensibilisierung und Umprogrammierung spinaler Neurone
- **Hauterscheinungen** (➤ Abb. 2.37, ➤ Abb. 2.38):
  - bevorzugte Lokalisationen: Zwischenfingerfalten, Beugeseite der Handgelenke, Ellenbogen, Achsel-Brust-Bereich, Leisten- und Genitalbereich; bei Säuglingen/Kleinkindern v. a. Gesicht, behaarte Kopfhaut, Hand- und Fingerrücken
  - durch *allergische Reaktion:* Bläschen, gerötete Quaddeln und papulöse Erhebungen (Milbengänge)
  - durch *Kratzen:* Exkoriationen (➤ Kap. 1.5.4), Ekzembildung, Pustelausschlag durch Sekundärinfektion mit Eitererregern
- Scabies-Sonderformen:
  - *gepflegte Scabies:* bei sehr gepflegten (gecremten) Patienten oft nur geringfügige Hauterscheinungen und Vorherrschen des Juckreizes
  - *nodöse Scabies:* extrem juckende rötlich-bräunliche Knötchen, Prädilektionsstellen Genitalbereich, Axillen, Arme (in den Knötchen keine Milben; Knötchen bilden sich auch nach erfolgreicher Therapie erst nach Monaten zurück)
  - *bullöse Scabies:* bislang nur bei Kleinkindern beobachtet, starke Exsudation in Form von Vesikeln und Bullae, bedingt durch das dünne Stratum corneum und die geringere Adhärenz zwischen den epidermalen Keratinozyten im Kindesalter
  - *Scabies norvegica (crustosa)*: bei immunsupprimierten Patienten, innerhalb einiger Monate großflächiges, psoriasisähnliches Bild bis hin zur Erythrodermie
    - !fein- bis mittellamelläre Schuppung der Haut sowie Hyperkeratosen mit Betonung der Plantae, Palmae und Fingerseitenkanten (cremefarbige, grau, gelb, grünlich oder bräunlich gefärbte Borken und Fissuren an den Streckflächen der Extremitäten)
    - !Nägel verfärbt, laminiert, verdickt oder rau
    - !3–15 mm dicke Krusten (lokal begrenzt) auf der Haut (rot, glatt, glänzend und zuweilen feucht)
    - !Juckreiz häufig gering oder fehlend
    - !Prädilektionsstellen: Finger, Handrücken, Handgelenke, Ellenbogen
    - !Ausbreitungstendenz Richtung Kopfhaut, Ohren, Zehen, Fußsohlen und Rücken
    - !nach erfolgreicher antiparasitärer Therapie können Papeln über Wochen und Monate bestehen bleiben (mit persistierendem Juckreiz assoziiert)

Komplikationen

- Superinfektion mit Streptokokken: Erysipel, Lymphangitis und Lymphadenopathie, bei Gruppe-A-Streptokokken: rheumatisches Fieber und Glomerulonephritis
- Pyodermien, v. a. durch Staphylo- und Streptokokken verursacht, z. B. Impetigo contagiosa
- regionäre Lymphknotenschwellung

Differenzialdiagnose

- Befall durch andere Milbenarten (Tierkrätze, Trugkrätze, Erntekrätze), durch Läuse
- Ekzeme mit Juckreiz
- atopisches Ekzem
- Kontaktekzem

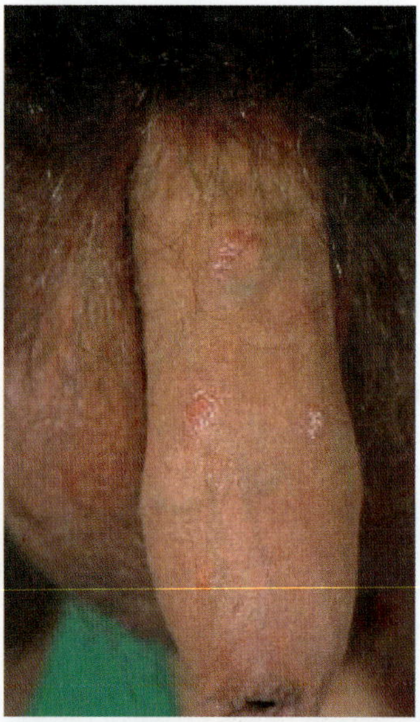

Abb. 2.37 Scabies. Längliche Papeln am Penisschaft. [R233]

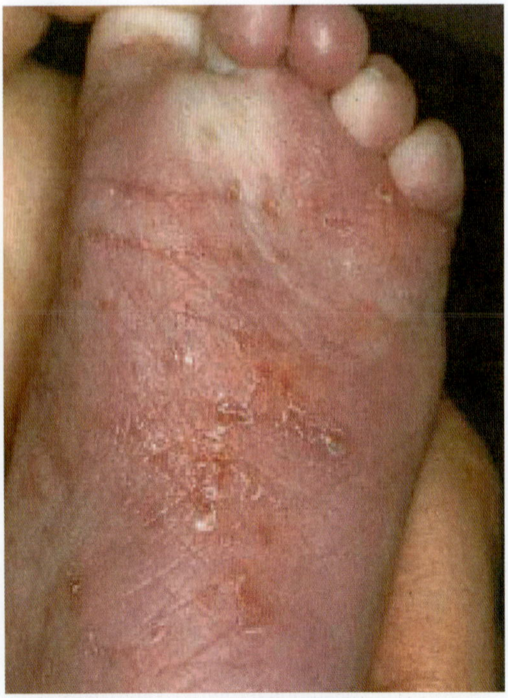

Abb. 2.38 Scabies an der Fußsohle. [R233]

- Neurodermitis (allergische Dermatitis)
- bei Komplizierung durch Pyodermie: primäre Pyodermien
- systemischer Lupus erythematodes
- bullöses Pemphigoid
- seborrhoische Dermatitis
- Psoriasis
- rhagadiformes Hand- und Fußekzem

Diagnostik

Nachweis der Milbengänge und der Milbe bzw. Milbenprodukte durch mikroskopische Untersuchung von Kürettagematerial (abgeschabte Haut) einer Effloreszenz oder Untersuchung verdächtiger Hautareale mit einem beleuchteten Stereodermatoskop in 20–60-facher Vergrößerung.

Schulmedizinische Therapie

- Permethrin-5 %-Creme und Allethrin-Spray, alternativ Benzylbenzoat
- Crotamiton und Schwefelrezepturen gelten wegen der geringen Wirksamkeit als Mittel der dritten Wahl.

Prognose

Gut.

Immunität und Prophylaxe

- zumindest partielle Immunität (protektive Immunität: keine Zweitinfektion möglich
- Hygienemaßnahmen, z. B. Kochen der Wäsche, Flächen-, Händedesinfektion

Lernkarte Scabies

2.52 Scharlach

DEFINITION

- Namen: Scharlach, Scarlatina (lat. scarlatum = rote Farbe)
- „Kinderkrankheit". Scharlach = Streptokokken-Angina plus Exanthem (➤ „Streptococcus-pyogenes-Infektionen"). Im Gegensatz zu vielen anderen „Kinderkrankheiten" kann man an Scharlach mehrfach erkranken.

Gesetz

- Behandlungsverbot (IfSG § 24)
- Vorschriften für Gemeinschaftseinrichtungen (IfSG § 34)
- Meldepflicht gemäß § 15 (3) IfSG in Sachsen und Thüringen.

Vorkommen

- gewöhnlicher Scharlach weltweit, Wundscharlach bevorzugt in tropischen und subtropischen Klimaregionen
- in Deutschland eine der häufigsten Infektionskrankheiten (jährlich schätzungsweise 1–1,5 Millionen Erkrankungen)

Erreger

β-hämolysierende Streptokokken (grampositive Bakterien), bilden sog. *erythrogene Toxine* (infolge Infizierung der Streptokokken mit Viren), zumeist *A-Streptokokken* (Streptococcus pyogenes).

Erregerreservoir

Bei A-Streptokokken: Mensch.

Ansteckung

Bei gewöhnlichem Scharlach (Angina mit Exanthem):
- **infektiöses Material:** *Rachensekret, Nasensekret,* Speichel
- **Eintrittspforte:** Schleimhaut der oberen Atemwege
- **Übertragung:** v. a. *Tröpfcheninfektion,* direkter Kontakt, selten Schmierinfektion (Spielsachen), selten über Nahrungsmittel oder Wasser
- **Ansteckungszeitraum:** beginnt mit Auftreten der ersten Symptome, endet nach bis zu 3 Wochen bzw. 24 Stunden nach Beginn der Antibiotikatherapie

Erkrankungsrisiko

- v. a. für **Kinder** (6–12-Jährige)
- Säuglinge (wegen übertragener Immunität) und Erwachsene > 50 Jahre erkranken kaum
- erhöht in kalter Jahreszeit: asymptomatische Besiedlung des Rachens, dann bei bis zu 20 % der Bevölkerung nachweisbar

Inkubationszeit

1–3 Tage, selten länger.

Krankheitsentstehung

Scharlach ist in der Regel eine **Lokalinfektion** des Rachenraumes mit **Toxinfernwirkung,** wobei *erythrogene* (rötungserzeugende) Exotoxine für den typischen Scharlachausschlag verantwortlich sind.

Krankheitsverlauf

Verlaufsformen

- gewöhnlicher Scharlach = **Angina** (Tonsillopharyngitis) mit **Exanthem**
- toxischer Scharlach (➤ Komplikationen)
- Scharlach bei Infektion der Haut:
  - Wundscharlach
  - Scharlach bei Impetigo contagiosa
- Wochenbettscharlach (Puerperalsepsis)

Verlauf/Symptomatik

Gewöhnlicher Scharlach
- **plötzlicher Krankheitsbeginn:** mit *hohem Fieber* (Schüttelfrost), Kopf-, Hals-, Gliederschmerzen, evtl. Übelkeit, Erbrechen (Toxinwirkung)
- **Symptome im Mund-Rachen-Bereich:**
  - *Angina* (Tonsillopharyngitis): katarrhalisch oder eitrig (Angina follicularis oder lacunaris), Schluckbeschwerden (Schwellung)
  - *Lymphknoten* im Kieferwinkel geschwollen
  - Enanthem des weichen Gaumens und Rachens
  - Zunge zunächst (1. Tag) weißlich belegt, danach Abstoßung des Belages, (ab 4. Tag) Zunge hochrot und Zungenpapillen geschwollen *(Himbeerzunge)*
- **Exanthem:**
  - nicht obligat (z. B. bei Zweiterkrankung mit gleichzeitiger Immunität gegenüber dem erythrogenem Toxin)
  - zeitlicher Verlauf: Beginn am 1. oder 2. Tag, oft nur für wenige Stunden, ansonsten Abblassen nach wenigen Tagen
  - Aussehen: *feinstfleckig,* kleinpapulös (Reibeisengefühl), dichtstehend, *blassrosa* bis *hellrot* (➤ Abb. 2.39)
  - Ausbreitung: *beginnt meist im Hals-Brust-Bereich,* Beginn auch im Achseln- oder Leistenbereich möglich, überzieht dann Rumpf und Extremitäten, im Achseln- und Leistenbereich am ausgeprägtesten (unabhängig davon, wo der Ausschlag beginnt)

- Gesicht: *ausschlagsfrei, Blässe um den Mund herum (periorale Blässe),* ansonsten (fieberhaft) gerötet
- juckt nicht oder nur wenig

- **Rekonvaleszenz:**
  - Abblassen des Exanthems (nach 6–9 Tagen), Temperatur nach ca. 1 Woche wieder normalisiert
  - Angina und Lymphknotenschwellung gehen deutlich zurück
  - *Abschuppung* der befallenen Haut: längerdauernd, an Stamm und Extremitäten *kleieförmig,* an Fußsohlen und Handtellern *großlamellig*

Komplikationen

- primäre Komplikationen **eitriger Art:**
  - *Mittelohrentzündung* (am häufigsten), Mastoiditis
  - Peritonsillarabszess, Sinusitis
  - Meningitis (als Folge einer Mittelohrentzündung, Mastoiditis, Sinusitis)
  - Bronchitis/Pneumonie
  - Myokarditis, Endokarditis
- primäre Komplikationen **toxischer** Art (1. Krankheitswoche):
  - interstitielle Frühnephritis
  - Myokarditis
  - Frührheumatoid (Gelenke)
  - *toxischer Scharlach* (selten): äußerst rascher und heftiger Verlauf, sehr hohes Fieber, Erbrechen, Durchfall, schlecht erkennbares bis fehlendes Exanthem, Hautblutungen, Krämpfe, Kreislaufversagen (Myokarditis), häufig tödlicher Ausgang (Streptokokken-toxic-shock-Syndrom: TSS)
- primäre Komplikationen **immunologischer** Art (nach 2 Wochen):
  - postinfektiöse (akute) Glomerulonephritis
  - akutes rheumatisches Fieber
- sekundäre Komplikationen: Simultanerkrankung mit Diphtherie, Windpocken, Masern

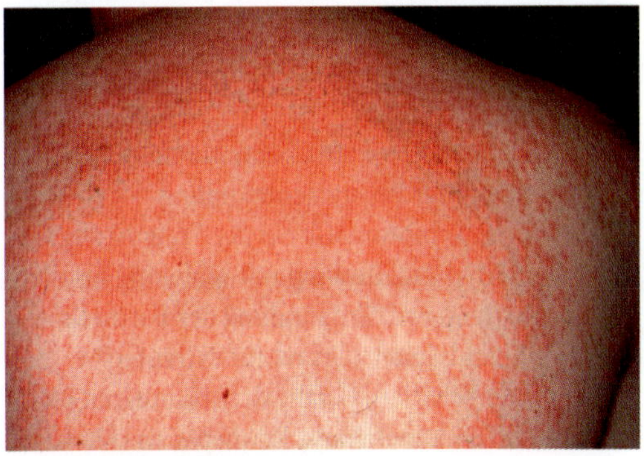

Abb. 2.39 Scharlach-Exanthem am Rücken. Größte Exanthemausprägung meist im Leisten- und Achselbereich. [R233]

Differenzialdiagnose

- bei Scharlach **mit Exanthem:** Röteln, Masern, Mononucleosis infectiosa, andere virale exanthemische Infekte (Enteroviren, Adenoviren), Arzneimittelexantheme (z. B. Penicillin)
- bei scharlachartigem Krankheitsbild **ohne Exanthem** ist zu denken an:
  - Scharlachzweiterkrankung mit Immunität gegenüber erythrogenem Toxin
  - Streptokokkenangina durch Streptokokken ohne erythrogenes Toxin
  - virale Pharyngitis/Tonsillitis (Enteroviren, Rhinoviren, Adenoviren, Influenzaviren, Parainfluenzaviren)

Diagnostik

- klinisches Bild
- Blutlabor: Leukozyten mit basophilen Schlieren, Eosinophilie ab 5. Tag
- Antigennachweis mittels Streptokokken-Schnelltest
- Erregernachweis aus Rachen- oder Wundabstrichen, Punktaten oder Blutkulturen
- Antikörpernachweis (bei Verdacht auf Streptokokken-Folgeerkrankung): Anstieg des Anti-Streptolysin-O-Titers (ASL) und erhöhte Anti-DNAse-B-Werte

Schulmedizinische Therapie

10-tägige Penicillin-Gabe: bei Penicillin-Allergie Therapie mit oralen Cephalosporinen, Erythromycin oder anderen Makroliden für 5–10 Tage (Resistenzen beachten!), Halswickel, Rachenspülungen.

Prognose

Frühzeitige und ausreichend lange Antibiotikagabe beugt Komplikationen vor.

Immunität und Prophylaxe

- Immunität: antitoxisch, lang andauernd, Zweiterkrankung aber möglich durch Erreger mit einem anderen erythrogenen Toxin
- keine Schutzimpfung verfügbar
- Expositionsprophylaxe

2.53 Sexuell übertragbare Krankheiten

DEFINITION

Sexuell übertragbare Krankheiten (Sexually transmitted diseases, STD) werden durch **genitale Infektion** hervorgerufen; bei der Übertragung sind also primäre Geschlechtsorgane beteiligt. **Relevante** sexuell übertragbare Krankheiten sind nach heutiger internationaler Übereinkunft und Gesetzeskommentaren

- die „klassischen" Geschlechtskrankheiten
  - Syphilis
  - Gonorrhoe
  - Lymphogranuloma inguinale
  - Ulcus molle
- die Erkrankungen, die durch **genitale Infektion** mit den folgenden Erregern verursacht werden:
  - **Bakterien:** Chlamydia trachomatis Serotyp D-K, Mycoplasma hominis, Ureaplasma urealyticum; Shigella-, Salmonella-, Campylobacter-Arten (➤ infektiöse Gastroenteritis)
  - **Viren:** HIV (➤ Aids), Hepatitis B- und C-Virus (➤ Virushepatitis), Herpes-simplex-Virus (v. a. Typ genitalis, ➤ Herpes simplex), Zytomegalievirus (➤ Zytomegalie), Papillomaviren, Molluscum-contagiosum-Virus
  - **Protozoen:** Trichomonas vaginalis, Giardia lamblia
  - **Pilze:** Candida albicans
  - **Gliederfüßler:** Krätzmilbe (Scabies)

Gesetz

- **Nennung** von Krankheiten bzw. Erregern im IfSG
  - § 6: akute Virushepatitis
  - § 7: Hepatitis B- und C-Virus, Treponema pallidum (Syphilis), HIV (Aids), Giardia lamblia
  - § 34: Scabies (Krätze)
  - § 24: sexuell übertragbare Krankheiten
- Behandlungsverbot (IfSG § 24)

Die Krankheiten

Bei sexuell übertragbaren Krankheiten sind häufig **Simultaninfektionen** zu finden.

Infektion mit Chlamydia trachomatis Serotyp D-K

- **weltweit die häufigste sexuell übertragbare Krankheit**
- ca. 50 % der Männer, ca. 80 % der Frauen bleiben (fast) symptomlos
- Inkubationszeit: 1–3 Wochen
- gonorrhoeähnliche Symptomatik, häufigste Ursache für nichtgonorrhoische Urethritis
- Symptomatik bei **Mann** und **Frau:**
  - Urethritis mit Dysurie und Ausfluss (serös bis schleimig, v. a. morgens)
  - evtl. Proktitis oder Pharyngitis (je nach sexueller Gewohnheit), schmerzhafte Epididymitis, Prostatitis
  - selten Reiter-Syndrom (Urethritis, Konjunktivitis, Arthritis, v. a. am Knie- und Sprunggelenk), häufiger beim Mann
  - die Symptomatik kann Wochen bis Monate anhalten
- zusätzliche Symptomatik beim Mann: evtl. Nebenhoden- oder Prostataentzündung
- zusätzliche Symptomatik bei der Frau: häufig Gebärmutterhalsentzündung mit schleimig bis eitrigem Ausfluss, evtl. Entzündung der Bartholini-Drüsen, der Eileiter (Grund für extrauterine Schwangerschaften, Gefahr der sekundären Sterilität), des Endometriums, Perihepatitis (Fitz-Hugh-Curtis-Syndrom)

- weitere Infektionsmöglichkeiten:
  - Schmierinfektion: Konjunktivitis
  - Neugeborenen-Infektion: evtl. Konjunktivitis, selten Pneumonie oder sogar Meningoenzephalitis

Infektion mit den Mykoplasmen Mycoplasma hominis und Ureaplasma urealyticum

- zumeist opportunistische Erkrankung (keine scharfe Trennung zwischen Kolonisation und Infektion möglich)
- > 60 % aller gesunden Frauen haben Ureaplasma urealyticum und > 20 % Mycoplasma hominis in der Vagina
- zweithäufigste Ursache für nichtgonorrhoische Urethritis
- Symptomatik bei Mann und Frau: Urethritis
- zusätzliche Symptomatik beim Mann: evtl. Nebenhoden-, Prostataentzündung (ca. 15 % d.F. von chronischer Prostatitis)
- zusätzliche Symptomatik bei der Frau: häufig Gebärmutterhalsentzündung, evtl. Entzündung der Bartholini-Drüsen oder Eileiter
- weitere Infektionsmöglichkeiten:
  - Schmierinfektion: Wundinfektionen
  - Neugeborenen-Infektion: selten Meningoenzephalitis

Infektion mit humanen Papillomaviren (HPV, > 100 Typen)

- bis zu 25 % der Frauen unter 30 Jahren infiziert, bis zu 70 % der männlichen Partner einer Frau mit HPVebenfalls infiziert (Rolle als Überträger)
- **Inkubationszeit:** 3 Wochen bis 3 Monate bis 2 Jahre
- Es kommt zu **Wucherungen** (Feigwarzen), sog. *spitzen* oder *flachen Kondylomen,* an Schleim- oder Halbschleimhäuten im anogenitalen Bereich, die sich meist nach einiger Zeit spontan zurückbilden (Low-risk-Viren: Typ 6 und 11).
- evtl. aber auch Entwicklung von *Dysplasien* (v. a. bei flachen Kondylomen) und *maligne Entartung* bei bestimmten Virustypen (High-risk-Viren). Zu einem Karzinom, z. B. an Zervix, Vulva oder Penis, kommt es nur bei Beteiligung von Ko-Faktoren.
- Lokalisationen beim Mann: Penis (Läsionen, die oft unbemerkt bleiben), Anus, Damm, selten Skrotum
- Lokalisationen bei der Frau: Vulva, Vagina, Damm, Anus, selten Gebärmutterhals
- weitere Lokalinfektionen:
  - gewöhnliche Hautwarzen (Verruca vulgaris)
  - Konjunktiva-Papillome
  - Papillome der Mundhöhle, des Rachens und des Kehlkopfes (letztere gelten als Präkanzerosen)

Infektion mit dem Molluscum-contagiosum-Virus (Dellwarzen)

- Erkrankungsrisiko: erhöht für weibliches Geschlecht, für Kinder und Jugendliche
- Inkubationszeit: 17 Tage bis 3 Monate
- **Papelbildung:** 2–5 mm groß, halbkugelig, haut- bis wachsfarben (perlartig), anfangs mit zentraler Eindellung *(Dellwarze),* isoliert oder in Gruppen vorkommend, spontane Rückbildung nach Monaten, ggf. erst nach 2 Jahren
- Lokalisationen neben der Genitalregion: v. a. Gesicht, Lider (dabei auch Keratokonjunktivitis), Hals, Arme, Achseln und Körperstamm
- Komplikation: bakterielle Superinfektion
- weitere Infektionsmöglichkeiten: Schmierinfektion

Infektion mit Trichomonas vaginalis (Trichomoniasis)

- Erkrankungsrisiko: v. a. für die Frau (80 %); diskutiert wird, ob es nur in Verbindung mit anderen Erregern zu einer Erkrankung kommt
- Inkubationszeit: wenige Tage bis 1 Woche
- Symptomatik bei der **Frau:**
  - *Vulvovaginitis:* Rötung und Schwellung der Vaginalschleimhaut; schaumiger, gelblich bis grünlicher, faulig riechender Ausfluss; Juckreiz, brennende Schmerzen
  - Urethritis (in 75 % d.F.)
  - selten: Infektionen der Gebärmutter und der Harnblase, vorübergehende Unfruchtbarkeit
  - Das akute Krankheitsbild klingt nach 1–4 Wochen ab. Bei (unbehandeltem) chronischem Zustand kann der ständige Entzündungsreiz zu Dysplasien und Präkanzerosen führen.
- Symptomatik beim **Mann** (selten): Urethritis, mit glasigem Ausfluss, evtl. Entzündung von Eichel und Vorhaut (Balanitis), Prostata- oder Nebenhodenentzündung

Infektion mit Candida albicans (Candidose)

- häufig opportunistische Erkrankung (begünstigend sind z. B. Diabetes mellitus, Schwangerschaft, Pille, Antibiotikatherapie, Immunsuppression z. B. durch Glukokortikoide, Aids, Zytostatika)
- Symptomatik bei der **Frau:** *Vulvovaginitis,* bei > 30 % der Schwangerschaften kommt es zu Vaginalmykosen, häufig nur geringe Beschwerden, ansonsten:
  - Rötung und Schwellung der Vulva
  - weißliche abwischbare Beläge auf der Vaginalschleimhaut
  - Juckreiz, Brennen, Dysurie, weißlicher cremig bis krümeliger Ausfluss
- Symptomatik beim **Mann:** *Balanitis:*
  - weißlich, cremig bis krümelige Beläge an Eichel und innerer Vorhaut
  - auch Papeln und Pusteln
- Komplikation: Harnwegsinfektion
- weitere Infektionsmöglichkeiten:
  - → Candida albicans (➤ Kap. 1.1.5)
  - Neugeborenen-Infektion: kann bei Frühgeborenen zur Candidasepsis führen

2.54 Shigellenruhr

DEFINITION

- Namen: Shigellenruhr, Shigellose, Shigellen-Dysenterie, Bakterienruhr, Bakterielle Dysenterie. Weitere Namen Erreger (Shiga = japanischer Erreger-Entdecker; altdeutsch ruora = heftige Bewegung (besonders im Unterleib), vgl. „Aufruhr"(griech. dysenteria = Durchfall)
- Lokalinfektion des Dickdarms (evtl. auch des Dünndarms), v. a. mit Durchfällen (und entsprechenden Folgeerscheinungen)

Gesetz

- **Meldepflicht** bei Gastroenteritis bei **Verdacht** und **Erkrankung** (IfSG §§ 6, 8)
- Erreger-Nennung in IfSG § 7
- Behandlungsverbot (IfSG § 24)
- Vorschriften für Gemeinschaftseinrichtungen (IfSG § 34)
- Tätigkeits- und Beschäftigungsverbote (IfSG § 42)

Vorkommen

Weltweit.

Erreger

Bakterien der Gattung Shigella (gramnegativ): 4 Erreger der Shigellenruhr, nach abnehmender *Gefährlichkeit* geordnet:

- Shigella dysenteriae: Erreger der Shiga-Kruse-Ruhr, Vorkommen v. a. in Tropen und Subtropen, neben Endotoxin auch stark wirkendes Exotoxin (Shiga-Toxin 1) = Neurotoxin
- Shigella flexneri: Erreger der Flexner-Ruhr, Vorkommen weltweit
- Shigella boydii: Vorkommen v. a. in Vorderasien und Nordafrika
- Shigella sonnei: Erreger der Sonne- oder E-Ruhr, Vorkommen weltweit, in Mitteleuropa, in *Industrieländern* der häufigste Ruhr-Erreger (in Deutschland in ca. ¾ d.F.)

Erregerreservoir

Mensch.

Ansteckung

- **infektiöses Material:** Stuhl von Erkrankten und *Ausscheidern*
- **Übertragung:**
  - *fäkal-oral:* durch direkten Kontakt Mensch → Mensch, in wärmeren Ländern v. a. durch kontaminiertes Wasser oder Lebensmittel
  - 4-F-Merkregel: Faeces, Futter, Finger, Fliegen
- **Ansteckungszeitraum** beginnt mit den ersten Durchfällen, endet 1–4 Wochen nach der akuten Durchfallphase

Erkrankungsrisiko

- v. a. für Kleinkinder
- Erkrankungshäufung in warmen Monaten
- 86 % der Erkrankungsfälle sind importiert: in den letzten Jahren v. a. in Ägypten, Tunesien, der Dominikanischen Republik, der Türkei, Jugoslawien erworben, viele asiatische Länder ebenfalls bekannte Infektionsgebiete

Inkubationszeit

12–96 Stunden, selten länger.

Krankheitsentstehung

Lokalinfektion des **Dickdarms,** in ca. ⅓ d.F. auch Befall des Dünndarms.

Krankheitsverlauf

Verlaufsformen

- Gefährlichkeit der einzelnen Erreger entspricht der Reihenfolge: Shigella dysenteriae > Shigella flexneri > Shigella boydii > Shigella sonnei
- alle Schweregrade möglich (vom symptomlos bleibenden Infekt bis zum tödlichen Verlauf innerhalb 24 Stunden)

Verlauf/Symptomatik bei schwerem Verlauf

- Beginn meist **akut** mit:
  - Fieber: bis zu 39 °C, *fehlt häufig,* später sogar evtl. Untertemperatur
  - Übelkeit, selten Erbrechen
  - *kolikartigen Bauchschmerzen*
- **Durchfälle:** mit *Tenesmen* (schmerzhafte Stuhlentleerungen, DD zu Cholera), erst wässrig, später *blutig, schleimig, eitrig,* bis zu 30 Entleerungen pro Tag
- **Exsikkose** (Austrocknung, Symptome ➤ Cholera)
- **neuropathische Erscheinungen** durch Neurotoxin bei Shiga-Kruse-Ruhr: Apathie, Meningismus, Enzephalopathie, Krämpfe
- Krankheitsdauer:
  - in schweren Fällen 1–2 Wochen, mit langer Rekonvaleszenz
  - in leichten Fällen wenige Tage
- nach überwundener Krankheit evtl. **Dauerausscheidung** von Erregern

Komplikationen

- treten in ≤3 % d.F. auf
- durch hohen **Flüssigkeitsverlust:** Exsikkose, *Nierenversagen,* hypovolämischer *Schock* (Kreislaufversagen)
- *Dickdarmgeschwüre,* Dickdarmperforation, Peritonitis
- toxische Schädigung bei Shiga-Kruse-Ruhr von ZNS, Herz und Kreislaufsystem
- Übergang in chronische Ruhr
- als Nacherkrankung in etwa 3 % d.F. (in der Rekonvaleszenz):
  - „Ruhrrheumatismus" durch sekundäre Streptokokkeninfekte
  - Symptome der sog. **Reiter-Trias:** Arthritis, Urethritis, Konjunktivitis
  - hämolytisch-urämisches Syndrom (➤ EHEC/HUS)

Differenzialdiagnose

- Durchfallerkrankungen, insbesondere mit blutigem Stuhl:
  - infektiöse: Salmonellose, Amöbenruhr (langsamer Beginn, kein Fieber, keine Tenesmen), Virusenteritis
  - nichtinfektiöse: Colitis ulcerosa, Morbus Crohn
- andere Durchfallerkrankungen: durch Campylobacter, *Escherichia coli,* Rotaviren, Adenoviren, *Entamoeba histiolytica*

Diagnostik

Erregernachweis im Stuhl oder Rektalabstrich.

Schulmedizinische Therapie

Symptomatisch (Flüssigkeits- und Elektrolytzufuhr), Antibiotika aus der Gruppe der Chinolone, Trimethoprim-Sulfamethoxazol, Azithromycin, Tetracyclin, Doxycyclin und Ampicillin.

Prognose

- je nach Erreger endet die unkomplizierte Erkrankung nach ca. 1 Woche; Dauerausscheidertum möglich
- **Letalität:** in komplizierten Fällen bis zu 20 %

Immunität und Prophylaxe

- Immunität nur gering (da Lokalinfektionskrankheit) und artspezifisch
- keine Impfung verfügbar
- Hygienemaßnahmen beachten, v. a. wirksame Händehygiene
- Vermeiden von Infektionen durch kontaminiertes Wasser oder ungekochte Speisen (z. B. Salate), Regel: *Peel it, boil it, cook it or forget it.* („Dass Dich nicht der Durchfall quält, sollst Du trinken oder essen, was erhitzt, gekocht, geschält, und das andere vergessen!")

2.55 Streptococcus-pyogenes-Infektionen

DEFINITION

- Unter Streptococcus pyogenes werden die Streptokokken der serologischen Gruppe A, kurz die **A-Streptokokken**, zusammengefasst.
- A-Streptokokken sind eiterbildend (pyogen) und die häufigsten Erreger bei Haut- und Schleimhautinfektionen.

Gesetz

- Behandlungsverbot (IfSG 24)
- Erreger-Nennung in IfSG § 34

Vorkommen

Racheninfektionen durch Streptococcus pyogenes weltweit, häufiger in Ländern mit gemäßigtem/kalten Klima; Streptokokken-Pyodermien bevorzugt in tropischen und subtropischen Klimaregionen

Erreger

Streptococcus pyogenes, große Anzahl von extrazellulären Produkten mit Bedeutung für die lokale und systemische Toxizität: *Streptolysin S und O* (Toxine, die Zellmembran schädigen und Hämolyse bewirken), *Streptokinase, Hyaluronidase, DNAsen, Proteasen* und pyrogene *Exotoxine A, C,* weitere Superantigene.

Erregerreservoir

Mensch.

Ansteckung

- **infektiöses Material:** *Rachensekret, Nasensekret,* Speichel
- **Eintrittspforte:** Hautläsionen, Schleimhaut der oberen Atemwege
- **Übertragung:** Schmierinfektion, Tröpfcheninfektion

Erkrankungsrisiko

- Racheninfektionen vorwiegend in Altersgruppe der 6–12-Jährigen, Ausbrüche allerdings auch in allen anderen Altersgruppen möglich
- Häufigkeit von Pyodermien stark von persönlicher Hygiene und Lebensstandard abhängig
- enges Zusammenleben (z. B. in Schulen, Kasernen, Heimen) begünstigt in jedem Lebensalter die Ausbreitung des Erregers

Inkubationszeit

1–3 Tage.

Krankheitsverlauf

Meist besteht das Bild einer Lokalinfektion, selten durch Erregerausbreitung (Komplikation) bestimmt:

- **typische Hautinfekte** durch Ausscheidung von Fibrolysin und Hyaluronidase in der Regel flächenhafte Ausbreitung der Infektion (DD: Staphylokokkeninfektionen):
  - Impetigo contagiosa
  - *Erysipel*
  - *Phlegmone:* diffuse Ausbreitung in tiefen Hautschichten, abszessbildend, evtl. mit Übergriff auf Faszien (nekrotisierende Fasziitiden: Fasciitis necroticans, Flesh eating disease) und Muskeln (Myositis)
- typische Schleimhautinfekte:
  - Pharyngitis
  - *Tonsillitis* (Angina ➤ Abb. 2.41, mit Exanthem = *Scharlach*)
- Erkrankungen infolge örtlicher oder hämatogener Erregerausbreitung:
  - z. B. bei Scharlach: Otitis, Mastoiditis, Sinusitis, Meningitis
  - Osteomyelitis
  - Sepsis, Puerperalsepsis
- ferner sind zu berücksichtigen:
  - toxische „Fernerkrankungen" (z. B. bei Scharlach): interstitielle Frühnephritis, Myokarditits, Frührheumatoid (Gelenke), toxisches Streptokokken-Schock-Syndrom (toxischer Scharlach)
- immunologische Folgekrankheiten:
  - akute Glomerulonephritis (AGN): Latenzzeit für die AGN nach Racheninfektionen durchschnittlich 10 Tage (1–5 Wochen), nach Hautinfektionen ca. 3 Wochen
  - akutes rheumatisches Fieber (ARF): (nur nach Racheninfektion) Altersgipfel bei den 3–15-Jährigen; nach Racheninfektionen mit einer durchschnittlichen Latenz von 19 Tagen

Diagnostik

- klinisches Bild
- Antigennachweis mittels Streptokokken-Schnelltest

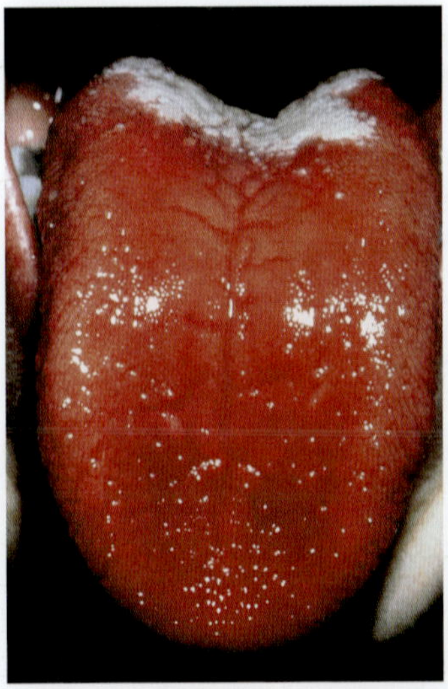

Abb. 2.40 Streptococcus-pyogenes-Infektion mit „Himbeerzunge". [R233]

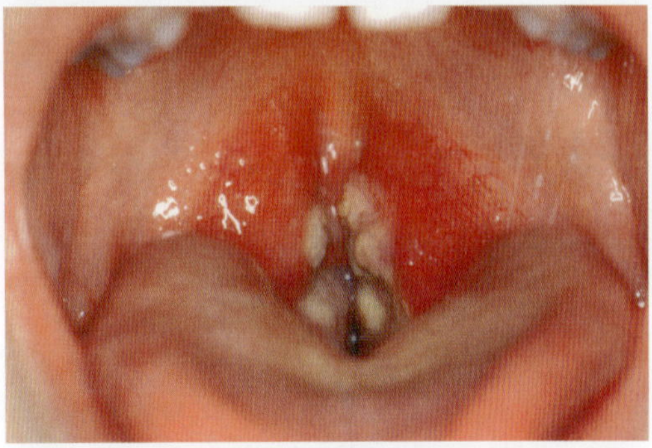

Abb. 2.41 Streptococcus-pyogenes-Infektion mit Tonsillitis. [R233]

- Erregernachweis aus Rachen- oder Wundabstrichen, Punktaten oder Blutkulturen
- Antikörpernachweis (bei Verdacht auf Streptokokken-Folgeerkrankung): Anstieg des Anti-Streptolysin-O-Titers (ASL) und erhöhte Anti-DNAse-B-Werte

Schulmedizinische Therapie

- Penicillin-Gabe; bei Penicillin-Allergie Therapie mit Cephalosporinen, Erythromycin oder anderen Makroliden (Resistenzen möglich)

- bei schweren systemischen Infektionen (Sepsis, TSS, Fasciitis necroticans) zusätzlich Gabe von Clindamycin
- bei Patienten mit rheumatischem Fieber: **Rezidivprophylaxe** mit Penicillin, mindestens über 5 Jahre, nach einem Rezidiv lebenslang

Prognose

Frühzeitige und ausreichend lange Antibiotikagabe beugt Komplikationen vor.

Immunität und Prophylaxe

- Immunität nur antitoxisch
- keine Impfungen verfügbar
- Expositionsprophylaxe

2.56 Syphilis

DEFINITION

- Namen: Syphilis, Lues (lat. lues = Seuche), Lues venera, harter Schanker (im Gegensatz zum weichen Schanker = Ulcus molle. „Schanker" durch französische Vermittlung aus dem lat. cancer = Krebs), Franzosenkrankheit
- **sexuell übertragbare Krankheit,** wurde früher als „klassische" Geschlechtskrankheit (Syphilis, Gonorrhoe, Ulcus molle, Lymphogranuloma inguinale) bezeichnet. Unbehandelt ist die Spätsyphilis folgenschwer.

Gesetz

- Erreger-Nennung in IfSG § 7
- Behandlungsverbot (IfSG § 24)

Vorkommen

- weltweit
- in Deutschland nach Gonorrhoe die zweithäufigste der „klassischen Geschlechtskrankheiten" (➤ Tab. 4.2); Zunahme von Infektionen bei homosexuellen Männern in großstädtischen Ballungsräumen (Anteil der Männer an den gemeldeten Erkrankungen 90 %)
- Syphilisausbrüche in Osteuropa und auf dem Balkan auf der Basis heterosexueller Kontakte

Erreger

Treponema pallidum (ssp. pallidum), gramnegatives Bakterium; humanpathogene Erreger der nichtvenerischen Treponematosen (nur außerhalb Europas):

- Treponema pallidum ssp. endemicum: endemische Syphilis oder Bejel (Nordafrika, Mittlerer Osten)
- Treponema pallidum ssp. pertenue: Frambösie (Afrika, Lateinamerika, Asien)
- Treponema carateum: Pinta (Zentral- und Südamerika)

Erregerreservoir

Mensch.

Ansteckung

- infektiöses Material:
  - v. a. *Primäraffekt* (bei Lues I)
  - nässende Papeln (bei Lues II)
  - offener Hautausschlag (bei Lues II)
  - Blut (evtl. schon während der Inkubationszeit)
- **Eintrittspforten:** (unverletzte) *Schleim-* und *Halbschleimhäute,* v. a. der *Genitalien,* Hautverletzungen (Mikroläsionen)
- Übertragung:
  - in der Regel durch Geschlechtsverkehr
  - asexuell: durch Kontakt mit infektiösen Läsionen (Primäraffekt, Hauterscheinungen bei sekundärer Syphilis), sehr selten: über kontaminierte Gegenstände (Nadeln), extrem selten bei Bluttransfusion
  - *diaplazentar* bei angeborener Syphilis

Erkrankungsrisiko

- Erkrankungsrate bei 20- bis 30-Jährigen am höchsten

- Ko-Infektion bei HIV-Infizierten (syphilitische Ulzera begünstigen das Zustandekommen einer Infektion mit dem HIV; eine floride Syphilis kann den Verlauf einer HIV-Infektion ungünstig beeinflussen und umgekehrt)
- Geschlechtsverkehr mit einem infizierten Partner führt in etwa 30 % zur Infektion
- **Ansteckungszeitraum:** hochinfektiös Syphilis im Stadium I, infektiös im Stadium II

Inkubationszeit

14–24 Tage (zwischen 10–90 Tagen möglich).

Krankheitsverlauf

Verlaufsübersicht bei durchgehender Erkrankung (➤ Abb. 2.42)

- primäre Syphilis (Lues I)
- sekundäre Syphilis (Lues II); Lues I und Lues 2 = **Frühsyphilis**
- latente Syphilis (Lues latens)
- tertiäre Syphilis (Lues III)
- quartäre Syphilis/Neurosyphilis (Lues IV); Lues III und Lues IV = **Spätsyphilis**

Verlauf/Symptomatik

Primäre Syphilis

- an der Eintrittspforte Entstehung eines **Primäraffektes** (➤ Abb. 2.43):
  - Eintrittspforten:
    - !meist an den *Genitalien:* Penis (v. a. Glans penis, Sulcus coronarius), Schamlippen, Scheide, Portio
    - !extragenital: Anus, Rektum, Lippen, Mundhöhle, Tonsillen, Finger
  - Entwicklung des Primäraffektes (meist nur einer): *Papel* (hart, schmerzlos, hirsekorngroßer Knoten) → Erosion → *Ulkus* (Ulcus durum): etwa 1-Cent-groß, (fast) schmerzlos, harter, wallartiger Rand und Grund, hochinfektiös; heilt innerhalb 4–6 Wochen narbig ab
- Ausbildung des **syphilitischen Primärkomplexes** (= Primäraffekt + Lymphangitis + Lymphadenitis)
  - meist *inguinal,* einseitig (da meist nur ein Primäraffekt in der Genitalregion)

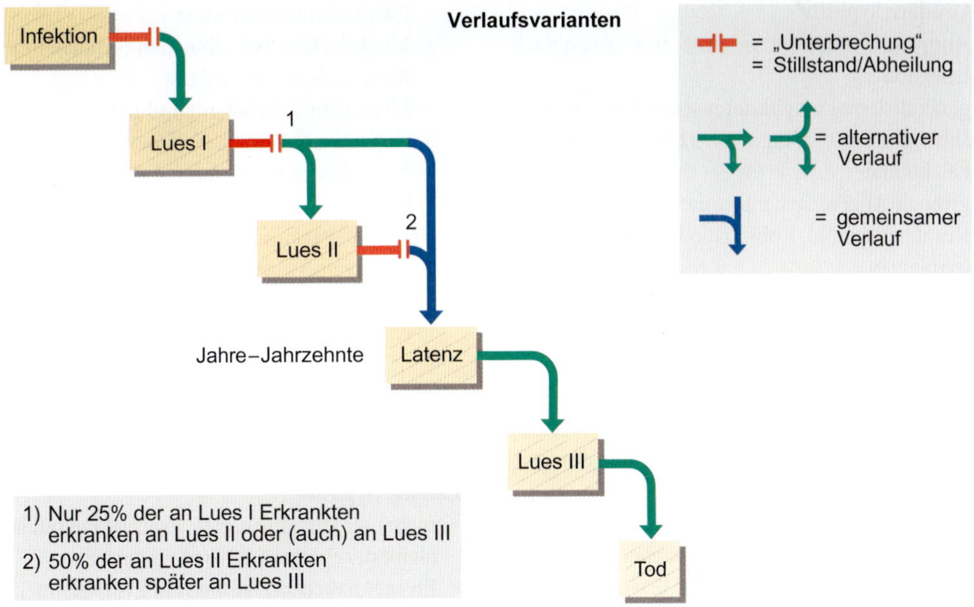

Abb. 2.42 Verlaufsvarianten bei **Syphilis.** [L106]

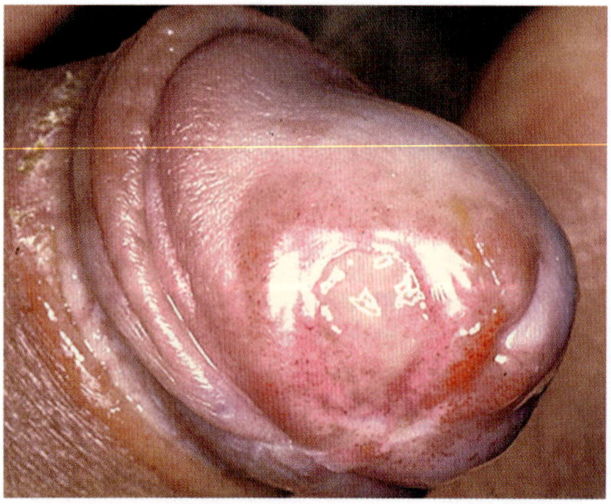

Abb. 2.43 Syphilis. Primäraffekt an der Eichel. [M123]

- Lymphknotenschwellung ist hart, schmerzlos, gut verschieblich, kann über Monate bestehen bleiben
- weiterer Verlauf:
  - in 75 % d.F. *lebenslang keine weiteren Symptome* mehr (bis auf evtl. Nachweisbarkeit von Antikörpern)
  - in 25 % d.F. lymphogene/hämatogene *Ausbreitung der Erreger* mit späterer Entwicklung einer sekundären bzw. (auch) tertiären Syphilis (➤ Verlaufsvarianten)

Sekundäre Syphilis

- Auftreten der Symptome ca. 4–10 Wochen nach Infektion
- generalisierte Lymphknotenschwellung (Polyskleradinitis), v. a. inguinal, axillär, nuchal, zervikal, kubital
- grippale Allgemeinsymptome: leichtes Fieber, Krankheitsgefühl, Kopf-, Glieder-, Gelenkschmerzen
- **Hauterscheinungen:** vielgestaltiger Art, oft leicht verwechselbar mit Hauterkrankungen anderer Ursache: „Die Syphilis ist der Affe (Nachahmer) unter den Hautkrankheiten."
  - *Erstexanthem:* meist makulös, häufig roseolenartig (Roseola syphilitica), meist nur wenige Tage anhaltend
  - *Rezidivexantheme* möglich (über 1–3 Wochen): schwächer ausgeprägt, eher papulös, papulosquamös, pustulös (z. B. windpockenähnlich) und konfluierend, häufig auch an Handtellern und Fußsohlen
  - Exantheme schmerzen nicht, jucken nicht, sind bei erodierter Haut *infektiös,* heilen meist spurlos ab
  - Bildung *hochinfektiöser, nässender Papeln* (Condylomata lata) aus den Exanthempapeln an Stellen aneinanderreibender Haut und starker Schweißbildung wie Perianalregion, Vulva, Scrotum, Achseln, unter großen Brüsten
- **Schleimhauterscheinungen:** *hochinfektiöse* weißliche (Leukoplakia oris) oder düsterrote (Plaques muqueuses) flächige Papeln im Bereich der Mundhöhle (begleitet von Angina specifica) und auf der Zunge (gefurchte Plaques lisses)
- übermäßige Hornhautbildung (Clavi syphilitici)
- Haarausfall durch Befall der Haarfollikel: am Kopfhaar mottenfraßähnlich (Alopecia specifica areolaris), an Augenbrauen, am Bart himbeer- bis blumenkohlähnlich (frambösiformes Syphilid)
- Depigmentierungen der seitlichen Halsabschnitte („Halsband der Venus")
- neben Haut- und Schleimhautbeteiligung möglicherweise **Beteiligung anderer Organe,** die meist **unerkannt** bleibt, aber nach einer gewissen Latenzzeit im Rahmen einer tertiären Syphilis symptomatisch werden kann, z. B.:
  - Meningoenzephalitis
  - Entzündungen am Auge
  - Muskel-, Knorpel-, Knochen-, Knochenmark-, Knochenhautentzündung
  - Myokarditis, Gefäßentzündung
  - Hepatitis, Nephritis, Gastroenteritis
  - Nebenhodenentzündung, Entzündung von Gebärmutter, Eileitern, Ovarien
- Verlauf der sekundären Syphilis:
  - *Symptome klingen meist nach 2–6 Wochen ab,* können aber jahrelang, nach erscheinungsfreien Intervallen, neu auftreten
  - in 50 % d.F. folgenloses Abklingen der Symptome, evtl. lang bis lebenslang Antikörper nachweisbar

Latente Syphilis

- mehr- bis langjährig, evtl. sogar jahrzehntelang, bleibt der Patient frei von Symptomen
- Erreger haben sich zumeist in Lymphknoten und Milz „zurückgezogen".

- nachweisbare Antikörper während der Latenzzeit
- „Die Syphilis schläft, aber sie stirbt nicht."

Tertiäre Syphilis (Spätsyphilis)

- **tuberöse Hautveränderungen:** plane, flach erhabene oder tuberöse Effloreszenzen → bogenförmiges zentrifugales Weiterwachstum → zentrale Rückbildung und Atrophie oder Ulzerationen mit teils austernschalenartiger Krustenbildung (tubero-serpiginöses Syphilid)
- **Gummenbildung:**
  - Bildung von *Granulomen* mit zentraler Verkäsung, geschwüriger Einschmelzung (Gumma) und Abscheidung einer fadenziehenden, käsig-krümeligen Flüssigkeit
  - Lokalisation:
    - !praktisch in allen Organen möglich
    - !am häufigsten in der Haut, als sog. *Syphilome* (braunrote, linsen- bis bohnengroße Knoten, die nach geschwürigem Aufbrechen narbig abheilen), in der Schleimhaut, in der Muskulatur und in den Knochen (Sattelnase, Perforation des harten Gaumens)
  - Gummen sind meist nicht mehr infektiös
- **kardiovaskuläre Syphilis**
  - Ursache für 80 % d.F. der Syphilis-Todesfälle
  - Entzündung der Aorta → Aneurysmenbildung: 10–30 Jahre nach Infektion Spontanruptur luetischer Aneurysmen
  - Verengung der Herzkranzgefäße → myokardiale Insuffizienz

Neurosyphilis (Quartäre Syphilis)

- Ursache für 20 % d.F. der Syphilis-Todesfälle
- bei 15–40 % der unbehandelten Patienten mit Lues I und Lues II Treponemen im Liquor
- Formen der ZNS-Beteiligung:
  - asymptomatisch
  - Tabes dorsalis (Rückenmarkschwindsucht):
    - !Degeneration der Hinterstränge des Rückenmarks
    - !bei ⅓ der unbehandelten Neurosyphilis-Fälle durchschnittlich 20 Jahre nach Erstinfektion

!einschießende Schmerzen in Unterbauch und Beinen sowie Sensibilitätsverluste
  - **syphilitische Meningitis:**
    - !Hirnnervenparesen oder intrakranielle Drucksteigerung
    - !aseptische Meningitis, entzündliche Liquorveränderungen
    - !bei chronischer Meningitis: Gefahr einer meningovaskulären Syphilis des Spinalkanals mit Parästhesien bzw. Paraplegie oder vaskuläre Syphilis mit Hemiparesen oder -plegie, Aphasie oder Krampfanfällen
    - !bei fehlender Behandlung nach 15–20 Jahren Übergang in eine
  - **parenchymatöse Neurosyphilis:**
    - !*progressive Paralyse* (fortschreitende Gehirnerweichung) infolge chronischer Enzephalitis, v. a. des Stirnhirns
    - !Argyll-Robertson-Phänomen: Beeinträchtigung der Lichtreaktion bei erhaltener Konvergenzreaktion
    - !hirnorganische Psychosyndrome

Differenzialdiagnose

- **primäre Syphilis:** Herpes genitalis oder (weit seltener als Syphilis) Ulcus molle bzw. Lymphogranuloma inguinale
- **sekundäre** Syphilis:
  - Krankheiten mit generalisierter Lymphknotenschwellung
  - exanthemische Infektionskrankheiten: Pityriasis rosea, Psoriasis, akute Virusexantheme (HIV-Infektion!)
  - allergische und Arzneimittelexantheme
  - Meningoenzephalitis, Hepatitis, Arthritis
- **tertiäre** Syphilis:
  - Abgrenzung der tuberösen Hautveränderungen gegenüber Lupus vulgaris, Sarkoidose und Mycosis fungoides
  - Perforation des harten Gaumens auch bei chronischem Rotz, Tuberkulose, Knochenmarkentzündung nach Scharlach oder Typhus, Karzinom
  - neurologische Erkrankungen

Diagnostik

- Anamnese
- Direktnachweis des Erregers mittels Dunkelfeldmikroskopie, Silberfärbung, Immunfluoreszenztest oder PCR (in speziellen Fällen)
- Antikörpernachweis
- Treponema-pallidum-Hämagglutinations- bzw. Partikelagglutinationstest (TPHA, TPPA), alternativ Enzymimmunoassay (EIA)
- Diagnostik der Neurosyphilis: parallele Untersuchung von Serum- und Liquorproben

Schulmedizinische Therapie

Penicillin.

Prognose

- bei Behandlung im Frühstadium gut
- unbehandelt in 25 % d.F. schweres Krankheitsbild mit zahlreichen Komplikationen
- **Letalität:** unbehandelt führt die Neurosyphilis nach 4–5 Jahren zum Tod

Immunität und Prophylaxe

- Immunität wird nur teilweise entwickelt
- keine Impfung verfügbar
- „Safer Sex", Erkennung und Behandlung infizierter Sexualpartner.

Lernkarte Syphilis

2.57 Syphilis, angeborene

Gesetz

Meldepflicht gemäß §15 (3) IfSG und somit Behandlungsverbot nach § 24 IfSG in Sachsen bei Erkrankung und Tod bei konnatalen Infektionen.

Ansteckung

Erst nach Abschluss der Plazentaentwicklung, d. h. erst im **2.** und **3. Trimenon** möglich (etwa ab der 20. Schwangerschaftswoche)

Erkrankungsrisiko

- transplazentare Infektion des Feten in jedem Stadium der Gravidität und in jedem Luesstadium der Mutter möglich
- über 80 % der Feten werden infiziert, wenn sich die Mutter nach kurz zuvor abgeschlossener Plazentaentwicklung im Stadium der Lues II befindet, d. h. bei (etwa) **gleichzeitiger** Infektion der Mutter und Konzeption
- infiziert sich die Mutter während der Schwangerschaft, beträgt die Übertragungsrate bis 100 %
- je früher der Fetus infiziert wird, umso wahrscheinlicher/schwerwiegender die Erkrankung (deshalb Kontrolle auf Syphilis bei jeder Schwangeren)

Krankheitsverlauf

Verlaufsformen

- Fruchttod (Abort, Totgeburt, Exitus letalis kurz nach der Geburt)
- Säuglings-Lues (Lues connata praecox): entspricht Lues II
- angeborene Spätsyphilis (Lues connata tarda): entspricht Lues III

Verlauf/Symptomatik

Fruchttod

In erster Linie bei früher Infektion. Die intrauterine Infektion durch Treponema pallidum führt bei ausbleibender Therapie in etwa 30–40 % d.F. zu Abort, Totgeburt, Exitus letalis kurz nach der Geburt oder Frühgeburt.

Säuglings-Lues (Lues connata praecox)

- etwa 50–60 % der infizierten Kinder bei der Geburt unauffällig
- häufig Frühgeburt und Untergewicht
- Atemnotsyndrom des Neugeborenen
- geblähtes Abdomen, Anämie, Ikterus

- Ödeme, Hydrops
- Fieber
- **Haut- und Schleimhautsymptome** (ab der 3.–10. Lebenswoche): *Rhinitis syphilitica* (blutig-eitriger Schnupfen), Ulzera, Laryngitis, *Pemphigus syphiliticus* (syphilitsche Blasensucht), Blässe, Fissuren, Ikterus, Petechien, bräunliches bis kupferrotes makulopapulöses oder vesikuläres Exanthem (v. a. an Handinnenflächen und Fußsohlen), im 2.–3. Monat diffuses Exanthem v. a. im Gesicht
- **Leber-, Milzschwellung** (häufig schon bei Geburt)
- **Skelettbeteiligung** (häufig schon bei Geburt): Knorpel-, Knochen-, Knochenmark-, Knochenhautentzündung, Arthritis v. a. des Kniegelenks
- Befall weiterer Organe (häufig schon bei Geburt), z. B. *Meningitis/Enzephalitis* zwischen 3. und 6. Lebensmonat, Hydrozephalus, generalisierte Lymphknotenschwellung, Entzündungen am Auge, Enteritis, Nephritis, nephrotisches Syndrom, Myokarditis
- weitere Symptomatik: nachlassende Trinkleistung, Condyloma lata, Anämie, Pseudoparalyse, Hirnnervenausfälle oder Krampfanfälle

Angeborene Spätsyphilis (Lues connata tarda)

- sehr selten, unbehandelt meist ab dem 3. Lebensjahr, oft erst im Schulkindalter auftretend
- **Hutchinson-Trias** (selten alle 3 Symptome gleichzeitig):
  - interstitielle Keratitis (milchglasähnliche Hornhauttrübung)
  - Innenohrschäden (Schwerhörigkeit, Taubheit)
  - Tonnenzähne (Hutchinson-Zähne): tonnenförmige Verformung v. a. der mittleren oberen Schneidezähne, dabei Verschmälerung zur Schneide hin und bogenförmige Einbuchtung der Schneidekante
- **Skelettbeteiligung:** (gummöse) Knochen- und Knochenhautentzündung, charakteristische Folgen: *Sattelnase* (infolge Zerstörung des harten Gaumens und Nasenskelettes ➤ Abb. 2.44), *Olympierstirn* (vorgebuckelte Stirn), *Säbelklingentibia* (Vorwölbung der Schienbeinkanten); Arthritis, v. a. des Kniegelenks; Rhagaden (perioral, perinasal, perianal), insbesondere *Parrot-Furchen* (periorale Rhagadenbildung durch Schreien führt zu bleibenden radiären Furchen durch das Lippenrot

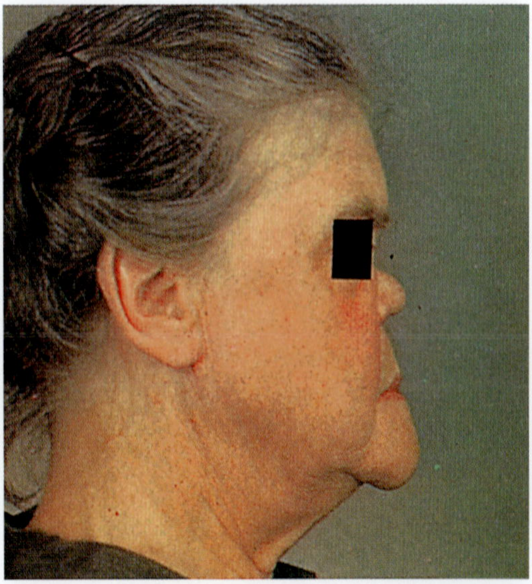

Abb. 2.44 Angeborene Syphilis. Sattelnase (infolge Zerstörung des harten Gaumens und Nasenskeletts). [E316]

- **Gummenbildung** unter der Haut (Syphilome) und in inneren Organen
- infolge Hirn(-haut-)befall:
  - Hydrozephalus
  - neurologische und psychische Symptome: Krampfneigung (epileptische Anfälle), spastische Lähmungen, Entwicklungsmängel (statomotorische, psychomotorische und geistige), Verhaltensstörungen (z. B. Autismus), Sprachstörungen

Diagnostik

Vergleichende Untersuchung der Serumproben von Mutter und Kind mit quantitativen Tests (TPHA-/TPPA, VDRL oder Cardiolipin-KBR, 19S-IgM-FTA-ABS-Test u. a.).

2.58 Tetanus

DEFINITION

- Namen: Tetanus, Wundstarrkrampf (griech. tetanos = Spannung, Krampf)
- Wundinfektion, ggf. mit schweren Krämpfen und tödlichem Ausgang

Gesetz

- keine Berücksichtigung im IfSG
- Meldepflicht gemäß § 15 (3) IfSG und somit Behandlungsverbot nach § 24 IfSG in Sachsen.

Vorkommen

- weltweit: häufig in Asien, Afrika, Südamerika (in ländlichen Regionen)
- sehr selten in Industrieländern (Deutschland, ➤ Tab. 4.2)

Erreger

Clostridium tetani, grampositives Bakterium; bildet *Sporen* bei schlechten Wachstumsbedingungen, z. B. bei Sauerstoff*anwesenheit*; bildet 2 Exotoxine: Tetanolysin und Tetanospasmin.

Erregerreservoir

Überall (ubiquitär) im Erdreich, im Darminhalt und Fäzes von Pferden, seltener von Rindern u. a. Tieren.

Ansteckung

- **infektiöses Material:** Darminhalt, *Kot,* durch mit Kot *kontaminierte Stoffe* wie Erdreich, Staub, Wasser, mit Sporen verunreinigte Fremdkörper (z. B. Holzsplitter, Nägel, Dornen)
- Eintrittspforten:
  - v. a. *tiefe* (luftabgeschlossene) *Wunden*
  - auch kleine und kleinste Hautverletzungen
  - *Nabelwunde* bei Neugeborenen, die unter unsterilen Verhältnissen abgenabelt wurden (Neugeborenen-Tetanus häufig in Entwicklungsländern, höchste Letalität)
  - keine direkte Ansteckung Mensch → Mensch

Erkrankungsrisiko

Erhöht bei Verletzungen durch Verkehrsunfall, Arbeiten in der Landwirtschaft usw.

Inkubationszeit

- wenige Tage bis wenige (2) Wochen
- je kürzer die Inkubationszeit, desto schwerer der Verlauf der Erkrankung

Krankheitsentstehung

Sauerstoffmangel in der Wunde → Auskeimen der eingedrungenen Sporen → **Bildung von Exotoxinen:** Tetanospasmin, Tetanolysin. Das **Tetanospasmin** gelangt innerhalb von Nervenaxonen (➤ Tollwut) oder hämatogen ins Rückenmark. Vor allem im Bereich der motorischen Vorderhornzellen kommt es dann zur **Blockierung hemmender Synapsen** (Beseitigung reziproker Innervation). Daraus resultieren:

- Überempfindlichkeit gegenüber äußeren Reizen
- gesteigerte Reflexe (Muskelspasmen)
- erhöhte Muskelspannung bzw. Krämpfe

Tetanolysin wirkt hämolytisch und herzmuskelschädigend.

Krankheitsverlauf

Verlaufsübersicht

- Prodromalphase: lokale Form/generalisierte Form
- Rekonvaleszenzphase
- neonatale Form

Verlauf/Symptomatik

Prodromalphase

- häufig **Spannungsgefühl** im Wundbereich oder Unterleib
- Kopf-, Rücken-, Muskelschmerzen, Abgeschlagenheit
- **Reizbarkeit** (Licht-, Lärmempfindlichkeit), innere Unruhe, *gesteigerte Reflexe*

- lokale Form: selten; Muskelsteifigkeit/Muskelstarre, die sich auf die Umgebung der Eintrittspforte beschränkt, v. a. der Kaumuskulatur, Zungenmuskulatur (Schluckbeschwerden), Nackenmuskulatur; keine Krampfanfälle
- generalisierte Form: beginnt afebril oder subfebril:
  - tonische Spasmen der Skelettmuskulatur:
    - zunächst der Kaumuskulatur (*Trismus* = Kieferklemme), der Zungenmuskulatur, der mimischen Muskulatur = charakteristischer Gesichtsausdruck, einem fixiertem Lächeln ähnlich (*Risus sardonicus* ➤ Abb. 2.45, wörtlich: hämisches Lachen; breitgezogener Mund, der die Zähne zeigt),
    - dann der Pharynxmuskulatur, die zur Dysphagie führt und des Larynx, der Nackenmuskulatur und Rückenmuskulatur: Opisthotonus,
    - plötzliche schmerzhafte Kontraktionen ganzer Muskelgruppen, z. B. der Bauchmuskulatur (klonische Krämpfe), Extremitätenmuskulatur meist unbeteiligt,
    - gleichzeitige Spasmen der Flexoren und Extensoren: im Bereich der Wirbelsäule Frakturen möglich,
    - *Auslösung der Krämpfe* schon *durch geringste* optische, akustische oder taktile *Reize* (➤ Tollwut).
- *hohes Fieber* während der Muskelstarre
- Bewusstsein ungetrübt, qualvolle Schmerzen
- Blutdruckschwankungen, periphere Durchblutungsstörungen und Schweißausbrüche
- **Tod** durch
  - *Ersticken* infolge spastischer Lähmung der Zungen-, Schlund- und Kehlkopfmuskulatur, der Zwischenrippenmuskulatur, des Zwerchfells (➤ Tollwut),
  - *Herz-Kreislauf-Versagen* während eines Krampfanfalls.

Rekonvaleszenz

- bei lokaler Form evtl. nur Tage
- bei generalisierter Form 6–8 Wochen, evtl. Monate

Neonatale Form

- bei Kindern, die von unzureichend immunisierten Müttern entbunden werden
- bei unzureichend hygienischer Behandlung des Nabels
- tritt in der Regel in den ersten 2 Lebenswochen auf
- generalisierte Form mit Rigidität, Trinkschwäche und Krämpfen

Komplikationen

- Obstruktion der Atemwege, Sekretstau, Atelektasen und Pneumonie (am häufigsten) bis zur Ateminsuffizienz
- Muskelrisse, Knochenausrenkungen, Knochenbrüche
- evtl. zurückbleibende Muskelverkürzungen, Gelenkversteifungen, Wirbelsäulenverkrümmungen
- kardiovaskuläre Komplikationen

Differenzialdiagnose

- Tollwut
- Erkrankungen mit Meningitis/Enzephalitis-Symptomen (Überempfindlichkeit, Opisthotonus, Krämpfe)
- bei lokaler Form, d. h. Befall von Kau- und Zungenmuskulatur: Trichinose
- Botulismus
- Hypokalzämie (Tetanie)

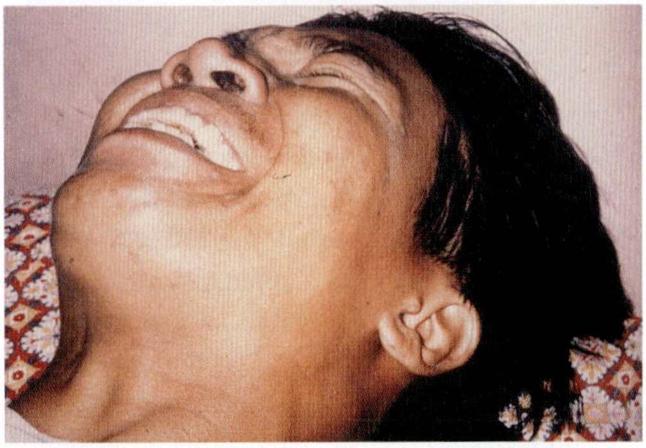

Abb. 2.45 Tetanus. Risus sardonicus durch Krämpfe der mimischen Muskulatur. [E321]

Diagnostik

Anamnese, Toxinnachweis mittels Neutralisationstest im Tierversuch (Maus), unter Verwendung von Wundmaterial oder Serum des Patienten.

Schulmedizinische Therapie

- Neutralisation von noch nicht gebundenem Toxin mittels humanem Tetanus-Immunglobulin (HTIG)
- schnellstmöglich gründliche chirurgische Wundversorgung (Exzision)
- antibiotische Behandlung, um Tetanusbazillen als Quelle der Toxinbildung abzutöten (Metronidazol)
- intensivmedizinische Betreuung mit Beruhigungsmitteln, Muskelrelaxanzien, Intubation, Beatmung

Prognose

- entscheidend: frühzeitige Verabreichung des Antitoxins
- **Letalität:** bei moderner Intensivtherapie 10–20 %, bei älteren Menschen bis 55 %; unbehandelt wesentlich höher (90 % d.F.)

Immunität und Prophylaxe

- keine lebenslange Immunität (antitoxisch, nur vorübergehend)
- besonders kleinere Wunden ausbluten lassen, desinfizieren, frühzeitige Antitoxin-Gabe
- **aktive** Impfung mit Toxoidimpfstoff in Kombination mit anderen Impfstoffen (DTap/Tdap-Impfstoff: Tetanus-Diphtherie-Impfstoff mit verringerter azellulärer Pertussiskomponente):
  - Grundimmunisierung: Beginn nach Vollendung des 2. Lebensmonats; 2-mal im Abstand von 4–6 Wochen, das dritte Mal nach 6–12 Monaten
  - Auffrischung: alle 10 Jahre
- *Simultan*impfung mit TIG (Tetanus-Immunglobulin) möglich

2.59 Tollwut

DEFINITION

- Namen: Tollwut, Rabies, Lyssa, Hundswut, Hydrophobie (lat. rabies = Wut, Tollheit; griech. lyssa = Wut, Tollheit; hydor = Wasser, phobos = Furcht, Scheu).
- Erkrankung (ZNS-Befall) mit fast immer tödlichem Ende

Gesetz

- **Meldepflicht** (IfSG §§ 6, 8):
  - bei Verdacht, Erkrankung und Tod
  - bei **Verletzung** durch ein tollwutkrankes oder -verdächtiges Tier
  - bei **Berührung** eines solchen Tieres oder Tierkörpers
- Erreger-Nennung in IfSG § 7
- Behandlungsverbot (IfSG § 24)

Vorkommen

- in weiten Teil der Welt verbreitet, v. a. in Afrika und Asien, sporadisch in Europa: Polen, Slowakei, Ungarn und Estland
- Status „tollwutfrei" derzeit:
  - in Europa: iberische Halbinsel, England, Irland, Finnland, Italien, Griechenland, Luxemburg, Frankreich, Belgien, Tschechische Republik, Schweiz, Deutschland (➤ Tab. 4.2)
  - Australien, Neuseeland, Japan, Taiwan, Neuguinea

Erreger

Tollwut-Virus (Rabies-Virus), verschiedene Sero- und Genotypen.

Erregerreservoir

- Waldtiere:
  - v. a. Fleischfresser wie *Fuchs* (80 %), Marder u. a. Kleinraubtiere
  - Allesfresser: Dachs

- Pflanzenfresser: *Rehe* (10 %)
- Nagetiere (Hasen, Kaninchen, Eichhörnchen, Ratten, Mäuse) haben grundsätzliche keine Bedeutung
- Weidetiere: Rinder, Schafe, Ziegen, Pferde
- **Haustiere:** Hund, Katze v. a. als Expositionstiere für den Menschen wichtig
- **Amerika:** Stinktiere, Waschbären, Fledermäuse und Füchse Hauptreservoire der klassischen Tollwut
- Fledermäuse: prinzipiell gleiche Gefahr für den Menschen wie klassische Fuchstollwut

Ansteckung

- Tier → Mensch:
  - infektiöses Material: *Speichel*
  - Übertragung: durch *Biss* eines erkrankten Tieres, am häufigsten durch *Hundebiss*, auch durch *Ablecken* von Hautverletzungen, direkten Kontakt
- Mensch → Mensch:
  - sehr selten (in Entwicklungsländern), durch Speichel
- tollwütige, wildlebende Tiere verlieren zu Beginn der Erkrankung häufig ihre Scheu vor den Menschen
- **Ansteckungszeitraum:** 3–7 Tage vor Auftreten von klinischen Symptomen, sowie während der gesamten Dauer der Erkrankung bei Füchsen, Hunde und Katzen

Erkrankungsrisiko

- Eintrittspforte:
  - am Gesicht: 80–100 %
  - an Arm oder Bein: 10 %
  - bei Biss durch Kleider: 1 %
- durchschnittlich erkranken 15 %

Inkubationszeit

- meist 3–8 Wochen, selten kürzer als 9 Tage, in Einzelfällen bis zu einem oder mehreren Jahren
- Lokalisation der Bissstelle: je näher die Eintrittspforte am ZNS liegt, umso kürzere Inkubationszeit

Krankheitsentstehung

Die Viren gelangen innerhalb von **Nervenaxonen** zum ZNS (später, ebenfalls innerhalb von Nervenaxonen, zu den Speicheldrüsen). Es kommt zur ausgedehnten **Enzephalitis/Myelitis.** Die Stimulierung des Immunsystems erfolgt zu spät, nämlich erst, wenn große Virusmengen aus den infizierten Nervenzellen freigesetzt werden.

Krankheitsverlauf

Verlaufsübersicht bei durchgehender Erkrankung

- Prodromalstadium
- akute neurologische Phase
  - Erregungs- und Krampfstadium (wilde Wut)
  - Lähmungsstadium (stille Wut)
- Koma und Tod in (fast) jedem Fall

Verlauf/Symptomatik

Prodromalstadium

- Dauer: wenige Tage
- **Missempfindungen** (Kribbeln, Brennen, Jucken) und *Schmerzen im Bereich* der meist schon länger verheilten *Bissstelle*
- uncharakteristische Allgemeinsymptome: Kopfschmerz, Appetitlosigkeit, Übelkeit, Erbrechen, leichtes Fieber (nicht immer)
- akute neurologische Phase, **Erregungs- und Krampfstadium (wilde Wut):**
  - Dauer: wenige Tage bis 1 Woche
  - **psychisch-vegetative Symptome:** Reizbarkeit, Depression, Beklemmungszustände, Ängstlichkeit, Angstträume, Schlaflosigkeit, Hyperventilation, Schwitzen, Tränenfluss
  - **Erregungserscheinungen:** motorische Unruhe, gesteigerte Reflexe, psychische Erregtheit, „*Wut*“-*Anfälle* (Toben, Schreien, Spucken, Beißen, Kratzen), Verwirrtheit, Halluzinationen
  - Krampfanfälle:
    - !*Hydrophobie* (Wasserscheu): heftige Krämpfe der Schlund-, Kehlkopf- und auch

Atemmuskulatur (Zyanose) beim Versuch zu trinken (oder zu essen), schon beim bloßen Anblick oder der akustischen Wahrnehmung von Trinkbarem
  - !*Speichelfluss* (hochinfektiös), durch Vermeidung schmerzhaften bzw. krampfauslösenden Schluckens
- *Krämpfe der Rumpf- und Extremitätenmuskulatur*, ausgelöst durch geringfügigste Reize wie Geräusche, Licht (Photophobie), Berührung, Luftbewegung (Aerophobie)
- hohes Fieber, bis 42 °C

- **Lähmungsstadium (stille Wut):**
  - Dauer: wenige Tage bis 2 Wochen
  - nur in manchen Fällen auftretend:
    - !in < als 20 % d.F. ohne vorangehende „wilde Wut"
    - !in den Fällen mit vorangehender „wilder Wut" zunächst kurzes, relativ beschwerdefreies Intervall
  - im Vordergrund nicht enzephalitische Symptome, sondern *sensible* und *motorische* **Lähmungserscheinungen** (Veränderungen an Nerven des Rückenmarks und peripheren Nerven), die rasch zunehmen
    - !Lähmungen, v. a. der Hirnnerven
    - !zunehmende **Benommenheit** bis zum *Koma*

Koma und Tod

- Tod tritt in der Regel im Koma ein
- bei „wilder Wut" meist nach wenigen Tagen durch **Ersticken** während eines Krampfanfalls
- bei „stiller Wut" durch **Atem- oder Herzstillstand**
- zwischen Auftreten der ersten Symptome und dem Tod liegen max. 7 Tage

Differenzialdiagnose

Tetanus, Erkrankungen mit Meningitis/Enzephalitis-Symptomen, Guillain-Barré-Syndrom.

Diagnostik

Während der Inkubationszeit ist die Infektion nicht nachweisbar. Deshalb wird das verdächtige Tier 10 Tage beobachtet bzw. gefangen und getötet. Bei verendeten Tieren wird eine histologische Untersuchung des Gehirns auf Negri-Körperchen (eosinophile Einschlusskörperchen) durchgeführt. Virusnachweis aus Speichel oder Kornealabstrich.

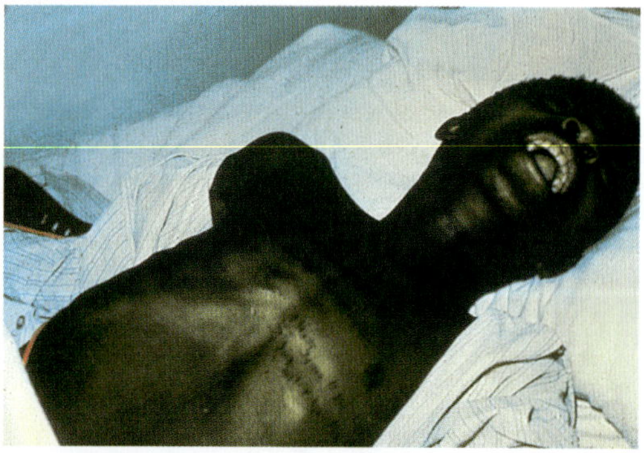

Abb. 2.46 Tollwut. Erregungs- und Krampfstadium. [M351]

- Verdacht auf das Vorliegen einer Tollwuterkrankung beim Menschen durch klinische Symptome, gründliche Anamnese
- zu Lebzeiten der Patienten: Antigen- bzw. Tollwutvirus-RNA-Nachweis in Epithelzellen der Cornea, in Nackenhautbiopsien, im Speichel oder im Liquor, Virusnachweis über Zellkultur (nicht selten negative Resultate)
- Bestätigung der klinischen Verdachtsdiagnose nach dem Tod durch Immunfluoreszenztest aus Proben von Hirngewebe

Schulmedizinische Therapie

Spezifische antivirale Therapie nicht möglich.

Prognose

Fast ausnahmslos tödlicher Verlauf (bislang überlebten nur 3 Menschen).

Immunität und Prophylaxe

- keine Immunität
- **passive** Impfung möglich
- *Simultan*impfung (Tollwut-Immunglobulin zusätzlich zur aktiven Immunisierung) als **postexpositionelle Immunprophylaxe** möglich

- Tollwut-Sanierung in Waldgebieten, Kontakt mit Waldtieren vermeiden
- postexpositionelle Maßnahmen: kontaminierte Wunden sofort ausgiebig mit Wasser und Seifenlösung reinigen, Bisswunden vorsichtig mittels Kathetern spülen
- **aktive** Impfung möglich, Totimpfstoff (Rabies-Vakzine), **präexpositionelle Immunisierung** für Tierärzte und Personen mit erhöhtem Expositionsrisiko, Schutzdauer: bis zu 5 Jahre
- Hospitalisierung und intensivmedizinische Betreuung

2.60 Toxoplasmose

DEFINITION

- Namen: Toxoplasmose (griech. toxon = Bogen; plasma = Gebilde, Gestalt; der Erreger der Toxoplasmose hat eine gebogene, sichelförmige Gestalt)
- Bei intakter Immunität meist harmlose Erkrankung, schwerwiegende Schädigungen dagegen durch **angeborene Toxoplasmose.**

Gesetz

- Erreger-Nennung in IfSG § 7
- Behandlungsverbot (IfSG § 24)
- Aktuelle Meldepflicht-Ergänzungen gemäß §15 (3) IfSG auf Länderebene beachten!

Vorkommen

- weltweit
- angeborene Toxoplasmose selten in Deutschland (➤ Tab. 4.2)

Erreger

Toxoplasma gondii (Protozoon), 3 Hauptgenotypen, in Europa und Nordamerika Genotyp II für die meisten menschlichen Infektionen verantwortlich.

Erregerreservoir

- infizierte Zwischenwirte: **Schwein,** Schaf, Rind, Hund u. a. Säugetiere, auch Vögel
- Endwirt: Katze

Ansteckung

- Tier → Mensch:
  - infektiöses Material:
    - !zystenhaltiges Fleisch bzw. Fleischprodukte: v. a. vom *Schwein, Schaf,* von der Ziege, Wild, Geflügel, roh (Hackfleisch) oder ungenügend behandelt (20-minütiges Erhitzen mit Kerntemperatur von mindestens 50 °C)
    - !mit sporulierten Oozysten kontaminierte Nahrung (selten), Erde und v. a. Kot des Endwirtes, z. B. *Katzenkot*
  - Übertragung:
    - !durch *Nahrungsaufnahme* mit Fleisch von Zwischenwirten
    - !*fäkal-oral* (v. a. durch Schmutz- und Schmierinfektion) mit kontaminierter Erde und beim Endwirt (v. a. Katze)
- Mensch → Mensch:
  - *transplazentar* (➤ angeborene Toxoplasmose)
  - Transplantation oder versehentliche Inokulation

Erkrankungsrisiko

- Die Mehrzahl aller Menschen macht im Laufe ihres Lebens eine Infektion durch; jeder zweite Über-40-Jährige hat Toxoplasma-gondii-Antikörper entwickelt. Bei Immunkompetenten bleibt die Infektion **zumeist symptomlos.**
- In Deutschland wird die durchschnittliche Durchseuchung der Bevölkerung bei ca. 50 % geschätzt. Bei Frauen im gebärfähigen Alter liegt sie jedoch wahrscheinlich meist unter 50 %. Sie nimmt mit steigendem Lebensalter zu und erreicht bei den Über-50-Jährigen nahezu 70 %.

Inkubationszeit

2–3 Wochen.

Krankheitsentstehung

- Die Toxoplasmen finden sich zunächst bevorzugt in den Zellen des **Monozyten-Makrophagen-Systems** (Lymphknoten, Milz, Leber). Später erfolgt die **Abkapselung** von Erregern in **Zysten,** bevorzugt in Skelett- und Herzmuskulatur, Gehirn, Auge (Ader- und Netzhaut), Leber und Plazenta.
- bei Immunschwäche: **Reaktivierung** = endogene Reinfektion durch Freisetzung der Erreger aus den Zysten

Krankheitsverlauf

Verlaufsformen

- isolierte Lymphknoten-Toxoplasmose (Befall des Monozyten-Makrophagen-Systems)
- generalisierte Toxoplasmose (bei endogener Reinfizierung von Erwachsenen infolge **Immunschwäche,** evtl. auch bei Erstinfizierung von Kindern/Jugendlichen)

Verlauf/Symptomatik

Isolierte Lymphknoten-Toxoplasmose

- 80–90 % bemerken die Infektion nicht; Erstinfizierung von Erwachsenen normalerweise asymptomatisch
- grippeähnliches Krankheitsbild: Fieber, Kopf-, Muskel-, Gelenkschmerzen, Abgeschlagenheit, gastrointestinale Symptome
- Lymphknotenschwellungen: lokalisiert oder generalisiert, häufig *im Hals- und Nackenbereich,* die Schwellungen können über Monate bestehen
- seltener Milz-, Leberschwellung

Generalisierte Toxoplasmose

- bei endogener Reinfizierung von Erwachsenen infolge Immunschwäche, evtl. auch bei Erstinfizierung von Kindern/Jugendlichen
- je nach Abwehrlage mehr oder weniger ausgedehnter (evtl. nur isolierter) Organbefall:
  - anfänglich häufig flüchtiges Exanthem
  - *Enzephalitis* (häufig bei Kindern, bei 30 % der Aids-Patienten), seltener Meningitis
  - Retinochorioiditis (Entzündung von Ader- und Netzhaut)
  - Myokarditis
  - Myositis (Muskelschmerzen)
  - Pneumonie (atypische)
  - Gastroenteritis
  - daneben auch Symptome durch Befall des Monozyten-Makrophagen-Systems: Lymphknotenschwellung, Milz-, Leberschwellung, Hepatitis

Differenzialdiagnose

Bei Lymphknoten-Toxoplasmose: Mononucleosis infectiosa, Lymphknotentuberkulose, Sarkoidose, maligne Lymphome, Katzenkratzkrankheit, Zytomegalie, Listeriose, Brucellose.

Diagnostik

- serologischer Antikörpernachweis: quantitative Bestimmung von IgG- und IgM-Antikörpern bei Immunkompetenten, bei Immunsupprimierten Antikörper-Suchtest, IgM-Antikörper-Test und Bestimmung der Avidität von IgA- und IgG-Antikörpern, Erregernachweis mittels PCR aus Blut, Liquor und Gewebe
- Parasiteninokulation in Mäuse bzw. Gewebekulturen, um aktive Infektion sicher festzustellen

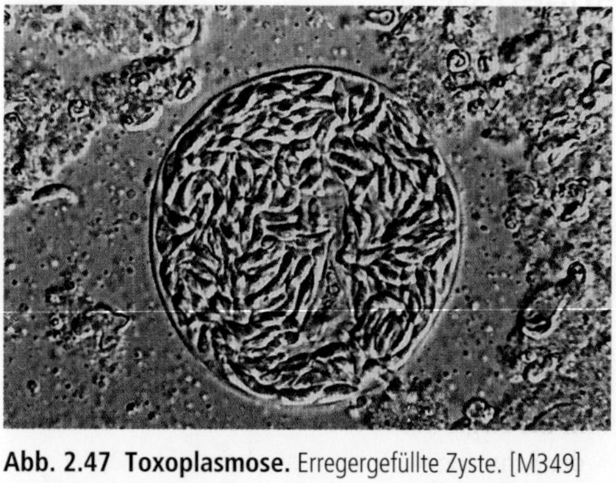

Abb. 2.47 Toxoplasmose. Erregergefüllte Zyste. [M349]

Schulmedizinische Therapie

Antibiotika bei Gefährdeten (erstinfizierte Schwangere, Immunsupprimierte): Spiramycin, Pyrimethamin, Sulfadiazin, Clindamycin (bei der Retinochorioiditis) und ggf. Atovaquone (bei zerebraler Toxoplasmose des Immunsupprimierten).

Prognose

Die Lymphknotentoxoplasmose heilt bei Immunkompetenten meist spontan ohne Therapie aus. Schwere Folgen entwickeln sich jedoch bei Erstinfektion von Schwangeren.

Immunität und Prophylaxe

- Immunität normalerweise lebenslang
- keine Impfung verfügbar
- Schwangere sollten kein rohes oder halbgares Fleisch essen und Katzenkontakt, v. a. aber das Reinigen von Katzentoiletten meiden. Screeninguntersuchung von Schwangeren
- rohes Gemüse und Früchte vor dem Verzehr gründlich waschen
- Waschen der Hände nach dem Zubereiten von rohem Fleisch, nach Garten-, Feld- oder anderen Erdarbeiten und nach dem Besuch von Sandspielplätzen

2.61 Toxoplasmose, angeborene

Gesetz

- Nennung im § 7 IfSG (konnatale Infektion)
- Behandlungsverbot (IfSG § 24)

Ansteckung

- in der Regel nur, wenn sich die Mutter während der Schwangerschaft **erstmals** infiziert, die Mutter also noch keine Immunität gegen den Erreger besitzt
- meist erst nach Abschluss der Plazentaentwicklung, d. h. im **2. und 3. Trimenon**

Erkrankungsrisiko

Das Erkrankungsrisiko ist abhängig vom Schwangerschaftsstadium: Je weniger fortgeschritten die Schwangerschaft, umso geringer ist zwar die Wahrscheinlichkeit einer diaplazentaren Übertragung, umso größer ist dafür die Wahrscheinlichkeit einer Erkrankung/Schädigung des Neugeborenen. Von 100 vorgeburtlich Infizierten wurden infiziert im:

- 1.Trimenon: 15 %; Symptome zeigten 15 %
- 2.Trimenon: 45 %; Symptome zeigten 8 %
- 3.Trimenon: 65–70 %; Symptome zeigten 2 %

Die **meisten infizierten Neugeborenen** sind also **symptomfrei.**

Krankheitsverlauf

Verlaufsformen

- Fruchttod
- Neugeborenentoxoplasmose
- nachgeburtlich auftretende Infektionsfolgen

Verlauf/Symptomatik

Fruchttod

In erster Linie bei früher intrauteriner Infektion (im ersten ⅓ der Schwangerschaft).

Neugeborenentoxoplasmose

- häufig Frühgeburt und Untergewicht
- bei intrauteriner Infektion im 2. oder 3. Trimenon:
  - Generalisations- und Organstadium laufen intrauterin ab, das Kind kommt mit Folgeschäden des Organstadiums zur Welt (häufigster Fall)
  - **heute:** Mehrzahl der pränatal infizierten Kinder in Deutschland klinisch asymptomatisch, bei den klinisch apparenten Infektionen dominiert die Retinochorioiditis: manifestiert sich bei den postnatal unauffälligen Kindern auch erst nach Monaten oder Jahren

  - **klassische Trias** = **veraltete Auffassung** = nur ca. 1 % d.F. hat alle 3 Symptome gleichzeitig: *Retinochorioiditis, Hydrozephalus,* intrakranielle Verkalkungen; auch Mikrozephalie („Kleinköpfigkeit"), Mikrophthalmie („Kleinäugigkeit")
- bei späterer intrauteriner Infektion (2. Trimenon):
  - Generalisationsstadium läuft intrauterin ab
  - Kind kommt im Organstadium zur Welt *(selten)*
  - Symptomatik: *Enzephalitis*
- bei später intrauteriner Infektion (3. Trimenon):
  - Kind kommt im Generalisationsstadium zur Welt *(selten)*
  - dabei eher *Befall von inneren Organen:* Myokarditis (Zyanose), Pneumonie (Dyspnoe), Hepatitis, Milzschwellung, Hautblutungen (durch Thrombozytopenie), gastrointestinale Symptome

Nachgeburtlich auftretende Infektionsfolgen
- durch Infektion vor der Geburt:
  - mit vorgeburtlicher *Organschädigung (frühe Infektion),* die sich erst nachgeburtlich bemerkbar macht, v. a. Hirnschäden
  - mit Organbefall (späte Infektion), der zunächst noch *asymptomatisch* bleibt
- durch Infektion **während der Geburt:** 1–2 Wochen nach Geburt kommt es zu Symptomen wie bei später intrauteriner Infektion oder häufig auch zu einer isolierten Meningitis/Enzephalitis
- Symptome/Schäden:
  - Auftreten nach Wochen, Monaten, evtl. Jahren
  - an den *Augen:* Retinochorioiditis, Nystagmus, Schielen und andere Sehstörungen
  - infolge Hirn(-haut-)befall:
    - !Hydrozephalus
    - !neurologische und psychische Symptome: Krampfneigung (epileptische Anfälle), spastische Lähmungen, Entwicklungsmängel (statomotorische, psychomotorische, geistige), Verhaltensstörungen (z. B. Autismus), Sprachstörungen

Diagnostik

- bei Schwangeren: IgG- und IgM-Antikörperbefund
- bei Neugeborenen: Antikörpernachweis der IgM- bzw. IgA-Klasse im Blut des Neugeborenen, IgG-Nachweis mittels vergleichendem Immunoblot von mütterlichem und kindlichen Serum, Erregernachweis mittels PCR aus EDTA-Blut, Liquor oder Geburtsmaterial (Plazenta, Eihaut, Nabelschnur)
- pränataler Erregernachweis mittels PCR aus Fruchtwasser oder Nabelschnurblut, Amniozentese

Therapie

- für Schwangere: Spiramycin bis zur 16. Schwangerschaftswoche empfohlen, danach Kombination aus Pyrimethamin und Sulfadiazin plus Folinsäure
- für Neugeborene: Kombination Pyrimethamin, Sulfadiazin und Folinsäure

2.62 Trichinose

DEFINITION
- Namen: Trichinose, Trichinellose, Trichiniasis
- Wurmerkrankung mit Befall des Dünndarms und der Muskulatur

Gesetz

- Erreger-Nennung in IfSG § 7
- Behandlungsverbot (IfSG § 24)
- Meldepflicht gemäß § 15 (3) IfSG in Sachsen bei Erkrankung und Tod.

Vorkommen

- weltweit verbreitete Säugetier-Zoonose
- Erkrankungen des Menschen v. a. außerhalb Europas: Nord- und Mittelamerika, Argentinien, Ostafrika und Südostasien
- selten in Deutschland (➤ Tab. 4.2)

Erreger

Fadenwurm:
- Trichinella spiralis
- selten andere Trichinella-Arten: Trichinella nelsoni, Trichinella nativa, Trichinella britovi und Trichinella pseudospiralis

Erregerreservoir

- alle Arten von Säugetieren können befallen sein
- größte Rolle spielen in Europa das **Hausschwein** (nicht mehr in Deutschland) und Wildschwein, aber auch Ratte, Hund, Katze, Pferd und Wild (z. B. Fuchs)
- in anderen Regionen: Bären und Robben

Ansteckung

- durch Verzehr von rohem oder ungenügend erhitztem infizierten **Fleisch**
- keine Ansteckung Mensch → Mensch

Erkrankungsrisiko

- in Deutschland durch amtliche Trichinenschau äußerst gering
- v. a. durch Verzehr von Fleisch im Ausland oder durch importiertes Fleisch

Inkubationszeit

5–14 Tage, in Einzelfällen bis zu 45 Tagen.
- bei **hoher Infektionsdosis:** wenige Tage; die Phase der Darmtrichinose verläuft symptomatisch
- bei **niedriger Infektionsdosis:** ≥2 Wochen; die Phase der Darmtrichinose verläuft symptomlos

Krankheitsentstehung

Freisetzung der eingekapselten Larven durch Andauung v. a. im Magen → Einwanderung in Dünndarmschleimhaut innerhalb von 12 Stunden, **Entzündung** derselben → Heranwachsen und Geschlechtsreife innerhalb von 2 Tagen → Kopulation im Darmlumen → Männchen sterben ab, Weibchen kehren in Dünndarmschleimhaut zurück → Absetzen von Larven nach 4–7 Tagen über die Dauer von 2–4 Wochen (bis zu ca. 3 Monaten), akute Diarrhoe → lymphogene/hämatogene Verbreitung → Befall vorzugsweise von gut durchbluteter/sauerstoffreicher **Muskulatur** (Weg von Darm zur Muskulatur in 2–3 Tagen), dort **Einkapselung.**

Krankheitsverlauf

Verlaufsübersicht bei durchgehender Erkrankung
- intestinale (enterale) Phase (Darmtrichinose)
- extraintestinale Phase (Muskeltrichinose)
- späte (parenterale) Phase möglich

Verlauf/Symptomatik
Intestinale Phase (Darmtrichinose)
- die Zeit des 2-maligen Eindringens der Trichinen in die Dünndarmschleimhaut (➤ Krankheitsentstehung)
- Verlauf:
  - bei niedriger Infektionsdosis: *asymptomatisch*
  - bei hoher Infektionsdosis nach 2–7 Tagen: *Übelkeit, Erbrechen, kolikartige Bauchschmerzen, Durchfall,* Abgeschlagenheit, Schlaflosigkeit

Extraintestinale Phase (Muskeltrichinose)
- Beginn der Symptomatik: frühestens 2 Wochen nach Infektion, abhängig von Infektionsdosis
- Symptome durch **Befall** der **Muskulatur:**
  - rheumaartige *Muskelschmerzen* (länger andauernd)
  - *Muskelschwäche/Muskelsteife/Muskellähmungen;* vorzugsweise betroffen sind dauernd bewegte und deshalb gut mit Sauerstoff versorgte Muskeln:
    - !Arm- und Beinmuskulatur: Schmerzen, Muskelschwäche
    - !Kaumuskulatur: Kiefersperre (Trismus) bei Muskelsteife
    - !Zunge: Schluckbeschwerden
    - !Kehlkopfmuskulatur: Heiserkeit

- !schmerzhafte Bewegungsstörungen der Augenmuskulatur: „starrer Blick", Doppeltsehen
- !Zwerchfell und Zwischenrippenmuskeln: Atembeschwerden

- **Allergie- bzw. Intoxikationssymptome:**
  - evtl. Herz-Kreislauf-, Nebennierenversagen
  - *Ödeme:*
    - !besonders im Gesicht und an den Lidern
    - !in den befallenen Muskeln: Muskelschwellung
    - !an Hand- und Fußrücken
  - Exanthem, urtikariell oder makulopapulös, mit Juckreiz
  - Petechien (punktförmige Hautblutungen, auch unter den Nägeln)
  - Fieber (hoch, intermittierend)
  - Eosinophilie

Späte Phase
Eine mögliche späte Phase (parenterale Phase) ist durch fokale neurologische Symptome gekennzeichnet, die durch im ZNS enkapsulierte Larven hervorgerufen werden.

Komplikationen

- Ateminsuffizienz durch Befall der Atemmuskulatur
- Bronchitis, Pneumonie infolge mangelnder Belüftung der Bronchien und Alveolen
- Myokarditis
- Thrombosen, Blutungen (z. B. Netzhautblutung)
- Meningitis/Enzephalitis
- Nebenniereninsuffizienz
- psychotische Zustände, Koma und Krampfanfälle
- Sepsis

Differenzialdiagnose

- Durchfallerkrankungen
- bei Befall der Kaumuskulatur und Zunge (und ohne vorangehende Darmtrichinose): Tetanus, leichte Verlaufsform
- Muskelentzündungen anderer Ursache

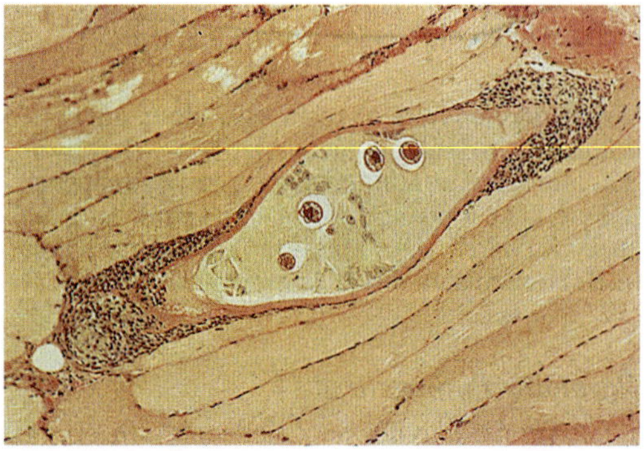

Abb. 2.48 Trichinose. Wurmlarve in einer als Kapsel ausgebildeten Muskelfaser. [M349]

Diagnostik

Anamnese, Erregernachweis mittels PCR, Antikörpernachweis mittels ELISA oder Immunoblot, mikroskopische Untersuchung von Muskelgewebe aus Biopsie, Esosinophilie.

Schulmedizinische Therapie

Mebendazol/Albendazol (Anthelminthika), Entzündungshemmer (Glukokortikoide), Analgetika.

Prognose

- unter Behandlung gute Prognose
- manche Patienten längere Zeit mit „rheumatischen" Beschwerden

Immunität und Prophylaxe

- Immunität wird nicht entwickelt
- keine Impfung verfügbar
- gesetzliche Fleischbeschau
- ausreichendes Erhitzen des Fleisches (mindestens 65 °C) oder Tiefgefrieren (über 20 Tage bei −15 °C oder über 10 Tage bei −23 °C bei einer Schichtdicke bis zu 15 cm)

2.63 Tuberkulose

DEFINITION

- Namen: Tuberkulose (lat. tuberculum = kleine Geschwulst), Tb(c), Tbk, Morbus Koch, „Schwindsucht", „Weiße Pest"
- meist mit Befall der Lunge, aber auch anderer Organe (Haut, ZNS, Knochen)
- offene (ansteckungsfähige) Lungentuberkulose: wenn Erregerherd Anschluss an die Luftwege (Bronchialbaum) hat

Gesetz

- **Meldepflicht** bei **Erkrankung** und **Tod** einer behandlungsbedürftigen Tuberkulose, auch ohne Vorliegen eines bakteriellen Nachweises (IfSG §§ 6, 8)
- Erreger-Nennung in IfSG § 7
- Behandlungsverbot (IfSG § 24)
- Vorschriften für Gemeinschaftseinrichtungen bei ansteckungsfähiger Lungen-Tbc (IfSG § 34)

Vorkommen

- weltweit, v. a. in Entwicklungsländern (dort 95 % aller Tuberkulosen, 80 % aller Neuerkrankungen in Afrika, Südostasien, westlichen Pazifikregionen)
- neben HIV/Aids und Malaria weltweit häufigste schwere chronische Infektionskrankheit
- auf Europa entfallen ca. 5 % aller weltweit auftretenden Tuberkulose-Neuerkrankungen
- meist nach infektiöser Gastroenteritis und Hepatitis die **dritthäufigste** meldepflichtige Infektionskrankheit in Deutschland (➤ Tab. 4.2)

Erreger

Bakterien (grampositive, „säurefeste" Stäbchen), *Mycobacterium-tuberculosis*-Komplex:

- Mycobacterium tuberculosis
- Mycobacterium africanum
- Mycobacterium bovis
- Mycobacterium microti
- Mycobacterium canetti
- Mycobacterium pinepedii

Erregerreservoir

- nur **Mensch:** Mycobacterium tuberculosis und Mycobacterium africanum
- Mensch und Rind, manche Wildtiere: Mycobacterium bovis (Rindertuberkulose bei uns ausgerottet)

Ansteckung

- Mensch → Mensch:
  - **infektiöses Material** (bei offener Lungentuberkulose): Aerosol bei Husten, Niesen, Lachen, lautes Singen, Sputum (Bronchialschleim); bei Kelhlkopftuberkulose (extrapulmonale Tuberkulose) Fisteln mit Außenkontakt
  - **Eintrittspforte:** fast immer die *Lunge*
    - !meist Tröpfcheninfektion, auch Staubinhalation (Kontaminierung durch Spucken auf den Boden)
    - !sehr selten: Hautverletzungen, Tonsillen und Dünndarm bei oraler Aufnahme von Keimen; dabei Entwicklung einer entsprechenden Organ-Tbc (z. B. Verschlucken von infektiösem Sputum → Darm-Tbc)
- Rind → Mensch:
  - **infektiöses Material:** Milch, Milchprodukte (unpasteurisiert), Stallstaub (selten); in Mitteleuropa nicht von Bedeutung, da Rinderbestand weitgehend tuberkulosefrei
  - **Eintrittspforten:** Tonsillen, Dünndarm, Lunge

Erkrankungsrisiko

- etwa ⅓ der Weltbevölkerung mit Tuberkulose-Erregern infiziert, ca. 5–10 % der infizierten Erwachsenen entwickeln im Laufe ihres Lebens eine behandlungsbedürftige Tuberkulose
- erhöht bei folgenden **Altersklassen:** Säuglingsalter, Pubertät, im Alter

- erhöht bei abwehrschwächenden Krankheiten/Zuständen z. B.:
  - Lungenerkrankungen (z. B. Silikose)
  - Masern, grippale Infekte, Keuchhusten
  - Aids (deutlich höheres Erkrankungsrisiko: 20–40 %)
  - medikamentöse Immunsuppression (z. B. Glukokortikoide)
  - Diabetes mellitus
  - Lebererkrankungen
  - Mangelernährung, Alkohol
- erkrankte Kinder meist nicht infektiös
- Risikofaktoren: Obdachlosigkeit, Drogenabhängigkeit, Armut
- **Ansteckungszeitraum:** bei offener Tuberkulose solange Stäbchen mikroskopisch nachweisbar, bei Behandlung Patienten innerhalb von 2–3 Wochen nicht mehr infektiös

Inkubationszeit

6–8 Wochen (zwischen Infektion und positiver Tuberkulin-Hautreaktion, ➤ unten).

Krankheitsverlauf

Verlaufsübersicht bei durchgehender Erkrankung (Lungentuberkulose, ➤ Abb. 2.49)

- primäre Tuberkulose
- subprimäre Tuberkulose
- Latenzphase
- postprimäre Tuberkulose (Organtuberkulose, Miliartuberkulose)

Verlauf/Symptomatik

Primäre Tuberkulose

- Entwicklung von **Primärkomplexen:** es kommt zur *granulomatösen* Entzündung (➤ Kap. 1.5.1) der Trias:
  - Eintrittspforte: es entsteht meist pleuranah gelegen, der sog. *Primärherd* oder *Primäraffekt*
  - abführende *Lymphgefäße*
  - regionale Lymphknoten
- **hämatogene Streuung** *(stille Generalisation)*: infolge Durchbrechung der Lymphknotenschranke mit Setzung von Kleinstherden („minimal lesions"), die symptomlos bleiben, aber bei späterer Resistenzminderung Ausgangspunkt einer postprimären Organtuberkulose werden können

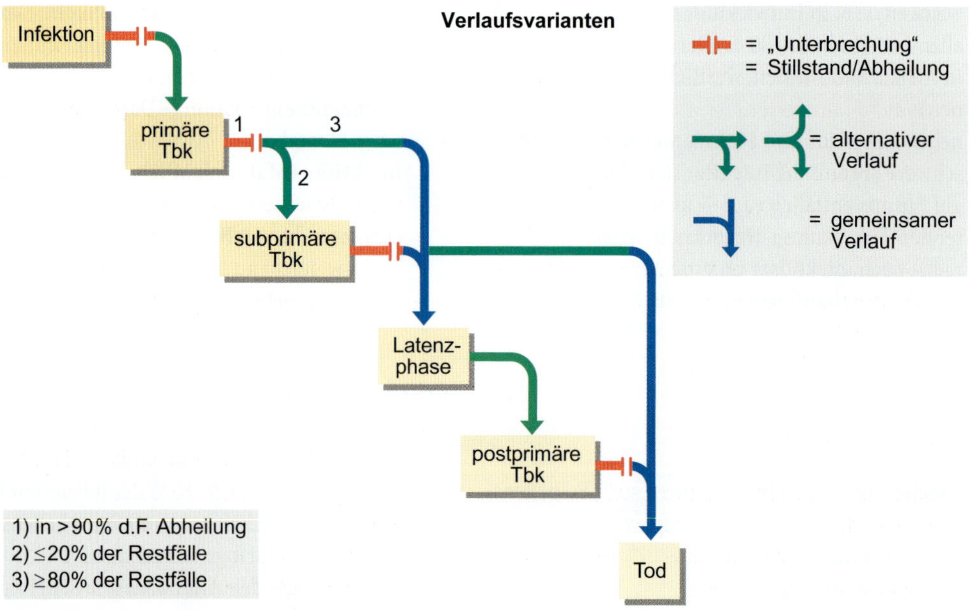

Abb. 2.49 Verlaufsvarianten bei **Lungentuberkulose.** [L106]

- meist **symptomarmer bis symptomloser Verlauf** (v. a. bei Kindern), mögliche Symptome:
  - *Appetitlosigkeit, Gewichtsabnahme*
  - *subfebrile Temperaturen, Schwitzneigung (nachts)*
  - *Husten* (selten blutiger Auswurf), *Brustschmerzen oder -stiche* (durch pleuranahe Herde), *Atemnot*
  - Müdigkeit, Konzentrationsstörungen
  - Erythema nodosum (nicht beweisend für Tbc)
  - BKS-Erhöhung
- in über **90 % d. F.** spurlose **Abheilung** bzw. dauerhafte bindegewebige *Einkapselung* der Erreger, die häufig im Laufe der Zeit *verkalkt*

Subprimäre Tuberkulose

- max. 20 % der klinischen Tuberkulosefälle entwickeln sich unmittelbar im Anschluss an die Erstinfektion
- Erreger können nicht genügend abgetötet bzw. die Herde nicht genügend abgekapselt werden, sie breiten sich aus (Entwicklung verschiedener Krankheitsbilder)
  - bei **lokaler** Ausbreitung:
    - !*Pleuritis exsudativa* (durch pleuranahe Herde), häufigste Form der subprimären Tuberkulose (< 30. Lebensjahr häufigste Pleuritisursache), gelegentlich auch hämatogen verursacht
    - !weitere Bildung von *Lungenherden,* dabei häufig Entwicklung einer *kavernösen* Tuberkulose: Durch Freisetzung von Wirkstoffen der granulombildenden Zellen (z. B. des Tumornekrosefaktors) kommt es zu Gewebszerfall. Das abgestorbene, hochgradig erregerhaltige Zellmaterial bildet eine feinkrümelige *käsige* Masse (Verkäsung). Bei bronchialer Ableitung und Auswurf derselben als *infektiöses Sputum* entstehen Hohlräume, die sog. *Kavernen.* Betrifft der Gewebszerfall auch ein Gefäß, wird das Sputum *blutig.*
  - bei **bronchogener** Ausbreitung (meist infolge eines Kavernendurchbruchs in benachbarte Bronchiolen):
    - !weitere Bildung von Lungenherden, kavernöse Tbc
    - !*Bronchustuberkulose, Kehlkopftuberkulose*
    - !Darmtuberkulose (durch verschlucktes Sputum)
  - bei **lymphogener** Ausbreitung:
    - !Hiluslymphknotentuberkulose (fast nur bei Kindern)
  - bei **hämatogener** Ausbreitung:
    - !*Organtuberkulose* (➤ unten): bei relativ guter Abwehrlage (eher bei Erwachsenen); am häufigsten Lungentuberkulose
    - !*Miliartuberkulose* (➤ unten): bei schlechter Abwehrlage (eher bei Kindern); häufig mit tuberkulöser *Meningitis*

Latenzphase

- in ca. 50 % d.F. kürzer als 2 Jahre
- beim Rest länger dauernd (evtl. sogar Jahrzehnte)

Postprimäre Tuberkulose

- mehr als **80** % der klinischen Tuberkulosefälle
- Entstehung: **Reaktivierung** (infolge Resistenzminderung) alter „abgeheilter" Primärherde oder inaktiv gebliebener Herde, die durch **Frühgeneralisation** (Generalisation in der primären, selten in der subprimären Phase) entstanden sind. Ist diese Reaktivierung durch erneute Infektion von außen veranlasst, was selten der Fall ist, spricht man von exogener **Reinfektion;** meist erfolgt die Reaktivierung aber ohne von außen kommende Erreger, man spricht dann von **endogener Reinfektion.**
- zumeist entwickelt sich eine Organtuberkulose, evtl. – bei sog. *Spätgeneralisation* – eine *Miliartuberkulose*
- Organtuberkulose
  - **Lunge** (in ca. 80 % d.F.):
    - !häufig (zunächst) in den Lungenspitzen, infolge Setzung sog. *Simon-Spitzenherde* im Verlauf einer Frühgeneralisation
    - !häufig Entwicklung einer *kavernösen* Tuberkulose (➤ oben)
  - Urogenitaltrakt (in ca. 20 % d.F.): Nephritis, Zystitis, Hämaturie, Leukozyturie ohne Nitrit (sog. sterile Leukozyturie)
  - **übrige Organe** (in ca. 10 % d.F.):
    - !Lymphknoten: Schwellung tastbar, z. B. bei Befall der Halslymphknoten
    - !Milz, Leber, Darm: massiver Funktionsausfall des Organs möglich, Darmblutungen

- !seröse Häute (Pleura, Perikard, Peritoneum): Entzündungen, Schmerzen
- !Knochen, Wirbelkörper, Gelenke: Entzündungen, Schmerzen, Fistelbildung, Abszesse
- !Haut: viele verschiedene Hautveränderungen, z. B. *Skrofuloderm* (blaurote, subkutane Knoten) oder *Lupus vulgaris* (bräunlich-rote Granulomknötchen mit Neigung zu geschwürigem Zerfall)
- !Augen (Chorioideatuberkel)
- !Hirnhäute (Meningitis tuberculosa: heute selten in Deutschland), Hirn (Meningismuszeichen, Befall der Hirnnerven)
- !Nebennieren (Bild des M. Addison)

Miliartuberkulose

- in den befallenen Organen kommt es zur Ausbildung dicht beieinander liegender hirsekornartiger Herde (lat. miliaris = hirsekornartig)
- in ca. 80 % d.F. **subprimär** auftretend
- verschiedene Formen:
  - !pulmonale Miliartuberkulose
  - !typhoide Miliartuberkulose: v. a. Milz und Leber befallen, typhusähnliche Symptomatik, sogar gelegentlich Roseolen
  - !meningitische Miliartuberkulose: meist schleichender Beginn, v. a. bei Kindern
  - !bei allen Formen hohes Fieber

Tuberkulom

Eine gute Abwehrlage kann (bei primärer, subprimärer und postprimärer Lungen-Tbc) zum Tuberkulom (➤ Kap. 1.5.1) führen: einem Rundherd mit erregerhaltigem, später verkäsenden Zentrum und umgebendem Bindegewebe; es bestehen dann keine Symptome und keine Ansteckungsgefahr.

Differenzialdiagnose

- Imitation von Lungen-Tbc, aber auch anderer Organ-Tbc, durch sog. **atypische Mykobakterien** (d. h. nicht identisch mit Tuberkulose- und Lepra-Erreger)
- Pneumonomykosen:
  - wichtige Erreger: Candida-Arten, Aspergillus-Arten, Cryptococcus neoformans
  - können ebenfalls eine Tbc imitieren, besonders bei extrapulmonalen Manifestationen (Erythema nodosum, Meningitis)

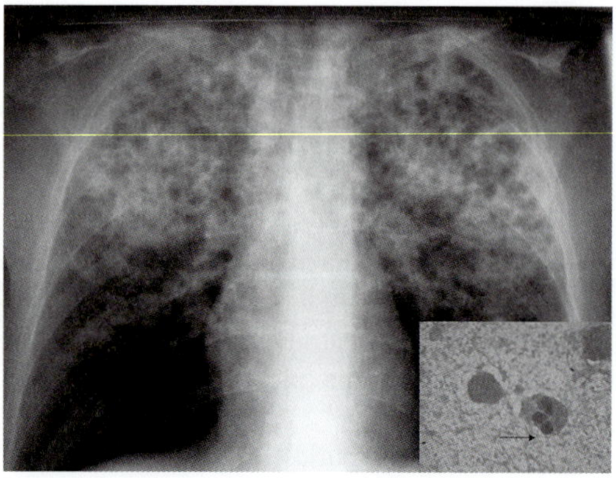

Abb. 2.50 Tuberkulose. Röntgenbild bei nekrotisierender kavernöser Lungentuberkulose mit miliarer Aussaat. [R233]

- bei subprimärer Tuberkulose:
  - mit Pleuritis exsudativa: Pleuritis exsudativa anderer Ursache
  - als Hiluslymphknoten-Tbc: Sarkoidose
- bei akuter Lungentuberkulose: v. a. eitrige Pneumonien (mit Abszess- und Kavernenbildung)
- bei Organtuberkulosen: Tbc kann prinzipiell jedes Organ befallen und damit Fehldiagnosen (z. B. Karzinomverdacht) provozieren

Diagnostik

- Anamnese, klinische Symptome, Röntgenthorax, Erregernachweis aus Sputum, Bronchial- oder Trachealsekret, aber auch aus Magensaft, Urin, Pleuraexsudat, Liquor, anderen Punktions- bzw. Biopsieproben
- mikroskopischer Nachweis: nach Anreicherung der Erreger lichtmikroskopisch: z. B. Ziehl-Neelsen-Färbung oder fluoreszenzmikroskopisch: z. B. Auramin-Färbung
- Nachweis von ESAT-6-Antigen-spezischen Zellen, evtl. histologischer Nachweis tuberkulärer Granulome
- Tuberkulin-Hauttest (THT) mittels Mendel-Mantoux-Methode = Nachweis einer Infizierung durch allergische Reaktion (Typ IV) nach epi- oder intrakutaner Verabreichung von Tuberkulin (gelöste Toxine und Zerfallsstoffe des Tuberkulose-Erregers)
- Interferon-Gamma-Release Assay (IGRA): bei Kontakt des Immunsystem mit Tuberkulosebakterien setzen T-Lymphozyten nach Zugabe My-

cobacterium-tuberculosis-spezifischer Antigene Interferon-Gamma frei

Schulmedizinische Therapie

Kombination verschiedener Antituberkulotika: Isoniazid, Rifampicin, Ethambutol, Pyrazinamid und Streptomycin, alternativ bei Resistenzen oder Unverträglichkeiten andere Medikamente.

Prognose

- je nach Abwehrlage, bei Behandlung gut
- Folgeerkrankungen bei uns sehr selten

Immunität und Prophylaxe

- Immunität wird teilweise entwickelt
- **aktive** Impfung (BCG-Impfung) möglich, von der STIKO jedoch nicht mehr empfohlen (Nebenwirkungen, zu geringe Wirksamkeit und geringes Erkrankungsrisiko)
- Isolierung von Patienten mit ansteckungsfähiger Tbc, Hygienemaßnahmen, bei Gefährdeten Chemoprophylaxe
- Röntgenreihenuntersuchung sind laut RKI bei derzeitiger Inzidenz nicht mehr vertretbar

2.64 Tularämie

DEFINITION

- Namen: Tularämie, Hasenpest, Nagerpest, Lemmingfieber, Deerfly fever (Tulare County = Landstrich in Kalifornien; engl. deerfly = Bremse)
- Zooanthroponose. Zumeist Lokalinfektion an der Eintrittspforte (Haut, Auge, Mund-Rachen-Raum), aber auch Befall innerer Organe möglich (Darm, Lunge)

Gesetz

- Erreger-Nennung in IfSG § 7
- Behandlungsverbot (IfSG § 24)
- Meldepflicht gemäß § 15 (3) IfSG in Sachsen bei Erkrankung und Tod.

Vorkommen

- weltweit außer Australien, v. a. in steppenartigen Gebieten der nördlichen Hemisphäre
- Endemiegebiete: USA, Mexiko, Kanada, Japan, China; in Europa: Skandinavien, Tschechien, Slowakei, Russland, Spanien, Österreich, Schweiz, in Deutschland: Nordseeküste, Mecklenburg, Mainfranken, jedoch hier sehr selten (➤ Tab. 4.2)

Erreger

Francisella tularensis (gramnegatives Bakterium): Biovar tularensis (Typ A), Biovar palaearctica (Typ B).

Erregerreservoir

- v. a. **Nagetiere,** z. B. *Kaninchen, Hase,* Biber, Ratte, Maus, Lemming
- aber auch Schaf, Rind, Katze, Vögel, Fische
- Umwelt: Wasser, Erde (Staub)

Ansteckung

- **infektiöses Material:** nicht ausreichend erhitztes, kontaminiertes Fleisch, v. a. Hase (Erreger kann in gefrorenem Hasenfleisch bis zu 3 Jahre überleben); Erdreich und Wasser
- **Eintrittspforten:** *Hautverletzungen,* Augenbindehaut, Schleimhäute der Atemwege, Speiseweg
- Übertragung:
  - *kutan* (weitaus am häufigsten):
    - !direkte Kontaktinfektion, z. B. durch Verletzen beim Abhäuten, durch Biss, Berühren, Lecken (die kranken Tiere erscheinen zutraulich)
    - !durch Vektoren: Zecken, Stechfliegen (Bremsen), auch Flöhe, Läuse, Milben
  - konjunktival: Selbstinokulation mit kontaminierter Hand, Staub
  - aerogen: Inhalation von erregerhaltigem Staub

- oral: Verzehr von infiziertem (ungenügend erhitztem) Fleisch, Trinken von kontaminiertem Wasser
- keine Übertragung Mensch → Mensch

Inkubationszeit

Gewöhnlich 3–5 Tage (1–21 Tage).

Krankheitsverlauf

Verlaufsformen

- äußere Tularämie:
  - ulzeroglanduläre Form
  - okuloglanduläre Form
  - oropharyngeale Form
  - rein glanduläre Form
- innere Tularämie:
  - intestinale (enterale) Form
  - pulmonale Form
- generalisierte (typhöse) Form (Sepsis):
  - selten primär (ohne vorausgehende Lokalsymptome)
  - meist sekundär

Verlauf/Symptomatik

Äußere Tularämie

- **ulzeroglanduläre Form:**
  - weitaus am *häufigsten* (in 75–85 % d.F.)
  - zumeist die *Hände* betroffen
  - an Eintrittsstelle: Papel → Pustel → *Ulkus*
  - Fieber, Kopf- und Gliederschmerzen
  - *Anschwellung der regionalen Lymphknoten* (zumeist axillär, bis zu Hühnereigröße) später evtl. eitrige Einschmelzung
- **oropharyngeale Form:**
  - selten, durch Infektion über den Verdauungstrakt
  - Beläge, Aphthen, Ulzerationen (Mundhöhle, Tonsillen, Rachen)
  - Anschwellung der regionalen Lymphknoten
- **okuloglanduläre Form:**
  - selten (in 1–3 % d.F.)
  - Konjunktivitis, Lidödem, Papeln, Pusteln, Ulzerationen am Lid
  - Anschwellung der regionalen Lymphknoten (präaurikulär, submandibulär)
- **rein glanduläre Form:** an der Eintrittspforte zeigen sich keine Symptome, nur die regionalen Lymphknoten sind betroffen

Innere Tularämie

- **intestinale (enterale) Form:**
  - selten, entsteht primär oder sekundär (hämatogen)
  - Pharyngitis
  - Erbrechen, Durchfälle, Verstopfung, abdominelle Schmerzen
  - Anschwellung der mesenterialen Lymphknoten, Milzschwellung
- **pulmonale Form:**
  - am zweithäufigsten auftretende Form
  - entsteht meist sekundär (hämatogen), selten primär (Inhalation)
  - Anschwellung der Hiluslymphknoten
  - Husten, Sputum: schleimig bis eitrig, evtl. blutig (Pleuritis), Atemnot, Schmerzen im Brustkorb
  - Pneumonie (mit Abszess- und Kavernenbildung)

Generalisierte Form (Sepsis)

- in 10 % d.F., meist mit vorangehenden lokalen Symptomen
- entsteht v. a. durch Laborinfektion, Kontakt mit Schlachtblut
- Fieber, Kopfschmerzen, Schweißausbrüche
- sehr oft Lungen befallen: Lungenabzess, Mediastinitis
- häufig Meningitis/Enzephalitis
- Perikarditis
- Osteomyelitis
- Granulombildung in befallenen Organen

Komplikationen

- häufig Rückfälle, chronischer Verlauf
- Sepsis

Differenzialdiagnose

- bei oropharyngeale Form: Diphtherie, Plaut-Vincent-Angina, Angina specifica bei Syphilis

- bei rein glandulärer Form: Mononucleosis infectiosa, Toxoplasmose, Brucellose, Katzenkratzkrankheit, Pest
- bei pulmonaler Form: eitrige Pneumonie anderer Ursache, akute Lungentuberkulose
- bei intestinaler (enteraler) Form: Typhus, Brucellose

Diagnostik

Erregernachweis aus peripherem Blut, Abstrich, Biopsie (schwierig), Antikörpernachweis ab der 2. Krankheitswoche.

Schulmedizinische Therapie

Antibiotika: Streptomycin, Gentamicin, Doxycyclin, Ciprofloxacin.

Prognose

- Letalität bei unbehandelter pulmonaler Tularämie und generalisierter Tularämie: ca. 30–60 % d.F.
- Letalität bei unbehandelter ulzeroglandulärer Form: ca. 5 % d.F.

Immunität und Prophylaxe

- Immunität lang andauernd
- **aktive** Impfung in Deutschland nicht verfügbar
- Expositionsprophylaxe beim Umgang mit Tieren, Zeckenprophylaxe, Tragen von Handschuhen beim Umgang mit krankem Wild

2.65 Typhus, Paratyphus

DEFINITION

- Namen: Typhus (abdominalis)/Paratyphus (griech. typhos = Dunst, Nebel; para = neben; lat. abdomen = Bauch), Bauchtyphus, engl. Typhoid fever
- Allgemeininfektion (➤ Kap. 1.2.1): neben der Symptomatik des Darmbefalls und Fiebers häufig z. B. Bronchitis und Pneumonie
- Unterschied zwischen Typhus und Paratyphus: v. a. der Erreger

Gesetz

- Meldepflicht bei Verdacht, Erkrankung und Tod (IfSG §§ 6, 8)
- Erreger-Nennung in IfSG § 7
- Behandlungsverbot (IfSG § 24)
- Vorschriften für Gemeinschaftseinrichtungen, u. U. auch für Ausscheider (IfSG § 34)
- Tätigkeits- und Beschäftigungsverbote (IfSG § 42)

Vorkommen

- beide Erreger weltweit verbreitet
- v. a. in Entwicklungsländern endemisch: in Mittel- und Südamerika (westliche Pazifikküste), Afrika (Subsahara-Region), Südostasien; Risikogebiete: Mittel- und Südamerika (restlicher Kontinent), Nordafrika, Mittlerer und Naher Osten, China
- selten in Industrieländern, selten in Deutschland (➤ Tab. 4.2)

Erreger

Bakterien (gramnegativ), Serotypen der **Salmonella enterica**:

- Salmonella typhi
- Salmonella paratyphi

Erregerreservoir

- Mensch
- bei Salmonella paratyphi B selten auch Haustiere

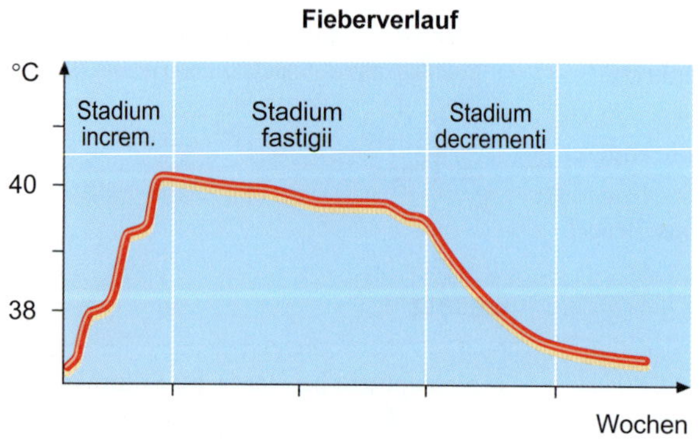

Abb. 2.51 Fieberverlauf bei **Typhus.** [L106]

Ansteckung

- **infektiöses Material:** Wasser, Lebensmittel, die mit *Stuhl* und *Urin* von Erkrankten und Ausscheidern kontaminiert sind
- Übertragung:
  - *fäkal-oral*
  - *Fliegen* (passive Übertragung)
- **Ansteckungszeitraum:** durch Keimausscheidung im Stuhl ab ungefähr 1 Woche nach Erkrankungsbeginn, kann über Wochen nach dem Abklingen der Symptome anhalten, in 2–5 % d.F. lebenslange, symptomlose Erregerausscheidung (Dauerausscheider meist älter als 50 Jahre und häufiger weiblich als männlich)

Erkrankungsrisiko

Circa 20 % der Infizierten erkranken.

Inkubationszeit

Abhängig von der Menge der aufgenommenen Erreger.
- Typhus abdominalis: 8–14 Tage (ca. 3–60 Tage: in Extremfällen beobachtet)
- Paratyphus: 1–10 Tage

Krankheitsentstehung

- **Allgemeininfektion** (➤ Kap. 1.2.1, im Gegensatz z. B. zu Salmonellen-Enteritis, Cholera, Shigellenruhr)
- **Erregerverbreitung:** orale Aufnahme → Dünndarm → Lymphbahnen → mesenteriale Lymphknoten (dort Vermehrung) → Ductus thoracicus → Blutbahn → Ansiedlung in Organen (während der Inkubationszeit)

Krankheitsverlauf

Verlaufsformen

Typhus:
- klassischer Verlauf:
  - Stadium incrementi: 1. Woche
  - Stadium fastigii: 2.–3. Woche
  - Stadium decrementi: 4. Woche
- Abweichungen vom klassischen Verlauf (relativ häufig):
  - Typhus levissimus oder ambulatorius: leichter Typhus ohne typische Fieberkurve
  - Typhus abortivus: typischer Beginn, dann aber Abbruch der Symptomatik
  - Typhus gravis: Kreislaufschock in der 1. Woche, zentral oder peripher-toxisch bedingt
  - Pneumotyphus: bronchopneumonische Symptome stehen im Vordergrund

Paratyphus:

Klinischer Verlauf ähnlich wie bei Typhus, jedoch meist leichter ausgeprägt.

Verlauf/Symptomatik bei klassischer Erkrankung (Typhus)

- Stadium incrementi (1. Woche):
  - uncharakteristische Allgemeinsymptome: Mattigkeit, Appetitlosigkeit, *Kopf- und Gliederschmerzen*

- evtl. Angina (catarrhalis), *Pharyngitis, Bronchitis*
- nach 2–3 Tagen *treppenförmiger Fieberanstieg* bis 41 °C (ohne Schüttelfrost)
- Stadium fastigii (2.–3. Woche):
  - nach ca. 8 Tagen Kontinuafieber um 40 °C (bis zu 3 Wochen)
  - evtl. Benommenheit, *Bewusstseinstrübung*, meningitische Erscheinungen
  - *relative Bradykardie* (Erhöhung der Herzschlagfrequenz geringer, als der Fieberanstieg üblicherweise erwarten lässt)
  - Blutbild: Leukopenie, v. a. Eosinopenie, Linksverschiebung, BKS erhöht
  - *Zunge stark belegt*, zunächst grauweiß mit Freibleiben der roten Ränder und der Zungenspitze (W-Zunge), später gelbes bis bräunliches, lederartiges und trockenes Aussehen
  - häufig Bronchitis, auch Pneumonie
  - gelegentlich *Roseolen* (2–4 mm): kleine, hellrote (rosige) Hautflecken, evtl. leicht erhaben, nichtjuckend, verursacht durch Läsionen der Blutgefäße der Lederhaut, meist nur vereinzelt an Bauch, Seite und Rücken (➤ Abb. 2.52)
  - Leber-, Milzschwellung
  - oft Verstopfung
  - infolge nekrotisch-einschmelzender Entzündung der Peyer-Plaques (in der 3. Woche): *erbsbreiartige Durchfälle* (können fehlen), evtl. Dünndarmblutungen, -perforationen, Peritonitis
- Stadium decrementi (4. Woche):
  - *Fieberabfall:* langsam (lytisch) und remittierend
  - Besserung des Allgemeinzustands, Übergang in lang andauernde Rekonvaleszenzphase
- nach überstandener Krankheit in ca. 5 % d.F. **Dauerausscheidung** (aus Gallenblase, Dünndarm, Nieren) von Erregern

Paratyphus – Unterschiede zu Typhus:

- Stadien: kürzer und weniger ausgeprägt
- Fieber: niedriger, meist nur 38–39 °C
- häufiger Durchfälle: heftiger, zahlreicher, dünnflüssiger
- Roseolen: zahlreicher und verbreiteter (Bauch, Seite, Rücken, Beine, Arme)
- Blutbild: Leukozytose statt Leukopenie
- Krankheitsdauer: kürzer, 4–10 Tage

Komplikationen

- Herz-Kreislaufsystem: Myokarditis, Endokarditis, toxisches **Herz-Kreislauf-Versagen**
- Blut: Thromboseneigung, Milzinfarkt
- Verdauungstrakt: Darmblutungen, Darmperforation (Peritonitis), (nekrotisierende) Cholezystitis, Cholangitis
- Bewegungsapparat: Arthritis, Knochenmarkentzündung, Wirbelkörperentzündung
- Nieren: Pyelonephritis, Nierenversagen

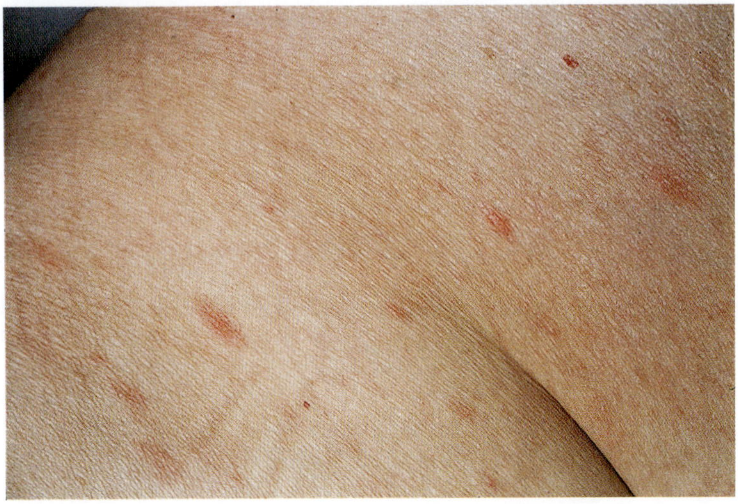

Abb. 2.52 Typhus-Roseolen. Die Flecken und Knötchen blassen bei Druck mit durchsichtigem Lineal ab. [E316]

- Nervensystem: Meningitis/Enzephalitis, toxische Neuropathie
- Rezidive
- bei Paratyphus: Komplikationen seltener, geringere Rezidivneigung

Differenzialdiagnose

- Grippe mit starken gastrointestinalen Beschwerden („Darmgrippe")
- Malaria (bei Heimkehrern aus Malariagebieten)
- Fleckfieber (Typhus exanthematicus)
- Leptospirose (gelegentlich typhusähnliche Symptome in den ersten Tagen, sonst aber „brutaler" Beginn)

Diagnostik

- Anamnese (Hinweise): Leukopenie, Linksverschiebung des Blutbildes, Aneosinophilie, geringe Erhöhung der Leberenzyme, des C-reaktiven Proteins und der Blutsenkungsgeschwindigkeit
- in der ersten Krankheitswoche Erregernachweis aus Blut, Knochenmark, Harn, Duodenalsekret; ab der 2. Woche in Stuhl, Urin, Galle
- serologischer Antikörpernachweis (Gruber-Widal-Reaktion)

Schulmedizinische Therapie

Symptomatische Behandlung (Problem: multiresistente Salmonellenstämme); bei schweren Verläufen: Gyrasehemmer Ciprofloxacin oder Cephalosporine (Ceftriaxon), alternativ Cotrimoxazol und Amoxicillin; bei Dauerausscheidern Ciprofloxacin über 4 Wochen empfohlen; bei Dauerausscheidern mit Gallensteinen Cholecystektomie unter gleichzeitiger Antibiotikatherapie erforderlich.

Prognose

Letalität: unbehandelter Typhus abdominalis ≤20 % d.F., behandelt < 13 % d.F. (in frühem Stadium < 1 %).

Immunität und Prophylaxe

- überstandene Typhus-Erkrankung hinterlässt eine etwa 1 Jahr anhaltende Immunität
- Lebensmittel- und Trinkwasserhygiene (Regel: *Peel it, cook it or forget it*! – „Schäle es, koche es oder vergiss es!"), Kontrolle von Dauerausscheidern, Tätigkeits- und Beschäftigungsverbote in der Lebensmittelindustrie, bei Reisen in gefährdete Länder Hygieneregeln beachten
- **aktive** Impfung bei Typhus abdominalis möglich: oraler Lebendimpfstoff, Schutz nur relativ (60 %), Schutzdauer: mindestens 1 Jahr, empfohlen für Gefährdete; parenteral zu verabreichender Impfstoff: Impfschutz für ca. 60 % der geimpften Erwachsenen und Kinder (über 2 Jahre), Schutzdauer: bis zu 3 Jahren
- keine Impfung zur Paratyphus-Prophylaxe

2.66 Ulcus molle

DEFINITION

- Namen: Ulcus molle, weicher Schanker (in Abgrenzung zum harten Schanker = Syphilis. „Schanker" durch französische Vermittlung aus lat. cancer = Krebs, lat. ulcus = Geschwür; molle = weich)
- **sexuell übertragbare Krankheit,** früher als eine der 4 „klassischen Geschlechtskrankheiten" (Syphilis, Gonorrhoe, Ulcus molle, Lymphogranuloma inguinale) bezeichnet

Gesetz

- im IfSG nur implizit, als sexuell übertragbare Krankheit erfasst
- Behandlungsverbot (IfSG § 24)

Vorkommen

- v. a. in den Tropen und Subtropen: Afrika, Asien, Lateinamerika
- selten in Europa, sehr selten in Deutschland (➤ Tab. 4.2)

Erreger

Haemophilus ducreyi, gramnegatives Bakterium.

Erregerreservoir

Mensch.

Ansteckung

In der Regel durch direkten Schleimhautkontakt mit dem Sekret offener Ulzera oder betroffener Lymphknoten beim **Geschlechtsverkehr,** Eintrittspforte je nach Sexualpraktik.

Erkrankungsrisiko

- gering (wenig ansteckend)
- Männer erkranken viel häufiger als Frauen

Inkubationszeit

- 3–14 Tage
- bei Frauen evtl. mehrere Wochen

Krankheitsverlauf

Verlaufsübersicht

- lokal begrenzter Prozess
- keine Späterscheinungen
- „harmlosester" Verlauf von allen Geschlechtskrankheiten

Verlauf/Symptomatik

- rasche **Geschwürsbildung an der Eintrittspforte** (in der Regel Genitalbereich ➤ Abb. 2.53): roter Fleck → Papel → Pustel → Geschwür
  - meist mehrere, scharf begrenzt mit *weichem Randwall* (Ulcus molle = weiches Geschwür) und eitrigem Grund
  - meist schmerzhaft
  - Lokalisation beim Mann: Penis (Eichel, Vorhaut)
  - Lokalisation bei der Frau: Vulva (Schamlippen), Vagina, Portio (dann meist schmerzlos)
- in ca. 50 % d.F. entzündliche Schwellung der regionalen **Lymphknoten** (Bubonen), in der Regel *inguinal,* schmerzhaft, evtl. geschwüriges Aufbrechen oder Fistelbildung
- bei Frauen oft oberflächliche und schmerzlose Infektion (Ulzera in der Vagina oder an der Zervix), auch symptomloser Verlauf möglich
- Ulcus molle mögliche Eintrittspforte für andere durch Geschlechtsverkehr übertragene Erreger

Komplikationen

- Mischinfektion mit anderen Geschlechtskrankheiten
- bei Simultaninfektion mit Syphilis **Ulcera mixta** (gemischte Geschwüre)

Differenzialdiagnose

- Syphilis: Unterscheidung hinsichtlich der Geschwüre:
  - Ulcus molle: weich, schmerzhaft, meist mehrere Geschwüre
  - Ulcus durum: hart, schmerzlos, meist ein Geschwür
- Lymphogranuloma inguinale
- Herpes genitalis

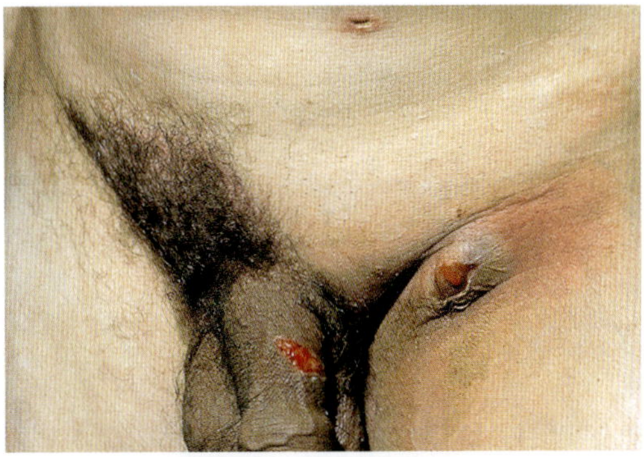

Abb. 2.53 Ulcus molle. Geschwürbildung an der Eintrittsstelle (Penis). Lymphadenitis im Leistenbereich mit Hautrötung und geschwürigem Aufbrechen der Lymphknoten. [R233]

Diagnostik

Erregernachweis mikroskopisch aus Ulkusabstrich oder kulturelle Anzucht, Antikörpernachweis mittels KBR, Immunfluoreszenztest.

Schulmedizinische Therapie

Antibiotika: Ceftriaxon, Azithromycin, Erythromycin oder Ciprofloxacin.

Prognose

Gut.

Immunität und Prophylaxe

- keine Immunität
- keine Impfung
- „Safer Sex", Erkennung und Behandlung infizierter Sexualpartner

2.67 Verlausung

DEFINITION

Parasitäre Erkrankung, durch stationäre Ektoparasiten (➤ Kap. 1.1.8) übertragen; hat nichts mit fehlender Sauberkeit zu tun: Ursache sind enge zwischenmenschliche Kontakte in Gemeinschaftseinrichtungen.

Gesetz

Vorschriften für Gemeinschaftseinrichtungen (IfSG § 34).

Vorkommen

- **Kopflaus:** weltweit, in unseren Breiten gelegentliches Auftreten, z. B. in Kindergärten und Schulen, als Krankheitsüberträger derzeit jedoch keine Bedeutung
- **Filzlaus:** weltweit
- **Kleiderlaus:** in Krisen-, Kriegs- und Notzeiten, z. B. in Lagern, Flüchtlingsunterkünften

Erreger

Parasiten:
- **Pediculosis capitis** (Kopflaus): leben v. a. in den Haarpartien hinter den Ohren, bei massivem Befall auch an behaarten Stellen des Oberkörpers (Bart, Augenbrauen, Achselhaare), Lebensdauer der Weibchen ca. 1 Monat
- **Pediculus humanus** (Kleiderlaus): leben nur in der Kleidung, sind nur beim Blutmahl auf der Haut; als Überträger für *Rickettsia prowazeki* (Fleckfiebererrerger) und *Borrelia recurrentis* (Erreger des Rückfallfiebers) größere Bedeutung
- **Phtirius pubis** (Filzlaus, Schamlaus): leben bevorzugt in der Behaarung der Schamregion, auch an Brust- oder Achselhaaren

Erregerreservoir

Mensch, Haustiere sind keine Vektoren,

Ansteckung

- **Kopfläuse:** durch Überwandern der Parasiten von einem Kopf zum anderen; auch über verlauste, nebeneinander hängende Kopfbedeckungen oder über gemeinsam benutzte Kopfunterlagen, Decken, Kämme, Haarbürsten, Spieltiere
- **Filzlaus:** über engen Körperkontakt (Geschlechtsverkehr), auch über Bettwäsche, Matratzen (z. B. auf Berghütten) oder Decken, Toilettensitze
- **Kleiderlaus:** Kleidungsstücke, v. a. in deren Nähten und Taschen, besonders in Lagern und Sammelunterkünften unter schlechten hygienischen Bedingungen
- **Ansteckungszeitraum:** solange Betroffene mit mobilen Läusen befallen und noch nicht adäquat behandelt sind

Krankheitsentstehung

Läuse haben 3 Paar mit klauenartigen Fortsätzen versehene Beine, mit denen sie sich gut an den Haaren festhalten und fortbewegen können, sowie Mundwerkzeuge (Stechsaugrüssel), mit dem sie stechen und saugen können. Sie nehmen mehrmals täglich Blut als Nahrung auf. Zugleich bringen sie Speicheldrüsensekrete in die Wunde ein, die einen lästigen Juckreiz hervorrufen. Die Weibchen legen im Laufe ihres etwa 4 Wochen währenden Lebens 90–140 Eier; pro Tag schlüpfen etwa nach 6–10 Tagen 7–8 Larven. Da Temperaturoptimum der Läuse liegt bei 28–29 °C.

Krankheitsverlauf

- Kopflaus:
  - Leitsymptom Juckreiz: durch in die Haut eindringenden Speichel des Läusestichs; Stiche in der Regel alle 4–6 Stunden → *hochrote Papeln*
  - Kratzeffekte v. a. über und hinter den Ohren sowie am Hinterkopf und im Nacken
- Filzlaus:
  - asymptomatisch in ca. 50 % d.F.
  - zunächst sichtbare Nissen an den Haaren (➤ Abb. 2.54), sowie sog. Rostflecken (in Unterwäsche durch Exkremente der Läuse oder durch kleine Bissverletzungen), in der Nähe der Haarfollikel kleine Papeln, punktförmige Verletzungen, von geröteter Haut umgeben
  - häufig (milder) Juckreiz, selten tiefblaue, bis zu 2 cm große, nicht wegdrückbare, schmerzlose Flecken (Tache bleue, Macula coerulea) durch Biss mit umgebender Einblutung in die Haut
- Kleiderlaus:
  - Stichstellen und Kratzeffekte im Bereich des bekleideten Körpers, v. a. im Bereich eng anliegender Kleidung
  - stark juckende Quaddeln, die zum Kratzen verleiten

Komplikationen

- bei allen Arten bakterielle Superinfektionen von Kratzeffekten möglich

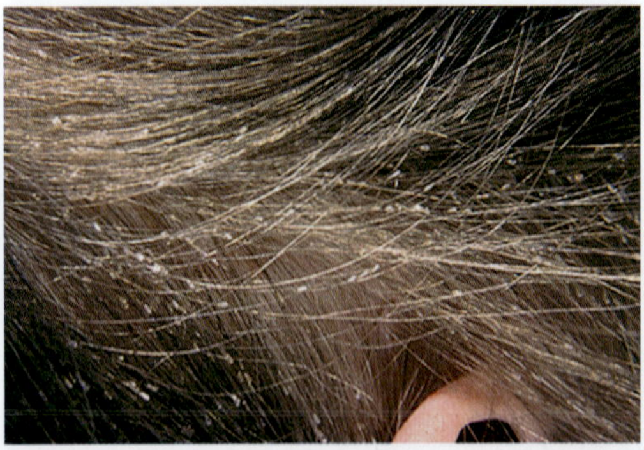

Abb. 2.54 Kopflaus-Befall. Die Läuse sind gut erkennbar. [M123]

- v. a. bei der Kopflaus hierdurch sekundäre Ekzeme mit regionalen Lymphknotenschwellungen (okzipitale bzw. zervikale Lymphadenitis)

Differenzialdiagnose

- **Kopflaus:** bei entzündlichen oder eiternden Herden an den Rändern der Kopfbehaarung, v. a. bei Kindern, stets auch an Kopflausbefall denken
- **Filzlaus:** besonders bei Infektionen im Genitalbereich Fehldiagnose „Mykose"
- **Kleiderlaus:** Impetigo contagiosa, Tinea capitis, Ekzeme anderer Ursache

Diagnostik

- **Kopflaus:** körperliche Untersuchung, v. a. im Bereich der Schläfen-, Ohren- und Nackengegend. Nissen und Läuse sind mit bloßem Auge zu erkennen, eine Lupe erleichtert die Diagnose. Im Gegensatz zu Schuppen lassen sich Nissen nicht vom Haar abstreifen.
- **Filzlaus:**
  - körperliche Untersuchung: Erkennbarkeit durch gelbgraue Farbe erschwert
  - nach Blutmahl nehmen Läuse rostrote Farbe an (dann besser sichtbar)
  - Befall auch außerhalb der Genitoanalregion möglich
- **Kleiderlaus:** Anamnese, Inspektion der Kleidungsstücke, besonders der Nähte von Unterwäsche

Schulmedizinische Therapie

- **Kopf- und Filzlaus:**
  - **Insektizide:** topische Behandlung mit pedikulozoiden Substanzen laut Liste § 18 IfSG sowie dafür zugelassene Externa als Lösung, Shampoo oder Gel aus der Roten Liste
    - !z. B. Arzneimittel mit den Wirkstoffen Allethrin, Permethrin und Pyrethrum sowie 3 Medizinprodukte, die u. a. Dimeticon und pflanzliche Öle enthalten
    - !sachgerechte Anwendung erfordert 2. Behandlung nach 8–10 Tagen (optimal Tag 9 oder 10); Hinweise der Packungsbeilage beachten
    - !Behandlung von Säuglingen und Kleinkindern unter ärztlicher Aufsicht
    - !während Schwangerschaft und Stillzeit Präparate nicht verwenden
  - **ergänzende Maßnahmen** zur völligen Tilgung des Kopflausbefalls und zur Vorbeugung gegen Neuansteckung:
    - !gründliche Reinigung des Kammes und der Haar- und Kleiderbürsten
    - !Handtücher, Leib- und Bettwäsche sicherheitshalber wechseln und bei 60 °C waschen oder reinigen
    - !Oberbekleidung, in der sich ausgestreute Kopfläuse befinden können, muss entweder gewaschen, mit Jacutin N (amtlicher Wirksamkeitsnachweis) besprüht oder entwest (Desinfektionsanstalt) werden
- Behandlung von Kontaktpersonen
  - !in Kindergärten, Schulen und anderen Gemeinschaftseinrichtungen zur Vermeidung der Reinfektion potenziell befallene Gegenstände (Polstermöbel, Plüschtiere, textile Kopfstützen etc.) in Kälteboxen bei −10 bis −15 °C über einen Tag
- **Kleiderlaus: nicht notwendig,** da kein Hautkontakt (Kleider), Desinfestation der Kleider, Behandlung des Juckreizes und der Kratzwunden

Immunität und Prophylaxe

- sachgerecht durchgeführte Behandlung (➤ Therapie)
- Information an Kontaktpersonen in Familie, Kindereinrichtungen, Schulen und anderen Gemeinschaftseinrichtungen (gleiche Gruppe oder Klasse)
- im Haushalt und Kindergarten/Kinderhort ergänzende Hygienemaßnahmen

2.68 Virusbedingtes hämorrhagisches Fieber (VHF)

DEFINITION

- Namen: virusbedingtes hämorrhagisches Fieber (VHF) Einzelnamen ➤ unten
- Sammelbezeichnung für Viruserkrankungen mit den Leitsymptomen **hohes Fieber** und **Hämorrhagie** (Blutaustritt in innere Organe, Haut und Schleimhaut)

Gesetz

- Meldepflicht bei Verdacht, Erkrankung und Tod (IfSG §§ 6, 8)
- Erreger-Nennung in IfSG § 7 (Ebolavirus, Hantaviren, Lassavirus, Marburgvirus)
- Behandlungsverbot (IfSG § 24)
- Quarantäne bei Verdacht und Erkrankung (IfSG § 30)
- Vorschriften für Gemeinschaftseinrichtungen (IfSG § 34)

Krankheiten

- Ebola-Fieber (➤ dort)
- Hanta-Fieber (➤ dort)
- Lassa-Fieber (➤ dort)
- Marburg-Fieber
- andere virusbedingte hämorrhagisches Fieber:
  - Gelbfieber (➤ dort) (wird häufig nicht als VHF bezeichnet)
  - Dengue-hämorrhagisches Fieber
  - Krim-Kongo-hämorrhagisches Fieber
  - Omsk-hämorrhagisches Fieber
  - Kyasanur-forest-Fieber
  - Chikungunya-Fieber
  - Rift-Valley-Fieber
  - südamerikanische VHF

Krankheitsverlauf

Übersicht über gemeinsamen Verlauf bei schwerer Erkrankung:

Prodromalphase (grippale Symptomatik)

- akuter Beginn (außer beim Lassa-Fieber)
- hohes Fieber
- Kopf-, Glieder-, Kreuzschmerzen
- Übelkeit, Erbrechen, Durchfall

Organphase (mit je nach Erreger unterschiedlicher Organaffinität und Ausprägung)

- **Blutungen** (Hämorrhagie) innerer Organe (Magen, Darm, Niere, Lunge) sowie der Haut und Schleimhäute
- ZNS-Symptome
- meist Multiorganversagen bzw. Schock nach wenigen Tagen bis 2 Wochen
- Letalität meist hoch

Differenzialdiagnose

Bei schwerem (hämorrhagischen) Verlauf: Meningokokken-Sepsis, Pest-Sepsis, Milzbrand-Sepsis, Fleckfieber, Leptospirose, Typhus, Vergiftungen.

2.69 Virushepatitis

DEFINITION

Meist versteht man unter Virushepatitis eine Hepatitis A–G, aber auch andere Viren können eine Hepatitis verursachen (➤ Erreger).

Gesetz

- Meldepflicht bei Verdacht, Erkrankung und Tod (IfSG §§ 6, 8)
- Erreger-Nennung in IfSG § 7 (Hepatitis-A- bis Hepatitis-E-Virus)
- Behandlungsverbot (IfSG § 24)
- Vorschriften für Gemeinschaftseinrichtungen bei Hepatitis A und E (IfSG § 34)
- Tätigkeits- und Beschäftigungsverbote (IfSG § 42) bei Hepatitis A und E
- Aktuelle Meldepflicht-Ergänzungen gemäß §15 (3) IfSG auf Länderebene beachten!

Vorkommen

Weltweit, nach infektiöser Gastroenteritis *zweithäufigste* meldepflichtige Infektionskrankheit in Deutschland (➤ Tab. 4.2).

Erreger

- v. a. **HAV** (Hepatitis-A-Virus), **HBV, HCV, HDV, HEV** (neu entdeckt sind das HFV und HGV)
- weitere Erreger einer viralen (Begleit-)Hepatitis:
  - v. a. Viren der Herpes-Familie: Epstein-Barr-Virus, Zytomegalie-Virus, Herpes-simplex-Virus, Varicella-zoster-Virus
  - Gelbfieber-Virus
  - Mumps-Virus
  - Rubella-Virus
  - Enteroviren/Coxsackieviren (Enterovirus-Hepatitis bei Neugeborenen)

Erregerreservoir

Mensch.

Ansteckung

- infektiöses Material:
  - Hepatitis A: *Stuhl* (Gallenflüssigkeit), Blut
  - Hepatitis B: *Blut,* Sexualsekrete, selten: Speichel, Tränenflüssigkeit
  - Hepatitis C: im Wesentlichen wie bei Hepatitis B
  - Hepatitis D: wie bei Hepatitis B
  - Hepatitis E: im Wesentlichen wie bei Hepatitis A

- Übertragung:
  - **Hepatitis A:** *fäkal-oral,* z. B. durch verunreinigtes Wasser, Nahrungsmittel, rohe Meeresfrüchte, mit Fäkalien gedüngte Lebensmittel, selten durch Blut; *Fliegen* (passive Übertragung)
  - **Hepatitis B:** durch *Blut* (Transfusion, „Fixernadel", geringste Blutspuren reichen), sexuell, perinatal (Entwicklungsländer), selten oral
  - **Hepatitis C:** im Wesentlichen wie bei Hepatitis B
  - **Hepatitis D:** wie bei Hepatitis B
  - **Hepatitis E:** im Wesentlichen wie bei Hepatitis A

Erkrankungsrisiko

- nur ⅓ der Infizierten erkrankt
- Risikogruppen: Krankenhauspersonal, Drogensüchtige, Prostituierte, homo- und bisexuelle Männer

Inkubationszeit

- **Hepatitis A:** 25–30 Tage (ca. 15–50 Tage)
- **Hepatitis B:** 60–90 Tage (ca. 40–200 Tage)
- **Hepatitis C:** 6–9 Wochen (ca. 2–24 Wochen)
- **Hepatitis D**: 2 Wochen bis 8 Monate
- **Hepatitis E**: 15–64 Tage

Krankheitsverlauf

Verlaufsübersicht

- Prodromalphase: präikterische Phase
- hepatische Phase: ikterische Phase
- Rekonvaleszenzphase: postikterische Phase

Verlauf/Symptomatik

Prodromalphase

- in 10–15 % d.F. nicht auftretend
- Dauer: wenige Tage bis 2 Wochen, bei Hepatitis A kürzer als bei Hepatitis B
- **Müdigkeit, Leistungsminderung**
- **gastrointestinale Symptome:** Appetitlosigkeit; Widerwillen gegen fette Speisen, Alkohol und Nikotin; Übelkeit, Erbrechen, Durchfall, Verstopfung
- **Druckschmerz im rechten Oberbauch,** durch Leberschwellung mit Kapselspannung
- **grippale Symptome:** Schnupfen, Husten, Kopfschmerzen, subfebrile Temperaturen bzw. Fieber (häufiger bei Hepatitis A als bei Hepatitis B), öfter *Fehldiagnose „grippaler Infekt"* (bei fehlendem Ikterus und fehlender Bestimmung von Laborwerten hat diese Fehldiagnose länger Bestand)
- v. a. bei Hepatitis B und Hepatitis C können (infolge von Immunkomplexablagerungen) auftreten: Gelenkschmerzen, -schwellungen, Muskelschmerzen, flüchtige Exantheme und Enantheme

Hepatische Phase

- Dauer: 2–8 Wochen und länger, bei Hepatitis A am kürzesten
- **häufig anikterischer Verlauf:** in ⅔ d.F., v. a. bei Kindern
- bei **ikterischem Verlauf:**
  - zuerst *Dunkelfärbung* des Urins (braun), *Entfärbung* des Stuhls (lehmfarben)
  - dann *Gelbfärbung* (Ikterus, ➤ Abb. 2.55) zuerst der Augenlederhaut (Subikterus der Sklera), später der Haut
  - evtl. *Juckreiz* (durch Anstieg der Gallensäuren im Serum)
- oft Besserung der subjektiven Beschwerden
- Laborwerte:
  - bei ikterischem Verlauf:
    - !Bilirubin ↑ im Serum und im Urin
    - !Urobilinogen ↑ im Urin
  - Leberenzyme im Serum (durch Membrandefekt der Leberzellen):
    - !GOT ↑
    - !GPT ↑ (dabei > GOT ↑)
    - !γ-GT ↑
  - evtl. Serumeisen (durch gestörte Eisenspeicherfunktion)
  - evtl. Verlängerung der Thromboplastinzeit (durch Mangel an Gerinnungsfaktoren)
- **Leber** meist, Milz gelegentlich **vergrößert**
- Hauterscheinungen (gelegentlich):
  - Palmar-, Plantarerythem (Rötung der Handteller und Fußsohlen)
  - Spider naevi („Gefäßsternchen" der Haut)
- häufig Oligurie
- Übergang in Rekonvaleszenzphase wird oft durch Polyurie angezeigt

Rekonvaleszenzphase

- Dauer: 2 bis mehrere Wochen
- Ikterus klingt ab
- Laborwerte rückläufig
- Leber- bzw. Milzschwellung geht zurück

Verlaufsunterschiede/Verlaufsbesonderheiten

Aufgrund des Krankheitsverlaufes ist keine sichere Erregerzuordnung möglich.

- **Hepatitis A:** häufig inapparenter Verlauf, oft nur geringfügige Symptome („Leberschnupfen"), betroffen v. a. Kinder und Jugendliche, wird *äußerst selten chronisch*
- **Hepatitis B:** verläuft in der Regel schwerer als Hepatitis A, eher mit Ikterus als Hepatitis A, wird in *10 % d.F. chronisch*
- **Hepatitis C:** in > 80 % d.F. inapparenter Verlauf, ansonsten Verlauf etwas milder als bei Hepatitis B, wird in *> 50 % d.F. chronisch*
- **Hepatitis D:** defektes Virus, braucht zur Vermehrung das HBV, Verlauf meist schwerer als bei reiner HBV-Infektion
  - Simultaninfektion: wird in *10 % d.F. chronisch,* fulminante Verläufe wesentlich häufiger als bei reiner HBV-Infektion (in > 2 % d.F.)
  - Sekundärinfektion: wird *in 90 % d.F. chronisch*
- **Hepatitis E:** Vorkommen: Nordafrika, Indien, Mexiko; wird *äußerst selten chronisch,* fulminanter Verlauf häufiger als bei den übrigen Hepatitis-Formen (in > 10 % d.F.); gehäuftes Auftreten bei Schwangeren (im 3. Trimenon)

Komplikationen

- fulminante (nekrotisierende) Hepatitis:
  - bei Hepatitis A: nur ausnahmsweise
  - bei Hepatitis B: in 0,1–1 % d.F.
  - bei Hepatitis C: nur ausnahmsweise
  - bei Hepatitis D: in > 2 % d.F.
  - bei Hepatitis E: in > 10 %; bei Schwangeren: in > 20 % d.F.
- Leberzerfallskoma (endogenes Leberkoma)
- chronische Verlaufsform bei Hepatitis B, C und D, evtl. → **Leberzirrhose** → **Leberkarzinom**

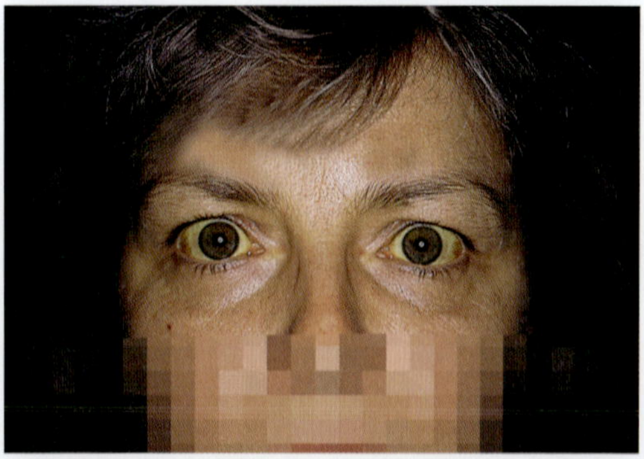

Abb. 2.55 Ikterus bei Virushepatitis A. [R246]

Differenzialdiagnose

- v. a. andere virale Hepatitiden (➤ Erreger)
- Influenza, grippaler Infekt
- Arzneimittelhepatitis, Leberzellkarzinom

Diagnostik

- Anamnese
- serologische Untersuchungen (v. a. Anti-HAV-IgM, HBs-Ag, Anti-HBc, Anti-HCV, Anti-HDV, Anti-HEV-IgM), RT-PCR der viralen RNA, Laborwerte (➤ oben)

Schulmedizinische Therapie

- symptomatisch; antivirale Therapie, z. B. mit Interferon (Hepatitis C), Bettruhe (Förderung der Leberdurchblutung)
- Weglassen von allen evtl. Lebertoxinen (v. a. Alkohol, Medikamente)

Prognose

Abhängig vom Virustyp, fulminanter oder chronischer Verlauf möglich (➤ Verlaufsformen, ➤ Komplikationen)

Immunität und Prophylaxe

- Immunität bei Hepatitis A lebenslang, bei Hepatitis B sind Zweitinfektionen möglich, bei Hepatitis E vermutlich lang bis lebenslang
- Impfung Hepatitis A: **aktiv** möglich, Totimpfstoff, Schutzdauer: > 12 Jahre; **passiv** möglich
- Impfung Hepatitis B: **aktiv** möglich, Totimpfstoff, Schutzdauer: > 10 Jahre, **passiv** möglich, **aktiv/passiv** (simultan) möglich
- Impfung Hepatitis D: Impfung gegen Hepatitis B
- Expositionsprophylaxe, je nach Erregertyp, z. B. Hygienemaßnahmen bei der Lebensmittelverarbeitung, Krankenpflege oder beim Tätowieren, Piercen etc., „Safer Sex", Meiden potenziell infektiöser Nahrungsmittel

2.70 Windpocken

DEFINITION

- Namen: Windpocken (Name kommt daher, dass die Viren auch über einige Meter in der Luft übertragen werden), Wasserpocken, Varizellen, Schafblattern (lat. varicella = kleine Pocken)
- hochansteckende „Kinderkrankheit" mit typischem Hautausschlag (selten ernsthafte Komplikationen)

Gesetz

- Behandlungsverbot (IfSG § 24)
- Vorschriften für Gemeinschaftseinrichtungen (IfSG § 34)
- Meldepflicht gemäß § 15 (3) IfSG in Brandenburg, Mecklenburg-Vorpommern, Sachsen-Anhalt und Thüringen bei Erkrankung und Tod bzw. in Sachsen bei Erkrankung und Tod bei konnatalen Infektionen.

Vorkommen

Weltweit, in Deutschland unter den Infektionskrankheiten im Kindesalter am häufigsten.

Erreger

Varicella-zoster-Virus (VZV = HHV-3, ➤ Tab. 1.1; ältere Bezeichnung: Herpes-zoster-Virus).

Erregerreservoir

Mensch.

Ansteckung

- **infektiöses Material:** Rachensekret, Nasensekret, Speichel, Bläschen- und Pustelinhalt (in seltenen Fällen auch von Zosterkranken)
- **Eintrittspforten:** Schleimhäute der oberen Atemwege, Augenbindehaut
- **Übertragung:** v. a. *Tröpfcheninfektion* im Umkreis mehrerer Meter; Schmierinfektion (Bläschen- und Pustelinhalt, Krusten, Augenbindehaut)
  - diaplazentar: selten, in 1–2 % d.F. fetales Varizellensyndrom (zwischen 5. und 24. Schwangerschaftswoche)
- **Ansteckungszeitraum:** 1–2 Tage vor Exanthemausbruch und endet 5–7 Tage nach Auftreten der letzten Effloreszenzen

Erkrankungsrisiko

- fast jeder Infizierte erkrankt (90 %)
- ausgesprochene **Kinderkrankheit**
- Säuglinge erkranken selten (übertragene Immunität); Gefahr für das Neugeborene bei Erkrankung der Mutter 5 Tage vor bis 2 Tage nach der Geburt
- gehäuftes Auftreten im Winter und Frühjahr

Inkubationszeit

14–16 Tage (ca. 8–28 Tage beobachtet).

Krankheitsverlauf

Verlaufsübersicht bei durchgehender Erkrankung
- Prodromalstadium
- Organstadium (Exanthemstadium)
- Abheilungsphase

Verlauf/Symptomatik (➤ Abb. 2.56)

Prodromalstadium
- selten (häufiger bei Erwachsenen), Dauer: 1–2 Tage
- subfebrile Temperaturen, Kopf-, Hals-, Gliederschmerzen
- evtl. flüchtiges, scharlachähnliches Vorexanthem

Organstadium (Exanthemstadium)
- Fieber (38–39 °C) für 3–5 Tage, fehlt häufig
- **Exanthem** (➤ Abb. 2.57)
  - Ausbreitung: beginnt am Rumpf und im Gesicht (behaarte Kopfhaut, Schleimhaut), dann Übergreifen auf Kopf bzw. Rumpf und Extremitäten
  - *zentripetale Befallsdichte,* d. h. je näher am Rumpf, desto dichter der Ausschlag (DD: Pocken)
  - Entwicklung der einzelnen Effloreszenz: roter *Fleck* → *Papel* → *Bläschen* → *Pustel* (ca. 3 mm groß, mit rotem Saum und zentraler Eindellung) → *Kruste*
  - starkes *Jucken* der Bläschen und Pusteln
  - Effloreszenzen stehen relativ weit auseinander
  - *mehrere Exanthemschübe* in der 1. Krankheitswoche: Flecken, Papeln, Bläschen, Pusteln, Krusten sind nebeneinander zu finden („Sternkarte", „Sternenhimmel")
- sehr **häufig** auch **Befall von Schleim**- bzw. **Halbschleimhäuten** des Mund-Rachen-Raums, der Augenbindehaut, der Anal- und Genitalregion
- **Lymphknotenschwellungen** regional: Hals-Nacken-Bereich *(perlenschnurartig),* evtl. generalisiert

Abheilungsphase
- nach ca. 1 Woche keine neue Effloreszenzen mehr
- ab Ende der 2. Krankheitswoche: Abstoßung der Krusten, Zurückgehen der Lymphknotenschwellungen

Komplikationen

- **primäre Komplikationen** (selten):
  - in Einzelfällen Mittelohrentzündung, Nephritis, akute Glomerulonephritis, Hepatitis, Arthritis, Myokarditis, korneale Läsionen
  - Varizellenpneumonie (meist nur bei Erwachsenen: bis 20 %), insbesondere Schwangere gefährdet
  - sehr selten ZNS-Manifestationen: aseptische Meningitis/Enzephalitis (Häufigkeit: etwa 1:5.000), Myelitis transversa, Guillain-Barré-Syndrom, Reye-Syndrom

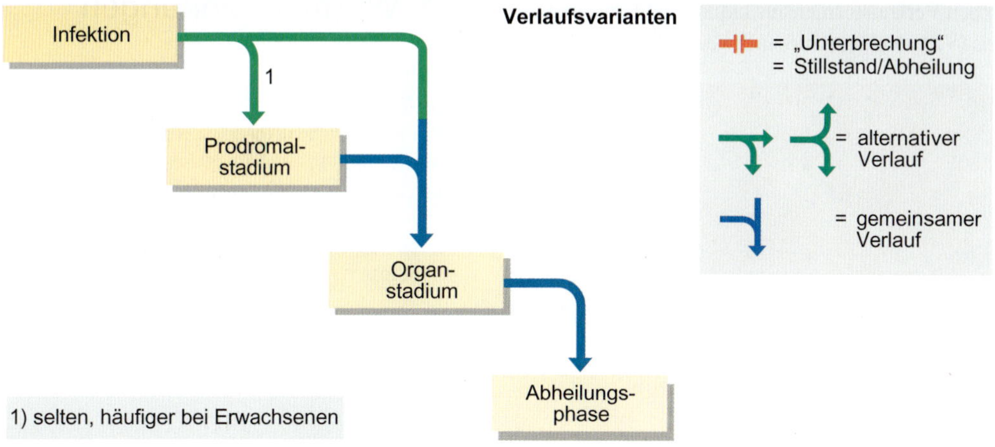

Abb. 2.56 Verlaufsvarianten bei **Windpocken.** [L106]

- fetales Varizellensyndrom (Häufigkeit: etwa 1:10.000 bei Neugeborenen): neurologische Erkrankungen und Fehlbildungen, Augenschäden, Skelettanomalien, Hautveränderungen
- Neugeborenen-Varizellen: meist schwerer, komplikationsreicher Verlauf wegen des unreifen Immunsystems
- **sekundäre Komplikationen** (bakterielle Sekundärinfektion):
  - *Pyodermien* (z. B. Furunkulose, Impetigo contagiosa): entstehen infolge *Aufkratzen* der Bläschen/Pusteln, häufig mit späterer Bildung *kreisrunder Narben*
  - Pneumonie
- **Spätrezidiv:** → *Zoster* (Gürtelrose)

Differenzialdiagnose

- Pocken: Bläschen mehrkammerig, Exanthem 1-phasig und zentrifugal, 2-phasiger Fieberverlauf
- pustulöses Syphilid
- bei Windpocken mit „aufgepfropfter" Pyodermie: Pyodermien
- Zoster generalisatus

Diagnostik

Klinisches Bild, evtl. Antikörpernachweis mittels ELISA, IFAT aus Serum oder bei meningoenzephalitischen Verlaufsformen aus Liquor und Erregernachweis (VZV-Nukleinsäurenachweis) mittels PCR.

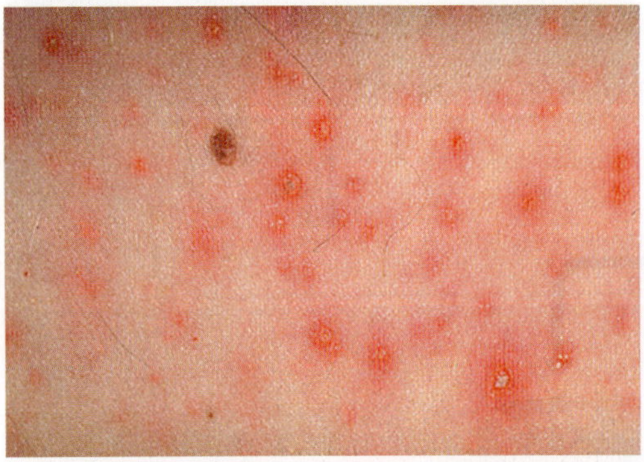

Abb. 2.57 Windpocken. Exanthem mit Flecken, Papeln und Pusteln („Sternenhimmel"). [M123]

Schulmedizinische Therapie

- symptomatische Behandlung des Juckreizes, sorgfältige Hautpflege
- nur in seltenen Fälle (bei Gefährdeten) Virustatika (Aciclovir), Immunglobuline

Prognose

Gut. **Letalität:** bis zu 30 % bei Neugeborenen-Varizellen.

Immunität und Prophylaxe

- Immunität lang bis lebenslang; Rezidiv im Alter als Zoster (Gürtelrose) möglich
- Expositionsprophylaxe
- **aktive** Impfung möglich (z. B. bei Ansteckungsverdacht nicht immuner Schwangerer, vor Organtransplantationen, Patienten mit schwerer Neurodermitis), Lebendimpfstoff, Schutzdauer: lebenslang
  - Impfung wird von der STIKO für Säuglinge und Kleinkinder empfohlen
  - auch MMR-Varizellen (MMRV)-Kombinationsimpfstoff verfügbar
- **passive** Impfung mit Varicella-zoster-Immunglobulin (VZIG) möglich

2.71 Wurmerkrankungen

DEFINITION

- parasitäre Wurmerkrankungen kommen weltweit in allen Klimazonen vor, begünstigt durch schlechte hygienische bzw. sanitäre Verhältnisse
- in unseren Breiten bei Kindern häufig (Spul- und Madenwürmer); Bandwürmer (besonders Fischbandwurm) nur sehr selten, Hunde- und Fuchsbandwurm → Echinokokkose

Gesetz

Keine Berücksichtigung im IfSG, außer ➤ Echinokokkose.

Vorkommen

- **Madenwürmer:** weltweit, in Deutschland häufigste Wurmerkrankung, meist ganze Gruppen betroffen (z. B. Familien, Wohngemeinschaften, Kindergärten, Schulklassen)
- **Rinderbandwürmer:** weltweit ca. 40 Millionen Rinderbandwurminfektionen (➤ Abb. 2.58)
- **Schweinebandwürmer:** weltweit, v. a. Ost- und Südeuropa, Süd- und Mittelamerika
- **Spulwürmer:** weltweit, v. a. in feuchten, warmen Klimazonen; in Afrika 95 % Durchseuchung, in Deutschland besonders bei Klein- und Schulkindern

Parasiten

- **Madenwürmer** (Oxyuren): Enterobius vermicularis (Synonym: Oxyuris vermicularis), bis zu 12 mm lang, fadenförmig, befinden sich im gesamten Darm
- **Bandwürmer** (Taenia): gehören zur Gruppe der Plattwürmer (Cestoden), Lebensdauer des geschlechtsreifen Wurmes bis zu 20 Jahre
  - Taenia saginata (Rinderbandwurm, ➤ Abb. 2.58)
  - Taenia solium (Schweinebandwurm)
- **Spulwürmer** (Askariden): Ascaris lumbricoides wird 10–40 cm lang, lebt im Dünndarm, nach der Ausscheidung mit dem Stuhl kann er im Boden Monate bis Jahre überleben und infektiös bleiben

Parasitenreservoir

Mensch, Rind, Schwein.

Ansteckung

- infektiöses Material:
  - Kot und kothaltiger Staub: Madenwürmer, Spulwürmer
  - kontaminierte Lebensmittel:
    - !**Madenwürmer:** kontaminierte Lebensmittel (Schmierinfektion)
    - !**Bandwürmer:** rohe oder nicht ausreichend erhitze Fleischwaren, z. B. Gehacktes, Schabefleisch, nicht richtig durchgefrostetes Fleisch
    - !**Spulwürmer:** mit Fäkalien gedüngtes Gemüse oder Salat
- Übertragung:
  - Madenwürmer:
  - !fäkal-oral: durch kontaminierte Lebensmittel
  - !Autoinfektion: über im Analbereich abgelegte Wurmeier, durch Kratzen
  - !Inhalation von Wurmeiern ist möglich; diese haften in Kleidern, am Bettzeug oder sind Bestandteile des Hausstaubs
  - **Bandwürmer, Spulwürmer:** fäkal-oral durch kontaminierte Lebensmittel

Ansteckungszeitraum

- Ansteckungsfähigkeit, solange im Menschen noch Würmer leben

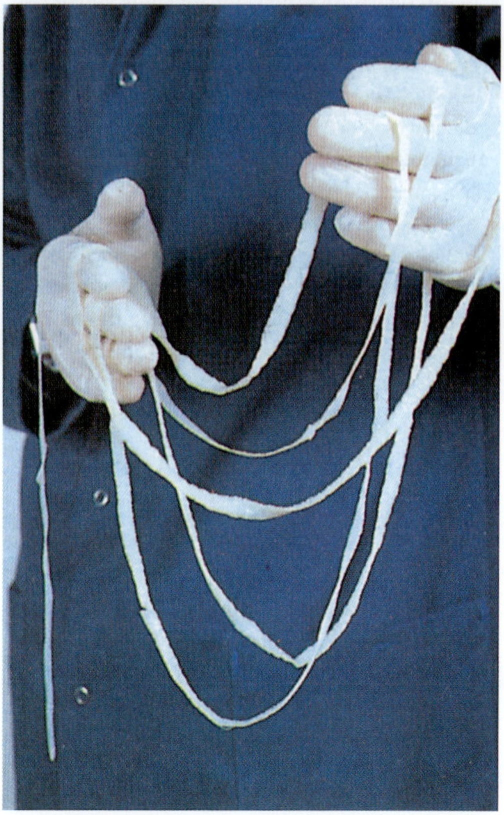

Abb. 2.58 Ausgewachsener **Rinderbandwurm.** Kann über 10 m lang werden. [E327-006]

   - **Madenwürmer:** im Dickdarm Lebenserwartung von ca. 1 Monat, Eiablage an der Oberfläche des Anus, innerhalb von 6 Stunden entsteht hochinfektiöse Larve
   - **Bandwürmer:** Entwicklung der Finne aus dem Ei ca. 2–4 Monate; nach Verzehr von finnenhaltigem Fleisch wächst der Bandwurm in ca. 11–12 Wochen an der Dünndarmwand angeheftet zur Geschlechtsreife heran; Ansteckungsfähigkeit im Extremfall bis zu 30 Jahre; auch ausgeschiedene Eier monatelang infektiös
   - **Spulwürmer:** Lebenserwartung eines weiblichen Wurms ca. 1–2 Jahre, Ansteckungsfähigkeit durch Nachfolgegenerationen

Inkubationszeit

- **Madenwürmer:** nur wenige Tage, nicht wieder aufgenommene Eier etwa 20 Tage lang lebensfähig
- **Schweinebandwürmer:** Entwicklung von der Finne zum geschlechtsreifen Wurm ca. 3–4 Monate
- **Rinderbandwürmer:** Entwicklung der Finne aus dem Ei ca. 2–4 Monate; nach Verzehr von finnenhaltigem Fleisch wächst der Wurm in ca. 3–4 Monaten zur Geschlechtsreife heran
- **Spulwürmer:** Lebensdauer ca. 12–18 Monate, Eier und Larven können unter günstigen Umständen jahrelang überleben; Wanderung durch Wirtskörper (➤ Krankheitsentstehung) ca. 2 Monate

Krankheitsentstehung

- **Madenwürmer:** Die Weibchen legen nachts mehrere Tausend Eier knapp außerhalb des Afters ab und sterben dann. Innerhalb von 4–6 Stunden entwickeln sich bei Hauttemperatur infektiöse Larven. Werden diese oder die Eier wieder aufgenommen (Kratzen am After bei Juckreiz), entstehen im Darm innerhalb weniger Stunden neue geschlechtsreife Würmer, die wiederum ca. 2 Monate leben.
- **Bandwürmer:** Das Rind bzw. Schwein ist **Zwischenwirt,** der Mensch **Endwirt,** d. h. in ihm lebt der erwachsene Wurm. Mit der Zeit gibt der Wurm regelmäßig eierhaltige Wurmglieder ab *(Proglottiden),* die vom Menschen ausgeschieden werden. Werden diese Eier von Rindern bzw. Schweinen aufgenommen, bilden sich in der Muskulatur der Tiere die Larvenstadien aus *(Finnen).* Wird finnenhaltiges Fleisch roh oder nicht ausreichend durchgebraten aufgenommen, beginnt der Entwicklungszyklus im Menschen erneut, und ein neuer Wurm wächst im Dünndarm heran. Beim Schweinebandwurm gibt es die gefährliche Ausnahme, dass der Mensch durch erneute Aufnahme von Eiern bzw. durch Freiwerden von Eiern im Darm nicht nur End-, sondern auch Zwischenwirt wird. Dies bedeutet, dass sich auch im Menschen die Finnen entwickeln (➤ Komplikationen).
- **Spulwürmer:** Der Spulwurm macht im Körper seines Wirtes eine komplizierte Wanderung – die Larven durchdringen die Darmwand und gelangen auf dem Blutweg in die Lunge, von dort über die Luftwege wieder in den Rachen. Durch das Schlucken erreichen sie erneut den Darm, wo sich dann der geschlechtsreife Wurm entwickelt und wiederum Eier legt, die sein Träger absondert.

Krankheitsverlauf

Bei allen Wurmerkrankungen sind auch symptomlose bis symptomarme Verläufe mit unspezifischen Beschwerden möglich. Die Symptome resultieren aus dem parasitären Verhalten der Würmer, die sich vom Darminhalt „ernähren“ (Gewichtsverlust, Leistungsminderung, Anämie) sowie aus dem Platzverbrauch (Völlegefühl, Blähungen), den Bewegungen der Würmer (Juckreiz, Bauchschmerz) und evtl. aufgrund allergischer Reaktionen (Exantheme, Eosinophilie).

- **Madenwürmer:** oft symptomlos, evtl. *analer Juckreiz* und unruhiger Schlaf, bei Mädchen auch Pruritus vulvae, die Kinder sind aufgrund der gestörten Nachtruhe nervös und gereizt
- **Rinderbandwürmer:** unklare Bauchbeschwerden, Appetitlosigkeit gelegentlich *Gewichtsverluste* und Blutarmut, Juckreiz in der Analgegend, spastische Leibschmerzen („Wühlen im Leib“ in der Nabelgegend), Übelkeit, Erbrechen

- **Schweinebandwürmer:**
  - (➤ Rinderbandwurm)
  - bei mangelnder Hygiene durch Selbstinfektion Zystizerkose (➤ Komplikationen), v. a. in Mittel- und Südamerika, Afrika, Indien und China weit verbreitet
- **Spulwürmer:**
  - Beschwerden setzen ein, wenn die jungen Würmer die Lunge passieren
  - v. a. leichtes Fieber und *grippeähnliche Symptome* mit Husten; evtl. auch *Aushusten der Würmer*, die einige Zentimeter lang sein können
  - in 15 % d.F. Bauchschmerzen, Übelkeit und Durchfälle (Würmer im Darm), evtl. Appetit- und Gewichtsverlust, Blutarmut, urtikarielle Exantheme als allergische Reaktion

Komplikationen

- **Madenwürmer:** selten, aufgrund Abwehrschwäche erhöhte Anfälligkeit für andere Erkrankungen
- **Rinderbandwürmer:** akute Appendizitis (durch Einwandern reifer Proglottiden), Ileus (bei multipler Taenien-Infektion), akute Cholezystitis selten; aufgrund Abwehrschwäche erhöhte Anfälligkeit für andere Erkrankungen
- **Schweinebandwürmer:** *Zystizerkose* durch Besiedelung der Finnen von Gehirn, Bindegewebe; klinische Symptomatik abhängig von Zahl der Zysten, Lokalisation und Entzündungsreaktion beim Absterben der Zysten
  - organspezifische Zeichen sowie rheumatoide Beschwerden, Knotenbildungen v. a. in Bindegewebe und Skelettmuskeln, aber auch im Auge
  - ZNS-Symptome: Krampfanfälle, psychische Veränderungen, Hydrozephalus, chronische Meningitis
- **Spulwürmer:** gelegentlich Darmverschluss durch Verlegung des Darmes mit Wurmmassen, selten Einwanderung in Gallengänge oder Pankreasgang, Ascaris-Pneumonie und Löffler-Syndrom (allergische Entzündung der Lunge)

Differenzialdiagnose

- **Madenwürmer:** juckende Exantheme, Hämorrhoiden, andere Wurmerkrankungen
- **Bandwürmer:** zehrende Krankheiten (z. B. Malignom, Aids), Anämie, andere Wurmerkrankungen
- **Spulwürmer:** Influenza, Pneumonie, Gastroenteritiden, andere Wurmerkrankungen

Diagnostik

- als Zeichen einer Parasitenerkrankung Eosinophilie (➤ Kap. 1.1.7, ➤ Kap. 1.6.2) sowie oft Blutarmut (Anämie)
- **Madenwürmer:** Nachweis der Eier mikroskopisch im Stuhl mittels Anal-Abklatschpräparat, Klebestreifen zum Nachweis
- **Rinderbandwürmer:** Bandwurmglieder mit bloßem Auge erkennbar; mikroskopischer Nachweis
- **Schweinebandwürmer:** mikroskopischer Nachweis von Eiern im Stuhl
- **Spulwürmer:** Kotuntersuchung mittels Flotationsverfahren, mikroskopischer Nachweis von Eiern im Stuhl, ELISA

Schulmedizinische Therapie

- **Madenwürmer:** Hygienemaßnahmen (Schneiden der Fingernägel, Wechsel der Bett- und Unterwäsche, Händewaschen), zusätzlich Benzimidazole
- **Rinderbandwürmer:** Praziquantel oder Niclosamid
- **Schweinebandwürmer:** Praziquantel und Mebendazol oder Niclosamid, begleitende Therapie mit Glukokortikoiden (Nebenwirkungen durch Freisetzung von Antigenen durch zugrunde gehende Würmer)
- **Spulwürmer:** neben den üblichen hygienischen Maßnahmen medikamentös (Flubendazol, Fenbendazol und Mebendazol, Pyrantel, Moxidectin und Doramectin); Präparate nur gegen Darmstadien des Wurmes wirksam, nicht gegen Wanderstadien (Umweg über den Blutkreislauf und die Lunge); d. h. nach 2–3 Wochen Wiederholung der Behandlung

Prognose

- bei allen Wurmerkrankungen bei rechtzeitiger medikamentöser Behandlung sehr gut
- Verschlechterung der Prognose z. B. durch Finnenbildung im menschlichen Körper (bei Schweinebandwurm in 10 % d.F.)

Immunität und Prophylaxe

- keine Impfung, keine Immunität
- Hygienemaßnahmen, Meiden potenziell infektiöser Nahrungsmittel
- Beispiel Rinderbandwurm: Die Vorbeugung geschieht durch Abwasserreinigung sowie Erfassen der finnentragenden Rinder bei der Schlachttieruntersuchung. Da bei dieser Untersuchung nicht gewährleistet werden kann, dass sämtliche finnentragenden Rinder erfasst werden, kann man selber Vorsorge treffen, indem kein rohes Rindfleisch unbehandelt genossen wird. Durch ausreichendes Braten und Kochen werden evtl. Finnen abgetötet, auch durch 24-stündiges Tiefgefrieren (−18 °C).

2.72 Zoster

DEFINITION

- Namen: Zoster, Herpes zoster, Gürtelrose (griech. zoster = Gürtel; Herpes zoster in Abgrenzung zu Herpes simplex)
- Reinfektion (meist endogen, oft nach Jahrzehnten) durch das Windpocken-Virus. Typisch ist ein einseitiger Hautausschlag am Rumpf oder im Gesicht (auch Befall von Hirnnerven und inneren Organen möglich).

Gesetz

- keine Berücksichtigung im IfSG
- nach derzeitiger Auslegung unterliegt die Zoster-Erkrankung keinem bundesweiten Behandlungsverbot
- Meldepflicht gemäß § 15 (3) IfSG und somit Behandlungsverbot nach § 24 IfSG in Brandenburg.

Vorkommen

Weltweit.

Erreger

Varicella-zoster-Virus (VZV = HHV-3, ➤ Tab. 1.1; ältere Bezeichnung: Herpes-zoster-Virus).

Erregerreservoir

Mensch.

Erkrankungsrisiko

- bei nachlassender erworbener Immunität gegen das VZ-Virus
- bei Störungen der Abwehrfunktionen (➤ Krankheitsentstehung), z. B. bei schweren Erkrankungen oder Glukokortikoidtherapie
- gehäuft bei Über-50-Jährigen; etwa 20 % der Bevölkerung erkranken einmal im Leben an Zoster
- keine Gefahr für das ungeborene Kind

Inkubationszeit

1–2 Wochen (Zeit von endo- bzw. exogener Reinfektion bis Auftreten der ersten Symptome).

Krankheitsentstehung

Bei Erstinfektion mit dem VZV, d. h. bei Windpockenerkrankung, gelangen die Viren von den betroffenen Hautpartien aus – innerhalb von Nervenaxonen (vielleicht auch hämatogen) – in die entsprechenden **Spinal**- bzw. **Hirnnervenganglien.** Innerhalb der Nervenganglien kann das VZV nicht vollständig eliminiert werden, bleibt aber bei normaler Funktion des Abwehrsystems unschädlich. Erst bei Nachlassen oder Störungen der Abwehrfunktionen kommt es zu einer Reaktivierung der bislang in den Nervenganglien „in Schach gehaltenen“ VZV-Herde. Ist diese Reaktivierung durch erneute Infektion von außen veranlasst (selten), spricht man von **exogener Reinfektion;** meist erfolgt die Reaktivierung aber ohne von außen kommende Erreger, man spricht dann von **endogener Reinfektion.**

Krankheitsverlauf

Verlaufsübersicht

- Prodromalstadium
- Organstadium
- Rekonvaleszenz

Verlauf/Symptomatik

Prodromalstadium

- Abgeschlagenheit, oft **Fieber** (mäßig)
- Kribbeln, Brennen, **Schmerzen** in den Hautbereichen, in denen es später zum Ausschlag kommt
- häufig Schwellung der regionalen Lymphknoten

Organstadium

- **Exanthem** (➤ Abb. 2.59):
  - Aussehen: *Flecken,* klein, rot, gruppiert stehend → *Papeln* → *Bläschen* → *Pusteln,* vesikulär, evtl. eitrig, manchmal auch hämorrhagisch; die Effloreszenzen gleichen denen bei Windpocken
  - der Bläscheninhalt ist infektiös, kann Kinder und immungeschwächte Erwachsene infizieren
  - teilweise sehr schmerzhaft durch akute Neuritis
  - **Lokalisationen,** meist scharf abgegrenzt einseitig:
    - !*Befall von Brustwand- oder Bauchwandsegmenten* (Dermatome T3–L3 am häufigsten)
    - !*Zoster* ophthalmicus (öfter): Befall des Innervationsgebietes des N. ophthalmicus (Hirnnerv V.1), Exanthem an der Stirn und im Augenbereich
    - !*Zoster maxillaris/mandibularis* (selten): Befall im Bereich des N. maxillaris und mandibularis (Hirnnerv V.2 und V.3), Bläschenbildung in der Mundhöhle
    - !*Zoster oticus* (selten): Befall im Bereich der Hirnnerven VIII und VII, Exanthem in der Ohrmuschel und im Gehörgang
    - !*Zoster genitalis:* Befall der Nerven im Genitalbereich

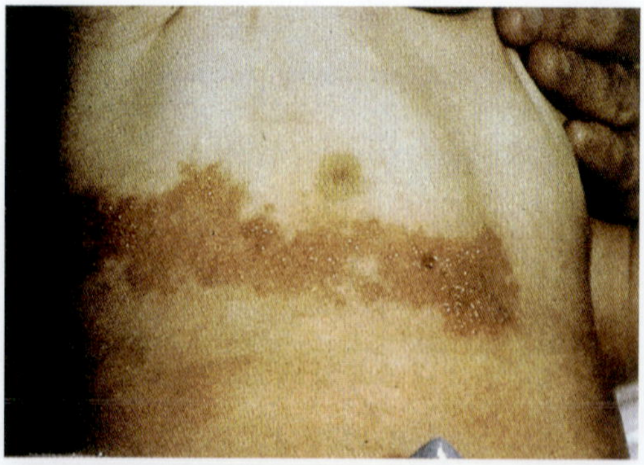

Abb. 2.59 Zoster. Gürtelförmiges Exanthem in einem Brustwand-Segment („Gürtelrose"). [E315]

- in seltenen Fällen kein Exanthem, dann nur **Neuralgien** (z. B. Trigeminusneuralgie)
- auch **Beteiligung innerer Organe** (sog. Rumpfzoster) möglich:
  - z. B. von Herz, Magen, Galle, Leber (Zosterhepatitis), Niere, Blase
  - Pathogenese: Von den Ganglienzellen der sensiblen Spinalnerven finden Viren entlang der Nervenfasern nicht nur zum Innervationsgebiet Haut zurück, sondern gelangen auch zu den durch dasselbe Ganglion innervierten inneren Organen (Head-Zonen).

Rekonvaleszenz

- nach ca. 1 Woche Eintrocknung und Verschorfung der Pusteln, dabei evtl. Narbenbildung und Pigmentierung
- nach Abheilung der Hauterscheinungen möglicherweise noch **langes Fortbestehen** (Monate, Jahre, in Einzelfällen lebenslang) der z. T. äußerst heftigen Schmerzen (postherpetische Neuralgie)

Komplikationen

- Zoster ophthalmicus: Befall von Augenlederhaut (Sklera), Augenhornhaut (Cornea), Iris → Narbenbildung, Erblindung
- Zoster oticus: Ohrenschmerzen, Hörbeeinträchtigungen, Schwindel, Erbrechen, Facialisparese
- Zoster generalisatus (disseminatus): generalisierter Hautbefall und evtl. Befall innerer Organe (bei gravierender Abwehrschwäche)

- ZNS-Erkrankungen: Meningoenzephalitis, in seltenen Fällen granulomatöse Angiitis mit kontralateraler Hemiplegie oder aufsteigende Myelitis mit evtl. motorischen Paralysen
- postherpetische Neuralgien
- bakterielle Sekundärinfektionen durch Kratzen

Differenzialdiagnose

- vor Exanthemausbruch bzw. bei Zoster ohne Exanthem: Neuralgien anderer Ursache
- bei Zoster ophthalmicus: Erysipel
- bei Zoster generalisatus: Windpocken
- bei Zoster maxillaris/mandibularis (Mundschleimhautbefall): Herpes-simplex-Enanthem

Diagnostik

- klinisches Bild
- selten Virusnachweis

Schulmedizinische Therapie

- symptomatische Maßnahmen gegen Schmerzen und Juckreiz, sorgfältige Hautpflege
- bei bakteriellen Sekundärinfektionen evtl. mit antibiotikahaltigen Salben, evtl. Virustatikum (Aciclovir, Brivudin, Famciclovir oder Valaciclovir)
- bei Komplikationen, z. B. Varizellenpneumonie oder Zoster ophthalmicus: Aciclovir parenteral
- bei immunsupprimierten erwachsenen Patienten sowie Zoster ophthalmicus: orale Gabe von Famciclovir

Prognose

Gut, jedoch können Neuralgien lange zurückbleiben.

Immunität und Prophylaxe

- Immunität lang bis lebenslang
- Impfung (➤ Windpocken)

2.73 Zytomegalie

DEFINITION

- Namen: Zytomegalie, Cytomegalie, Einschlusskörperchenkrankheit, Speicheldrüsenviruskrankheit (griech. kytos = Zelle; megale = riesig; ➤ Krankheitsentstehung)
- bei intakter Immunität meist harmlose Erkrankung; schwerwiegende Schädigungen dagegen durch **angeborene Zytomegalie** (➤ unten)
- zählt bei genitaler Infektion zu den **sexuell übertragbaren Krankheiten**

Gesetz

- im IfSG nur implizit, als sexuell übertragbare Krankheit erfasst (bei genitaler Übertragung)
- **Behandlungsverbot** bei genitaler Infektion (IfSG § 24)

Vorkommen

- weltweit
- angeborene Zytomegalie selten in Deutschland (➤ Tab. 4.2)

Erreger

Humanes-Zytomegalie-Virus (HZMV = HHV-5, ➤ Tab. 1.1).

Erregerreservoir

Mensch.

Ansteckung

- **infektiöses Material:** *Genitalsekret,* Rachensekret, Nasensekret, Speichel, Urin, Muttermilch, Blut
- **Eintrittspforten:** Schleimhäute der oberen Atemwege, genitale Schleimhäute, Speiseweg
- **Übertragung:** *Tröpfcheninfektion, genital,* oral (Muttermilch, Speichel der Mutter), Bluttransfu-

sion, Organtransplantation (Niere, Knochenmark, Leber), *pränatal* (intrauterin), perinatal: Passage durch Geburtskanal (Zervixsekret), Austauschtransfusion

Erkrankungsrisiko

- **nur 1 % der primär Infizierten** mit Immunkompetenz erkrankt; ca. 60 % der Bevölkerung besitzt Zytomegalie-Antikörper
- wesentlich erhöhtes Risiko bei Immunschwäche (➤ Krankheitsentstehung)
- etwa 0,3–1 % aller Schwangeren infizieren sich mit dem Virus, bei 40 % wird Infektion auf das ungeborene Kind übertragen
- **Ansteckungszeitraum:** nach Beendigung der Erkrankung kann das Virus noch wochenlang mit Speichel und Urin ausgeschieden werden

Inkubationszeit

2–6 Wochen.

Krankheitsentstehung

- selten durch Erstinfektion (99 % der Infizierten symptomlos oder mit geringen Symptomen)
- in der Regel durch **endogene Reinfektion bei Immunschwäche** (Reaktivierung von v. a. in Parotis, Niere, Leber und Lunge „schlummernden" ZM-Viren), z. B. bei *Schwangerschaft*, immunsuppressiver Therapie (z. B. Glukokortikoide), erworbener Immunschwäche (Aids)
- bei der Zytomegalie kommt es zur Bildung von **Riesenzellen** mit charakteristischen **Einschlusskörperchen;** erste Virusvermehrung findet oft in den **Speicheldrüsen** statt

Krankheitsverlauf

- bei **Immunkompetenz:**
  - *mononukleoseartige* Symptomatik (ZMV-„Mononukleose"): Kopf-, Gliederschmerzen, Fieber, Tonsillitis/Pharyngitis (beides relativ selten), (generalisierte) Lymphknotenschwellungen, Milzschwellung
  - leichtere Hepatitis
- bei **Immunschwäche** (meist dabei endogene Reinfektion) zusätzlich:
  - *Pneumonie* (interstitielle)
  - *Meningoenzephalitis*
  - *Chorioretinitis*
  - Nephritis (interstitielle)
  - Myokarditis
  - geschwürige *Entzündungen im Verdauungstrakt* (Speiseröhre, Magen, Dünndarm, Dickdarm, Rektum)

Komplikationen

Bei Immunkompetenz: Hepatitis, Polyneuritis.

Differenzialdiagnose

Bei Immunkompetenz: Mononucleosis infectiosa, Toxoplasmose, Virushepatitis.

Diagnostik

Serologie zur Statusbestimmung: IgG, IgM, Komplementbindungsreaktion (KBR) – zum Nachweis von IgG Antikörper, Virämienachweis pp65, HZMV-IEA (durch das HZMV ausgelöste Erythrozytenabnormalität).

Schulmedizinische Therapie

- meist keine Behandlung nötig
- bei Immungeschwächten Virustatika (Ganciclovir oder Foscarnet) oder Anti-Immunglobuline, bei bakterieller Infektion Antibiotika

Prognose

- in über 99 % d.F. gut
- schwerwiegende Schäden des Kindes bei Infektion in der Schwangerschaft

Immunität und Prophylaxe

- Virus bleibt latent erhalten, Reaktivierung möglich
- keine wirksame Impfung; **passive** Impfung möglich, aber lediglich eingeschränkter Schutz
- Prophylaxe nicht möglich

2.74 Zytomegalie, angeborene

Gesetz

Meldepflicht gemäß § 15 (3) IfSG und somit Behandlungsverbot nach § 24 IfSG in Sachsen bei Erkrankung und Tod bei konnatalen Infektionen.

Ansteckung

- v. a. bei **erstmaliger Infektion** der Mutter während der Schwangerschaft, wenn die Mutter also noch keine Immunität gegen den Erreger besitzt
- während der ganzen Zeit der Schwangerschaft möglich

Erkrankungsrisiko

- ca. 1 % aller Neugeborenen ist infiziert, ca. 10 % davon zeigen Krankheitssymptome
- je später die Schwangerschaft, umso größer die Wahrscheinlichkeit einer Erkrankung/Schädigung, umso geringer aber deren Schwere (Schädigung am größten in der 2.–3. Schwangerschaftswoche)

Krankheitsverlauf

Verlaufsformen
- Fruchttod
- Neugeborenen-Zytomegalie
- nachgeburtlich auftretende Infektionsfolgen

Verlauf/Symptomatik

Fruchttod

In erster Linie bei früher intrauteriner Infektion.

Neugeborenen-Zytomegalie
- häufig Frühgeburt und Untergewicht
- **frühe intrauterine** Infektion (1. Trimenon, selten): Generalisations- und Organstadium laufen intrauterin ab, Kind kommt mit schweren Folgeschäden des Organstadiums zur Welt: Hydrozephalus, Mikrozephalus, intrazerebralen Verkalkungen, Innenohrschäden, Chorioretinitis, Fehlbildung des Herz-Kreislauf-Systems, Magen-Darm-Trakts, Skeletts und der Muskeln
- **spätere intrauterine** Infektion (2. Trimenon, relativ selten): Generalisationsstadium läuft intrauterin ab, Kind kommt mit Organstadium zur Welt, Leitsymptom *Enzephalitis*
- **späte intrauterine** Infektion (3. Trimenon, häufig): Kind kommt im Generalisationsstadium zur Welt; dabei Befall von inneren Organen: Hepatitis, Ikterus, hämolytische Anämie, Leber-, Milzschwellung, Hautblutungen (durch Thrombozytopenie), interstitielle Pneumonie

Nachgeburtlich auftretende Infektionsfolgen
- durch Infektion vor der Geburt:
  - mit vorgeburtlicher *Organschädigung (frühe Infektion),* die sich erst nachgeburtlich bemerkbar macht, v. a. Hirnschäden
  - mit Organbefall (späte Infektion), der zunächst noch *asymptomatisch* bleibt
- durch Infektion **während der Geburt:** 1–2 Wochen nach Geburt kommt es zu Symptomen wie bei später intrauteriner Infektion oder häufig auch zu einer isolierten Meningitis/Enzephalitis.
- Symptome/Schäden:
  - Auftreten nach Wochen, Monaten, evtl. Jahren
  - Schädigung der **Augen** und des **Innenohrs**
  - infolge Hirn(-haut-)befalls:
    - !Hydrozephalus
    - !neurologische und psychische Symptome: Krampfneigung (epileptische Anfälle); spastische Lähmungen; Entwicklungsmängel (statomotorische, psychomotorische, geistige), Verhaltensstörungen (z. B. Autismus); Sprachstörungen

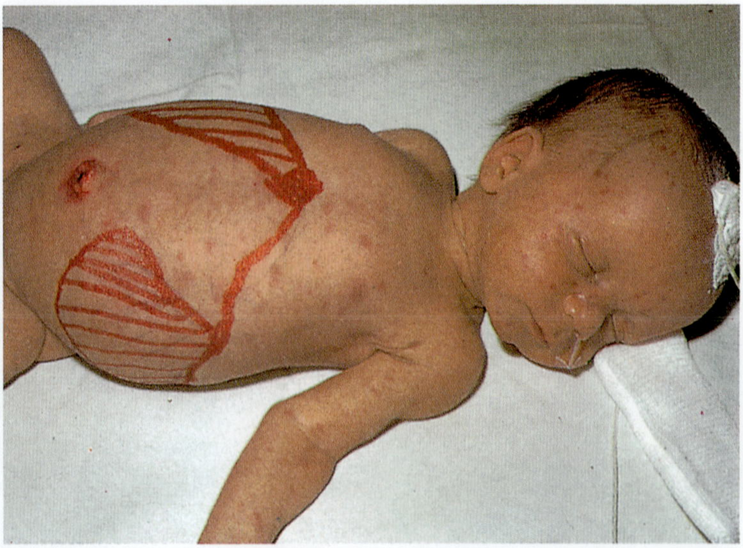

Abb. 2.60 Angeborene Zytomegalie. Massive Schwellung von Milz und Leber, purpuraförmiger Ausschlag. [E316]

Prognose

Letalität: 12–30 %, 90 % der überlebenden Kinder weisen Spätfolgen auf.

Immunität und Prophylaxe

- Expositionsprophylaxe für Schwangere (v. a. Kinderpflegerinnen)
- ZMV-Immunglobuline therapeutische Option, da transplazentar
- Kurzzeitbehandlung der Muttermilch: Erwärmung in ca. 90 Sekunden auf 62 °C, 5 Sekunden auf dieser max. Temperatur halten, anschließend sofortige Abkühlung auf 30 °C

KAPITEL

3 Gesellschaftliche Relevanz von Infektionskrankheiten – das Infektionsschutzgesetz

3.1 Infektionskrankheiten gestern, heute und morgen

Trotz beeindruckender Fortschritte in der Vorbeugung und Therapie von infektiösen Erkrankungen, ist der vielfach beschworene Sieg über die Infektionskrankheiten noch nicht in Sicht. Zu Beginn des 21. Jahrhunderts ist sogar von einer Renaissance der übertragbaren Erkrankungen die Rede:

- Jeder fünfte Tropenreisende kommt krank von der Reise zurück.
- Die Migration großer Bevölkerungsgruppen lässt bestimmte Infektionskrankheiten, wie z. B. Diphtherie und Tuberkulose, rapide ansteigen.
- An nosokomialen Infektionen sterben in Deutschland jährlich ca. 20.000–40.000 Menschen.
- Etwa 10 % der jährlichen Krankenhausaufnahmen in Deutschland erfolgen aufgrund von Infektionskrankheiten.
- Neue, gefährliche Krankheitserreger, z. B. HI-Viren, bedrohen in vielen Ländern große Teile der Bevölkerung.
- Es muss damit gerechnet werden, dass immer aggressivere Varianten bereits bekannter Krankheitserreger entstehen, so z. B. EHEC als pathogener E.-coli-Stamm.
- Zudem zeigen sich Krankheitserreger aufgrund des massiven und unkontrollierten Antibiotika- und Desinfektionsmitteleinsatzes zunehmend resistent gegen Antibiotikatherapie und bestimmte Desinfektiva.

3.1.1 Infektionskrankheiten gestern

Vor der Mikrobiologie

Schon Jahrtausende, bevor die Mikroorganismen entdeckt wurden, haben Menschen Mikroorganismen zur Nahrungsmittelveredelung eingesetzt, z. B. die alten Ägypter beim Bierbrauen. Vielen frühen Zivilisationen war aufgrund von Erfahrung der Zusammenhang zwischen mangelnder Hygiene und dem Auftreten von Krankheiten oder gar Seuchen bekannt: Man wusste, dass Krankheiten ansteckend sein konnten; ansteckend von Mensch zu Mensch oder von Tier zu Mensch, ansteckend aber auch über verseuchte Kleider und Gegenstände. Aus dieser Erkenntnis heraus entwickelten sich die in der Bibel mehrfach beschriebenen Hygienetechniken, z. B. Lepra-Kranke („Aussätzige“; Erreger: Mycobacterium leprae) zu isolieren und ihre Kleidung und sonstige Habe zu verbrennen – eine unter epidemiologischen Gesichtspunkten durchaus wirkungsvolle Methode.

Die Römer legten großen Wert auf Hygiene und entwickelten daher ein komplexes Hygienesystem mit öffentlichen Bädern, Thermen und einer gut ausgebauten Kanalisation. Sie erkannten auch die Bedeutung einer zuverlässigen Versorgung der Bevölkerung mit sauberem Trinkwasser und bauten die noch heute beeindruckenden Aquädukte. Das Wissen um die Hygiene ging in Europa während der Zeit der Völkerwanderung verloren. Im Mittelalter war es nahezu verschwunden, es herrschten katastrophale hygienische Zustände: Die Straßen in den Städten waren mit Abfällen völlig verdreckt und die Menschen wateten, teilweise kniehoch, durch diese Berge von Unrat – ein exzellenter Nährboden für gefährliche Mikroorganismen, von deren Existenz in jener Zeit noch niemand wusste. So traten immer wieder Epidemien auf, für deren Ursache die Menschen keine naturwissenschaftlich nachweisbare Erklärung hatten.

Eine gefürchtete Krankheit jener Zeit war die Pest. Im Jahr 1333 in China ausgebrochen, gelangte sie über die Handelsstraßen nach Europa, wo sie von 1348–1356 wütete; in diesem Zeitraum starben in Mitteleuropa 25 Millionen Menschen, ein Drittel der Gesamteinwohner Europas. Pestepidemien von geringerem Ausmaß traten auch noch in der Folgezeit bis 1670 auf. Zudem waren Stadtbewohner häufig von zahlreichen Infektionen betroffen. Durch die Kombination von schlechten hygienischen Verhältnissen, Mangelernährung und einer fehlenden medizinischen Versorgung war die Lebenserwartung sehr gering.

Die bedeutendste Seuche der Neuzeit war die um 1500 aus Mittelamerika importierte Syphilis. Im 19. Jahrhundert spielten aufgrund der nicht vorhandenen Trennung zwischen Trinkwasser und verseuchtem Abwasser Krankheiten wie Cholera, Typhus oder Ruhr eine bedeutende Rolle.

Bis ins 19. Jahrhundert setzte man gegen die Ausbreitung von Seuchen ein „hygienepolizeiliches" Vorgehen ein: Betroffene Städte wurden mit militärischen Kordons abgeriegelt. Niemand durfte hinein. Wer dennoch ausbrechen wollte, wurde erschossen. Später wurden Infektiöse in sog. Siechenhäusern (z. B. Leprakranke in Leprosorien) vor den Städten isoliert – für die Gesunden zweifellos ein Vorteil, für die Kranken häufig ein Todesurteil angesichts der katastrophalen Bedingungen in den Siechenhäusern.

Anfänge der Mikrobiologie

Entstehung von Krankheiten

Bis zur Entdeckung der Bakterien um 1860 waren die Kenntnisse über Infektionskrankheiten gering. Die Ursache von Seuchen wurde zurückgehend auf die hippokratische Medizin in kosmischen Konstellationen und in klimatischen Bedingungen vermutet, gestützt z. B. auf die Beobachtung, wonach Menschen, welche in der Nähe von Sümpfen wohnten, von bestimmten Krankheiten, wie z. B. Malaria (ital. mala aria = schlechte Luft) weit häufiger betroffen waren, als diejenigen, welche „gute Luft" zum Atmen hatten. Damit stand die Lehre von den Miasmen (griech. Verunreinigungen) – also Dämpfe, Dünste, in der Luft enthaltene Giftstoffe – als Seuchenursache über Jahrhunderte fest.

Im Mittelalter galt Krankheit in der Regel als unvermeidbar und gottgegeben und später ausschließlich als „Strafe Gottes für verübte Sünden". Dementsprechend fehlte auch jeder Anreiz, sich unter naturwissenschaftlichen Aspekten mit Krankheiten auseinanderzusetzen. Entsprechend schlecht waren die Hygienemaßnahmen entwickelt, deren Bedeutung wegen der zugrunde liegenden Theorie nicht erkannt werden konnte.

Prinzip der Ansteckung

Als Querdenker seiner Zeit – im späten Mittelalter, an der Grenze zur Neuzeit – veröffentlichte der italienische Arzt, Philosoph, Astronom und Dichter Girolamo Fracastoro 1546 sein bahnbrechendes Werk „Kontagien, kontagiöse Krankheiten und deren Behandlung". Girolamo Fracastoro (1483–1553) wurde Zeuge einer verheerenden Pestepidemie; er interpretierte das Gesehene, ohne es durch ein vorgefertigtes Theoriegebäude zu filtern, und entdeckte das Ansteckungsprinzip. Er erkannte, dass die Pest immer dann weitergegeben wurde, wenn die noch Gesunden in engen Kontakt mit Kranken kamen. Er erkannte auch, dass „tote" Gegenstände (Kleider, Möbel, Geschirr) die Krankheit übertragen können. Fracastoro sprach vor fast 500 Jahren bereits von den „Samen der Krankheit". Die Zeit war lange noch nicht reif für solche Ansichten. Sein Buch geriet in Vergessenheit und brauchte etwa 200 Jahre, um wiederentdeckt zu werden.

Entdeckung der Mikroorganismen

Wesentliche Impulse in der Mikrobiologie setzten im 17. Jahrhundert Robert Hooke (1635–1703) und Anton van Leeuwenhoek (1632–1732). Hooke hatte sich ein für die damalige Zeit kompliziertes zusammengesetztes Mikroskop gebaut, mit dem er auf Jagd nach kleinen Organismen ging. Die Ergebnisse dieser Studien wurden in dem Buch „Micrographia" publiziert. Allerdings konnte er die einzelnen Pilzsporen in den Sporenbehältern und die Bakterien nicht sehen, denn sein Mikroskop war hierzu nicht geeignet.

Sein Zeitgenosse van Leeuwenhoek aus Delft hingegen baute die besten Mikroskope, die mit dem damaligen Glas und der damaligen Mechanik überhaupt möglich waren. Er entdeckte Abertausende kleine Tierchen (Animalcules) im Zahnbelag („Im Zahnbelag kommen mehr Mikroorganismen vor als Menschen in einem Königreich"), im Speichel und im Wasser, „die sich sehr lustig bewegen". Es waren vermutlich die ersten Mikroorganismen, die ein Mensch je erblickt und aufgezeichnet hatte. Der kausale Zusammenhang zwischen dem Auftreten von Seuchen und dem Nachweis von Mikroorganismen blieb jedoch unerkannt, da die Vorstellung, Leben entstünde durch Urzeugung aus toter Materie („generatio spontanea"), immer noch im Vordergrund stand. Hartnäckig hielten sich die Lehre der Miasmen und das Dogma der Urzeugung bis ins spätere 19. Jahrhundert als alleinige und unantastbare Ursachen von Infektionskrankheiten. Selbst bekannte Ärzte wie Rudolf Virchow haben bis 1900 an diesen Vorstellungen festgehalten.

Ignaz Semmelweis

Der Arzt Ignaz Semmelweis, am Wiener Krankenhaus für Geburtshilfe tätig, führte 1847 als erster konsequente Desinfektionsmaßnahmen (Hygiene) in Krankenhäusern durch, um die Keimzahl auf ein Minimum zu reduzieren. Er erkannte, dass die hohe Sterblichkeitsrate junger Mütter von über 12 % ihre Ursache darin hatte, dass die Ärzte ihre Hände nach der Sektion von Leichen nicht reinigten. Auch medizinische Geräte wurden ungereinigt weiterverwendet. Semmelweis drängte daraufhin seine Studenten und Hebammenschülerinnen dazu, ihre Hände vor der Geburtshilfe gründlich zu reinigen und erreichte durch Verschärfung der Hygienevorschriften eine Reduktion der Sterblichkeitsrate auf 1,3 %.

Louis Pasteur

Auf Pasteur, den Begründer der modernen Mikrobiologie, gehen drei große Verdienste zurück: Er fand heraus, dass sich die Keimzahl durch kurzzeitiges Erhitzen vermindern lässt und viele Mikroorganismen absterben – das Verfahren wurde später als Pasteurisieren bezeichnet. Zudem widerlegte Pasteur die Urzeugungstheorie, die davon ausging, dass Leben immer wieder spontan entstehen könne. Er zeigte, dass die vermeintlich spontane Schöpfung nichts anderes ist als die Anreicherung bereits vorhandener Mikroorganismen: Er nahm zwei Kolben mit verschiedenen Öffnungen, füllte sie mit Fleischboullion und kochte beide ab. Im ersten Kolben konnten sich schnell viele Mikroorganismen aus der Luft vermehren und es kam zur Eintrübung und zum Verderb kam. Der zweite Kolben war ein Schwanenhalskolben, der zwar Gase hindurchtreten, Partikel in der Luft (wie Mikroorganismen) aber nicht passieren ließ. In ihm fanden sich keine oder kaum Mikroorganismen.

Louis Pasteur konnte zudem beweisen, dass Bakterien Krankheiten verursachen und dass es durch Impfungen möglich war, Krankheiten zu verhindern. Er entwickelte Impfstoffe gegen die Geflügelcholera, den Milzbrand und die Tollwut.

Robert Koch

Führend in der medizinischen Mikrobiologie des 19. Jahrhunderts war sicherlich Robert Koch (1843–1910). Koch war eigentlich Landarzt, konnte aber dieser Tätigkeit nichts abgewinnen und widmete sich der mikrobiologischen Forschung. Insbesondere interessierte er sich für Milzbrand. Im Blut kranker Tiere fand Koch schließlich stäbchenförmige Bakterien. Aber waren diese auch die Ursache der Krankheit? Kochs geniale Idee war, die Krankheit nicht an teuren Kühen oder Schafen zu studieren, sondern ein „Mäusemodell" zu benutzen: Er injizierte Blut von einem infizierten Schaf in Mäuse, die dann auch erkrankten und starben. Das Blut erkrankter Mäuse konnte für die Infektion gesunder Tiere verwendet werden, und in jedem Fall fand Koch die Bakterien im Blut und in der Milz. Ihm gelang es zunächst nicht, die Bakterien in künstlichen Nährlösungen zu kultivieren. Doch als er die Flüssigkeit aus dem Auge von Kühen verwendete, wuchsen die Bakterien zu hohen Zelldichten heran und bildeten schließlich Sporen (Endosporen). Auch diese Sporen konnten wieder zur Infektion anderer Tiere oder neuer Nährlösung verwendet werden. Damit war klar, dass diese Bakterienart, Bacillus anthracis, tatsächlich die Ursache der Erkrankung ist. Koch publizierte diese Ergebnisse 1877 und formulierte die sog. Henle-Koch-Postulate (➤ Kap. 1.1.1), die erfüllt sein müssen, wenn ein Mikroorganismus beweiskräftig als Krankheitsursache angesehen werden soll.

Eine weitere Errungenschaft der mikrobiologischen Arbeitsmethoden, die auf Koch zurückgeht, ist die Kultivierung von Bakterien auf Agar-Agar-Platten. Gemäß dem zweiten Postulat müssen Mikroorganismen in Reinkultur gewonnen werden – ein schwieriges Unterfangen, wenn in einem Tropfen Nährlösung verschiedene Bakterienarten vorhanden sind, was dem Normalfall entspricht. Koch benutzte dazu zunächst angeschnittene frische Kartoffeln, dann Gelatine. Kartoffeln funktionierten nicht immer. Gelatine hatte gleich zwei entscheidende Nachteile. Zum einen gibt es viele Organismen, welche die Gelatine als Nahrungsquelle benutzen und sie verflüssigen, zum anderen kann man sie nicht bei Temperaturen oberhalb von 30 °C benutzen, weil sie dann auch ohne Mikroorganismen flüssig wird.

Auf die Idee, Agar-Agar zu benutzen, kam im Jahr 1881 Lina Hesse, die Frau seines Assistenten. Sie kannte Agar-Agar, das heute noch in der Mikrobiologie verwendet wird, aus der niederländischen Küche und nutzte es zum Verfestigen von Gelee: Agar-Agar wird aus Rotalgen der tropischen Meere gewonnen, löst sich beim Kochen in Wasser auf und geliert beim Abkühlen auf unter 44 °C. Selbst beim erneuten Erwärmen auf 70 °C wird es nicht wieder flüssig. Zudem sind auch Bakterien nur selten in der Lage, die Polysaccharide des Agars zu verdauen. Von da bis zu seiner Anwendung in den Petrischalen war es dann nicht mehr weit. Die Petrischale selbst kommt übrigens auch aus Kochs Umgebung und ist die Erfindung von Richard Petri. Koch entdeckte außerdem den Tuberkulose-Erreger, Mycobacterium tuberculosis, und leistete wichtige Arbeiten bei der Erforschung der Pest, der Cholera, der Tuberkulose und einiger Tropenkrankheiten.

Kochs Postulate lösten geradezu eine „Goldgräberstimmung" in der Biologie aus. Jeder wollte nun Erreger von Krankheiten finden und untersuchen. Das war der breite Einstieg in die medizinische Mikrobiologie.

Weitere Entwicklung

Ausschlagend für die Mikrobiologie war nicht nur die Möglichkeit, Mikroorganismen zu kultivieren, sondern auch, sie sichtbar zu machen. Im 19. Jahrhundert machte die Chemie in der Entwicklung von Farbstoffen enorme Fortschritte. Durch Einfärben kann man Mikroorganismen besser erkennen. Im ausklingenden 19. Jahrhundert wurden die Erreger für folgende wichtige Infektionskrankheiten identifiziert: Diphtherie (Corynebacterium diphtheriae), Lepra (Mycobacterium leprae), Milzbrand (Bacillus anthracis), Typhus (Salmonella typhi), Tuberkulose (Mycobacterium tuberculosis), Cholera (Vibrio cholerae), Tetanus (Clostridium tetani) und Pest (Yersinia pestis).

1928 entdeckte Alexander Fleming (1881–1955) das Penicillin, das 1939 als erstes Antibiotikum in der Heilkunde eingesetzt wurde. Die ersten Resistenzen dieses anfänglichen Wundermittels wurden allerdings bereits 1942 beschrieben. 1932 entwickelte Gerhard Domagk (1895–1964) die Sulfonamide (z. B. Prontosil), die 1946 erstmals zur Tbc-Behandlung benutzt wurden.

Paul Ehrlich entdeckte nach systematischer Suche einen arsenhaltigen Wirkstoff (Salvarsan) gegen den Syphiliserreger Treponema pallidum und ist damit der Begründer der Chemotherapie.

3.1.2 Infektionskrankheiten heute

Dank neuer Technologien ist die Labormedizin längst in molekulare Sphären vorgedrungen und kann Erreger bis auf das letzte Basenpaar entschlüsseln. Die genetischen Fingerabdrücke ihrer DNA („DNA fingerprints") lassen Zusammenhänge zwischen Ausbrüchen feststellen und genau definieren, wo im Genom die Mutationen liegen, welche zu Resistenzen führen. Zudem lassen sich Pathogenitäts- und Virulenzfaktoren von Mikroorganismen charakterisieren, welche ihre Gefährlichkeit ausmachen.

Doch nach wie vor sind Infektionskrankheiten ein großes Problem: Immer wieder tauchen neue Erreger auf (z. B. A/H1N1), chronische Infektionen nehmen stärker zu und multiresistente Erreger stellen die moderne Medizin vor große Herausforderungen, weil sie sich den gängigen Behandlungsmethoden entziehen. Mikroorganismen verfügen über eine drastisch kürzere Generationszeit als so komplexe Wesen wie der Mensch. Eine Reaktion auf einen selektiven Stress kann somit wesentlich schneller erfolgen: permanent und effizient versuchen sie, sich den Waffen der körpereigenen Abwehr oder verabreichten Antibiotika zu entziehen. Zudem steigt die Gefahr, dass Infektionen außer Kontrolle geraten können durch die höhere Bevölkerungsdichte, die industrialisierte Lebensmittelherstellung und das vermehrte Reisen.

Entwicklung der Infektionskrankheiten

Mit dem Einsatz der ersten Antibiotika Mitte der 1940er-Jahre und mittlerweile Hunderten von neuen Chemotherapeutika setzte ein unvergleichlicher Siegeszug über die Infektionskrankheiten ein. Man war überzeugt, die Infektionskrankheiten ein für alle Mal besiegt zu haben. William Stewart, höchster amerikanischer Arzt („Surgeon General"), verkündete 1969: „Es ist Zeit, das Buch der Infektionskrankheiten zu schließen." Ein schwerwiegender Irrtum, wie sich zeigen sollte. Wohl haben viele der einst gefürchteten Krankheiten heute vollständig an Bedeutung verloren oder stellen nur noch eine geringe Bedrohung dar: So sind die Pocken ausgerottet, die Pest in wenige Nischen zurückgedrängt, Cholera und Typhus haben in unseren Breitengraden kaum noch einen Platz, und es gelingt, die Lepra kontinuierlich einzudämmen.

Leider gilt dies nicht für alle Krankheiten. Die einst bei uns so gefürchtete Tuberkulose wütet heute in anderen Regionen stärker denn je. Auch wenn die Inzidenz in den Industrieländern kontinuierlich sinkt, ist sie zu einem der wichtigsten infektiologischen Probleme der Entwicklungsländer geworden, wo heute über 95 % sämtlicher Fälle registriert werden. Bedrohlich ist auch die Ausbreitung multiresistenter Tuberkulose-Erreger. Solche Stämme sind gegen die wirkungsvollsten Antituberkulotika resistent und folglich schwierig zu therapieren. Weltweit gehört die Tuberkulose, zusammen mit den akuten Luftwegsinfektionen, der HIV-Infektion, Diarrhoe, Malaria und Masern zu den modernen Geißeln der Menschheit. Ein großes Problem stellt ferner die weltweit verbreitete HIV-Infektion dar: In einigen afrikanischen Ländern ist durch diese Immunschwächekrankheit die Lebenserwartung durchschnittlich um mehr als 10 Jahre gesunken.

Verbreitung bekannter Erreger

Infektionskrankheiten treten auch deshalb häufiger auf, weil sich schon längst bekannte Erreger, z. B. durch Antibiotikaresistenzen, schneller und weiter verbreiten. Dazu gehören Tuberkulose, bakterielle Pneumonien, lebensmittelassoziierte Infektionen und sexuell übertragbare Krankheiten.

Gegen Ende des 20. Jahrhunderts haben – nach anfänglich erfolgreicher Bekämpfung – die tropischen Infektionskrankheiten wieder an Bedeutung zugenommen. Vor dem Hintergrund der prognostizierten globalen Erwärmung wird mit einer Ausbreitung v.a. der durch Vektoren übertragenen tropischen Infektionen (z. B. Malaria, Gelbfieber) gerechnet, die in besonderer Weise klimaabhängig sind.

Das neue, erneute oder vermehrte Auftreten von Infektionskrankheiten resultiert aus einer komplexen Beziehung zwischen Umwelt, Wirt und Agens. Mit Blick auf die Umwelt sind neben der internationalen Ausweitung der Handelsbeziehungen und des Tourismus auch ökologische, landwirtschaftliche und sozioökonomische Veränderungen sowie Missstände und Versäumnisse in den Bereichen Lebensmittelproduktion, Gesundheitsvorsorge und gesundheitliche Infrastruktur zu beachten. Ökologische Veränderungen betreffen z. B. den Standort von Tieren oder Gliederfüßlern, die Erreger auf den Menschen übertragen. Die Vermehrung von Zecken, den Überträgern der Lyme-Borreliose und FSME, infolge von Wiederbewaldungen ist hierfür ein anschauliches Beispiel. Dass Infektionskrankheiten erneut oder vermehrt auftreten, wird auch durch Verhaltensänderungen des potenziellen Wirts begünstigt. Hier spielen neben Ernährung und Freizeitaktivität auch das Sexualverhalten, der Medikamentenkonsum und der Gebrauch von Drogen eine wichtige Rolle.

Neue Erreger

Zusätzlich zu den neu aufgetretenen Infektionskrankheiten sind in den letzten 30 Jahren neue Erreger hinzugekommen bzw. entdeckt worden (➤ Tab. 3.1): Neuartige Pilzinfektionen lassen aufhorchen, Legionellen verursachen Pneumonien mit tödlichem Ausgang, Campylobacter macht als Durchfallerreger den Salmonellen längst den Rang streitig, neben den Erregern der Hepatitis A und B kennt man heute die Erreger der Hepatitis C, D, E u. a., durch Zeckenbisse verursachte Borrelieninfektionen sorgen für Beunruhigung bei Spaziergängern, Waldarbeitern und Jägern, Helicobacter pylori ist als Hauptursache der Ulkuskrankheit entlarvt, in Afrika entdeckte man den Urahn des Tuberkulose-Erregers, Mycobacterium canettii, welcher – durch molekulargenetische Untersuchungen belegt – bereits vor 2,4 Millionen Jahren die ersten Hominiden auf jenem Kontinent begleitet haben muss. Pandemien mit spezifisch definierten Influenzatypen wie die Aviäre Influenza („Vogelgrippe") und die Neue Influenza A/H1N1 („Schweinegrippe") werden von großem Medieninteresse begleitet.

Tab. 3.1 Neu entdeckte Erreger.

1972	Small round structured viruses (SRSVs; caliciviruses)	Durchfall
1973	Rotaviren	Durchfall, weltweit
1975	Astroviren	Durchfall
1975	Parvovirus B19	Erythema infectiosum; aplastische Krise bei chronischer hämolytischer Anämie
1976	Cryptosporidium parvum	akute Enterocolitis
1977	Ebola-Virus	ebolahämorrhagisches Fieber
1977	Legionella pneumophila	Legionellose
1977	Hantaan-Virus	hämorrhagisches Fieber mit renalem Syndrom
1977	Campylobacter spp.	Durchfall
1980	Humanes T-Zell-lymphotropes Virus Typ 1 (HTLV-I)	adulte T-Zell-Leukämie/Lymphom; tropische spastische Paraparese
1982	Humanes T-Zell-lymphotropes Virus Typ 2 (HTLV-II)	atopische Haarzell-Leukämie
1982	Borrelia burgdorferi	Lyme-Borreliose
1983	Humane Immundefizienz-Viren (HIV-1, HIV-2)	erworbenes Immundefizienzsyndrom (Aids)
1983	Escherichia coli 0157 (EHEC)	Diarrhoe; hämorrhagische Kolitis; hämolytisches urämisches Syndrom
1983	Helicobacter pylori	Gastritis; gastrische Ulzera; erhöhtes Risiko des gastrischen Karzinoms
1988	Humanes Herpesvirus-6	Exanthema subitum (Roseola infantum; Dreitagefieber)
1989	Ehrlichia spp.	humane Ehrlichiose
1989	Hepatitis-C-Virus (HCV)	Hepatitis C
1989	Guanarito-Virus	venezolanisches hämorrhagisches Fieber
1990	Humanes Herpesvirus-7	Exanthema subitum; Pityriasis rosea
1990	Hepatitis-E-Virus (HEV)	Hepatitis E
1992	Vibrio cholerae 0139:H7	neue Variante assoziiert mit epidemischer Cholera
1992	Bartonella henselae	Katzenkratzkrankheit; kutane Angiomatose
1993	Sin-Nombre-Virus	Hanta-Virus-Lungensyndrom („Four corners disease")
1993	Hepatitis-G-Virus (HGV)	niedriger Krankheitswert
1994	Sabia-Virus	brasilianisches hämorrhagisches Fieber
1994	Humanes Herpesvirus-8 (HHV-8)	Kaposi-Sarkom; primäres Lymphom der Körperhöhlen; Castleman-Krankheit
1994	Hendra-Virus, equines Morbilli-Virus (EMV)	Meningitis, Enzephalitis
1996	Prionprotein	transmissible spongiforme Enzephalopathien (TSE)
1997	Influenza-A-Virus Subtyp H5N1	Influenza (Hongkong)
1997	Transfusion-transmitted virus (TTV)	Möglicherweise Hepatitis
1998	Nipahvirus	Meningitis; Enzephalitis
1999	Influenza-A-Virus Subtyp H5N9	Influenza (Hongkong)
2003	SARS associated Corona-Virus	schweres akutes respiratorisches Syndrom
2009	Influenza-Virus A/H1N1	Neue Influenza („Schweinegrippe")

Resistenzen gegen Antibiotika

Staphylokokken gelten seit jeher als wichtiges Pathogen eitriger Infektionen. Für die Therapie waren über Jahrzehnte β-Lactam-Antibiotika, z. B. Penicilline, Mittel der Wahl. Bereits 1942 beobachtete man jedoch erste Stämme mit einer Resistenz gegen das Medikament. Heute sind um die 75 % sämtlicher Stämme von Staphylococcus aureus gegen Penicillin resistent. Als Antwort auf Stämme, welche durch das Enzym Penicillinase das Antibiotikum inaktivieren konnten, wurde 1959 das penicillinasefeste Penicillin Methicillin entwickelt: Schon bald traten erste

Stämme auf, welche auch gegen dieses neue Therapeutikum resistent waren, die methicillinresistenten Staphylococcus aureus (MRSA). Einige Desinfektionsmittel fördern zudem Antibiotikaresistenzen.

Nosokomiale Infektionen

MRSA-Keime (MRSA, jetzt: multiresistenter Staphylococcus aureus) sind in erster Linie gefürchtet als Erreger nosokomialer Infektionen (➤ Kap. 1.2.1). Weltweit haben MRSA-Infektionen dramatisch zugenommen. Während in den USA oder Japan mittlerweile ein Anteil von bis zu 50 % bzw. 30–70 % MRSA an im Krankenhaus erworbenen Staphylococcus-aureus-Infektionen registriert werden, liegen die Werte für Deutschland bei ca. 25 % und für die Niederlande dagegen nur bei ca. 3 %. Eine niedrige Prävalenz von MRSA reflektiert die Sorgfalt und Nachhaltigkeit der Maßnahmen, mit welchen dieses hygienische Problem in einem Krankenhaus angegangen wird.

Antimikrobielle Resistenz

Infektionen treten vermehrt auf durch Keime mit multiplen antimikrobiellen Resistenzen in Krankenhäusern. Begünstigt wird diese Entwicklung durch die Zunahme intensivmedizinischer Maßnahmen und von der Implantation synthetischer Materialien. Bei ambulant erworbenen Infektionen hat die antimikrobielle Resistenz durch die breite Anwendung von Antibiotika ebenfalls zugenommen, wie z. B. die Erythromycinresistenz bei Pneumokokken.

Die Entstehung und Ausbreitung von MRSA kann wohl nur eingedämmt werden durch den rationellen und erregerorientierten Einsatz von Antibiotika sowie durch den Verzicht hierauf, falls es nicht erforderlich ist – beispielsweise bei leichteren Virusinfektionen der Atemwege ohne größere Gefahr der Zweitinfektion mit Bakterien. Unverzichtbar ist außerdem das konsequente Umsetzen von vorbeugenden Hygienemaßnahmen im Krankenhaus mit der entsprechenden Isolierung und Sanierung betroffener Patienten sowie der Schulung und Kontrolle des Personals.

Dies wird unterstützt durch – noch nicht in allen Bundesländern erlassene – Hygieneverordnungen für Kliniken, Vorsorge- und Rehabilitationseinrichtungen. Damit kann ein effizientes Hygienemanagement etabliert werden. Aber auch das Infektionsschutzgesetz bzw. dessen strikte Einhaltung trägt dazu bei.

3.2 Infektionsschutzgesetz: gesetzliche Rahmenbedingungen

Das **Infektionsschutzgesetz (IfSG, Gesetz zur Verhütung und Bekämpfung von Infektionskrankheiten beim Menschen)** löste das Bundes-Seuchengesetz (BSeuchG) von 1961 ab und trug damit der veränderten epidemiologischen Situation Rechnung. Zweck des Gesetzes ist es, „übertragbaren Krankheiten beim Menschen vorzubeugen, Infektionen frühzeitig zu erkennen und ihre Weiterverbreitung zu verhindern". Es bildet den Hauptteil des **Gesetzes zur Neuordnung seuchenrechtlicher Vorschriften** (Seuchenrechtsneuordnungsgesetz – SeuchRNeuG). Das Infektionsschutzgesetz wurde am 12.5.2000 beschlossen, es ist am **1.1.2001** in Kraft getreten.

Die folgenden Paragraphen des IfSG (bzw. Teile von ihnen) sind **für Heilpraktiker von besonderer Bedeutung:**

- **§§ 6 und 7** (Meldepflichten)
- **§ 24** (Behandlungsverbote)

Zur besseren Verständlichkeit werden die Texte teilweise nur in Auszügen wiedergegeben, sinngemäß zusammengefasst und ausschließlich inhaltlich besprochen. Den gesamten Gesetzestext finden Sie unter http://bundesrecht.juris.de/bundesrecht/ifsg/index.html

3.3 Früherkennung, Vorbeugung und Bekämpfung von Infektionskrankheiten

3.3.1 Allgemeine Vorschriften

!

Das IfSG soll es ermöglichen, übertragbaren Krankheiten beim Menschen vorzubeugen, Infektionen frühzeitig zu erkennen und ihre Weiterverbreitung zu verhindern.

Die §§ 1 und 2 des IfSG definieren den Zweck des Gesetzes sowie wichtige grundlegende Begriffe.

Infektionsschutzgesetz

§ 1 Zweck des Gesetzes

(1) Zweck des Gesetzes ist es, übertragbaren Krankheiten beim Menschen vorzubeugen, Infektionen frühzeitig zu erkennen und ihre Weiterverbreitung zu verhindern […]

§ 2 Begriffsbestimmungen

Im Sinne dieses Gesetzes ist

1. **Krankheitserreger**
ein vermehrungsfähiges Agens (Virus, Bakterium, Pilz, Parasit) oder ein sonstiges biologisches transmissibles Agens, das bei Menschen eine Infektion oder übertragbare Krankheit verursachen kann,
2. **Infektion**
die Aufnahme eines Krankheitserregers und seine nachfolgende Entwicklung oder Vermehrung im menschlichen Organismus,
3. **übertragbare Krankheit**
eine durch Krankheitserreger oder deren toxische Produkte, die unmittelbar oder mittelbar auf den Menschen übertragen werden, verursachte Krankheit,
4. **Kranker**
eine Person, die an einer übertragbaren Krankheit erkrankt ist,
5. **Krankheitsverdächtiger**
eine Person, bei der Symptome bestehen, welche das Vorliegen einer bestimmten übertragbaren Krankheit vermuten lassen,
6. **Ausscheider**
eine Person, die Krankheitserreger ausscheidet und dadurch eine Ansteckungsquelle für die Allgemeinheit sein kann, ohne krank oder krankheitsverdächtig zu sein,
7. **Ansteckungsverdächtiger**
eine Person, von der anzunehmen ist, dass sie Krankheitserreger aufgenommen hat, ohne krank, krankheitsverdächtig oder Ausscheider zu sein,
8. **nosokomiale Infektion**
eine Infektion mit lokalen oder systemischen Infektionszeichen als Reaktion auf das Vorhandensein von Erregern oder ihrer Toxine, die im zeitlichen Zusammenhang mit einer stationären oder einer ambulanten medizinischen Maßnahme steht, soweit die Infektion nicht bereits vorher bestand,
9. **Schutzimpfung**
die Gabe eines Impfstoffes mit dem Ziel, vor einer übertragbaren Krankheit zu schützen,
10. **andere Maßnahme der spezifischen Prophylaxe**
die Gabe von Antikörpern (passive Immunprophylaxe) oder die Gabe von Medikamenten (Chemoprophylaxe) zum Schutz vor Weiterverbreitung bestimmter übertragbarer Krankheiten,
11. **Impfschaden**
die gesundheitliche und wirtschaftliche Folge einer über das übliche Ausmaß einer Impfreaktion hinausgehenden gesundheitlichen Schädigung durch die Schutzimpfung; ein Impfschaden liegt auch vor, wenn mit vermehrungsfähigen Erregern geimpft wurde und eine andere als die geimpfte Person geschädigt wurde,
12. **Gesundheitsschädling**
ein Tier, durch das Krankheitserreger auf Menschen übertragen werden können,
13. **Sentinel-Erhebung**
eine epidemiologische Methode zur stichprobenartigen Erfassung der Verbreitung bestimmter übertragbarer Krankheiten und der Immunität gegen bestimmte übertragbare Krankheiten in ausgewählten Bevölkerungsgruppen,
14. **Gesundheitsamt**
die nach Landesrecht für die Durchführung dieses Gesetzes bestimmte und mit einem Amtsarzt besetzte Behörde […]

Nach § 3 IfSG ist die **Prävention** (von Infektionskrankheiten) **durch Aufklärung** öffentliche Aufgabe. Demnach haben die nach Landesrecht zuständigen Stellen über die Möglichkeiten des Infektionsschutzes sowie über Beratungs-, Betreuungs- und Versorgungsangebote zu informieren.

3.3.2 Koordinierung und Früherkennung

Das IfSG regelt die Erfassung von Daten und die Koordinierung von Maßnahmen zum Zweck der Früherkennung und Bekämpfung von Infektionskrankheiten.

Die Vorbeugung und Früherkennung von Infektionskrankheiten ist dann gewährleistet, wenn durch eine verbesserte Epidemiologie Informationen erfasst und entsprechende Maßnahmen durchgeführt werden. Denn Meldungen über Infektionskrankheiten tragen nur dann maßgeblich zum Schutz der Bevölkerung bei, wenn alle Daten rasch zusammengeführt und analysiert werden können.

Im § 4 IfSG ist festgelegt, dass mit Inkrafttreten des IfSG das **Robert Koch-Institut** (RKI) in Berlin (www.rki.de) die Datenerhebung hinsichtlich übertragbarer Erkrankungen zentral koordinieren, analysieren und bewerten soll. Es soll ferner auf Bundesebene ein epidemiologisches Informationsnetz aufbauen, die Länder beraten und länderübergreifende Maßnahmen zur Bekämpfung von Infektionskrankheiten aufeinander abstimmen. Um die Diagnostik der Infektionskrankheiten und die Entscheidung, ob gemeldet werden muss oder nicht, zu erleichtern, wird das RKI **Kriterien** (Falldefinitionen) erstellen. Außerdem kann es **Sentinel-Erhebungen** (Querschnittsuntersuchungen → § 2) durchführen.

Infektionsschutzgesetz

§ 4 Aufgaben des Robert Koch-Institutes

(1) Das Robert Koch-Institut hat im Rahmen dieses Gesetzes die Aufgabe, Konzeptionen zur Vorbeugung übertragbarer Krankheiten sowie zur frühzeitigen Erkennung und Verhinderung der Weiterverbreitung von Infektionen zu entwickeln. Dies schließt die Entwicklung und Durchführung epidemiologischer und laborgestützter Analysen sowie Forschung zu Ursache, Diagnostik und Prävention übertragbarer Krankheiten ein […]

Der § 5 IfSG regelt das **Informationsverfahren** zwischen Bund und Ländern, z. B. zur Vermeidung und Eindämmung von Epidemien.

3.4 Bestimmungen zum Meldewesen

Das IfSG regelt die Meldepflicht. Man unterscheidet:
- meldepflichtige Infektionskrankheiten und meldepflichtige Nachweise von Krankheitserregern
- namentliche und nichtnamentliche Meldung.

Heilpraktiker sind im Falle des § 6 Abs. 1 zur Meldung verpflichtet.

3.4.1 Meldepflichtige Krankheiten

Nach § 6 IfSG sind Infektionskrankheiten zu melden, die
- besonders gefährlich sind, gemessen an der Schwere des Krankheitsverlaufs, der Häufigkeit eines tödlichen Ausgangs und akuter Ausbreitungsgefahr oder
- eine sofortige Reaktion der Gesundheitsbehörden erfordern oder
- als Indikator für Hygienemängel gelten.

Infektionsschutzgesetz

§ 6 Meldepflichtige Krankheiten

(1) **Namentlich** ist zu melden:

1. der Krankheitsverdacht, die Erkrankung sowie der Tod an

a) Botulismus

b) Cholera

c) Diphtherie

d) humaner spongiformer Enzephalopathie, außer familiär-hereditärer Formen

e) akuter Virushepatitis

f) enteropathischem hämolytisch-urämischen Syndrom (HUS)

g) virusbedingtem hämorrhagischen Fieber

h) Masern

i) Meningokokken-Meningitis oder -Sepsis

j) Milzbrand

k) Poliomyelitis (als Verdacht gilt jede akute schlaffe Lähmung, außer wenn traumatisch bedingt)

l) Pest

m) Tollwut

n) Typhus abdominalis/Paratyphus

sowie die Erkrankung und der Tod an einer behandlungsbedürftigen Tuberkulose, auch wenn ein bakteriologischer Nachweis nicht vorliegt,

2. der Verdacht auf und die Erkrankung an einer mikrobiell bedingten Lebensmittelvergiftung oder an einer akuten infektiösen Gastroenteritis, wenn

a) eine Person betroffen ist, die eine Tätigkeit im Sinne des § 42 Abs. 1 ausübt,

b) zwei oder mehr gleichartige Erkrankungen auftreten, bei denen ein epidemischer Zusammenhang wahrscheinlich ist oder vermutet wird,

3. der Verdacht einer über das übliche Ausmaß einer Impfreaktion hinausgehenden gesundheitlichen Schädigung,

4. die Verletzung eines Menschen durch ein tollwutkrankes, -verdächtiges oder -ansteckungsverdächtiges Tier sowie die Berührung eines solchen Tieres oder Tierkörpers,

5. soweit nicht nach den Nummern 1 bis 4 meldepflichtig, das Auftreten

a) einer bedrohlichen Krankheit oder

b) von zwei oder mehr gleichartigen Erkrankungen, bei denen ein epidemischer Zusammenhang wahrscheinlich ist oder vermutet wird,

wenn dies auf eine schwerwiegende Gefahr für die Allgemeinheit hinweist und Krankheitserreger als Ursache in Betracht kommen, die nicht in § 7 genannt sind.

Die Meldung nach Satz 1 hat gemäß § 8 Abs. 1 Nr. 1, 3 bis 8, § 9 Abs. 1, 2, 3 Satz 1 oder 3 oder Abs. 4 zu erfolgen.

(2) Dem Gesundheitsamt ist über die Meldung nach Abs. 1 Nr. 1 hinaus mitzuteilen, wenn Personen, die an einer behandlungsbedürftigen Lungentuberkulose leiden, eine Behandlung verweigern oder abbrechen. Die Meldung nach Satz 1 […]

(3) Dem Gesundheitsamt ist unverzüglich das gehäufte Auftreten nosokomialer Infektionen, bei denen ein epidemischer Zusammenhang wahrscheinlich ist oder vermutet wird, als Ausbruch **nichtnamentlich** zu melden. Die Meldung nach Satz 1 […]

!

Behandlungsverbot für Heilpraktiker!

Für Heilpraktiker besteht nicht nur Meldepflicht für die in § 6 genannten Erkrankungen. Diese unterliegen außerdem nach § 24 IfSG einem Behandlungsverbot! Jeder Heilpraktiker muss also in der Lage sein, die „ihm verbotenen" Infektionskrankheiten zu erkennen bzw. bestimmte Verdachtsmomente richtig zu werten.

Unter dem Begriff der „bedrohlichen" Krankheit (§ 6 Abs. 1 Nr. 5) wird das Auftreten einer besonders gefährlichen, aber **bislang unbekannten Krankheit** verstanden. „Zwei oder mehr gleichartige" Fälle bekannter erregerbedingter Krankheiten deuten auf eine **Epidemie** hin. Durch die Nennung dieser beiden **seuchenrelevanten Situationen** werden also auch Infektionskrankheiten erfasst, die nicht bereits in den §§ 6 Abs. 1 Nr. 1–4 oder 7 aufgezählt sind.

Die Meldungen nach § 6 erfolgen **namentlich.** Lediglich die Meldung des gehäuften Auftretens nosokomialer Infektionen erfolgt **nichtnamentlich.**

Gemäß § 8 besteht in diesem Fall jedoch keine Meldepflicht für Heilpraktiker.

Die folgende Liste fasst die Meldepflichten der Heilpraktiker gemäß IfSG zusammen.

Meldepflichten der Heilpraktiker gemäß IfSG

Meldepflicht für Heilpraktiker bei Krankheitsverdacht, Erkrankung und Tod:

- Botulismus
- Cholera
- Diphtherie
- humane spongiforme Enzephalopathie, außer familiär-hereditäre Formen
- akute Virushepatitis
- enteropathisches hämolytisch-urämisches Syndrom (HUS)
- virusbedingtes hämorrhagisches Fieber
- Masern
- Meningokokken-Meningitis oder -Sepsis
- Milzbrand
- Poliomyelitis
- Pest
- Tollwut
- Typhus abdominalis/Paratyphus

Meldepflicht für Heilpraktiker bei Erkrankung und Tod:

- behandlungsbedürftige Tuberkulose

Meldepflicht für Heilpraktiker bei Verdacht und Erkrankung:

- mikrobiell bedingte Lebensmittelvergiftung
- akute infektiöse Gastroenteritis, wenn
  a. eine Person betroffen ist, die eine Tätigkeit im Sinne des § 42 Abs. 1 ausübt,
  b. zwei oder mehr gleichartige Erkrankungen auftreten, bei denen ein epidemischer Zusammenhang wahrscheinlich ist oder vermutet wird.

Meldepflicht für Heilpraktiker bei Verdacht

- auf einen Impfschaden (→§ 2),
- auf Tollwutinfektion aufgrund der Verletzung durch ein tollwutkrankes, -verdächtiges oder -ansteckungsverdächtiges Tier sowie die Berührung eines solchen Tieres oder Tierkörpers.

Meldepflicht für Heilpraktiker bei bzw. von

- einer bedrohlichen Krankheit oder
- zwei oder mehr gleichartigen Erkrankungen, bei denen ein epidemischer Zusammenhang wahrscheinlich ist oder vermutet wird,

wenn dies auf eine schwerwiegende Gefahr für die Allgemeinheit hinweist und Krankheitserreger als Ursache in Betracht kommen, die nicht in § 7 genannt sind.

Nicht zur Meldung verpflichtet sind Heilpraktiker

- bei Behandlungsverweigerung bzw. Behandlungsabbruch eines Patienten mit behandlungsbedürftiger Lungentuberkulose,
- gehäuftem Auftreten nosokomialer Infektionen.

!

Achtung! Beachten Sie, dass aufgrund des § 15 IfSG diese Meldepflicht bundesweit oder auch nur auf Länderebene verändert werden kann! Deshalb sind mittlerweile weitere Erkrankungen meldepflichtig!

3.4.2 Meldepflichtige Nachweise von Krankheitserregern

!

Nach § 7 IfSG besteht bei akuten Infektionen für die genannten Krankheitserreger Meldepflicht. Es muss ein direkter oder indirekter Nachweis erbracht werden.

Zu den **direkten Erregernachweisen** gehören z. B. die mikroskopische Untersuchung einer Bakterien- oder Pilzkultur; als **indirekter Erregernachweis** gelten z. B. der Nachweis spezifischer Virusantikörper und Virusantigene.

Außerdem wird zwischen der namentlichen und der nichtnamentlichen Meldung unterschieden. Die Pflicht zur **namentlichen Meldung** gilt für Krankheitserreger, deren direkter oder indirekter Nachweis

- eine unmittelbare Reaktion des Gesundheitsamtes und rasch einsetzende Maßnahmen erfordert, welche die akute Gefahr der Weiterverbreitung eindämmen können,

- bestimmte (z. B. therapeutische, hygienische) Maßnahmen abbrechen lassen muss, die aufgrund einer Verdachtsmeldung bereits eingeleitet wurden, sich aber durch das andere Ergebnis der Laboruntersuchung als falsch erweisen.

Die **nichtnamentliche Meldepflicht** umfasst (jeweils 2):

- sexuell übertragbare Infektionskrankheiten (Syphilis, Aids)
- vektoriell übertragbare Infektionskrankheiten (Malaria, Echinokokkose)
- angeborene übertragbare Infektionskrankheiten (konnatale Röteln, konnatale Toxoplasmose).

Infektionsschutzgesetz

§ 7 Meldepflichtige Nachweise von Krankheitserregern

(1) **Namentlich** ist bei folgenden Krankheitserregern, soweit nicht anders bestimmt, der **direkte** oder **indirekte** Nachweis zu melden, soweit die Nachweise auf eine **akute Infektion** hinweisen:

1. Adenoviren; Meldepflicht nur für den direkten Nachweis im Konjunktivalabstrich
2. Bacillus anthracis
3. Borrelia recurrentis
4. Brucella sp.
5. Campylobacter sp., darmpathogen
6. Chlamydia psittaci
7. Clostridium botulinum oder Toxinnachweis
8. Corynebacterium diphtheriae, Toxin bildend
9. Coxiella burnetii
10. Cryptosporidium parvum
11. Ebolavirus
    a. Escherichia coli, enterohämorrhagische Stämme (EHEC)
    b. Escherichia coli, sonstige darmpathogene Stämme
13. Francisella tularensis
14. FSME-Virus
15. Gelbfiebervirus
16. Giardia lamblia
17. Haemophilus influenzae; Meldepflicht nur für den direkten Nachweis aus Liquor oder Blut
18. Hantaviren
19. Hepatitis-A-Virus
20. Hepatitis-B-Virus
21. Hepatitis-C-Virus; Meldepflicht für alle Nachweise, soweit nicht bekannt ist, dass eine chronische Infektion vorliegt
22. Hepatitis-D-Virus
23. Hepatitis-E-Virus
24. Influenzaviren; Meldepflicht nur für den direkten Nachweis
25. Lassavirus
26. Legionella sp.
27. Leptospira interrogans
28. Listeria monocytogenes; Meldepflicht nur für den direkten Nachweis aus Blut, Liquor oder anderen normalerweise sterilen Substraten sowie aus Abstrichen von Neugeborenen
29. Marburgvirus
30. Masernvirus
31. Mycobacterium leprae
32. Mycobacterium tuberculosis/africanum, Mycobacterium bovis; Meldepflicht für den direkten Erregernachweis sowie nachfolgend für das Ergebnis der Resistenzbestimmung; vorab auch für den Nachweis säurefester Stäbchen im Sputum
33. Neisseria meningitidis; Meldepflicht nur für den direkten Nachweis aus Liquor, Blut, hämorrhagischen Hautinfiltraten oder anderen normalerweise sterilen Substraten
34. Norwalk-ähnliches Virus; Meldepflicht nur für den direkten Nachweis aus Stuhl
35. Poliovirus
36. Rabiesvirus
37. Rickettsia prowazekii
38. Rotavirus
39. Salmonella paratyphi; Meldepflicht für alle direkten Nachweise
40. Salmonella typhi; Meldepflicht für alle direkten Nachweise
41. Salmonella, sonstige
42. Shigella sp.
43. Trichinella spiralis
44. Vibrio cholerae O-1 und O-139
45. Yersinia enterocolitica, darmpathogen
46. Yersinia pestis

47. andere Erreger hämorrhagischer Fieber.

Die Meldung nach Satz 1 hat gemäß § 8 Abs. 1 Nr. 2, 3, 4 und Abs. 4, § 9 Abs. 1, 2, 3 Satz 1 oder 3 zu erfolgen.

(2) **Namentlich** sind in dieser Vorschrift nicht genannte Krankheitserreger zu melden, soweit deren örtliche und zeitliche Häufung auf eine schwerwiegende Gefahr für die Allgemeinheit hinweist. Die Meldung nach Satz 1 hat gemäß § 8 Abs. 1 Nr. 2, 3 und Abs. 4, § 9 Abs. 2, 3 Satz 1 oder 3 zu erfolgen.

(3) **Nichtnamentlich** ist bei folgenden Krankheitserregern der direkte oder indirekte Nachweis zu melden:

1. Treponema pallidum
2. HIV
3. Echinococcus sp.
4. Plasmodium sp.
5. Rubellavirus; Meldepflicht nur bei konnatalen Infektionen
6. Toxoplasma gondii; Meldepflicht nur bei konnatalen Infektionen.

Die Meldung nach Satz 1 hat gemäß § 8 Abs. 1 Nr. 2, 3 und Abs. 4, § 10 Abs. 1 Satz 1, Abs. 3, 4 Satz 1 zu erfolgen.

!

Achtung! Beachten Sie, dass aufgrund des § 15 IfSG diese Meldepflicht verändert werden kann! Deshalb sind mittlerweile weitere Erkrankungen meldepflichtig!

Der Leiter des untersuchenden Labors muss die Nachweise nur dann melden, wenn diese auf eine **akute Infektion** hinweisen. Hingegen müssen z. B. Antikörper einer vor Jahren durchgemachten Infektionskrankheit nicht gemeldet werden.

Heilpraktiker müssen in der Lage sein, die im § 7 IfSG aufgeführten Infektionskrankheiten frühzeitig zu erkennen. Zwar sind sie gemäß § 8 **nicht zur Meldung verpflichtet,** es besteht jedoch ein **Behandlungsverbot!** Dies bedeutet, dass jeder Heilpraktiker in der Lage sein muss, auch diese „ihm verbotenen" Infektionskrankheiten zu erkennen bzw. bestimmte Verdachtsmomente richtig zu werten.

3.4.3 Zur Meldung verpflichtete Personen

Im Infektionsschutzgesetz wird der **Heilpraktiker ausdrücklich zur Meldung verpflichtet** und somit in die Verantwortung genommen. Dies gilt auch dann, wenn ein Arzt gleichzeitig, vor oder nach dem Heilpraktiker mit der Behandlung beauftragt wird! Der Heilpraktiker ist **nur dann von der Meldepflicht befreit,** wenn er den schriftlichen Nachweis erbringen kann, dass bereits eine Meldung erfolgte (§ 8 Abs. 3).

!

Meldepflicht für Heilpraktiker!

Heilpraktiker sind in jedem Fall des § 6 Abs. 1 zur Meldung verpflichtet! Ausnahme: Es liegt ein (schriftlicher) Nachweis vor, dass bereits eine Meldung erfolgte (§ 8 Abs. 3). Bei Verstößen gegen die Meldepflicht drohen hohe Bußgelder (§ 73 IfSG).

Die Meldepflicht für den Heilpraktiker umfasst die Krankheiten nach § 6 Abs. 1 einschließlich der Verdachtsfälle auf Tollwut und Impfschaden, nicht aber den (direkten oder indirekten) Erregernachweis (§ 7 IfSG) einer akuten Infektion. In diesem Fall meldet immer der Leiter des Labors, in dem der Nachweis geführt wurde; für Heilpraktiker besteht keine Meldepflicht, wohl aber ein Behandlungsverbot!

!

Ebenfalls meldepflichtig: unbegründete Verdachtsmeldung!

Vermutet ein Heilpraktiker eine bereits **bei Verdacht** meldepflichtige Infektionskrankheit, um daraufhin die Behandlung des Patienten einem Arzt zu übergeben und die Infektionskrankheit ordnungsgemäß zu melden, so muss er dem Gesundheitsamt unverzüglich mitteilen, wenn sich später herausstellen sollte, dass der Verdacht unbegründet war.

Infektionsschutzgesetz

§ 8 Zur Meldung verpflichtete Personen

(1) Zur Meldung oder Mitteilung sind verpflichtet:

1. im Falle des § 6 der feststellende Arzt; in Krankenhäusern oder anderen Einrichtungen der stationären Pflege ist für die Einhaltung der Meldepflicht neben dem feststellenden Arzt auch der leitende Arzt, in Krankenhäusern mit mehreren selbstständigen Abteilungen der leitende Abteilungsarzt, in Einrichtungen ohne leitenden Arzt der behandelnde Arzt verantwortlich,
2. **im Falle des § 7 die Leiter von Medizinaluntersuchungsämtern und sonstigen privaten oder öffentlichen Untersuchungsstellen einschließlich der Krankenhauslaboratorien,**
3. im Falle der §§ 6 und 7 die Leiter von Einrichtungen der pathologisch-anatomischen Diagnostik, wenn ein Befund erhoben wird, der sicher oder mit hoher Wahrscheinlichkeit auf das Vorliegen einer meldepflichtigen Erkrankung oder Infektion durch einen meldepflichtigen Krankheitserreger schließen lässt,
4. im Falle des § 6 Abs. 1 Nr. 4 und im Falle des § 7 Abs. 1 Nr. 36 bei Tieren, mit denen Menschen Kontakt gehabt haben, auch der Tierarzt,
5. im Falle des § 6 Abs. 1 Nr. 1, 2 und 5 und Absatz 3 Angehörige eines anderen Heil- oder Pflegeberufs, der für die Berufsausübung oder die Führung der Berufsbezeichnung eine staatlich geregelte Ausbildung oder Anerkennung erfordert,
6. im Falle des § 6 Abs. 1 Nr. 1, 2 und 5 der verantwortliche Luftfahrzeugführer oder der Kapitän eines Seeschiffes,
7. im Falle des § 6 Abs. 1 Nr. 1, 2 und 5 die Leiter von Pflegeeinrichtungen, Justizvollzugsanstalten, Heimen, Lagern oder ähnlichen Einrichtungen,
8. **im Falle des § 6 Abs. 1 der Heilpraktiker.**

(2) Die Meldepflicht besteht nicht für Personen des Not- und Rettungsdienstes, wenn der Patient unverzüglich in eine ärztlich geleitete Einrichtung gebracht wird. Die Meldepflicht besteht für die in Absatz 1 Nr. 5 bis 7 bezeichneten Personen nur, wenn ein Arzt nicht hinzugezogen wurde.

(3) Die Meldepflicht besteht nicht, wenn dem Meldepflichtigen ein Nachweis vorliegt, dass die Meldung bereits erfolgte und andere als die bereits gemeldeten Angaben nicht erhoben wurden. Satz 1 gilt auch für Erkrankungen, bei denen der Verdacht bereits gemeldet wurde.

(4) […]

(5) Der Meldepflichtige hat dem Gesundheitsamt unverzüglich mitzuteilen, wenn sich eine Verdachtsmeldung nicht bestätigt hat.

3.4.4 Namentliche Meldung und ihre Durchführung

Im § 9 IfSG wird unter anderem festgelegt, welche Angaben eine **namentliche Meldung** enthalten muss und wann sie zu erfolgen hat. Für diese Angaben stehen Formblätter des Gesundheitsamts zur Verfügung. Es empfiehlt sich, ein solches Formblatt stets in der Praxis vorrätig zu haben. Der Heilpraktiker muss nur die Fakten angeben, die ihm vorliegen.

Lernkarte § 9 IfSG

!

Namentliche Meldung binnen 24 Stunden

Die namentliche Meldung muss innerhalb von 24 Stunden dem Gesundheitsamt gemeldet werden, das für den **Aufenthalt des Betroffenen** zuständig ist.

Dies bedeutet, dass z. B. die meldepflichtige Infektionskrankheit eines Patienten, der zwar in München wohnt, sich jedoch zum Zeitpunkt seiner Erkrankung in Hamburg aufhält, dem zuständigen Hamburger Gesundheitsamt gemeldet werden muss.

Infektionsschutzgesetz

§ 9 Namentliche Meldung

(1) Die namentliche Meldung durch eine der in § 8 Abs. 1 Nr. 1, 4 bis 8 genannten Personen muss folgende Angaben enthalten:

1. Name, Vorname des Patienten
2. Geschlecht
3. Tag, Monat und Jahr der Geburt
4. Anschrift der Hauptwohnung und, falls abweichend: Anschrift des derzeitigen Aufenthaltsortes
5. Tätigkeit in Einrichtungen im Sinne des § 36 Abs. 1 oder 2; Tätigkeit im Sinne des § 42 Abs. 1 bei akuter Gastroenteritis, akuter Virushepatitis, Typhus abdominalis/Paratyphus und Cholera
6. Betreuung in einer Gemeinschaftseinrichtung gemäß § 33
7. Diagnose beziehungsweise Verdachtsdiagnose
8. Tag der Erkrankung oder Tag der Diagnose, ggf. Tag des Todes
9. wahrscheinliche Infektionsquelle
10. Land, in dem die Infektion wahrscheinlich erworben wurde; bei Tuberkulose Geburtsland und Staatsangehörigkeit
11. Name, Anschrift und Telefonnummer der mit der Erregerdiagnostik beauftragten Untersuchungsstelle
12. Überweisung in ein Krankenhaus beziehungsweise Aufnahme in einem Krankenhaus oder einer anderen Einrichtung der stationären Pflege und Entlassung aus der Einrichtung, soweit dem Meldepflichtigen bekannt
13. Blut-, Organ- oder Gewebespende in den letzten 6 Monaten
14. Name, Anschrift und Telefonnummer des Meldenden
15. bei einer Meldung nach § 6 Abs. 1 Nr. 3 die Angaben nach § 22 Abs. 2.

Bei den in § 8 Abs. 1 Nrn. 4 bis 8 genannten Personen beschränkt sich die Meldepflicht auf die ihnen vorliegenden Angaben.

(2) [...] (Hier wird festgelegt, welche speziellen Angaben eine Meldung enthalten muss, die gemäß § 8 Abs. 1 Nr. 2 und 3 meldepflichtige Personen sind).

(3) Die namentliche Meldung muss **unverzüglich, spätestens innerhalb von 24 Stunden** nach erlangter Kenntnis gegenüber **dem für den Aufenthalt des Betroffenen zuständigen Gesundheitsamt**, im Falle des Absatz 2 gegenüber dem für den Einsender zuständigen Gesundheitsamt erfolgen. Eine Meldung darf wegen einzelner fehlender Angaben nicht verzögert werden. Die Nachmeldung oder Korrektur von Angaben hat unverzüglich nach deren Vorliegen zu erfolgen. Liegt die Hauptwohnung oder der gewöhnliche Aufenthaltsort der betroffenen Person im Bereich eines anderen Gesundheitsamtes, so hat das unterrichtete Gesundheitsamt das für die Hauptwohnung, bei mehreren Wohnungen das für den gewöhnlichen Aufenthaltsort des Betroffenen zuständige Gesundheitsamt unverzüglich zu benachrichtigen.

(4) Dieser Absatz regelt die Meldepflicht eines Luftfahrzeugführers oder Kapitäns eines Seeschiffes.

(5) Dieser Absatz enthält Richtlinien zum Schutz und zur Löschung der personenbezogenen Daten.

3.4.5 Nichtnamentliche Meldung und weitere Bestimmungen zum Meldewesen

Der **§ 10 IfSG** regelt die **nichtnamentliche Meldung** nach § 7 Abs. 3. Diese Meldepflicht betrifft nach § 8 Abs. 1, Nr. 2 und 3 nur den als Leiter des untersuchenden Instituts zuständigen Arzt.

Der **§ 11 IfSG** legt fest, welche epidemiologischen Angaben die Gesundheitsämter und die zuständigen Landesbehörden in welchem Zeitraum dem **Robert Koch-Institut** übermitteln müssen. Ferner ist festgelegt, welche Daten zur Erfassung von Impfschäden gesammelt und an das RKI weiterzuleiten sind.

Nach § **12 IfSG** ist das Auftreten von Cholera, Diphtherie, Fleckfieber, Gelbfieber, virusbedingtem hämorrhagischen Fieber, Pest, Poliomyelitis, Rückfallfieber, außerdem Fälle von Influenzavirusnachweisen vom zuständigen Gesundheitsamt **unverzüglich** an die oberste Landesbehörde zu melden. Diese hat die Meldung an das Robert Koch-Institut weiterzugeben, das seinerseits die **zuständigen Behörden der Europäischen Union** zu informieren hat. Das Ziel ist die Schaffung eines Netzes für die epidemiologische Überwachung und Kontrolle übertragbarer Erkrankungen in der EU.

3.5 Verhütung übertragbarer Krankheiten

3.5.1 Überwachung der epidemiologischen Lage

Um epidemische Entwicklungen spezifischer Krankheitsfelder in einer Teilbevölkerung bzw. der Bevölkerung insgesamt zu ermitteln, führt das Robert Koch-Institut immer wieder Querschnittsuntersuchungen, sog. **Sentinel-Erhebungen** (engl. sentinel: Wächter, Überwachung) durch.

Aufgrund des § **13 IfSG** kann das Robert Koch-Institut in Zusammenarbeit mit ausgewählten Einrichtungen der Gesundheitsvorsorge oder -versorgung sog. Sentinel-Erhebungen (→ § 2) unter den dort festgelegten Bedingungen durchführen. Kontinuierlich oder periodisch wiederkehrend werden epidemiologisch relevante Daten quasi als Nebenprodukt innerhalb der gesundheitlichen Vorsorge oder Versorgung mit dem Ziel erfasst, epidemische Entwicklungen spezifischer Krankheitsfelder in einer Teilbevölkerung bzw. der Bevölkerung insgesamt zu ermitteln.

Der § **14 IfSG** legt fest, dass das BMG im Benehmen mit den zuständigen Landesbehörden bestimmt, welche Krankheiten und Krankheitserreger durch Sentinel-Erhebungen überwacht werden.

!

Änderungen der Meldepflicht beachten!

Achten Sie immer auf aktuelle Änderungen der Meldepflicht und auf die regionalen Bestimmungen der Bundesländer! Dies gilt nicht nur vor der Überprüfung. Auskunft geben z. B. die Heilpraktikerverbände oder das Gesundheitsamt.

Wenn die epidemiologische Lage dies erfordert, können das Bundesministerium für Gesundheit, aber auch die einzelnen Bundesländer die Meldepflichten ändern. Der **§ 15 IfSG** regelt die diesbezüglichen Kompetenzen.

Infektionsschutzgesetz

§ 15 Anpassung der Meldepflicht an die epidemische Lage

(1) Das Bundesministerium für Gesundheit wird ermächtigt, durch Rechtsverordnung mit Zustimmung des Bundesrates **die Meldepflicht** für die in § 6 aufgeführten Krankheiten oder die in § 7 aufgeführten Krankheitserreger **aufzuheben, einzuschränken oder zu erweitern** oder die Meldepflicht **auf andere übertragbare Krankheiten oder Krankheitserreger auszudehnen,** soweit die epidemische Lage dies zulässt oder erfordert.

(2) **In dringenden Fällen** kann zum Schutz der Bevölkerung die Rechtsverordnung ohne Zustimmung des Bundesrates erlassen werden [...]

(3) Solange das Bundesministerium für Gesundheit von der Ermächtigung nach Absatz 1 keinen Gebrauch macht, sind die **Landesregierungen zum Erlass einer Rechtsverordnung nach Absatz 1 ermächtigt,** sofern die Meldepflicht nach diesem Gesetz hierdurch nicht eingeschränkt oder aufgehoben wird [...]

!

Anpassung an die epidemische Lage

Das Behandlungsverbot und die Meldepflicht gelten auch bei Erkrankungen, die aufgrund der epidemischen Lage durch eine Rechtsverordnung in die Meldepflicht einbezogen werden. Als Heilpraktiker sind Sie verpflichtet, sich über derartige Änderungen zu informieren!

3.5.2 Maßnahmen zur Verhütung übertragbarer Krankheiten

Nach **§§ 16–23 IfSG** können unterschiedliche Maßnahmen eingeleitet werden, die zur **Verhütung übertragbarer Krankheiten** beitragen sollen. Art und Umfang dieser Maßnahmen sind detailliert und präzise formuliert, und ihre Durchführung ist nur dann gerechtfertigt, wenn dem Einzelnen oder der Allgemeinheit Gefahr droht.

Infektionsschutzgesetz

§ 16 Allgemeine Maßnahmen der zuständigen Behörde

(1) Werden Tatsachen festgestellt, die zum Auftreten einer übertragbaren Krankheit führen können, oder ist anzunehmen, dass solche Tatsachen vorliegen, so trifft die zuständige Behörde die notwendigen Maßnahmen zur Abwendung der dem Einzelnen oder der Allgemeinheit hierdurch drohenden Gefahren […]

(2) (Zusammenfassung) Die Behörden und das Gesundheitsamt können hierzu alle erforderlichen Auskünfte einholen, Grundstücke, Räume, Anlagen, Einrichtungen und Verkehrsmittel betreten und alle relevanten Bücher und Unterlagen einsehen sowie hieraus Abschriften, Ablichtungen oder Auszüge anzufertigen. Wer entsprechende Unterlagen, Informationen und Räumlichkeiten usw. besitzt, hat diese zugänglich zu machen. Ferner können alle zuständigen Behörden Proben zur Untersuchung fordern oder entnehmen […]

Der **§ 17 IfSG** regelt „besondere Maßnahmen der zuständigen Behörde“ sowie „Rechtsverordnungen durch die Länder“. Einige Inhalte:

- Wenn eine Krankheitsverbreitung durch kontaminierte Gegenstände zu befürchten ist, werden diese Gegenstände entseucht oder ggf. vernichtet.
- Zur Bekämpfung der Infektionskrankheiten, der Krankheitserreger oder der Gesundheitsschädlinge können und müssen zahlreiche Maßnahmen durchgeführt werden. Hierfür kann die Behörde Fachkräfte beauftragen.
- Unter bestimmten Umständen können die in den Artikeln des Grundgesetzes festgelegten **Grundrechte eingeschränkt werden.** Dies sind die Grundrechte der Freiheit der Person, der Freizügigkeit, der Versammlungsfreiheit und der Unverletzlichkeit der Wohnung.

Der **§ 18 IfSG** legt Bedingungen, Vorgehen und Zuständigkeiten sowie Kostenübernahme fest, um bei den „behördlich angeordneten Entseuchungen, Entwesungen, Bekämpfung von Krankheitserreger übertragenden Wirbeltiere“ vor der Übertragung von Infektionskrankheiten zu schützen. Während „**Entseuchung**“ Maßnahmen zur Desinfektion oder Sterilisation beschreibt, versteht man unter „**Entwesung**“ (Desinfestation) die Vernichtung von schädlichen Kleintieren, z. B. Flöhe, Läuse, Ratten, Mäuse.

Der **§ 19 IfSG** bestimmt „Aufgaben des Gesundheitsamtes in besonderen Fällen“. Das Gesundheitsamt bietet bzgl. **sexuell übertragbarer Erkrankungen** (➤ Kap. 2.53) und **Tuberkulose** für Personen mit erhöhter Ansteckungsgefahr (z. B. Prostituierte) anonyme und für die Patienten kostenlose Beratungen und Untersuchungen an, in Einzelfällen auch die ambulante Behandlung.

3.5.3 Schutzimpfungen und andere Maßnahmen der spezifischen Prophylaxe

Im **§ 20 IfSG** finden sich viele wichtige Regelungen zum Thema „Impfen“. Die wichtigsten im Überblick:

- Auch im Zusammenhang mit Impfungen hat das Robert Koch-Institut eine zentrale Bedeutung. Die Einrichtung der **Ständigen Impfkommission** (STIKO, www.rki.de) ist nun gesetzlich verankert. Diese schon längere Zeit bestehende Einrichtung empfiehlt unter anderem die Schutzimpfungen. Die jeweils aktuellen **Impfempfehlungen** gibt es bei den Gesundheitsämtern.

- Wenn „eine übertragbare Krankheit mit klinisch schwerem Verlauf auftritt und mit ihrer epidemischen Verbreitung zu rechnen ist“, können **Zwangsimpfungen** und andere prophylaktische Maßnahmen angeordnet werden, wodurch das **Grundrecht der körperlichen Unversehrtheit** insoweit eingeschränkt wird.
- Die Gesundheitsämter können **unentgeltlich** Schutzimpfungen anbieten.

! Vor allem Heilpraktikeranwärter sollten die aktuellen Impfempfehlungen der STIKO gut kennen.

Infektionsschutzgesetz

§ 20 Schutzimpfungen und andere Maßnahmen der spezifischen Prophylaxe

(1) Die zuständige obere Bundesbehörde, die Obersten Landesgesundheitsbehörden und die von ihnen beauftragten Stellen sowie die Gesundheitsämter informieren die Bevölkerung über die Bedeutung von Schutzimpfungen und anderen Maßnahmen der spezifischen Prophylaxe übertragbarer Krankheiten.

(2) Beim Robert Koch-Institut wird eine **Ständige Impfkommission** eingerichtet. Die Kommission gibt **Empfehlungen zur Durchführung von Schutzimpfungen** und zur Durchführung anderer Maßnahmen der spezifischen Prophylaxe übertragbarer Krankheiten und entwickelt Kriterien zur Abgrenzung einer üblichen Impfreaktion und einer über das übliche Ausmaß einer Impfreaktion hinausgehenden gesundheitlichen Schädigung. [...] Die Empfehlungen der Kommission werden vom Robert Koch-Institut den Obersten Landesgesundheitsbehörden übermittelt und anschließend **veröffentlicht**.

(3) Die Obersten Landesgesundheitsbehörden sollen öffentliche Empfehlungen für Schutzimpfungen oder andere Maßnahmen der spezifischen Prophylaxe auf der Grundlage der jeweiligen Empfehlungen der Ständigen Impfkommission aussprechen [...]

(4) und (5) Kosten der Schutzimpfungen und Prophylaxe [...]

(6) Das Bundesministerium für Gesundheit wird ermächtigt, durch Rechtsverordnung mit Zustimmung des Bundesrates anzuordnen, **dass bedrohte Teile der Bevölkerung an Schutzimpfungen** oder anderen Maßnahmen der spezifischen Prophylaxe **teilzunehmen haben,** wenn eine übertragbare Krankheit mit klinisch schweren Verlaufsformen auftritt und mit ihrer epidemischen Verbreitung zu rechnen ist. Das **Grundrecht der körperlichen Unversehrtheit** [...] **kann** insoweit **eingeschränkt werden** [...]

(7) Solange das Bundesministerium für Gesundheit von der Ermächtigung nach Absatz 6 keinen Gebrauch macht, sind die Landesregierungen zum Erlass einer Rechtsverordnung nach Absatz 6 ermächtigt [...] Das **Grundrecht der körperlichen Unversehrtheit** [...] **kann** insoweit **eingeschränkt werden.**

3.5.4 Impfstoffe und Impfausweis

Der **§ 21 IfSG** regelt, welche Impfstoffe wann verwendet werden dürfen. Auch dieser Paragraph erlaubt die Einschränkung des Grundrechts auf körperliche Unversehrtheit.

Im **§ 22 IfSG** ist die Ausstellung des Impfausweises festgelegt.

Infektionsschutzgesetz

§ 22 Impfausweis

(1) **Der impfende Arzt** hat jede Schutzimpfung unverzüglich in einen Impfausweis nach Absatz 2 einzutragen oder, falls der Impfausweis nicht vorgelegt wird, eine Impfbescheinigung auszustellen. **Der impfende Arzt** hat den Inhalt der Impfbescheinigung auf Verlangen in den Impfausweis

einzutragen. Im Falle seiner Verhinderung hat das Gesundheitsamt die Eintragung nach Satz 2 vorzunehmen.
(2) (sinngemäß) Inhalt des Impfausweises.
(3) (sinngemäß) Der Impfausweis muss Hinweise zum Verhalten bei ungewöhnlichen Impfreaktionen enthalten und auf Ansprüche bei Eintritt eines Impfschadens aufmerksam machen.

Zwar verbietet die hier gebrauchte Formulierung „der impfende Arzt“ den Heilpraktikern nicht ausdrücklich das Impfen. Aufgrund verschiedener Gesetze und Sachverhalte ergibt sich jedoch, dass Heilpraktiker keine Schutzimpfungen durchführen:

- Das IfSG geht offensichtlich davon aus, dass **nur ein Arzt** die Impfung durchführt. Der zu vermutende **Gesetzeswille** sollte nicht missachtet werden.
- Alle **Impfstoffe** sind **verschreibungspflichtig** und können nur in (unrealistischen) Ausnahmefällen legal in die Hände des Heilpraktikers gelangen. Ein illegales „Beschaffen“ dieser Impfstoffe bedeutet einen **Verstoß gegen das Arzneimittelgesetz.**
- Die **Sorgfaltspflicht** verlangt die richtige Einschätzung und Handhabung von Kontraindikationen und Risiken (z. B. anaphylaktischer Schock, Impfschaden).
- Heilpraktikern ist es **nicht erlaubt, „amtliche“ Dokumente oder Urkunden auszustellen.** Eine Impfung muss jedoch im Impfausweis dokumentiert werden.
- Vielen Heilpraktikern ist zudem der Gedanke, Impfungen durchzuführen, fremd und mit ihrem Selbstverständnis unvereinbar.

!

Heilpraktiker führen keine Schutzimpfungen durch.

3.5.5 Nosokomiale Infektionen, Resistenzen

Im **§ 23 IfSG** ist die Meldung nosokomialer Infektionen (→§ 2) geregelt. Es ist ferner festgelegt, dass das Robert Koch-Institut eine Kommission für Krankenhaushygiene und Infektionsprävention einrichtet. Diese erstellt Empfehlungen zur Vorbeugung nosokomialer Infektionen sowie für betrieblich-organisatorische und baulich-funktionelle Maßnahmen der Hygiene in Krankenhäusern und **anderen medizinischen Einrichtungen.** Hierzu zählen auch **Heilpraktikerpraxen.**

Lernkarte § 20-23 IfSG

!

Hygiene-Empfehlungen beachten!

Heilpraktiker sollten deshalb immer auf aktuelle Veröffentlichungen der Berufsverbände oder des Gesundheitsamtes zu diesen Empfehlungen achten und sich nach ihnen richten.

3.6 Bekämpfung übertragbarer Krankheiten

!

Die §§ 24–32 IfSG regeln unterschiedliche Maßnahmen zur Bekämpfung übertragbarer Krankheiten. Der § 24, der für Heilpraktiker wichtigste Paragraph, bringt einige gravierende Änderungen. Er legt fest, wer meldepflichtige Infektionskrankheiten behandeln darf.

Infektionsschutzgesetz

§ 24 Behandlung übertragbarer Krankheiten

Die Behandlung von Personen, die an einer der in **§ 6** Abs. 1 Satz 1 Nr. 1, 2 und 5 oder **§ 34** Abs. 1 genannten übertragbaren Krankheiten erkrankt oder dessen verdächtig sind oder die mit einem Krankheitserreger nach **§ 7** infiziert sind, ist **insoweit** im Rahmen der berufsmäßigen Ausübung der Heilkunde nur Ärzten gestattet. Satz 1 **gilt entsprechend bei sexuell übertragbaren Krank-**

heiten und für Krankheiten oder Krankheitserreger, die durch eine **Rechtsverordnung** auf Grund des § 15 Abs. 1 in die Meldepflicht einbezogen sind. Als Behandlung im Sinne der Sätze 1 und 2 **gilt auch der direkte und indirekte Nachweis** eines Krankheitserregers für die Feststellung einer Infektion oder übertragbaren Krankheit; § 46 gilt entsprechend.

Lernkarte § 24 IfSG

3.6.1 Behandlung übertragbarer Krankheiten

!

Behandlungsverbot für Heilpraktiker

Für Heilpraktiker besteht Behandlungsverbot nach **§ 24 IfSG** für alle Krankheiten, die
- im § 6 Abs. 1 Satz 1 Nr. 1, 2 und 5 genannt sind,
- durch Erreger des § 7 verursacht wurden,
- im § 34 Abs. 1 aufgeführt sind,
- sexuell übertragbar sind,
- aufgrund einer Rechtsverordnung (§ 15 IfSG) in die Meldepflicht einbezogen sind.

Verstöße gegen das Behandlungsverbot werden mit **Freiheitsstrafe bis zu 1 Jahr** oder mit **Geldstrafe** bestraft (➤ Kap. 3.9.1 § 75 IfSG).

Wer darf welche Erkrankungen behandeln?

Der **§ 24 IfSG ist für Heilpraktiker von wesentlicher Bedeutung,** denn hier ist das Behandlungsverbot geregelt. Dies bedeutet, dass Heilpraktiker alle in Zusammenhang mit den Paragraphen 6, 7, 15 und 34 aufgeführten sowie alle sexuell übertragbaren Erkrankungen **nicht behandeln** dürfen. Die Behandlung dieser Infektionskrankheiten fällt unter das Ärzteprivileg.

Das Wort **„insoweit“** ordnet jedoch, laut Kommentar zum Gesetz, das **Privileg für Ärzte** ausschließlich der Infektionskrankheit selbst zu, nicht dem an dieser Erkrankung leidenden Patienten. „Diese Vorschrift entspricht im Wesentlichen § 30 BSeuchG sowie § 9 Abs. 1 GeschlKrG. Der Differenzierung nach den Krankheiten (§ 6 IfSG) und Krankheitserregern (§ 7 IfSG) wird Rechnung getragen. Durch die Einfügung „insoweit“ wird klargestellt, dass das Ärzteprivileg sich nur auf die Behandlung der in der Vorschrift genannten Krankheiten bezieht.“

!

Der Heilpraktiker darf also die Erkrankung behandeln, die **unabhängig** von einer Infektionskrankheit besteht, die dem Behandlungsverbot für Heilpraktiker unterliegt. Selbstverständlich muss hierbei die Sorgfaltspflicht eingehalten werden.

So darf der Heilpraktiker beispielsweise keine Hepatitis behandeln, einen jedoch gleichzeitig, aber unabhängig davon bestehenden Tennisellbogen oder Fußpilz darf er allerdings therapieren. Dabei hat er aufgrund der Sorgfaltspflicht darauf zu achten, dass für niemanden Ansteckungsgefahr besteht und die Behandlung dem Zustand des Patienten Rechnung trägt und ihn nicht verschlechtert.

Das Behandlungsverbot für Patienten, die mit einem Erreger nach § 7 infiziert sind, gilt gleichfalls nur in Beziehung zu dem Erreger und ist auf die meldepflichtigen Fälle der Infektion beschränkt. Folglich dürfen auch diese Patienten bei unabhängig hiervon auftretenden Erkrankungen von Heilpraktikern behandelt werden.

Keine Linderung durch Heilpraktiker

Dem IfSG zufolge ist es nicht erlaubt, bis zum Eintreffen des Arztes „lindernde Maßnahmen“ zu ergreifen. Im Falle einer akut lebensbedrohlichen Situation ist der Heilpraktiker jedoch aufgrund des § 323 c StGB bis zur schnellstmöglichen Übernahme der Behandlung durch einen Arzt zur Ersten Hilfe verpflichtet (Beispiel: bis zum Eintreffen des Notarztes Anlegen einer Infusion bei gravierender Exsikkose und drohendem hypovolämischen Schock aufgrund einer infektiösen Gastroenteritis).

3.6.2 Untersuchung und Behandlung von Geschlechtsorganen

!

Heilpraktiker dürfen Geschlechtsorgane untersuchen und behandeln. Dabei ist die Sorgfaltspflicht zu beachten. Die

Untersuchung auf sexuell übertragbare Erkrankungen und deren Behandlung ist Heilpraktikern verboten.

Heilpraktiker dürfen Krankheiten der primären Geschlechtsorgane behandeln, sofern diese **nicht sexuell übertragbar** sind. Hierzu zählen beispielsweise Menstruationsbeschwerden, Prostatahyperplasie, Ovarialzysten oder Endometriose.

Verboten ist jedoch die Behandlung **sexuell übertragbarer Krankheiten** (➤ Kap. 2.53). Zur Behandlung in diesem Sinn gehört **bereits die Untersuchung,** ob eine sexuell übertragbare Krankheit vorliegt. Der Heilpraktiker darf also den Patienten nicht gezielt auf eine Geschlechtskrankheit untersuchen, auch wenn dieser ihn darum bittet, sondern muss ihn zum Arzt überweisen. Stellt der Heilpraktiker hingegen im Verlauf einer allgemeinen Untersuchung eine sexuell übertragbare Erkrankung fest (Zufallsbefund), verstößt dies selbstverständlich nicht gegen das Gesetz (Beispiel: Eine Untersuchung aufgrund eines Hautausschlages am Körper führt zur Verdachtsdiagnose „Syphilis".). In einem solchen Fall darf der Heilpraktiker keine Behandlung vornehmen, sondern er muss den Patienten an einen Arzt überweisen. Im Falle der Syphilis wäre der Heilpraktiker aufgrund § 7 IfSG nicht zur Meldung verpflichtet.

3.6.3 Weitere Maßnahmen zur Bekämpfung übertragbarer Erkrankungen

Das IfSG legt in den §§ 25–29 eine Reihe weiterer Maßnahmen zur Bekämpfung übertragbarer Erkrankungen fest. Die wichtigsten Regelungen in Stichworten:

- Für das Gesundheitsamt besteht **Unterrichtungspflicht** bei Blut-, Organ- oder Gewebespendern mit meldepflichtiger Infektionskrankheit gegenüber den zuständigen Behörden von Bund und Ländern (§ 25 IfSG).
- **Gesundheitsämter sind befugt,** Ermittlungen zur Diagnostik von Infektionskrankheiten durchzuführen und können z. B. Patienten verpflichten, bestimmte Untersuchungen an sich vornehmen zu lassen. Bedingungen, unter denen Obduktionen angeordnet werden können, sind ebenfalls in den §§ 26 und 27 (IfSG) festgelegt.
- Die zuständige Behörde kann **Schutzmaßnahmen** (§ 28 IfSG), wie z. B. Beobachtung und Quarantäne, veranlassen. Kranke, Krankheitsverdächtige, Ansteckungsverdächtige und Ausscheider können nach § 29 IfSG einer **Beobachtung** unterworfen werden. Hierzu gehört beispielsweise, dass sie die Untersuchungen durch das Gesundheitsamt dulden und einen Wohnungswechsel angeben müssen oder bestimmte Tätigkeiten im Lebensmittelgewerbe nicht ausüben dürfen. Gemäß § 30 IfSG müssen Personen unter **Quarantäne** (Absonderung) gestellt werden, die an **Lungenpest** oder an **von Mensch zu Mensch übertragbarem hämorrhagischen Fieber** erkrankt oder dessen verdächtig sind.
- Der § 31 regelt **berufliche Tätigkeitsverbote** für Kranke, Krankheitsverdächtige, Ansteckungsverdächtige und Ausscheider, sofern Gefahr der Weiterverbreitung der Krankheit besteht.
- Die Landesregierungen werden ermächtigt, Gebote und Verbote zur Bekämpfung übertragbarer Krankheiten zu erlassen (§ 32).
- Aufgrund der §§ 26, 28–30 und 32 dürfen die **Grundrechte** der körperlichen Unversehrtheit, der Freiheit der Person, der Unverletzlichkeit der Wohnung, des Brief- und Postgeheimnisses, der Freizügigkeit und der Versammlungsfreiheit **eingeschränkt werden.**

3.7 Maßnahmen zur Einhaltung der Infektionshygiene

Dieser Abschnitt führt weitere Infektionskrankheiten auf, deren Behandlung den Heilpraktikern verboten ist. Er legt unter anderem auch fest, dass das Gesundheitsamt die Infektionshygiene in Heilpraktikerpraxen überwachen kann.

3.7.1 Vorschriften für Schulen und sonstige Gemeinschaftseinrichtungen

Aufgrund § 24 IfSG dürfen Heilpraktiker keine Infektionskrankheiten behandeln, die im § 34 Abs. 1 genannt sind. Einige dieser Erkrankungen unterliegen bereits einem Behandlungsverbot, weil sie im § 6 aufgeführt (z. B. Meningokokken-Meningitis) oder ihre Erreger im § 7 genannt sind (z. B. ansteckungsfähige Lungentuberkulose). Der § 33 definiert den Begriff „Gemeinschaftseinrichtungen".

!

Im § 34 zusätzlich genannte Infektionskrankheiten: Impetigo contagiosa (ansteckende Borkenflechte), Keuchhusten, Mumps, Scabies (Krätze), Scharlach oder sonstige Streptococcus-pyogenes-Infektionen, Windpocken. Außerdem ist – von den Krankheiten abgesetzt – die Verlausung aufgeführt.

In § 34 wird auch die **Verlausung** genannt. Trotzdem besteht bei Verlausung **kein Behandlungsverbot,** weil sie in § 34 nicht in der Liste der Krankheiten aufgereiht, sondern ausdrücklich abgesetzt ist. Sie wird also nicht als Krankheit definiert, sondern lediglich als Befall mit Parasiten („Lästlingen") aufgefasst. Der § 24 IfSG fordert jedoch die Nennung von Erkrankungen bzw. den Verdacht einer Erkrankung.

Der § 34 untersagt, z. B. Lehrern und Schülern, Erziehern oder Kindergartenkindern, das Betreten von Schulen und Tagesstätten, wenn sie an einer der genannten Erkrankungen erkrankt oder dessen verdächtig sind. **Kinder unter 6 Jahren,** die an **einer infektiösen Gastroenteritis** erkrankt oder dessen verdächtig sind, dürfen die genannten Gemeinschaftseinrichtungen grundsätzlich nicht betreten. Deshalb wird § 34 in Fachkreisen auch salopp „Schulparagraph" genannt.

Es ist auch festgelegt, welche **Ausscheider** keine Gemeinschaftseinrichtungen betreten dürfen.

Von dem Verbot, Gemeinschaftseinrichtungen zu betreten, sind nicht nur die erkrankten, sondern auch diejenigen Personen betroffen, die mit den nach ärztlichem Urteil Erkrankten **in einer Wohngemeinschaft leben.** Diese Regelung hat **keine Gültigkeit** für Impetigo contagiosa (ansteckende Borkenflechte), Keuchhusten, Scabies (Krätze), Scharlach oder sonstige Streptococcus-pyogenes-Infektionen und Windpocken.

Infektionsschutzgesetz

§ 33 Gemeinschaftseinrichtungen

Gemeinschaftseinrichtungen im Sinne dieses Gesetzes sind Einrichtungen, in denen überwiegend Säuglinge, Kinder oder Jugendliche betreut werden, insbesondere Kinderkrippen, Kindergärten, Kindertagesstätten, Kinderhorte, Schulen oder sonstige Ausbildungseinrichtungen, Heime, Ferienlager und ähnliche Einrichtungen.

§ 34 Gesundheitliche Anforderungen, Mitwirkungspflichten, Aufgaben des Gesundheitsamtes

(1) **Personen, die an**

1. Cholera
2. Diphtherie
3. Enteritis durch enterohämorrhagische E. coli (EHEC)
4. virusbedingtem hämorrhagischen Fieber
5. Haemophilus influenzae Typ b-Meningitis
6. **Impetigo contagiosa (ansteckende Borkenflechte)**
7. **Keuchhusten**
8. ansteckungsfähiger Lungentuberkulose
9. Masern
10. Meningokokken-Infektion
11. **Mumps**
12. Paratyphus
13. Pest
14. Poliomyelitis
15. **Scabies (Krätze)**
16. **Scharlach oder sonstigen Streptococcus-pyogenes-Infektionen**
17. Shigellose
18. Typhus abdominalis
19. Virushepatitis A oder E
20. **Windpocken**

erkrankt oder dessen verdächtig **oder die verlaust sind,** dürfen in den in § 33 genannten Gemeinschaftseinrichtungen **keine Lehr-, Erziehungs-, Pflege-, Aufsichts- oder sonstige Tätigkeiten ausüben,** bei denen sie Kontakt zu den dort Betreuten haben, bis nach ärztlichem Urteil eine

Weiterverbreitung der Krankheit oder der Verlausung durch sie nicht mehr zu befürchten ist. Satz 1 gilt entsprechend **für die in der Gemeinschaftseinrichtung Betreuten** mit der Maßgabe, dass sie die dem Betrieb der Gemeinschaftseinrichtung dienenden Räume nicht betreten, Einrichtungen der Gemeinschaftseinrichtung nicht benutzen und an Veranstaltungen der Gemeinschaftseinrichtung nicht teilnehmen dürfen. Satz 2 gilt auch für **Kinder, die das 6. Lebensjahr noch nicht vollendet haben** und an **infektiöser Gastroenteritis** erkrankt oder dessen verdächtig sind.

(2) Ausscheider von

1. Vibrio cholerae O-1 und O-139
2. Corynebacterium diphteriae, Toxin bildend
3. Salmonella Typhi
4. Salmonella Paratyphi
5. Shigella sp.
6. enterohämorrhagischen E. coli (EHEC)

dürfen **nur mit Zustimmung des Gesundheitsamtes** und unter Beachtung der gegenüber dem Ausscheider und der Gemeinschaftseinrichtung verfügten **Schutzmaßnahmen** die dem Betrieb der Gemeinschaftseinrichtung dienenden Räume betreten, Einrichtungen der Gemeinschaftseinrichtung benutzen und an Veranstaltungen der Gemeinschaftseinrichtung teilnehmen.

(3) (sinngemäße Zusammenfassung) Absatz 1 Satz 1 und 2 gilt entsprechend für Personen, in deren Wohngemeinschaft nach ärztlichem Urteil eine Erkrankung an oder ein Verdacht auf die in Absatz 1 genannten Erkrankungen, außer für Impetigo contagiosa (ansteckende Borkenflechte), Keuchhusten, Scabies (Krätze), Scharlach oder sonstige Streptococcus-pyogenes-Infektionen und Windpocken.

(4) [...]

3.7.2 Überwachung durch das Gesundheitsamt

Die in § 33 definierten Gemeinschaftseinrichtungen sowie die in § 36 aufgeführten Einrichtungen müssen sich innerbetrieblichen Verfahrensweisen zur Infektionshygiene **(Hygieneplan, Dokumentation hygienerelevanter Prozesse)** unterstellen und werden durch das zuständige Gesundheitsamt infektionshygienisch überwacht. Heilpraktikerpraxen sind nicht ausdrücklich erwähnt. Es ist jedoch dringend empfehlenswert, sich freiwillig einen Hygieneplan zu erstellen, ihn auszuhängen und einzuhalten. Sind in der Praxis Angestellte tätig, ist ein Hygieneplan durch die Berufsgenossenschaft vorgeschrieben.

Darüber hinaus legt der § 36 weitere Richtlinien zur Einhaltung der **Infektionshygiene** in Gemeinschaftseinrichtungen fest.

! Nach § 36 Abs. 2 können Heilpraktikerpraxen, in denen invasive Eingriffe (z. B. Injektionen, Akupunktur, Baunscheidtieren, Blutegeltherapie) vorgenommen werden, durch das Gesundheitsamt infektionshygienisch überwacht werden. Doch auch Praxen, in denen nichtinvasiv gearbeitet wird, können aufgrund anderer Bestimmungen vom Gesundheitsamt kontrolliert werden. In zahlreichen Städten und Gemeinden bundesweit werden regelmäßig und mit steigender Tendenz Praxisbegehungen durch das Gesundheitsamt durchgeführt.

Infektionsschutzgesetz

§ 36 Einhaltung der Infektionshygiene

(1) Die in § 33 genannten Gemeinschaftseinrichtungen sowie Krankenhäuser, Vorsorge- oder Rehabilitationseinrichtungen, Einrichtungen für ambulantes Operieren, Dialyseeinrichtungen, Tageskliniken, Entbindungseinrichtungen, Einrichtungen nach § 1 Abs. 1, 1a des Heimgesetzes, **vergleichbare Behandlungs-**, Betreuungs- oder Versorgungs**einrichtungen** sowie Obdachlosenunterkünfte, Gemeinschaftsunterkünfte für Asylbewerber, Spätaussiedler und Flüchtlinge sowie sonstige Massenunterkünfte und Justizvollzugsanstalten legen in **Hygieneplänen** innerbetriebliche Verfahrensweisen zur Infektionshygiene fest. Die genannten Einrichtungen unterliegen

der infektionshygienischen Überwachung durch das Gesundheitsamt.
(2) Zahnarztpraxen sowie Arztpraxen und **Praxen sonstiger Heilberufe,** in denen **invasive Eingriffe** vorgenommen werden, sowie sonstige Einrichtungen und Gewerbe, bei denen durch Tätigkeiten am Menschen durch Blut Krankheitserreger übertragen werden können, können durch das **Gesundheitsamt infektionshygienisch überwacht** werden [...]

3.7.3 Verhütung der Ausbreitung von Infektionen über Wasser

Dieser Abschnitt (§§ 37–41 IfSG) bestimmt Maßnahmen, die verhindern sollen, dass **Infektionskrankheiten** sich über „**Wasser** für den menschlichen Gebrauch sowie Schwimm- und Badebeckenwasser" **ausbreiten.** Das Umweltbundesamt hat im Rahmen dieses Gesetzes die Aufgabe, Konzeptionen zur Vorbeugung, Erkennung und Verhinderung der Weiterverbreitung von Krankheiten zu entwickeln, die über Wasser übertragen werden können. Abwasser muss so beseitigt werden, dass durch Krankheitserreger keine Gefahren für die menschliche Gesundheit entstehen.

!

Wasser für den menschlichen Gebrauch muss so beschaffen sein, dass durch seinen Genuss oder Gebrauch eine Schädigung der menschlichen Gesundheit, insbesondere durch Krankheitserreger, nicht zu besorgen ist (§ 37 Abs. 1).

3.8 Sonderbestimmungen

3.8.1 Gesundheitliche Anforderungen an das Personal beim Umgang mit Lebensmitteln

!

Zum Schutz der Bevölkerung dürfen Personen mit bestimmten (Infektions-)Erkrankungen nicht in Berufen tätig sein, bei denen die Gefahr einer Infektionsausbreitung über Lebensmittel besteht.

In den §§ 42–43 IfSG ist geregelt, für welche Personenkreise, Arbeitsbereiche und Lebensmittel zur Vorbeugung der Ausbreitung von Infektionskrankheiten Tätigkeits- und Beschäftigungsverbote ausgesprochen werden können und wie diese durchzuführen und zu überwachen sind.

Infektionsschutzgesetz

§ 42 Tätigkeits- und Beschäftigungsverbote

(1) **Personen**, die
1. an Typhus abdominalis, Paratyphus, Cholera, Shigellenruhr, Salmonellose, einer anderen infektiösen Gastroenteritis oder Virushepatitis A oder E erkrankt oder dessen verdächtig sind,
2. an infizierten Wunden oder an Hautkrankheiten erkrankt sind, bei denen die Möglichkeit besteht, dass deren Krankheitserreger über Lebensmittel übertragen werden können,
3. die Krankheitserreger Shigellen, Salmonellen, enterohämorrhagische Escherichia coli oder Choleravibrionen ausscheiden,

dürfen nicht tätig sein oder beschäftigt werden
a) beim Herstellen, Behandeln oder Inverkehrbringen der in Absatz 2 genannten Lebensmittel, wenn sie dabei mit diesen in Berührung kommen, oder
b) in Küchen von Gaststätten und sonstigen Einrichtungen mit oder zur Gemeinschaftsverpflegung.

Satz 1 gilt entsprechend für Personen, die mit Bedarfsgegenständen, die für die dort genannten Tätigkeiten verwendet werden, so in Berührung kommen, dass eine Übertragung von Krankheitserregern auf die Lebensmittel im Sinne des Absatzes 2 zu befürchten ist. Die Sätze 1 und 2 **gelten nicht für den privaten hauswirtschaftlichen Bereich**.

(2) **Lebensmittel** im Sinne des Absatzes 1 sind
1. Fleisch, Geflügelfleisch und Erzeugnisse daraus
2. Milch und Erzeugnisse auf Milchbasis
3. Fische, Krebse oder Weichtiere und Erzeugnisse daraus
4. Eiprodukte
5. Säuglings- und Kleinkindernahrung
6. Speiseeis und Speiseeishalberzeugnisse
7. Backwaren mit nicht durchgebackener oder durcherhitzter Füllung oder Auflage
8. Feinkost-, Rohkost- und Kartoffelsalate, Marinaden, Mayonnaisen, andere emulgierte Soßen, Nahrungshefen [...]

3.8.2 Tätigkeiten mit Krankheitserregern

Die §§ 44–53 regeln detailliert die Erlaubnispflicht für Tätigkeiten mit Krankheitserregern. Was hierunter zu verstehen ist, definiert § 44 IfSG:

Infektionsschutzgesetz

§ 44 Erlaubnispflicht für Tätigkeiten mit Krankheitserregern

Wer **Krankheitserreger** in den Geltungsbereich dieses Gesetzes verbringen, sie ausführen, aufbewahren, abgeben oder **mit ihnen arbeiten will,** bedarf einer Erlaubnis der zuständigen Behörde.

Im Praxisalltag ist für Heilpraktiker lediglich die Formulierung „mit ihnen arbeiten will" von Bedeutung. Der Begriff „arbeiten" ist enger gefasst als der Begriff „Umgang". Bei der Behandlung von Patienten geht der Heilpraktiker zwangsläufig mit Krankheitserregern um, z. B. bei der Desinfektion. Nur wenn der Krankheitserreger wesentlicher Inhalt der Tätigkeit ist, z. B. bei der Züchtung, gilt dies als „Arbeit mit dem Erreger".

Es ist Heilpraktikern z. B. verboten,
- Versuche, Züchtungen, mikrobiologische/serologische Untersuchungen mit **vermehrungsfähigen Krankheitserregern** sowie deren Konzentrierung oder Vermehrung durchzuführen,
- **Kulturen anzulegen,** auch wenn es sich um normalerweise ungefährliche Verfahren wie die Harnuntersuchung mittels des Uricult®-Tests (Eintauchnährböden) handelt.

! Keine Tätigkeiten mit Krankheitserregern

Der Heilpraktiker darf grundsätzlich keine Arbeiten mit Krankheitserregern ausführen. Hierunter fallen Tätigkeiten wie Anzüchtung und Vermehrung. Zudem ist dem Heilpraktiker die Nachweisführung aufgrund § 24 IfSG verboten. Verstöße werden mit Freiheitsstrafe bis zu 2 Jahren oder mit Geldstrafe bestraft (→§ 75).

Ärzte, Zahnärzte und Tierärzte bedürfen für einige mikrobiologische Untersuchungen unter bestimmten Voraussetzungen keiner Erlaubnis, sofern diese Untersuchungen zur Diagnosestellung und unmittelbaren Behandlung dienen.

3.9 Rechtliche Zuständigkeiten und spezielle Vorschriften

Die Abschnitte 10–16 des Infektionsschutzgesetzes regeln folgenden Themengebiete:
- **Zuständige Behörde:** Die Landesregierungen bestimmen, welche Behörden für das IfSG zuständig sind (§ 54 IfSG).
- **Angleichung an das Gemeinschaftsrecht:** Zum Zwecke der Rechtsangleichung innerhalb der Europäischen Union können Rechtsverordnungen nach dem IfSG erlassen werden (§ 55 IfSG).

- **Entschädigung:** In diesem Abschnitt ist geregelt, wann welche Personenkreise (z. B. Ausscheider, Ansteckungsverdächtige, Krankheitsverdächtige, Abgesonderte) entschädigungsberechtigt sind und beispielsweise ihren durch Tätigkeitsverbot oder Absonderung entstandenen Verdienstausfall erstattet bekommen. Außerdem wird u. a. festgelegt, wie eine finanzielle Versorgung auszusehen hat bei Schäden, die durch Impfungen oder andere Prophylaxemaßnahmen entstanden sind (§§ 56–68).
- **Kosten:** Hier ist festgelegt, welche Kosten aus öffentlichen Mitteln zu bestreiten sind (§ 69 IfSG).
- **Sondervorschriften:** Spezielle Pflichten gelten innerhalb der Bundeswehr, nach dem Seemannsgesetz und für das Eisenbahn-Bundesamt (§§ 70–72).
- **Straf- und Bußgeldvorschriften:** Die §§ 73–76 werden im Folgenden ausführlicher besprochen.
- **Übergangsvorschriften:** Bestimmte, nach BSeuchG gültige Erlaubniserteilungen behalten für 5 Jahre nach Inkrafttreten des IfSG ihre Gültigkeit (§ 77 IfSG).

3.9.1 Straf- und Bußgeldvorschriften

!

Bei Verstößen gegen das IfSG drohen empfindliche Strafen

- Vorsätzliche oder fahrlässige **Verstöße gegen die Meldepflicht** können mit einer **Geldbuße bis zu 25.000 Euro** geahndet werden.
- Vorsätzliche Verstöße gegen das Infektionsschutzgesetz, die eine Verbreitung von Infektionskrankheiten oder Krankheitserregern zur Folge haben, werden mit Freiheitsstrafe bis zu 5 Jahren oder mit Geldstrafe bestraft.
- Wer ohne Erlaubnis mit Krankheitserregern arbeitet, wird mit Freiheitsstrafe bis zu 2 Jahren oder mit Geldstrafe bestraft. Handelt der Täter fahrlässig, so ist die Strafe Freiheitsstrafe bis zu 1 Jahr oder Geldstrafe.
- Ein **Verstoß gegen das in § 24 ausgesprochene Behandlungsverbot** wird mit **Freiheitsstrafe bis zu 1 Jahr oder mit Geldstrafe** bestraft.

Infektionsschutzgesetz

§ 73 Bußgeldvorschriften

(1) **Ordnungswidrig** handelt, wer vorsätzlich oder fahrlässig

1. entgegen § 6 Abs. 1 oder § 7, jeweils auch in Verbindung mit einer Rechtsverordnung nach § 15 Abs. 1, eine Meldung nicht, nicht richtig, nicht vollständig oder nicht rechtzeitig macht,

2.–24. […]

(2) Die Ordnungswidrigkeit kann in den Fällen des Absatzes 1 Nr. 8, 9 und 21 mit einer Geldbuße bis zu zweitausendfünfhundert Euro, **in den übrigen Fällen mit einer Geldbuße bis zu 25.000 Euro geahndet werden.**

§ 74 Strafvorschriften

(sinngemäße Zusammenfassung) Wer vorsätzlich [gegen das Infektionsschutzgesetz verstößt] und dadurch eine in § 6 Abs. 1 Nr. 1 genannte Krankheit oder einen in § 7 genannten Krankheitserreger verbreitet, wird mit Freiheitsstrafe bis zu 5 Jahren oder mit Geldstrafe bestraft.

§ 75 Weitere Strafvorschriften

(1) Mit Freiheitsstrafe bis zu 2 Jahren oder mit Geldstrafe wird bestraft, wer

3. ohne Erlaubnis **nach § 44 Krankheitserreger** verbringt, ausführt, **aufbewahrt, abgibt oder mit ihnen arbeitet** […]

(4) Handelt der Täter in den Fällen der Absätze 1 oder 2 **fahrlässig**, so ist die Strafe Freiheitsstrafe bis zu 1 Jahr oder Geldstrafe.

(5) **Mit Freiheitsstrafe bis zu 1 Jahr** oder **mit Geldstrafe** wird bestraft, wer entgegen **§ 24 Satz 1** […] **eine Person behandelt.**

Meldepflichten nach Länderverordnungen

Eine Übersichtstabelle zeigt die meldepflichtigen Krankheiten und Krankheitserreger aufgrund der Erweiterung der Meldepflicht nach § 15 IfSG in den Bundesländern Berlin, Brandenburg, Mecklenburg-Vorpommern, Sachsen, Sachsen-Anhalt und Thüringen auf. Für Heilpraktiker (-anwärter) in den anderen Bundesländern ist diese landesspezifische Erweiterung der Meldepflicht nicht relevant. Sie finden die Übersicht stets aktuell auf der Website des Robert Koch-Institutes (**www.rki.de**) oder ⊞ Meldepflichtige Krankheiten und Krankheitserreger.

KAPITEL

4 Lernhilfen und praktische Ergänzungen

4.1 Zusammenfassung: Behandlungsverbot für Heilpraktiker nach § 24 IfSG

Die folgende ➤ Tabelle 4.1 führt in alphabetischer Ordnung alle Infektionskrankheiten auf, deren Behandlung Heilpraktikern (HP) bundesweit verboten ist, unabhängig davon, ob diesem Verbot eine Nennung im § 6 oder 7 oder im § 34 zugrunde liegt. Die zweite Spalte nennt die Namen der Erreger. In der dritten Spalte zeigen Symbole an, auf welche Paragraphen das Behandlungsverbot zurückzuführen ist. Hierbei sind Mehrfachnennungen möglich.

Achtung! Aufgrund des § 15 IfSG wurde in manchen Bundesländern die Meldepflicht erweitert. Diese zusätzlich meldepflichtigen Infektionskrankheiten sind hier nicht aufgeführt.

Symbolerklärung

Tab. 4.1 Infektionskrankheiten, für die für Heilpraktiker Behandlungsverbot besteht.

Erkrankung	Erreger	Grundlage des Behandlungsverbotes
Aids	HIV	§ 7
Botulismus	Clostridium botulinum oder Toxinnachweis	§ 6◂ § 7
Brucellose	Brucella sp.	§ 7
Cholera	Vibrio cholerae O-1 und O-139	§ 6◂ § 7 § 34
Diphtherie	Corynebacterium diphtheriae, toxinbildend	§ 6◂ § 7 § 34
Echinokokkose	Echinococcus sp.	§ 7
Enteritis durch enterohämorrhagische	Escherichia coli, enterohämorrhagische	§ 7 § 34
Escherichia coli (EHEC)	Stämme (EHEC)	
Fleckfieber	Rickettsia prowazekii	§ 7
FSME	FSME-Virus	§ 7
Gastroenteritis: Mikrobiell bedingte Lebensmittelvergiftung und akut infektiöse Gastroenteritis, wenn • eine Person betroffen ist, die eine Tätigkeit im Sinne des § 42 Abs. 1 ausübt, • 2 oder mehr gleichartige Erkrankungen auftreten, bei denen ein epidemischer Zusammenhang wahrscheinlich ist oder vermutet wird.	Campylobacter sp., darmpathogen Cryptosporidium parvum Clostridium difficile Escherichia coli, enterohämorrhagische Stämme (EHEC) Escherichia coli, sonstige darmpathogene Stämme Giardia lamblia Norwalk-ähnliches Virus Rotavirus Salmonella, sonstige Shigella sp. Vibrio cholerae O-1 und O-139 Yersinia enterocolitica, darmpathogen	§ 6◂ § 7

Tab. 4.1 Infektionskrankheiten, für die für Heilpraktiker Behandlungsverbot besteht. (Forts.)

Erkrankung	Erreger	Grundlage des Behandlungsverbotes
Gelbfieber	Gelbfieber-Virus	§ 7
HSE (humane spongiforme Enzephalopathie), außer familiär-hereditärer Formen	Prionen	§ 6◂
HUS (enteropathisches hämolytisch-urämisches Syndrom)	Escherichia coli, enterohämorrhagische Stämme (EHEC)	§ 6◂ § 7 § 34
Impetigo contagiosa (ansteckende Borkenflechte)	Staphylokokken Streptokokken	§ 34
Influenza, einschließlich aviäre Influenza und Neue Influenza	Influenzaviren einschließlich Influenzaviren H5N1 und A/H1N1	§ 7 § 15
Keratokonjunktivitis	Adenoviren	§ 7
Keuchhusten	Bordetella pertussis	§ 34
Legionärskrankheit	Legionella sp.	§ 7
Lepra	Mycobacterium leprae	§ 7
Leptospirose	Leptospira interrogans	§ 7
Listeriose	Listeria monocytogenes	§ 7
Malaria	Plasmodium sp.	§ 7
Masern	Masernvirus	§ 6◂ § 7 § 34
Meningitis: Haemophilus-influenzae-Typ-b-Meningitis Meningokokken-Meningitis oder -Sepsis	 Haemophilus influenzae Neisseria meningitides	§ 7 § 34 § 6◂ § 7 § 34
Milzbrand	Bacillus anthracis	§ 6◂ § 7
MRSA	multiresistenter Staphylococcus aureus	§ 15
Mumps	Mumps-Virus	§ 34
Ornithose	Chlamydia psittaci	§ 7
Pest	Yersinia pestis	§ 6◂ § 7 § 34
Poliomyelitis (als Verdacht gilt jede akute schlaffe Lähmung, außer wenn traumatisch bedingt)	Polio-Virus	§ 6◂ § 7 § 34
Q-Fieber	Coxiella burnetii	§ 7
Röteln (konnatale) dadurch auch Rötelninfektion	Rubella-Virus	§ 7
Rückfallfieber	Borrelia recurrentis	§ 7
Salmonellose	Salmonella, sonstige	§ 7
SARS	SARS-Coronavirus	§ 6◂ § 15

Tab. 4.1 Infektionskrankheiten, für die für Heilpraktiker Behandlungsverbot besteht. (Forts.)

Erkrankung	Erreger	Grundlage des Behandlungsverbotes
Scabies (Krätze)	Sarcoptes scabiei (Krätzmilbe)	§ 34
Scharlach oder sonstige Streptococcus-pyogenes-Infektionen	Streptokokken	§ 34
Shigellenruhr	Shigellen sp.	§ 7 § 34
Syphilis (Lues)	Treponema pallidum	§ 7
Tollwut	Rabies-Virus	§ 6◂ § 7
Toxoplasmose (konnatale)	Toxoplasma gondii	§ 7
Trichinose	Trichinella spiralis	§ 7
Tuberkulose (behandlungsbedürftige), auch wenn ein bakteriologischer Nachweis nicht vorliegt	Mycobacterium tuberculosis/africanum Mycobacterium bovis	§ 6◂ § 7 § 34
Tularämie (Hasenpest)	Francisella tularensis	§ 7
Typhus abdominalis, Paratyphus	Salmonella typhi Salmonella paratyphi	§ 6◂ § 7 § 34
Virusbedingte hämorrhagische Fieber	Ebola-Virus Hanta-Virus Lassa-Virus Marburg-Virus andere Erreger hämorrhagischer Fieber	§ 6◂ § 7 § 34
Virushepatitis (acute)	Hepatitis-A-Virus Hepatitis-B-Virus Hepatitis-C-Virus Hepatitis-D-Virus Hepatitis-E-Virus	§ 6◂ § 7 § 34
Windpocken	Windpocken-Virus	§ 34
Ferner besteht Behandlungsverbot bei:		
Sexuell übertragbaren Krankheiten	zahlreiche Erreger möglich	gemäß § 24 IfSG
• bedrohlicher Krankheit oder • bei 2 oder mehr gleichartigen Erkrankungen, bei denen ein epidemischer Zusammenhang wahrscheinlich ist oder vermutet wird, wenn dies auf eine schwerwiegende Gefahr für die Allgemeinheit hinweist und Krankheitserreger als Ursache in Betracht kommen, die nicht in § 7 genannt sind.	zahlreiche Erreger möglich	§ 6◂

§ 6◂ = Behandlungsverbot für HP aufgrund § 6 IfSG (meldepflichtige Krankheit)
§ 7 = Behandlungsverbot für HP aufgrund § 7 IfSG (meldepflichtiger Krankheitserreger)
§ 34 = Behandlungsverbot für HP aufgrund § 34 (Vorschriften für Gemeinschaftseinrichtungen, „Schulparagraph")
§ 15 = Erweiterung der Meldepflicht gemäß § 15 auf Bundesebene

4.2 Das IfSG für Eilige

Dieser Abschnitt stellt eine **Kurzfassung** der Gesetzesinhalte dar. Die Themen sind nach der **Prüfungsrelevanz geordnet** und inhaltlich nicht vollständig. Die Texte sind zur besseren Lesbarkeit sinngemäß formuliert und zusammengefasst und enthalten keine Erklärungen.

Zweck des Gesetzes

Das IfSG soll es ermöglichen, übertragbare Krankheiten beim Menschen vorzubeugen, Infektionen frühzeitig zu erkennen und ihre Weiterverbreitung zu verhindern.

Begriffsbestimmungen

Ein **Krankheitserreger** ist ein vermehrungsfähiges Agens (Virus, Bakterium, Pilz, Parasit) oder ein sonstiges biologisches übertragbares Agens, das bei Menschen eine Infektion oder übertragbare Krankheit verursachen kann.

Eine **Infektion** ist die Aufnahme eines Krankheitserregers und seine nachfolgende Entwicklung oder Vermehrung im menschlichen Organismus.

Eine **übertragbare Krankheit** wird durch Krankheitserreger oder deren toxische Produkte unmittelbar oder mittelbar auf den Menschen übertragen.

Ein **Kranker** ist eine Person, die an einer übertragbaren Krankheit erkrankt ist.

Ein **Krankheitsverdächtiger** ist eine Person, bei der Symptome bestehen, die das Vorliegen einer bestimmten übertragbaren Krankheit vermuten lassen.

Ein **Ausscheider** ist eine Person, die Krankheitserreger ausscheidet und dadurch eine Ansteckungsquelle für die Allgemeinheit sein kann, ohne krank oder krankheitsverdächtig zu sein.

Ein **Ansteckungsverdächtiger** ist eine Person, von der anzunehmen ist, dass sie Krankheitserreger aufgenommen hat, ohne krank, krankheitsverdächtig oder Ausscheider zu sein.

Eine **nosokomiale Infektion** ist eine Infektion mit lokalen oder systemischen Infektionszeichen als Reaktion auf das Vorhandensein von Erregern oder ihrer Toxine. Sie steht im zeitlichen Zusammenhang mit einer stationären oder einer ambulanten medizinischen Maßnahme, soweit die Infektion nicht bereits vorher bestand.

Eine **Schutzimpfung** ist die Gabe eines Impfstoffes mit dem Ziel, vor einer übertragbaren Krankheit zu schützen.

Andere Maßnahme der spezifischen Prophylaxe bedeutet die Gabe von Antikörpern (passive Immunprophylaxe) oder die Gabe von Medikamenten (Chemoprophylaxe) zum Schutz vor Weiterverbreitung bestimmter übertragbarer Krankheiten.

Ein **Impfschaden** ist die gesundheitliche und wirtschaftliche Folge einer über das übliche Ausmaß einer Impfreaktion hinausgehenden gesundheitlichen Schädigung durch die Schutzimpfung. Ein Impfschaden liegt auch vor, wenn mit vermehrungsfähigen Erregern geimpft wurde und eine andere als die geimpfte Person geschädigt wurde.

Als **Gesundheitsschädling** wird ein Tier bezeichnet, das Krankheitserreger auf Menschen übertragen kann.

Eine **Sentinel-Erhebung** ist eine epidemiologische Methode zur stichprobenartigen Erfassung der Verbreitung bestimmter übertragbarer Krankheiten und der Immunität.

Das **Gesundheitsamt** ist die mit einem Amtsarzt besetzte Behörde, die für die Durchführung des IfSG bestimmt ist.

Meldepflichtige Erkrankungen und Meldepflicht

Das IfSG regelt die Meldepflicht. Man unterscheidet

- meldepflichtige Infektionskrankheiten und meldepflichtige Nachweise von Krankheitserregern,
- namentliche und nichtnamentliche Meldung.

!

Heilpraktiker sind in jedem Fall des § 6 Abs. 1 zur Meldung verpflichtet!

Ausnahme: Es liegt ein schriftlicher Nachweis vor, dass bereits eine Meldung erfolgte. Bei **Verstößen** gegen die Meldepflicht drohen hohe **Bußgelder.**

Die namentliche Meldung muss **innerhalb von 24 Stunden,** ohne zeitliche Verzögerung, dem Gesundheitsamt gemeldet werden, das für den **Aufenthalt des Betroffenen** zuständig ist → Liste der Infektionskrankheiten gemäß § 6 → Gesetzestext (➤ Kap. 3.4.1) oder Lernhilfe (➤ Kap. 4.1).

!

Stellt sich eine Verdachtsmeldung im Nachhinein als unbegründet heraus, muss auch dies dem Gesundheitsamt gemeldet werden!

Meldepflichtige Nachweise von Krankheitserregern

!

Heilpraktiker müssen die im § 7 IfSG aufgeführten Krankheitserreger zwar nicht melden, sie dürfen die entsprechenden Krankheiten jedoch nicht behandeln!

Nach § 7 IfSG besteht bei akuten Infektionen für die aufgeführten Krankheitserreger eine Meldepflicht. Die Meldung wird vom **Leiter des untersuchenden Labors** ausgeführt. Hierfür muss ein direkter oder indirekter Erregernachweis erbracht worden sein.

Heilpraktiker dürfen diese Nachweise nicht selbst durchführen (Verbot der „Tätigkeiten mit Krankheitserregern“) und müssen auch nicht melden.

Dennoch müssen Heilpraktiker in der Lage sein, die im § 7 IfSG aufgeführten Infektionskrankheiten frühzeitig zu erkennen, denn es besteht **Behandlungsverbot!** Dies bedeutet, dass jeder Heilpraktiker in der Lage sein muss, auch diese „ihm verbotenen“ Infektionskrankheiten zu erkennen bzw. bestimmte Verdachtsmomente richtig zu werten → Liste der Krankheitserreger gemäß § 7 → Gesetzestext (➤ Kap. 3.4.2) oder Lernhilfe (➤ Kap. 4.3.2).

Behandlungsverbot nach § 24 IfSG

Für Heilpraktiker besteht Behandlungsverbot nach § 24 IfSG für alle Krankheiten, die
- im § 6 Abs. 1 Satz 1 Nr. 1, 2 und 5 genannt sind,
- durch Erreger des § 7 verursacht wurden,
- im § 34 Abs. 1 aufgeführt sind,
- sexuell übertragbar sind,
- aufgrund einer Rechtsverordnung (§ 15 IfSG) in die Meldepflicht einbezogen sind.

Verstöße gegen das Behandlungsverbot werden bundeseinheitlich oder auf Länderebene mit **Freiheitsstrafe bis zu 1 Jahr** oder **mit Geldstrafe** geahndet.

- Heilpraktiker dürfen Personen nicht behandeln, die an einer der in diesen Paragraphen aufgeführten Krankheit erkrankt oder dessen verdächtig sind bzw. mit einem Krankheitserreger des § 7 infiziert sind, **insoweit** die Behandlung auf eben diese Infektionskrankheit abzielt!
- Heilpraktiker dürfen jedoch Erkrankungen behandeln, die **unabhängig** von einer solchen Infektionskrankheit **gleichzeitig** bestehen. Selbstverständlich muss hierbei die **Sorgfaltspflicht** eingehalten werden.
- Es ist Heilpraktikern nicht erlaubt, bis zum Eintreffen des behandelnden Arztes Maßnahmen der Linderung einzuleiten. Unabhängig davon ist der Heilpraktiker zur **Ersten Hilfe** verpflichtet, wenn eine Bedrohung vorliegt.

Untersuchung und Behandlung von Geschlechtsorganen

!

Heilpraktiker dürfen Geschlechtsorgane untersuchen und Krankheiten der Geschlechtsorgane behandeln. Dabei ist die Sorgfaltspflicht zu beachten.

Verboten ist die Behandlung **sexuell übertragbarer Krankheiten** (➤ Kap. 2.53). Zur Behandlung in diesem Sinn gehört **bereits die Untersuchung,** ob eine sexuell übertragbare Krankheit vorliegt.

Der § 34 („Schulparagraph")

- **Ausschluss aus Gemeinschaftseinrichtungen:** Der § 34 untersagt, z. B. Lehrern und Schülern, Erziehern oder Kindergartenkindern, das Betreten von Gemeinschaftseinrichtungen wie Schulen und Tagesstätten, wenn sie an einer der in diesem Paragraphen genannten Erkrankungen erkrankt oder dessen verdächtig sind.
- **Im § 34 zusätzlich genannte Infektionskrankheiten:** Impetigo contagiosa (ansteckende Borkenflechte), Keuchhusten, Mumps, Skabies (Krätze), Scharlach oder sonstige Streptococcus-pyogenes-Infektionen, Windpocken. Diese dürfen vom Heilpraktiker nicht behandelt werden. Außerdem ist – von den Krankheiten abgesetzt – die Verlausung aufgeführt, für die kein Behandlungsverbot besteht.
- **Infektiöse Gastroenteritis:** Kinder unter 6 Jahren, die an infektiöser Gastroenteritis erkrankt oder dessen verdächtig sind, dürfen die genannten Gemeinschaftseinrichtungen grundsätzlich nicht betreten → Liste der Infektionskrankheiten gemäß § 34 → Gesetzestext (➤ Kap. 3.7.1) oder Lernhilfe (➤ Kap. 4.3.3).

Schutzimpfungen

- **Heilpraktiker** führen aufgrund verschiedener gesetzlicher Einschränkungen keine Schutzimpfungen durch.
- Die **Ständige Impfkommission** (STIKO) empfiehlt u. a. die Schutzimpfungen und veröffentlicht die jeweils aktuellen **Impfempfehlungen.** Diese sind z. B. bei den Gesundheitsämtern erhältlich.
- Zurzeit (2010) gibt es keine Zwangsimpfungen. Das IfSG gibt jedoch die rechtliche Grundlage, bei entsprechender epidemischer Lage Zwangsimpfungen aufgrund von Rechtsverordnungen durchzuführen.

Tätigkeiten mit Krankheitserregern

- Der Heilpraktiker darf grundsätzlich keine **Tätigkeiten mit Krankheitserregern** ausführen. Hierunter fallen Tätigkeiten wie die **Anzüchtung, Vermehrung** oder **Bestimmung der Koloniezahl.**
- Die Führung eines direkten oder indirekten Erregernachweises gilt bereits als **Behandlung** und ist somit Heilpraktikern aufgrund des § 24 IfSG **verboten.**
- Verstöße werden mit Freiheitsstrafe bis zu 2 Jahren oder mit Geldstrafe bestraft.

Befugnisse des Gesundheitsamtes

- **Infektionshygienische Überwachung:** Einrichtungen, in denen bei **invasiven** Tätigkeiten am Menschen durch Blut Krankheitserreger übertragen werden können (z. B. Heilpraktiker-, Arzt-, Zahnarztpraxen sowie Piercingstudios), können durch das Gesundheitsamt infektionshygienisch überwacht werden.
- **Durchführung von Ermittlungen:** Gesundheitsämter sind befugt, Ermittlungen zur Diagnostik von Infektionskrankheiten durchzuführen und können z. B. Patienten verpflichten, bestimmte Untersuchungen an sich vornehmen zu lassen.

Beobachtung und Quarantäne

Die zuständige Behörde kann Schutzmaßnahmen, wie z. B. Beobachtung und Quarantäneveranlassen.

- **Beobachtung:** Kranke, Krankheitsverdächtige, Ansteckungsverdächtige und Ausscheider können einer Beobachtung unterworfen werden. Hierzu gehört beispielsweise, dass sie die Untersuchungen durch das Gesundheitsamt dulden und einen Wohnungswechsel angeben müssen oder bestimmte Tätigkeiten im Lebensmittelgewerbe nicht ausüben dürfen.
- **Quarantäne:** Personen, die an Lungenpest oder an von Mensch zu Mensch übertragbarem hämorrhagischen Fieber erkrankt oder dessen verdächtig sind, müssen unter Quarantäne (Absonderung) gestellt werden.

Einschränkung von Grundrechten

Die **Grundrechte** der körperlichen Unversehrtheit, der Freiheit der Person, der Unverletzlichkeit der Wohnung, des Brief- und Postgeheimnisses, der Freizügigkeit und der Versammlungsfreiheit können aufgrund des IfSG **eingeschränkt werden.**

Gesundheitliche Anforderungen an das Personal beim Umgang mit Lebensmitteln

Zum Schutz der Bevölkerung dürfen bestimmte Personen nicht in Berufen tätig sein, bei denen die Gefahr einer Infektionsausbreitung über **Lebensmittel** besteht. Dies gilt für Personen, die

- an Typhus abdominalis, Paratyphus, Cholera, Shigellenruhr, Salmonellose, einer anderen infektiösen Gastroenteritis oder Virushepatitis A oder E erkrankt oder dessen verdächtig sind,
- an infizierten Wunden oder an Hautkrankheiten erkrankt sind, bei denen die Möglichkeit besteht, dass deren Krankheitserreger über Lebensmittel übertragen werden können,
- die Krankheitserreger Shigellen, Salmonellen, enterohämorrhagische Escherichia coli oder Choleravibrionen ausscheiden.

Bußgeld- und Strafvorschriften

Bei Verstößen gegen das IfSG drohen **empfindliche Strafen:**

- Vorsätzliche oder fahrlässige Verstöße gegen die Meldepflicht können mit einer Geldbuße bis zu 25.000 Euro geahndet werden.
- Vorsätzliche Verstöße gegen das Infektionsschutzgesetz, die eine Verbreitung von Infektionskrankheiten oder Krankheitserregern zur Folge haben, werden mit Freiheitsstrafe bis zu 5 Jahren oder mit Geldstrafe bestraft.
- Wer ohne Erlaubnis mit Krankheitserregern arbeitet, wird mit Freiheitsstrafe bis zu 2 Jahren oder mit Geldstrafe bestraft. Handelt der Täter fahrlässig, so ist die Strafe Freiheitsstrafe bis zu 1 Jahr oder Geldstrafe.
- Ein Verstoß gegen das in § 24 ausgesprochene Behandlungsverbot wird mit Freiheitsstrafe bis zu Jahr oder mit Geldstrafe bestraft.

4.3 Lernhilfen

Mit den folgenden Vorschlägen möchten wir Ihnen Anregungen geben, sich selbst „Eselsbrücken“ zu bauen, damit Sie in der Überprüfung Hindernisse sicher überwinden. Seien Sie kreativ! Merkhilfen dürfen ruhig ein bisschen albern sein – umso besser kann man sie behalten! Summen Sie die Verse innerlich auf einer Melodie oder lesen Sie die vorgeschlagenen Abkürzungen rhythmisch oder melodisch – so, wie Sie ein Gedicht lesen würden. Unternehmen Sie den Versuch, innere Bilder und skurrile Assoziationen einzufügen. Sie werden feststellen, dass Ihnen das Auswendiglernen um vieles leichter fallen wird. Viel Spaß dabei! Einen herzlichen Dank an Agnes Ptok, Michael Jonas und alle anderen, die mit ihrer Kreativität und Erfahrung die Ideen zu diesem Abschnitt lieferten.

4.3.1 Merkhilfen für § 6

Damit Sie sich die vielen „Sechser-Krankheiten“ merken können, können Sie gut folgende Eselsbrücke beschreiten: Merken Sie sich jeweils die erste Silbe oder einen markanten Wortteil der im § 6 aufgeführten Krankheiten. Diese Silbe hilft – mit Übung – sehr zuverlässig, sich an die entsprechende Krankheit zu erinnern.

Abkürzungs-Silben

Bo	(tulismus)
Cho	(lera)
Di	(phtherie)
En	(zephalopathie, humane spongiforme)
Hep	(atitis, Virus, akut)
HUS	(HUS)

Fie	(ber, virusbedingtes, hämorrhagisches)
Ma	(sern)
Me	(ningokokken-Meningitis und -Sepsis)
Mi	(lzbrand)
Po	(liomyelitis)
Pe	(st)
To	(llwut)
Ty	(phus abdominalis/Paratyphus)
Tu	(berkulose, behandlungsbedürftig)
Ga	(stroenteritis, infektiös, wenn [...])
Impf	(schaden)
Toll	(wut, Kontakt)
All	(gemeinheit ist bedroht)

Hänschen klein und § 6

Am besten klappt das Merken der Abkürzungssilben, wenn Sie die Silben im Stillen, z. B. auf das Lied „Hänschen klein", singen. Das funktioniert sogar in der schriftlichen Prüfung! Probieren Sie es einmal aus!

Häns-	chen	Klein	Ging	all-	ein
Bo	**Cho**	**Di**	**En**	**Hep**	**HUS**

in	die	wei-	Te	Welt	hi-	nein
Fie	**Ma**	**Me**	**Mi**	**Po**	**Pe**	**To**

Stock	und	Hut	steht	ihm	gut
Ty	**Tu**	**Ga**	**Impf**	**Toll**	**All**

er	ist	So	wohl	ge-	mut!
da	**kriegs-**	**Te**	**doch**	**nen**	**Knall!**

4.3.2 Merkhilfe für § 7

Um sich die Inhalte des § 7 aneignen zu können, brauchen Sie eine zuverlässige Merkhilfe, denn die Vielzahl der Erreger ist einfacher zu erlernen, wenn Sie sich eine „Eselsbrücke" bauen. Hier hat es sich bewährt, die Anzahl der Erkrankungen mit den gleichen Anfangsbuchstaben in alphabetischer Reihenfolge zu nennen. Wie Sie unten sehen können, wird aus dem gebastelten „Erreger-Gedicht" eine Versform mit fast dadaistischer Anmutung.

In der schriftlichen Prüfung haben Sie mit dieser Zusammenfassung einen verlässlichen Anker zur Seite. Wissen Sie erst den Anfangsbuchstaben, ist mit etwas Übung sehr leicht der Erregername abrufbar. Am besten klappt es mit dem Lernen, wenn Sie über das Betonen gleich endender Silben dem Spruch einen Rhythmus, evtl. sogar eine Melodie verleihen. Sprechen Sie den Merkspruch unbedingt laut! Lesen Sie nur die linke Spalte herunter, die rechte Spalte dient lediglich der Erklärung. Betonen Sie – wie bei einem Gedicht – jeweils die fett gedruckten Silben.

„Erreger-Gedicht" nach § 7

Die Absätze kennzeichnen die Pausen, um einen eingängigen Rhythmus entstehen zu lassen. Der Fettdruck markiert die Silben, die betont werden sollten (linke Spalte) sowie die verwendeten Abkürzungen im Gedicht (rechte Spalte).

Ein A	**A**denoviren
Drei B	**B**acillus anthracis, **B**orrelia recurrentis, **B**rucella sp.
Sechs C	(➤ unten)
Cam	**Cam**pylobacter
Chlam	**Chlam**ydia psittaci
Clo	**Clo**stridium botulinum
Cory	**Cory**nebacterium diphteriae
Cox	**Cox**iella burnetii
Cryp**to**	**Cryto**sporidium parvum
Kein D	(kein Erreger mit D)
Drei E	**E**bolavirus, **E**scherichia coli (EHEC), **E**scherichia coli (sonstige)
Ein Fra	**Fra**ncisella tularensis

FSME	**FSME**-Virus
Zwei G	**G**elbfiebervirus, **G**iardia lamblia
Zwei Ha	**Ha**emophilus influenzae, **Ha**ntavirus
Fünf He	**He**patitis A-, **He**patitis B-, **He**patitis C-, **He**patitis D-, **He**patitis C-Virus
Ein I	**I**nfluenzaviren
Jot und Ka – **nie!**	(kein Erreger mit J oder K)
La	**La**ssavirus
Leg	**Leg**ionella sp.
Lep	**Lep**tospira interrogans
Li	**Li**steria monocytogenes
Zwei Ma	**Ma**rburgvirus, **Ma**sernvirus
Zwei **My**	**My**cobacterium leprae, **My**cobacterium tuberculosis/africanum
Nei	**Nei**sseria meningitidis
No	**No**rwalk-ähnliches Virus
Kein O	(kein Erreger mit O)
Ein Po	**Po**liovirus
Kein Quo	(kein Erreger mit Q)
Ra	**Ra**biesvirus
Ri. pro.	**Ri**cketsia **pro**wazekii
Ro	**Ro**tavirus
Drei Sa	**Sa**lmonella paratyphi, **Sa**lmonella Typhi, **Sa**lmonella (sonstige)
Ein Shi	**Shi**gella sp.
Tri	**Tri**chinella spiralis
Vi	**Vi**brio cholerae (O-1 und O-139)
Kein UZVW	(keine Erreger mit U, V, W oder Z)
Yer. en.	**Yer**sinia **en**terocolitica (darmpathogen)
Yer. **pe.**	**Yer**sinia **pe**stis
Und and**ere**	**andere** Erreger hämorrhagischer Fieber
All	**All**gemeinheit in Gefahr bei örtlicher und zeitlicher Häufung
Tre**po**	**Trepo**nema pallidum
HIV	**HIV**
Ech**o**	**Ech**in**o**coccus sp.
Plas**mo**	**Plasmo**dium sp.
Rubella	**Rubella**virus (konnatale Infektionen)
To**xo**	**Toxo**plasma gondii (konnatale Infektionen)

4.3.3 Meldepflichtergänzungen nach § 15

Aufgrund des § 15 IfSG sind auf Bundes- und Länderebene verschiedene Erkrankungen in die Meldepflicht mit aufgenommen worden. Diese Erweiterungen der Meldepflicht variieren teilweise von Bundesland zu Bundesland und können sich auch bundesweit sehr kurzfristig wieder ändern. Deshalb finden Sie hier leider keine dauerhaft gültige Merkhilfe.

Bitte halten Sie sich über Ihren Heilpraktiker-Berufsverband oder Heilpraktiker-Fachzeitschriften auf dem Laufenden und informieren Sie sich – insbesondere vor der Überprüfung – bei Ihrem zuständigen Gesundheitsamt.

4.3.4 Merkhilfe für § 34 und die Ausscheider

„Heiße Sieben" des § 34

Im § 34 IfSG („Schulparagraph") sind weitere 6 Krankheiten aufgeführt, die dem Behandlungsverbot für Heilpraktiker unterliegen, und die Verlausung, für die kein Behandlungsverbot besteht.

Diese sind:

1. **Im**petigo contagiosa (ansteckende Borkenflechte)
2 **Keuch**husten (Pertussis)
3. **Mu**mps (Ziegenpeter)

4. Scabies (**Krätze**)
5. **Sch**arlach (Scarlatina) und sonstige Streptococcus-pyogenes-Infektionen
6 **Wind**pocken (Varizellen)
7. Ver**laus**ung

Um sich diese „Heiße Sieben" zu merken, hilft am besten wieder ein möglichst skurriler Spruch: **Im**mer **keuch**t **Mu**tter: „**Kratz**t! **Schn**ell! **Wind**ige **Läuse**!"

Merkhilfe zum Erlernen der Ausscheider (§ 34)

Der folgende Spruch lässt sich besonders gut merken, wenn Sie die Silben, die auf „i" bzw. „y" enden, melodisch betonen. Bei diesem dann fast französisch klingenden Sprichwort handelt es sich allerdings „nur" um die Ausscheider von enterohämorrhagischen **E. coli, Vi**brio cholerae, **Cory**nebacterium diphteriae, **Sa**lmonella typhi, **Sa**lmonella paratyphi und **Shi**gella sp.

E. coli	–			
Vi	–	Cory	–	
Sa	–	Sa	–	Shi!

Am besten ist es natürlich, Sie verwenden unsere Vorschläge nur als Anregung und sind selber kreativ. Denn selbst erdachte Merkhilfen bleiben am besten im Gedächtnis!

4.4 Tabellarium zu Infektionskrankheiten und Erregern

4.4.1 Vorkommen der Infektionskrankheiten und Basisinformationen zu einzelnen Erkrankungen

Grundlagen schaffen – Prioritäten setzen

Wenn Sie die Fülle von Infektionskrankheiten lernen wollen, versuchen Sie es mit dieser Herangehensweise:

- Lesen Sie jeweils den Text in Kapitel 2 zu der Erkrankung. Versuchen Sie, diesen zu verstehen.
- Erlernen Sie lediglich die wichtigsten Fakten, z. B. aus ➢ Tabelle 4.3. Hierdurch gewinnen Sie einen Überblick.
- Auf dieses Wissen bauen Sie auf. Arbeiten Sie diese Krankheit ein zweites Mal durch.
- Setzen Sie Prioritäten: Niemand kann und muss sich alle Details merken! Lernen Sie Infektionskrankheiten umso gründlicher und ausführlicher, je häufiger diese gefragt werden.
- Die Masern und Gastroenteritiden sind wesentlich wichtiger als Lepra und Milzbrand.
- Schon bei Verdacht von Heilpraktikern meldepflichtige Erkrankungen sind wesentlich wichtiger als Erkrankungen, die ausschließlich durch Labors zu melden sind.
- Beachten Sie regionale und saisonale Häufungen und ob gerade in den Medien eine Infektionskrankheit besonders thematisiert wird.

Haben Sie bei seltenen Infektionskrankheiten „Mut zur Lücke" und merken Sie sich nur das Notwendigste. Umso besser können Sie Details bei den Erkrankungen lernen, die tatsächlich in der Überprüfung und in der späteren Praxis vorkommen. Die folgenden Übersichten werden Ihnen dabei helfen, die Prioritäten richtig zu setzen.

Vorkommen

Die ➢ Tabelle 4.2 zeigt, wie häufig die genannten Infektionskrankheiten in Deutschland aufgetreten sind. Daraus lässt sich die statistische Wahrscheinlichkeit eines Auftretens in der Praxis ableiten. Bedenken Sie jedoch, dass es bei vielen Erkrankungen eine Dunkelziffer gibt. Ein Minuszeichen (–) bedeutet, dass aufgrund der gesetzlichen Bestimmung zu dieser Erkrankung in diesem Jahr keine Meldungen gemacht wurden. Keinesfalls müssen Sie diese Zahlen lernen! Sie dienen lediglich Ihrer Information.

Tab. 4.2 Praxisrelevanz von Infektionskrankheiten anhand der Meldezahlen des Robert Koch-Institutes Berlin in den Jahren 2002–2009.

Infektionskrankheiten	Meldezahlen des RKI von 2002–2009			
	2002	2004	2006	2009
Adenovirus im Konjunktivalabstrich	81	652	574	169
Botulismus	11	6	7	5
Brucellose	35	32	37	19
Campylobacter-Enteritis	56.350	55.745	52.035	62.789
Cholera	0	3	1	0
Creutzfeldt-Jakob-Krankheit (CJK)	53	78	89	86
Cryptosporidiose	817	935	1.204	1.106
Denguefieber	218	121	174	298
Diphtherie	1	0	0	4
Escherichia-coli-Enteritis, sonstige darmpathogene Stämme	5.341	5.586	6.470	6.224
Echinokokkose	31	97	124	106
EHEC-Erkrankung (außer HUS)	1.253	927	1.183	835
Enteritis infectiosa ohne Salmonellose (v. a. durch Noroviren + Yersinia enterocolitica)	50.764 + 7.515	64.893 + 6.182	75.766 + 5.161	178.638 + 3.731
Fleckfieber	0	0	0	0
Frühsommer-Meningoenzephalitis (FSME)	240	274	547	313
Gasbrand/Gasödem	–[1]	–[1]	–[1]	–[1]
Gelbfieber	–	–	–	–
Giardiasis	3.102	4.621	3.661	3.962
Gonorrhoe	–[1]	–[2]	–[1]	–[1]
Haemophilus influenzae, invasive Erkrankung	54	68	120	185
Hantavirus-Erkrankung	228	242	73	181
Hepatitis A	1.478	1.932	1.226	929
Hepatitis B	1.432	1.260	1.179	748
Hepatitis C	6.600	8.998	7.509	5.412
Hepatitis D	12	8	21	7
Hepatitis E	17	53	52	108
Hepatitis Non A–E	0	0	0	0
Virushepatitis, nicht best. und übrige Formen	–	–	–	–
HIV-Infektion	1.639	1.928	2.611	2.856
HUS/TTP, enteropathisch	114	54	63	66
Influenza	2.577	3.484	3.804	175.573
Keuchhusten	–[1]	–[1]	–[1]	–[1]
Läuserückfallfieber	1	1	0	0
Legionärskrankheit	413	475	571	503
Lepra	1	2	2	1
Leptospirose	58	58	46	92
Listeriose	237	295	508	394

Tab. 4.2 Praxisrelevanz von Infektionskrankheiten anhand der Meldezahlen des Robert Koch-Institutes Berlin in den Jahren 2002–2009. (Forts.)

Infektionskrankheiten	Meldezahlen des RKI von 2002–2009			
	2002	2004	2006	2009
Lymphogranuloma inguinale	–	–	–	–
Malaria	861	707	566	523
Masern	4.657	121	2.307	574
Meningitis/Enzephalitis, bakterielle (Neisseria meningitidis)	–[2]	–[2]	–[2]	–[2]
Meningitis/Enzephalitis, virale	–[1]	–[1]	–[1]	–[1]
Meningitis/Enzephalitis, übrige Formen	–	–	–	–
Meningokokken, invasive Erkrankung	734	599	555	493
Milzbrand	0	0	0	1
Ornithose	40	15	25	26
Paratyphus	67	106	73	76
Pest	0	0	0	0
Pocken	–[1]	–[1]	–[1]	–[1]
Poliomyelitis	0	0	0	0
Puerperalfieber	–	–	–	–
Q-Fieber	191	114	204	191
Rotavirus-Erkrankung	52.399	37.755	67.016	62.207
Röteln, konnatale Infektion	1	2	1	2
Salmonellose	72.377	56.947	52.575	31.397
Scharlach	–[1]	–[1]	–[1]	–[1]
Shigellose	1.180	1.149	814	617
Syphilis	2.275	3.345	3.147	2.556
Syphilis, angeborene	–[3]	–[3]	–[3]	–[3]
Tetanus	–[1]	–[1]	–[1]	–[1]
Tollwut	0	0	0	0
Toxoplasmose, konnatale Infektion	18	16	10	8
Trichinellose	10	5	22	1
Tuberkulose (der Atmungsorgane)	7.723	6.583	5.408	4.432
Tularämie	5	3	1	10
Typhus abdominalis	58	82	75	65
Ulcus molle	–	–	–	–
Virale hämorrhagische Fieber, sonstige	0	0	53*	56
Zytomegalie, angeborene	–	–	–	–

– Erkrankungen, die nach dem BSeuchG bzw. IfSG nicht meldepflichtig waren bzw. nicht mehr meldepflichtig sind.
1 einige Bundesländer mit erweiterter Meldepflicht
2 bundesweite Arzt-Meldepflicht und nichtnamentliche Labor-Meldepflicht an das RKI
3 nichtnamentliche Labor-Meldepflicht an das RKI
* alles Chikungunya-Virus
Nach RKI – Infektiologisches Jahrbuch, Stand: März 2010

Basisinformationen

Die in ➤ Tabelle 4.3 aufgeführten Schlüsselwörter und Basisinformationen charakterisieren zum einen die Infektionskrankheiten und erleichtern somit das Kennenlernen und gedankliche Einordnen. Zum anderen wird erfahrungsgemäß in den Überprüfungen regelmäßig mit diesen Grundlagen gearbeitet.

In der linken Spalte der Tabelle sind zusätzlich Informationen aufgeführt zur Prüfungsrelevanz der Infektionskrankheiten (Häufigkeit der „abgefragten" Infektionskrankheit/inhaltliche Schwerpunkte). Diese Angaben basieren auf Erfahrungswerten. Besonders in der mündlichen Überprüfung wird allerdings häufig in den Fragen auf regionale und aktuelle Schwerpunkte Bezug genommen.

Tab. 4.3 Basisinformationen der Infektionskrankheiten. Neben der Infektionskrankheit sind in Klammern Informationen zur Prüfungsrelevanz angegeben: Häufigkeit/typische Inhalte.

Infektionskrankheit	Schlüsselwörter
Aids (sehr häufig/Anamnese! DD Müdigkeit, Infektanfälligkeit, Durchfälle, Lymphknotenschwellung)	• erworbenes Immundefektsyndrom (T-Lymphozyten) • sexuell übertragbare Krankheit: Körperflüssigkeiten (v. a. Blut/Sperma), Risikogruppen; 2 Erreger-Typen • verschiedene Stadien und Verlaufsformen: akute HIV-Infektion, Latenzphase, HIV-assoziierte Erkrankungen, Aids-definierende Erkrankungen (letztgenannte Stadien überlappen sich häufig) • akute HIV-Infektionen: unspezifische sowie mononukleoseartige Symptome • symptomlose Latenzphase (Dauer: Monate bis Jahre) • HIV-assoziierte Erkrankungen: v. a. Symptome an Haut- und Schleimhaut (z. B. Herpes zoster, Candidosen, orale Haarleukoplakie) • Aids-definierende Erkrankungen: opportunistische Infektionen (z. B. Pneumocystis-carinii-Pneumonie, ZNS-Toxoplasmose), Pilz- und Viruserkrankungen, bakterielle Infektionen, Tumoren (Kaposi-Sarkom)
Botulismus (selten/Nahrungsmittelanamnese)	• „Wurstvergiftung" mit vorwiegend neurologischen Symptomen • Erregertoxin = stärkstes Nervengift • selten Magen-Darm-Symptome • Lähmungserscheinungen „von oben nach unten": Doppelbilder, Seh-/Sprachstörungen, Schluckstörungen, Atemlähmung • Schleimhäute trocken: trockener Mund/rauer Hals
Brucellose (selten/wellenförmiges Fieber, Anamnese! Schwangere!)	• Zooanthroponose (Rind, Ziege, Schaf, Schwein) • Berufskrankheit bei Tierkontakt • 3 Brucellose-Arten (Merksatz: „Bang wird mir auf Malta vor Schweinen") • wellenförmiger (undulierender) Fieberverlauf, evtl. über Monate und Jahre • Monozyten-Makrophagen-System ist bevorzugt befallen • pasteurisierte Milch • Achtung Schwangere (Abort)!
Cholera (selten/DD: Durchfall erkrankungen, Reiseanamnese!)	• Lokalinfektion des Dünndarms mit schwerem Brechdurchfall • Enterotoxin, Vibrionen • Stühle reiswasserartig, keine Blutbeimengung, keine Leibschmerzen • Fieber fehlt bzw. evtl. Untertemperatur • dramatische Exsikkose: heisere und leise Stimme (Vox cholerae), Choleragesicht, Waschfrauenhände, Krämpfe • Herzrhythmusstörungen, hypovolämischer Schock, Nierenversagen

Tab. 4.3 Basisinformationen der Infektionskrankheiten. Neben der Infektionskrankheit sind in Klammern Informationen zur Prüfungsrelevanz angegeben: Häufigkeit/typische Inhalte. (Forts.)

Infektionskrankheit	Schlüsselwörter
Clostridium difficile (selten/Anamnese, Krankenhausaufenthalt, Antibiotika?)	• einer der häufigsten Krankenhauskeime (nosokomialer Erreger) • anaerob, Erkrankungsrisiko hoch • nach vorangehender Antibiotikatherapie • plötzlicher wässriger Durchfall mit charakteristischem fauligen Geruch • Ileus, pseudomembranöse Colitis (PMC), toxisches Megakolon, Darmperforationen, Sepsis
Diphtherie (regelmäßig/ Reiseanamnese! Komplikationen)	• Lokalinfektion des Mund-Nasen-Rachen-Raumes mit Erstickungsgefahr durch Toxinfernwirkung • Rachendiphtherie: Pseudomembran = grau-weißlich-gelblich, fad-süßlicher Geruch, nicht abwischbar, blutet leicht beim Abstreifversuch (Halsbräune) • Kehlkopfdiphtherie: progredienter Verlauf mit Heiserkeit, bellendem Krupphusten, inspiratorischem Stridor, Zyanose, Erstickungsgefahr • toxische Diphtherie: Cäsarenhals, Lähmung der Schluck- und Atemmuskulatur
Ebola-Fieber (selten speziell, allerdings regelmäßig im Zusammenhang mit anderen VHF)	• virusbedingtes hämorrhagisches Fieber • Zooanthroponose, Zentralafrika • hohes Fieber, Schleimhaut- und Organblutungen • hohe Letalität, Quarantäne
Echinokokkose (selten/regional auch gehäuft)	• zystisch: Hundebandwurm/alveolär: Fuchsbandwurm • Tierkontakt, Waldfrüchte (nicht ungewaschen essen) • Zysten- bzw. Bläschenbildung, v. a. in der Leber (selten Lunge) • unspezifische Oberbauchbeschwerden, tastbare Leberveränderungen, akutes Leberversagen • Zystenruptur (zystische Echinokokkose)/infiltratives Bläschenwachstum (alveoläre Echinokokkose)
Erysipel (regelmäßig/z. B. in Zusammenhang mit Diabetes mellitus, DD Thrombophlebitis, → Strept.-pyog.-Infekt)	• flächenhafte entzündliche Lokalinfektion von Haut und Unterhaut (Wundrose) • Streptococcus pyogenes (β-hämolysierende Streptokokken, v. a. Gruppe A) • Schüttelfrost, hohes Fieber • meist an Unterschenkel/Gesicht, Lymphknotenschwellung • Rezidive, evtl. Folge = Elephantiasis • begünstigende Grunderkrankungen (z. B. Diabetes mellitus, Fußpilz)
Exanthema subitum (regelmäßig/als DD zu anderen Kinderkrankheiten mit Ausschlag)	• Dreitagefieber (exanthematisches) • meist harmlose „Kinderkrankheit" mit Fieber, rötelnähnlichem Hautausschlag, Lymphknotenschwellungen • hohes Fieber rasch ansteigend über 3–4 Tage
Fleckfieber (sehr selten/ Reiseanamnese)	• Typhus exanthematicus mit Benommenheit und Hautflecken • rickettsienhaltiger Kot durch Kleiderläuse/Flöhe • Kriegs- und Notstandsgebiete • 4 Stadien: incrementi, continuum, decrementi, Rekonvaleszenz • hohes Fieber, Schüttelfrost, rot-gedunsenes Fleckfiebergesicht, roseolenartiges Exanthem, Hautblutungen, Meningitissymptome
FSME (häufig/in Zusammenhang mit anderen Meningitiden)	• Früh(-jahr)-Sommer-Meningoenzephalitis • Virus, Zeckenbiss • zuerst „Sommergrippe" von wenigen Tagen • danach evtl. symptomarmes Intervall • dann hohes Fieber, Meningitissymptome und andere ZNS-Symptome

Tab. 4.3 Basisinformationen der Infektionskrankheiten. Neben der Infektionskrankheit sind in Klammern Informationen zur Prüfungsrelevanz angegeben: Häufigkeit/typische Inhalte. (Forts.)

Infektionskrankheit	Schlüsselwörter
Gastroenteritis, infektiöse/Lebensmittelvergiftung, mikro-bielle (sehr häufig, Gruppenerkrankung! Nahrungsmittelanamnese)	• Darminfektion, häufig inapparent, meist im Sommer • oft Gruppenerkrankung, Achtung Lebensmittelbranche! • viele Erreger möglich, meist Salmonella sp., bei Säuglingen/Kleinkindern häufig Rotaviren bzw. Norwalk-ähnliche Viren • Fleisch (Hackfleisch), Milch(-produkte), Fisch, Geflügel, Eier(-produkte) usw. • fäkal-oral (z. B. Wasser, Gülledüngung), Ausscheider • Darmkoliken, Durchfälle (breiig, später wässrig), Übelkeit, Erbrechen, evtl. erhöhte Temperatur/Fieber • Gefahr von Exsikkose, hypovolämischem Schock, bei Salmonelleninfektion: Dauerbesiedelung von Gallenblase oder Dünndarm = Dauerausscheidertum
Gelbfieber (sehr selten/Reiseanamnese – andere VHF)	• „Schwarzes Erbrechen" = Tropenkrankheit; Gelbfieber-Virus, durch Mücken • befällt Monozyten-Makrophagen-System, verursacht schwere Schäden v. a. an Leber, Niere und Herzmuskel • 2 Fiebergipfel, dazwischen symptomarmes Intervall • bei 2. Fieberanstieg Hepatitis, Ikterus, Nephritis, Organ- und Schleimhautblutungen (kaffeesatzartiges = „schwarzes" Erbrechen) • evtl. Tod durch Herz-Kreislauf-, Leber-, Nierenversagen
Gonorrhoe (regelmäßig/Anamnese)	• Tripper = sexuell übertragbare Krankheit („klassische Geschlechtskrankheit") • Mann: Urethritis, Jucken/Brennen/Schmerzen beim Wasserlassen, zuerst schleimiger, später eitriger, gelblichgrüner Ausfluss (morgens: Bonjour-Tropfen), evtl. Sterilität • Frau: oft symptomloser Verlauf, sonst Entzündung von Gebärmutterhals (auch Harnröhre oder Bartholin-Drüsen), Ausfluss (→ Mann), Gefahr von chronischer Entzündung, Sterilität, Eileiterschwangerschaft • gonorrhoische Monarthritis v. a. des Kniegelenks • gleichzeitige Partnerbehandlung (Vermeidung des Ping-Pong-Effekts)
Hämolytisch-urämisches Syndrom, enteropathisches (selten/v. a. als gefährliche Komplikation relevant)	• HUS = toxinbedingte Folgeerkrankung einer Infektion mit enterohämorrhagischen Escherichia coli (EHEC = infektiöse Gastroenteritis/bakterielle Lebensmittelvergiftung) • v. a. Säuglinge/Kleinkinder, alte Menschen • Enteritis mit Darmkoliken, wässrigen Durchfällen, Übelkeit, Erbrechen, mäßiger Temperaturerhöhung • hämorrhagische Colitis (HC): blutig-wässrige Durchfälle • in 5–10 % Entwicklung eines HUS mit Anämie, Nierenfunktionsstörungen bis hin zu schweren Nierenschäden mit Urämie, Hypertonie, evtl. Dialysepflicht
Hanta-Fieber (selten speziell, allerdings regelmäßig mit anderen VHF)	• virusbedingtes hämorrhagisches Fieber • Zooanthroponose (Mäuse, Ratten), Quarantäne • Schüttelfrost, hohes Fieber, Kreuzschmerzen, Hypotonie, Schleimhaut- und Organblutungen
Herpes simplex (selten, außer als Herpes genitalis = sexuell übertragbare Erkrankung, Achtung Schwangere!)	• Bedeutung für HP v. a. als Herpes genitalis (sexuell übertragbare Krankheit) oder als Gingivostomatitis herpetica (Zahnheilkundegesetz) • Herpes-simplex-Virus = HSV = Typ 1 (oraler Typ), Typ 2 (genitaler Typ) • endogene Reinfektion, Sekret von Herpesbläschen ist infektiös • auslösende Faktoren: Immunschwäche jeglicher Ursache • unterschiedlichste Lokalisationen (➤ oben), meist Herpes labialis (Lippenbläschen) • Komplikationen: Erblindungsgefahr bei Befall des Auges (Keratokonjunktivitis herpetica); auch möglich: Herpes-Sepsis bei Neugeborenen, Meningitis/Enzephalitis herpetica, Achtung Schwangere!

Tab. 4.3 Basisinformationen der Infektionskrankheiten. Neben der Infektionskrankheit sind in Klammern Informationen zur Prüfungsrelevanz angegeben: Häufigkeit/typische Inhalte. (Forts.)

Infektionskrankheit	Schlüsselwörter
Humane spongiforme Enzephalopathie (selten/DD Altersdemenz/M. Alzheimer)	• nichtentzündliche, schwammartige Enzephalopathie (degenerative Veränderungen der grauen und weißen Substanz, Wucherungen der Gliazellen) • 2 Formen: nicht erbliche Creutzfeldt-Jakob-Krankheit (CJK, durch Mutation) und die neue Variante der CJK (Zoonose; Tier/Rind → Mensch) • Prionen, Rind (BSE = bovine spongiforme Enzephalopathie = Rinderwahnsinn) • hochinfektiös: Hirn-/Rückenmarksgewebe, Hypophyse, Cornea, Innereien, evtl. Gelatine, Vorbeugung durch Kontrolluntersuchung von Rind- und Schaffleisch, keine Verfütterung von Tiermehl an Säugetiere, Einhaltung strengster Hygienevorschriften • Desorientiertheit, Demenz, schwerste Hirnfunktionsstörungen, Lähmungen, Muskelzuckungen, Sehstörungen, Dezerebrations-(„Enthirnungs"-)Starre, Tod in jedem Fall
Impetigo contagiosa (regelmäßig/DD Neurodermitis)	• ansteckende Borkenflechte = Hautinfektion durch Staphylo- oder Streptokokken (Streptococcus pyogenes!) • sehr ansteckend, v. a. Kinder, kleinere Epidemien in Kindergärten und Schulen • Exanthem: rote Flecken → Bläschen/Blasen → Pusteln → honig- oder goldgelbe Krusten, starker Juckreiz • v. a. Gesicht, behaarte Kopfhaut, Hals, Hände, Arme
Influenza (regelmäßig; „saisonal" und bei Pandemien sehr häufig/DD grippaler Infekt)	• meist epidemisch/pandemisch auftretende, akute Infektion der Atemwege • Influenzavirus, Typen A, B, C; Achtung: neue Virusarten ändern aktuell spezielle Meldepflichten! • vorzugsweise in der kalten Jahreszeit, v. a. Säuglinge, Kleinkinder, Alte, Abwehrgeschwächte • rasch hohes Fieber (Schüttelfrost), Kopf-, Glieder-, Kreuzschmerzen, Entzündungserscheinungen der Atemwege (Rhinitis, Pharyngitis, Laryngitis, Tracheitis, Bronchitis), „Darmgrippe" • Gefährdung v. a. durch Komplikationen (vorwiegend bakterielle Pneumonie, auch Herz-Kreislauf-Komplikationen) • Rekonvaleszenz oft lang andauernd • jährliche Grippeschutzimpfung wird empfohlen
Keratokonjunktivitis epidemica (sehr selten/Anamnese, z. B. Schwimmbad)	• Entzündung von Binde- und Hornhaut des Auges • Adenoviren, Tröpfchen-, Schmierinfektion (Schwimmbadkonjunktivitis) • häufig einseitig, mit nachfolgender Infektion des anderen Auges • schmerzhaftes Fremdkörpergefühl, Juckreiz, Tränenfluss, Lichtscheu • ringförmige Rötung und Schwellung der Augenbindehaut, ödematöse Lidschwellung in ca. 50 % Keratitis, Hornhauttrübung mit Sehstörungen, evtl. bleibend
Keuchhusten (häufig/Achtung bei Säuglingen!)	• Pertussis, „Kinderkrankheit", Atemwegsinfektion • hoher Kontagionsindex (80 %), v. a. Säuglinge/Kleinkinder, kein Nestschutz; es erkranken zunehmend auch Jugendliche und Erwachsene • Stadium catarrhale: trockener, hartnäckiger Husten, vorwiegend nachts, katarrhalische Erscheinungen („Erkältung") • Stadium convulsivum: stakkatoartige Hustenanfälle (20–50 pro Tag, nachts häufiger), anschließend lautes, keuchendes Einatmen (inspiratorischer Stridor), evtl. Zyanose, nach Hustenanfall oft Schleimentleerung mit Erbrechen • bei Säuglingen anstelle von „Husten und Keuchen" häufig Niesanfälle • Stadium decrementi: Hustenanfälle nehmen ab, Resthusten mit keuchendem Einatmen kann Monate fortbestehen • Komplikationen: Bronchiektasen, Lungenemphysem, Blutungen (Augen, Haut), Nabel-, Leistenbruch, Analprolaps, Pneumonie (Todesursache!), lebensbedrohliche Atemstillstände, Hirnschädigung, Aktivierung latenter Infekte (z. B. Tuberkulose)
Lassa-Fieber (selten speziell, allerdings regelmäßig im Zusammenhang mit anderen VHF)	• virusbedingtes hämorrhagisches Fieber • Zooanthroponose, Westafrika, Ratte • Quarantäne • zuerst grippale Symptome mit Fieber, nach einer Woche Ödeme (Gesicht, Hals, Nacken, Kehlkopf), Ergüsse (Pleura, Perikard), Schleimhaut- und Organblutungen, Benommenheit bis Koma

Tab. 4.3 Basisinformationen der Infektionskrankheiten. Neben der Infektionskrankheit sind in Klammern Informationen zur Prüfungsrelevanz angegeben: Häufigkeit/typische Inhalte. (Forts.)

Infektionskrankheit	Schlüsselwörter
Legionärskrankheit (selten/DD Bronchitiden, Pneumonien)	• Legionellose = bakterielle, atypische Lungenerkrankung • Übertragung meist durch Inhalation von kontaminierten feinsten Wassertröpfchen (Aerosol, z. B. Duschen, Klimaanlagen, Whirlpool) • Gefahr v. a. für Raucher, chronisch Lungenkranke, Alkoholkranke, Abwehrschwache; Männer erkranken 2–3-mal häufiger als Frauen • „grippaler" Beginn, rasch hohes Fieber, schwere Pneumonie mit unproduktivem Husten, evtl. mit Blutbeimengung, häufig Verwirrtheit • Rekonvaleszenz: mehrere Wochen, Komplikationen: Herz-Kreislauf-, Nierenversagen • leichter Verlauf = Pontiac-Fieber = „grippaler" Verlauf ohne Lungenbeteiligung
Lepra (fast nie/Anamnese)	• „Aussatz", Befall von Haut und peripheren Nerven (Schwann-Zellen) mit Verstümmelungen durch granulomatöse Entzündungen • Tropen/Subtropen, Bakterien, Inkubationszeit meist einige Jahre • indeterminierte Lepra: rötliche oder hypopigmentierte Flecken, evtl. mit Sensibilitätsstörungen, je nach Reaktionslage verschiedene Verläufe, z. B.: – tuberkuloide Lepra (Haut-Nerven-Lepra): tuberkuloide Granulome, Hautflecken mit Sensibilitätsstörungen, Nervenbefall, Knochenabbau, Ulzerationen, Verstümmelungen – lepromatöse Lepra (generalisierte Lepra): Befall von Haut, Schleimhäuten, Nerven, Organen, Lepraknoten (Leprome), Löwengesicht (Facies leontina), Verstümmelungen – dimorphe Lepra (Borderline-Lepra): Verlauf zwischen tuberkuloider und lepromatöser Lepra
Leptospirose (sehr selten/Anamnese)	• 3 Formen: Morbus Weil (v. a. Hepatitis), Canicolafieber (v. a. Meningitis/Enzephalitis), Feldfieber (gutartiger Verlauf) • Zooanthroponose (Ratte, Hund, Maus, Schwein, Rind u. a.), über Urin, Kot, verseuchte Gewässer • Berufskrankheit z. B. für Tierhalter, Kanalarbeiter, Reisbauern • Generalisationsstadium: hohes Fieber, Muskel-, Gelenk-, Kopfschmerzen; dann fieberfreies Intervall • Organstadium: erneut Fieber, Lymphknotenschwellung, Hepatitis, Ikterus, Nephritis, Meningitis/Enzephalitis, Haut- und Schleimhautblutungen
Listeriose (fast nie/Achtung Schwangere!)	• meist durch Nahrungsmittel (z. B. rohe Milch, rohes Fleisch), seltener Kot • meist symptomlos, außer bei Abwehrschwäche/Schwangerschaft • lokal: Entzündungen der Augen, der Haut, der Tonsillen oder der Atemwege, Lymphknotenschwellungen • hämatogene/lymphogene Ausbreitung: Meningoenzephalitis, mononukleoseartiges Erscheinungsbild • Sepsis: Multi-Organbefall, meist bei Neugeborenen-Listeriose • prä- oder perinatale Infektion möglich, Schwangerenlisteriose: Infektion der Plazenta, oft nur unspezifische Symptome (z. B. Fieber); Gefahr der Schädigung des Kindes • angeborene Listeriose mit zahlreichen geringfügigen bis schweren Symptomen
Lyme-Borreliose (regelmäßig bzw. regional häufig/Anamnese: Zeckenbiss? Erythema migrans?)	• Erkrankung mit v. a. kutanen, neurologischen und arthritischen Symptomen • durch Zeckenbiss (bzw. blutsaugende Mücken oder Fliegen), Frühsommer bis -herbst • Zecken rechtzeitig entfernen, Erregerübertragung erst ca. 12 Stunden nach dem Biss • Stadium I: 50 % Erythema migrans (Wanderröte), Kopf-, Glieder-, Muskelschmerzen • Stadium II: Wochen bis Monate nach Infektion neurologische Symptome unterschiedlichster Art, auch rheumatoide/arthritische Beschwerden (Lyme-Arthritis) • Stadium III: Jahre bis Jahrzehnte nach Infektion chronisch-degenerative Arthritis, chronische Neuroborreliose, Acrodermatitis chronica atrophicans („Pergamenthaut")

Tab. 4.3 Basisinformationen der Infektionskrankheiten. Neben der Infektionskrankheit sind in Klammern Informationen zur Prüfungsrelevanz angegeben: Häufigkeit/typische Inhalte. (Forts.)

Infektionskrankheit	Schlüsselwörter
Lymphogranuloma inguinale (fast nie, DD zu Syphilis, Ulcus molle)	• venerische Lymphknotenentzündung = sexuell übertragbare Krankheit, klassische Geschlechtskrankheit • Tropen, Chlamydien; Männer erkranken viel häufiger • Primäraffekt im Genitalbereich als Bläschen → Erosionen → Ulzera • schmerzhafte Schwellung der regionalen Lymphknoten, v. a. Leistenlymphknoten (Bubonen), granulomatöse Entzündung der Lymphknoten (Lymphogranuloma), Haut und Lymphknoten verbacken, verschmelzen, brechen nach außen auf, fisteln • Späterscheinungen: genitoanorektales Syndrom = Elephantiasis der Genitalien (meist Frauen)
Malaria (regelmäßig/Reiseanamnese)	• Wechselfieber = Fieberschübe mit Schüttelfrost sind typisch für Malaria tertiana und quartana • Malaria tropica häufig schwerer Verlauf (tödlich) und eher Organsymptome Tropen/Subtropen, „Malaria-Gürtel", v. a. Afrika • Anopheles-Mücke überträgt Protozoen (4 Plasmodium-Arten) • Parasit wächst in Leberzelle heran → Vielteilung des Parasiten, Zerfall der Leberzelle → Eindringen des Parasiten in Erythrozyt, dortiges Heranwachsen → Vielteilung des Parasiten, Zerfall des Erythrozyten → Erythrozytenzerfall führt zu Fieberschüben • grippales Prodromalstadium, dann je nach Malaria-Art in typischen Rhythmen: Schüttelfrost, Fieberanfall, Schweißausbruch; Milz- und Leberschwellung, hämolytische Anämie mit Ikterus; Rezidive jahrelang möglich • vor Mückenstichen schützen, medikamentöse Prophylaxe (z. B. Chloroquin, Fansidar)
Marburg-Fieber (selten speziell, allerdings regelmäßig im Zusammenhang mit anderen VHF)	• virusbedingtes hämorrhagisches Fieber • Zooanthroponose (Grüne Meerkatzen), Afrika • Quarantäne • grippale Prodromalphase, Organphase mit Fieber, Haut- und Schleimhautblutungen, Benommenheit bis Koma, Krämpfe
Masern (sehr häufig/DD andere exanthemische Kinderkrankheiten, häufig gefragt: Komplikationen, Achtung Schwangere!)	• „Kinderkrankheit" mit meist biphasischem Verlauf und Hautausschlag • Masern-Virus, Kontagionsindex > 95 %, Häufung in kalter Jahreszeit, meist größere Kinder • katarrhalisches Prodromalstadium mit Fieber, Konjunktivitis, Enanthem, Koplik-Flecken • fieberfreies Intervall: 1–2 Tage • Exanthemstadium: 2., höherer Fieberanstieg, Exanthem (Beginn hinter den Ohren, zunächst kleine, rote Flecken, die später zu größeren bräunlichroten, leicht erhabenen Flecken konfluieren, nicht juckend), Lymphknotenschwellung, Milzschwellung • Rekonvaleszenzphase: Rückgang der Symptome, Abschuppung der Haut • Komplikationen: Meningitis/Enzephalitis, Masernkrupp, Pneumonie, toxisches Kreislaufversagen, Sekundärinfektionen (Bronchitis, Pneumonie, Mittelohrentzündung, Angina, Scharlach), Simultan-/Nacherkrankung an Keuchhusten, Diphtherie, Tb
Meningitis/ Enzephalitis (häufig/wichtig: Früherkennung; Meningismuszeichen!)	• Entzündung von Hirnhäuten/Hirngewebe • meist Bakterien, Viren, seltener Pilze, Protozoen, Würmer • v. a. Säuglinge und Kleinkinder, bei Meningokokken-Meningitis Häufung im Winter/Frühjahr • Prodromalstadium oft mit Schüttelfrost, hohem Fieber • dann Übelkeit, Erbrechen, Kopfschmerzen, Überempfindlichkeit (Hyperästhesie), psychische Veränderungen, Benommenheit, Bewusstseinstrübung, Nackensteifigkeit, Opisthotonus, Meningismuszeichen, Krämpfe, gestörte Hirnnervenfunktion • bei Säuglingen und Kleinkindern oft nur Fieber, Erbrechen, Reizbarkeit/Schläfrigkeit, Aufschreien („enzephalitischer Schrei"), Krämpfe, vorstehende/harte Fontanelle

Tab. 4.3 Basisinformationen der Infektionskrankheiten. Neben der Infektionskrankheit sind in Klammern Informationen zur Prüfungsrelevanz angegeben: Häufigkeit/typische Inhalte. (Forts.)

Infektionskrankheit	Schlüsselwörter
Milzbrand (sehr selten, außer bei aktuellem Bezug, z. B. Terrordrohungen)	• Anthrax, Zooanthroponose, Bacillus (Sporenbildner), Milzbrandtoxin • Berufskrankheit bei beruflichem Kontakt mit Tieren bzw. Wolle/Leder/Fell • meist Hautmilzbrand: juckende schmerzlose rote Papel → Milzbrandkarbunkel (Pustula maligna) und Milzbrandödem, bei gutartigem Verlauf lokale Erkrankung, bei Ausbreitung zu 50 % Sepsis • Lungenmilzbrand: Schüttelfrost, hohes Fieber, schwere Entzündung der Bronchien und Lungen, Zyanose, blutiger Auswurf, meist Übergang in Sepsis mit raschem Tod • Darmmilzbrand: Übelkeit, Bauchschmerz, (blutiges) Erbrechen, (blutiger) Durchfall
Mononucleosis infectiosa (häufig/v. a. als DD zu Leukämien, Aids und exanthemischen Kinderkrankheiten)	• Pfeiffer-Drüsenfieber („Kissing disease"), meist harmlose Erkrankung mit Befall lymphatischen Gewebes und Enanthem/Exanthem • Epstein-Barr-Virus • zuerst Allgemeinsymptome, dann Trias aus Fieber, Schwellung lymphatischen Gewebes (Tonsillen, Lymphknoten, Milz), Leukozytose mit mononukleärer Lymphozyten • evtl. Enanthem/Exanthem, leichter Ikterus • Komplikationen: verzögerter, evtl. monatelanger Verlauf; Milzruptur, bakterielle Sekundärinfektionen
MRSA (regelmäßig/an Hygiene und Nosokomialinfektionen denken – Anamnese!)	• multiresistenter Staphylococcus aureus, tritt meist in Krankenhäusern/ Pflegeeinrichtungen auf • Erreger Bestandteil der natürlich Flora v. a. in der Nase, Erkrankung bei Immunschwäche durch Hygienemängel • lokale (Furunkel, Wundinfektionen) oder generalisierte (Sepsis, Endokarditis, Pneumonie) pyogene Infektionen sowie durch Toxine vermittelte Erkrankungen (SSSS, TEN, Toxic shock syndrome)
Mumps (häufig/Komplikationen merken!)	• Parotitis epidemica (Ziegenpeter), Mumps-Virus • „Kinderkrankheit", Häufung in Winter und Frühjahr • charakteristisch ist das starke Anschwellen der Ohrspeicheldrüse; gelegentlich auch Befall anderer, v. a. drüsiger Organe • Fieber, Parotitis: Anschwellen der Ohrspeicheldrüsen meist zunächst nur einseitig, „Hamsterbacken", Abheben der Ohrläppchen, Einmündung des Ductus parotidis in der Wangenschleimhaut oft gerötet und geschwollen, regionale Lymphknotenschwellung • evtl. auch Entzündung anderer Organe, z. B. Hoden, Nebenhoden, Hirnhäute, Hirn, Pankreas und daraus resultierende Komplikationen
Ornithose (sehr selten/DD Bronchitiden, Pneumonien, Anamnese)	• Psittakose (Papageienkrankheit) = Zooanthroponose, v. a. durch Vögel, selten Säugetiere • Arbeiter auf Geflügelfarmen, Taubenzüchter • Infektion bleibt häufig inapparent • grippale Ornithose: Entzündung der Atemwege, aber keine Lungenbeteiligung, mäßiger Temperaturanstieg, Abklingen der Symptome oder Übergang in andere Form • pulmonale Ornithose: plötzlich Schüttelfrost, hohes Fieber, interstitielle Pneumonie, trockener Husten mit wenig Auswurf, relative Bradykardie • typhöse Ornithose: Fieber, Bronchitis/Pneumonie, Benommenheit, relative Bradykardie, abdominelle Beschwerden, evtl. roseolenartiges Exanthem • meningitische/enzephalitische Ornithose: Fieber, Symptome einer Meningitis/Enzephalitis

Tab. 4.3 Basisinformationen der Infektionskrankheiten. Neben der Infektionskrankheit sind in Klammern Informationen zur Prüfungsrelevanz angegeben: Häufigkeit/typische Inhalte. (Forts.)

Infektionskrankheit	Schlüsselwörter
Pest (fast nie, außer bei aktuellem Bezug = Epidemie, Reiseanamnese, Quarantäne)	• Ratten- bzw. Menschenfloh überträgt Bakterium, Tröpfcheninfektion bei Lungenpest • Quarantäne bei Lungenpest • Asien, Afrika, Amerika • meist als Beulenpest (Bubonenpest): Schüttelfrost, hohes Fieber, Allgemeinsymptome, Einstichstelle meist unauffällig, selten „Pestkarbunkel", schmerzhafte, beträchtliche, bläulichrote Anschwellung der Lymphknoten • Hautpest: Pestkarbunkel an Einstichstelle = furunkelartige nekrotisierende Entzündung • Lungenpest: äußerst rascher und heftiger Verlauf, Bronchitis, Pneumonie, Lungenödem, Kreislaufversagen, hohe Letalität • Pestsepsis kann bei allen Formen auftreten: multipler Organbefall, schwerste Symptomatik (Schwarzer Tod), höchste Letalität (Multiorganversagen)
Pocken (fast nie, außer bei aktuellem Bezug, z. B. Terrordrohungen)	• Variola-vera-Virus • höchst infektiöse und meist tödliche Erkrankung mit typischem Pockenausschlag • gelten seit 1980 als ausgerottet (biologischer Kampfstoff), bis 1983 Impfpflicht • Prodromalstadium: Schüttelfrost, hohes Fieber, Rhinitis, Pharyngitis, Tonsillitis, initiales Exanthem • fieberfreies Intervall • Eruptionsstadium: erneuter Fieberanstieg, Exanthem beginnt im Gesicht, zentrifugale Befallsdichte, erbsengroß, mehrkammerig, mit zentraler Eindellung, später Kruste mit quälendem Juckreiz, Narbenbildung • hämorrhagische Verlaufsform (schwarze Blattern): schwerste Hauteinblutungen und hohe Letalität
Poliomyelitis (regelmäßig/Impfplan kennen!)	• spinale Kinderlähmung = virusbedingte Erkrankung, die bei der seltenen „großen Erkrankung" häufig zu Lähmungen führt • 3 Virustypen, nur 10 % der Infizierten erkranken, Häufung im Sommer und Herbst • katarrhalisches Prodromalstadium, Latenzphase von 1–2 Tagen • meningitisches (präparalytisches) Stadium: erneuter Fieberanstieg, meningitische/enzephalitische Zeichen • Lähmungsstadium (paralytisches Stadium): mit dem 2. Fiebergipfel Adynamie und Schmerzen in den später gelähmten Muskeln, schlaffe Lähmung (meist Beine), Frühmorgenlähmung • selten bulbopontiner oder enzephalitischer Verlauf • Reparationsphase kann sich über 1–2 Jahre erstrecken
Puerperalsepsis (sehr selten/Behandlungsverbot bis zum Ende des Wochenbetts! Hebammengesetz)	• Kindbettfieber, meist Fehlgeburt, auch bei Abtreibung und Geburtshilfe • durch Geburtswunden bedingte bakterielle Erkrankung, meist β-hämolysierende Streptokokken Wundinfektion durch mangelnde Hygiene über Hände und Instrumente, auch als endogene Infektion • zunächst lokale Begrenzung an der Wundstelle, Warnzeichen: mangelnde Gebärmutterrückbildung, übel riechender Wochenfluss • problematisch wird die Entzündung von Gebärmutter mit Endometrium, Eileitern, Ovarien • septische Ausbreitung: Schüttelfrost, septischer Schock, Lebensgefahr
Q-Fieber (sehr selten/Reise-, Berufsanamnese)	• Balkangrippe, Siebentagefieber • Zooanthroponose (v. a. Schaf, Ziege, Rind); Ricketsien • Berufskrankheit für Schäfer, Landwirte, Schlachthofpersonal, Tierärzte usw. • meist nur grippaler Verlauf • „klassischer" (schwerer) Verlauf: zumeist akuter Beginn, Symptomentrias: hohes Fieber, Kopf- und Gliederschmerzen, atypische Pneumonie (trockener, quälender Husten, Schmerzen hinter dem Brustbein, spärliches Sputum), mitunter zerebrale Symptome (z. B. Unruhe, Verwirrtheit, Denkunvermögen)

Tab. 4.3 Basisinformationen der Infektionskrankheiten. Neben der Infektionskrankheit sind in Klammern Informationen zur Prüfungsrelevanz angegeben: Häufigkeit/typische Inhalte. (Forts.)

Infektionskrankheit	Schlüsselwörter
Ringelröteln (selten/v. a. als DD für andere Kinderkrankheiten mit Ausschlag, Achtung Schwangere!)	• Erythema infectiosum, „Ohrfeigenkrankheit" • harmlose „Kinderkrankheit" mit typischem Exanthem Parvovirus • 50 % der Infizierten bleibt symptomlos • kaum Fieber, Beginn meist akut mit Exanthem • Exanthem beginnt im Gesicht, meist schmetterlingsförmige Ausbreitung über Nasenrücken und Wangen = „Ohrfeigengesicht", Mund- und Kinnpartie bleiben ausgespart, später Streckseiten von Armen und Beinen, „springende" Herde, ringelförmig, juckend, zunächst rot, später bläulichrot
Röteln (häufig/DD für andere Kinderkrankheiten mit Ausschlag, Achtung Schwangere! Komplikationen, Impfplan)	• Rubeola; Rubella-Virus, harmlose „Kinderkrankheit" mit Lymphknotenschwellung und Exanthem • evtl. katarrhalische Vorphase, dann druckschmerzhafte Lymphknotenschwellungen, häufig schon vor Exanthemausbruch, „perlschnurartig" und v. a. im Halsbereich, Milzschwellung, Fieber • Exanthem (fehlt oft): beginnt hinter den Ohren, dann Gesicht, Stamm, Extremitäten, zartrosa bis hellrot, kleinfleckig, selten konfluierend • Mädchen sollten vor Beginn der Geschlechtsreife über ausreichend Antikörper verfügen bzw. geimpft werden; schwerwiegende Schädigungen bei Infektion Schwangerer durch angeborene Röteln: – bei Infektion im 1. Trimenon: ZNS-Schäden (z. B. Mikrozephalie), Augenmissbildungen (z. B. grauer/grüner Star), Innenohrschäden (Schwerhörigkeit/Taubheit), Herzmissbildungen (z. B. offener Ductus botalli); Gregg-Trias: gleichzeitiges Auftreten von Augen-, Innenohr-, Herzmissbildungen – bei Infektion im 2. und 3. Trimenon: zahlreiche Organschäden, v. a. Enzephalitis, Knochenveränderungen
Rückfallfieber (sehr selten/DD zu Malaria, Reiseanamnese)	• Febris recurrens • Borrelien, Übertragung durch Läuse (Notstandsgebiete) oder Zecken • charakteristisch sind die wiederkehrenden (zunehmend schwächer verlaufenden) Fieberschübe • Schüttelfrost, rasch hohes Fieber, nach einigen Tagen Rückgang auf Normaltemperatur bei starkem Schweißausbruch • nach mehreren fieberfreien Tagen neuer Fieberschub, diesmal kürzer und geringere Intensität, ca. 3–5 solcher Zyklen • weitere Symptome: Milz-, Leberschwellung, Ikterus, Blutungsneigung, Allgemeinsymptome • tödlicher Verlauf v. a. durch: Herz- oder Leberversagen, zerebrale Blutungen
SARS (sehr selten/Reiseanamnese)	• klinisches Bild einer atypischen beidseitigen Lungenentzündung mit Gefahr von Lungenversagen • Prodromalphase mit grippeähnlichen Symptomen wie Fieber, Schüttelfrost, Kopf- und Muskelschmerzen
Scabies (regelmäßig/DD Neurodermitis)	• Krätze = stark juckende Hauterkrankung, durch Krätzmilbe verursacht • Weibchen bohrt Gänge in die Haut, sitzt am Gangende im gelblichen „Milbenhügel", legt Eier, die sich dort zu Larven → Nymphen → geschlechtsreifen Milben entwickeln • Juckreiz durch Bewegen der Tierchen, aufgrund allergischer Reaktionen (Bläschen, gerötete Quaddeln) und durch Kratzen (Ekzembildung, Sekundärinfektionen) • Juckreiz ist stark, quälend, v. a. nachts (durch die Bettwärme), meist Zwischenfingerfalten, Beugeseite der Handgelenke, Ellenbogen

Tab. 4.3 Basisinformationen der Infektionskrankheiten. Neben der Infektionskrankheit sind in Klammern Informationen zur Prüfungsrelevanz angegeben: Häufigkeit/typische Inhalte. (Forts.)

Infektionskrankheit	Schlüsselwörter
Scharlach (häufig/DD andere exanthemische Erkrankungen, Komplikationen!)	• Scarlatina = Streptokokken-Angina plus Exanthem, „Kinderkrankheit", Häufung in kalter Jahreszeit • β-hämolysierende Streptokokken, in der Regel Streptococcus pyogenes • plötzlicher Krankheitsbeginn mit Schüttelfrost, hohem Fieber, Angina tonsillaris, Schluckbeschwerden, Lymphknoten im Kieferwinkel geschwollen, Enanthem des weichen Gaumens/Rachens, Zunge zuerst weißlich belegt, danach Himbeerzunge • Exanthem fehlt oft, Beginn am 2. Tag, hält oft nur sehr kurz, feinstfleckig, kleinpapulös (Reibeisengefühl), dicht stehend, blassrosa bis hellrot, juckt kaum, Gesicht: ohne Ausschlag, fieberhaft gerötet, Blässe um den Mund herum, in der Rekonvaleszenz kleieförmige, später großlamellige Abschuppung der Haut • eitrige Komplikationen: v. a. Otitis media, Sinusitis, Meningitis, Bronchitis/Pneumonie, Myokarditis, Endokarditis • toxische Komplikationen: Frühnephritis, Myokarditis, Frührheumatoid, Scharlach • immunologische Komplikationen: postinfektiöse Glomerulonephritis, akutes rheumatisches Fieber
Sexuell übertragbare Erkrankungen (häufig/Anamnese, DD)	• Sexually transmitted diseases (STD), durch genitale Infektion hervorgerufen • klassische Geschlechtskrankheiten: Syphilis, Gonorrhoe, Lymphogranuloma inguinale, Ulcus molle • Viren: HIV/Aids, Virushepatitis B, Herpes genitalis, Zytomegalievirus, Papillomaviren-Infektion, Molluscum contagiosum • Bakterien: Chlamydieninfektion, Mycoplasmeninfektion, Ureaplasmeninfektion • andere Erreger: Trichomonas vaginalis, Candida albicans, Krätzmilbe • Filzläuse (je nach Auslegung) • bei allen sexuell übertragbaren Erkrankungen: „Safer Sex", Erkennung und Behandlung infizierter Sexualpartner
Shigellenruhr (regelmäßig/DD infektiöse Gastroenteritiden)	• Shigellose (Bakterienruhr) = Lokalinfektion des Dickdarms (evtl. auch des Dünndarms), v. a. mit Durchfällen und entsprechenden Folgeerscheinungen • 4 Erreger, gefährlichste = Shigella dysenteriae • Übertragung: fäkal-oral, 4-F-Merkregel: Faeces, Futter, Finger, Fliegen • Erkrankungsrisiko v. a. für Kleinkinder, Häufung in warmen Monaten, Erkrankungen meist importiert • bei schwerem Verlauf akuter Beginn, Fieber fehlt häufig, kolikartige Bauchschmerzen, Durchfälle mit Tenesmen, „ständig ein Löffel Blut und Schleim", Exsikkose, neuropathische Erscheinungen (Apathie, Meningismus, Enzephalopathie, Krämpfe) • evtl. Dauerausscheidung von Erregern • Reiter-Trias: Arthritis, Urethritis, Konjunktivitis
Streptococcus-pyogenes-Infektion (häufig/v. a. Scharlach, auch Erysipel, wichtig: Komplikationen)	• Streptococcus pyogenes = Streptokokken der serologischen Gruppe A, eiterbildend (pyogen), häufigste Erreger bei Haut- und Schleimhautinfektionen • typische Hautinfekte: Impetigo contagiosa, Erysipel, Phlegmone • typische Schleimhautinfekte: Pharyngitis, Tonsillitis (Angina mit Exanthem = Scharlach) • Erkrankungen infolge Erregerausbreitung: z. B. Mittelohrentzündung, Mastoiditis, Sinusitis, Meningitis, Osteomyelitis, Sepsis, Puerperalsepsis (diese Erkrankungen können jedoch auch von anderen Erregern verursacht sein!) • toxische „Fernerkrankungen" (z. B. bei Scharlach): interstitielle Frühnephritis, Myokarditits, Frührheumatoid, toxischer Scharlach • immunologische Folgekrankheiten: akute Glomerulonephritis, akutes rheumatisches Fieber (nur nach Racheninfektion) • Immunität ist antitoxisch, Zweiterkrankung aber möglich durch Erreger mit einem anderen erythrogenen Toxin

Tab. 4.3 Basisinformationen der Infektionskrankheiten. Neben der Infektionskrankheit sind in Klammern Informationen zur Prüfungsrelevanz angegeben: Häufigkeit/typische Inhalte. (Forts.)

Infektionskrankheit	Schlüsselwörter
Syphilis (regelmäßig/ Anamnese, DD)	• Lues, harter Schanker; sexuell übertragbare Krankheit, klassische Geschlechtskrankheit, Treponema pallidum • primäre Syphilis: Primäraffekt an der Eintrittspforte (harte, schmerzlose Papel, dann Ulkus mit hartem Rand) plus Lymphangitis und Lymphadenitis = „syphilitischer Primärkomplex" • sekundäre Syphilis: generalisierte Lymphknotenschwellung, Allgemeinsymptome, vielgestaltige, infektiöse Hauterscheinungen, oft auch an Handtellern und Fußsohlen, „Die Syphilis ist der Affe unter den Hautkrankheiten", z. B. Roseola syphilitica, Condylomata lata, Plaques muqueuses, mottenfraßähnlicher Haarausfall • latente Syphilis: mehrjährig bis jahrzehntelang, „Die Syphilis schläft, aber sie stirbt nicht." • tertiäre Syphilis: Gummenbildung mit zentraler Verkäsung, geschwüriger Einschmelzung und Abscheidung eines gummiartigen Sekrets, Lokalisation praktisch in allen Organen möglich, am häufigsten in der Haut (Syphilome), kardiovaskuläre Syphilis, Neurosyphilis (progressive Paralyse, Tabes dorsalis) • bei Infektion im 2. und 3. Trimenon der Schwangerschaft: angeborene Syphilis mit zum Teil massiven Organschäden (z. B. Rhinitis syphilitica, Sattelnase, Pemphigus syphiliticus, Hutchinson-Trias, Sattelnase, Olympierstirn, Säbelklingentibia), deshalb Kontrolle auf Syphilis bei jeder Schwangeren
Tetanus (regelmäßig/Verletzungsnachsorge, Impfplan)	• Wundstarrkrampf; Clostridium tetani braucht anaerobe Bedingungen, sonst Sporenbildner • Gefahr: v. a. tiefe, luftabgeschlossene Wunden, kleinste Verletzungen (Verkehrsunfall, Arbeiten in der Landwirtschaft usw.) • Tetanustoxin blockiert hemmende Synapsen v. a. im Bereich der motorischen Vorderhornzellen, wirkt hämolytisch und herzmuskelschädigend • Prodromalphase: häufig Spannungsgefühl im Wundbereich oder Unterleib, Reizbarkeit (Licht-, Lärmempfindlichkeit), gesteigerte Reflexe, innere Unruhe • Hauptphase: lokale Muskelsteifigkeit/Muskelstarre, dann Krämpfe der Muskulatur (z. B. Trismus, Risus sardonicus, Opisthotonus), Auslösung der Krämpfe durch geringste Reize, hohes Fieber, klares Bewusstsein, qualvolle Schmerzen, Tod durch Ersticken/Herz-Kreislauf-Versagen • prognoseentscheidend ist die möglichst frühe Antitoxin-Gabe, sonst sehr hohe Letalität • bei Versorgung von (Minimal-)Verletzungen immer nach der Tetanusschutzimpfung (Impfbuch) fragen bzw. diese dringend empfehlen!
Tollwut (selten/regionaler/ aktueller Bezug, Anamnese! Gesetzestext)	• Rabies, Lyssa = Erkrankung (ZNS-Befall) mit fast immer tödlichem Ende • Meldepflicht bereits bei Verletzung durch ein tollwutkrankes oder -verdächtiges Tier bzw. bei Berührung eines solchen Tieres/Tierkörpers • Prodromalstadium: Missempfindungen im Bereich der Bissstelle, psychische Veränderungen (z. B. Reizbarkeit, Depression, Beklemmung) • Erregungs- und Krampfstadium („wilde Wut"): Erregung, motorische Unruhe, gesteigerte Reflexe, psychische Erregtheit, „Wut"-Anfälle, Verwirrtheit, Halluzinationen, Speichelfluss (hochinfektiös) v. a. durch Vermeidung schmerzhaften Schluckens, Krämpfe der Rumpf- und Extremitätenmuskulatur ausgelöst durch geringfügigste Reize (Hydrophobie, Photophobie, Aerophobie), hohes Fieber • Lähmungsstadium („stille Wut"): sensible und motorische Lähmungserscheinungen • sofort aktive Immunisierung, da höchste Letalität

Tab. 4.3 Basisinformationen der Infektionskrankheiten. Neben der Infektionskrankheit sind in Klammern Informationen zur Prüfungsrelevanz angegeben: Häufigkeit/typische Inhalte. (Forts.)

Infektionskrankheit	Schlüsselwörter
Toxoplasmose (selten/Schwangere! Katzen/rohes Fleisch meiden)	• bei intakter Immunität harmlose, zumeist symptomlose Erkrankung; die meisten Menschen machen im Laufe ihres Lebens eine Infektion durch • isolierte Lymphknoten-Toxoplasmose: Lymphknotenschwellungen, lokalisiert oder generalisiert, häufig im Hals- und Nackenbereich, die Schwellungen können über Monate bestehen • generalisierte Toxoplasmose: bei endogener Reinfizierung je nach Abwehrlage Befall verschiedenster Organe • Schwangere sollten kein rohes oder halbgares Fleisch essen und Katzenkontakt meiden; Screeninguntersuchung Schwangerer • schwerwiegende Schädigungen durch angeborene Toxoplasmose: z. B. Fruchttod, Neugeborenentoxoplasmose mit schwerwiegenden Schäden v. a. des ZNS und nachgeburtlich auftretende Infektionsfolgen (z. B. Hirnschäden, Augenschäden, Entwicklungsmängel)
Trichinose (selten/Nahrungsmittelanamnese: Fleisch, DD Allergien, Gastroenteritiden)	• Wurmerkrankung mit Befall des Dünndarms und der Muskulatur durch Verzehr von rohem oder ungenügend erhitztem Schweinefleisch (amtliche Trichinenschau) • intestinale Phase (Darmtrichinose): Übelkeit, Erbrechen, kolikartige Bauchschmerzen, Durchfall • extraintestinale Phase (Muskeltrichinose): Muskelschmerzen, -schwäche, -steife, -lähmungen; Allergie- bzw. Intoxikationssymptome: Ödeme besonders im Gesicht, an Lidern, Hand- und Fußrücken, Schwellung in den befallenen Muskeln, Eosinophilie
Tuberkulose (häufig, v. a. offene Tbc/Verlaufsformen)	• Mycobacterium tuberculosis; Erkrankungsrisiko erhöht bei Säuglingen, Jugendlichen, Alten, Immungeschwächten (z. B. Lungenerkrankung, Masern, Keuchhusten, Aids, medikamentöse Immunsuppression, Diabetes mellitus) • primäre Tuberkulose: Primärkomplex, hämatogene Streuung (stille Generalisation), meist symptomarmer Verlauf, in über 90 % bindegewebige Einkapselung der Erreger • subprimäre Tuberkulose: Pleuritis exsudativa, Lungenherde (kavernöse Tbc), infektiöses Sputum (käsig, blutig), Bronchustuberkulose, Kehlkopftuberkulose, Organtuberkulose, Miliartuberkulose • postprimäre Tuberkulose: Reaktivierung durch Immunschwäche, meist als Organ-Tbc • Organtuberkulose: meist der Lunge, seltener Urogenitaltrakt und übrige Organe • Miliartuberkulose: in den befallenen Organen bilden sich dicht beieinander liegende hirsekornartige Herde aus: • Frühinfiltrat – entsteht durch Reaktivierung eines alten Lungenherdes mit Husten, Appetitverlust, Nachtschweiß, Gewichtsverlust; Gefahr der Einschmelzung zur Frühkaverne und „offene" Tbc
Tularämie (fast nie/Anamnese)	• Hasenpest, Zooanthroponose (v. a. Nagetiere); meist Lokalinfektion an der Eintrittspforte (Haut, Auge, Mund-Rachen-Raum), evtl. Befall innerer Organe (Darm, Lunge) • allermeist als äußere Tularämie: an Eintrittsstelle Geschwür, Anschwellung der regionalen Lymphknoten • innere Tularämie: als enterale Form (Erbrechen, Durchfälle, Verstopfung, Schwellung der Bauch-Lymphknoten), pulmonale Form (Pneumonie mit Schwellung der Hiluslymphknoten), generalisierte Form (Sepsis)
Typhus/Paratyphus (regelmäßig/DD zu anderen infektiösen Darmerkrankungen)	• Allgemeininfektion durch Salmonellen, neben der Symptomatik des Darmbefalls und dem Fieber sind z. B. Bronchitis und Pneumonie häufig • Stadium incrementi: treppenförmiger Fieberanstieg ohne Schüttelfrost • Stadium fastigii; Kontinuafieber, Bewusstseinstrübung, relative Bradykardie, Zunge stark belegt (W-Zunge), häufig Bronchitis und Verstopfung, vereinzelte Roseolen, in der 3. Woche erbsbreiartige Durchfälle • Stadium decrementi: lytischer Fieberabfall • in ca. 5 % der Fälle Dauerausscheidung aus Gallenblase, Dünndarm, Nieren

Tab. 4.3 Basisinformationen der Infektionskrankheiten. Neben der Infektionskrankheit sind in Klammern Informationen zur Prüfungsrelevanz angegeben: Häufigkeit/typische Inhalte. (Forts.)

Infektionskrankheit	Schlüsselwörter
Ulcus molle (selten/DD andere sexuell übertragbare Erkrankungen)	• weicher Schanker, sexuell übertragbare Krankheit, klassische Geschlechtskrankheit • an der Eintrittspforte (Genitalorgane) rasche Bildung meist mehrerer Geschwüre mit weichem Rand, eitrigem Grund, meist schmerzhaft • in ca. 50 % entzündliche Schwellung der regionalen Lymphknoten, evtl. geschwüriges Aufbrechen oder Fistelbildung • Prognose unter Antibiotikabehandlung gut • wie bei allen sexuell übertragbaren Erkrankungen: „Safer Sex", Erkennung und Behandlung infizierter Sexualpartner
Verlausung (Kopflaus regelmäßig; andere sehr selten/ Anamnese!)	• Kopflaus: gehäuft z. B. in Kindergärten und Schulen; leben v. a. in den Haarpartien hinter den Ohren: Juckreiz, Kratzeffekte, evtl. Eiterung • Filzlaus: weltweit, lebt in Schamhaaren; oft symptomlos; sexuell übertragbar • Kleiderlaus: in Krisen-, Kriegs- und Notzeiten; leben nur in der Kleidung; stark juckende Quaddeln, Kratzeffekte
Virusbedingtes hämorrhagisches Fieber (regelmäßig/Reiseanamnese, Quarantäne)	• VHF, Sammelbezeichnung für Viruserkrankungen mit den Leitsymptomen hohes Fieber und Hämorrhagie (Blutaustritt in innere Organe, Haut und Schleimhaut) • Krankheiten: v. a. Ebola-Fieber, Hanta-Fieber, Lassa-Fieber, Marburg-Fieber, aber auch Gelbfieber, Dengue-Fieber, Krim-Kongo-Fieber etc. • Prodromalphase (grippale Symptomatik): meist akuter Beginn, hohes Fieber, schweres Krankheitsgefühl mit Allgemeinsymptomen • Organphase: je nach Erreger unterschiedliche Organaffinität und Ausprägung, aber regelmäßig Blutungen (Hämorrhagie) innerer Organe/Haut/Schleimhäute, ZNS-Symptome, meist Multiorganversagen bzw. Schock nach wenigen Tagen, hohe Letalität
Virushepatitis (sehr häufig/Anamnese, Verlaufsformen, Prophylaxe)	• Hepatitis A, E: fäkal-oral, z. B. durch Stuhl, verunreinigtes Wasser, Nahrungsmittel, Meeresfrüchte, mit Fäkalien gedüngte Lebensmittel, selten durch Blut; häufig inapparenter Verlauf, oft nur geringfügige Symptome („Leberschnupfen"), v. a. Kinder und Jugendliche, seltenst chronisch werdend • Hepatitis B, C, D: durch Blut (Transfusion, „Fixernadel"; geringste Blutspuren), sexuell; Risikogruppen: Krankenhauspersonal, Drogensüchtige, Prostituierte, homo- und bisexuelle Männer; regelmäßig chronische Verlaufsform, evtl. Leberzirrhose → Leberkarzinom • Prodromalphase: Müdigkeit, gastrointestinale Symptome, Druckschmerz im rechten Oberbauch, Fehldiagnose „grippaler Infekt" • hepatische Phase: häufig anikterischer Verlauf, sonst Dunkelfärbung des Urins, lehmfarbener Stuhl, Subikterus, Ikterus, Juckreiz, Leberschwellung • Bilirubin ↑ im Serum und im Urin, Urobilinogen ↑ im Urin, Leberenzyme im Serum erhöht (Gamma-GT ↑; GOT ↑; GPT ↑, dabei > GOT ↑) • Expositionsprophylaxe, je nach Erregertyp z. B. Hygienemaßnahmen bei der Lebensmittelverarbeitung, Krankenpflege oder beim Tätowieren etc.; „Safer Sex", Meiden potenziell infektiöser Nahrungsmittel, Impfung gegen Hepatits A, B, D
Windpocken (häufig/DD andere exanthemische Kinderkrankheiten, Achtung Schwangere!)	• Varicella-zoster-Virus; hochansteckende „Kinderkrankheit" mit typischem Hautausschlag; selten ernsthafte Komplikationen, außer bei Infektion in der Schwangerschaft • Prodromalstadium: selten, evtl. subfebrile Temperaturen, Krankheitsgefühl • Organstadium (Exanthemstadium): mit Fieber (fehlt häufig), Exanthem, Lymphknotenschwellung • Exanthem: Beginn an Rumpf, Gesicht, behaarter Kopfhaut, zentripetale Befallsdichte, roter Fleck → Papel → Bläschen → Pustel, starkes Jucken, mehrere Exanthemschübe („Sternenhimmel"), Befall von Schleim- bzw. Halbschleimhäuten (v. a. Mund-Rachen-Raum) • regionale Lymphknotenschwellungen im Hals-Nacken-Bereich (Perlenschnur) • bei Infektion Schwangerer besteht Gefahr für das Ungeborene; bei Infektionsverdacht Antitoxingabe • Rezidiv im Alter oder bei Immunschwäche möglich = Zoster

Tab. 4.3 Basisinformationen der Infektionskrankheiten. Neben der Infektionskrankheit sind in Klammern Informationen zur Prüfungsrelevanz angegeben: Häufigkeit/typische Inhalte. (Forts.)

Infektionskrankheit	Schlüsselwörter
Wurmerkrankungen (selten Madenwürmer, andere fast nie/ Anamnese!)	• Madenwürmer: Gruppenerkrankung; kontaminierte Lebensmittel (Schmierinfektion); Analjuckreiz, unruhiger Schlaf • Rinderbandwürmer: rohe oder nicht ausreichend erhitze Fleischwaren, starke Bauchschmerzen • Schweinebandwürmer: mit Fäkalien gedüngtes Gemüse; starke Bauchschmerzen • Spulwürmer: fäkal-oral durch kontaminierte Lebensmittel; Husten, Aushusten der Würmer; Darmverschluss • bei allen Wurmerkrankungen symptomlose/-arme Verläufe mit unspezifischen Beschwerden (Gewichtsverlust, Blähungen) möglich
Zoster (regelmäßig/Anamnese Windpocken, Komplikationen v. a. bei Zoster ophthalmicus/ -oticus)	• Herpes zoster/Gürtelrose; Reinfektion (meist endogen, oft nach Jahrzehnten) durch das Windpocken-Virus • typisch ist ein einseitiger, segmentaler Hautausschlag am Rumpf; auch Befall von Hirnnerven (Gesichtszoster) und inneren Organen möglich • Prodromalstadium: Abgeschlagenheit, oft Fieber, Schmerzen oder Kribbeln/Brennen, in den betroffenen Hautbereichen • Organstadium: windpockenähnliches Exanthem, infektiöser Bläscheninhalt, Lokalisation scharf abgegrenzt und einseitig, meist Brustwand- oder Bauchwandsegment • Zoster ophthalmicus: Befall Hirnnerv V.1 mit Erblindungsgefahr (Notfall) • Zoster oticus: Befall Hirnnerven VIII und VII; Gefahr von Hörschäden, Gleichgewichtsstörungen • Rekonvaleszenz: nach Abheilung der Hauterscheinungen evtl. noch langes Fortbestehen der z. T. äußerst heftigen Schmerzen (Postzosterneuralgie)
Zytomegalie (selten/Achtung Schwangere!)	• Zytomegalie-Virus; bei genitaler Infektion = sexuell übertragbare Krankheit • bei intakter Immunität meist harmlose Erkrankung; ca. 50 % der Bevölkerung besitzt Zytomegalie-Antikörper • bei Immunkompetenz mononukleoseartige Symptomatik • bei Immunschwäche zusätzlich Pneumonie, Meningoenzephalitis, geschwürige Entzündungen im Verdauungstrakt • schwere Schädigungen des Ungeborenen bei Erstinfektion in der Schwangerschaft • bei angeborener Zytomegalie z. B. Fruchttod, Neugeborenen-Zytomegalie (v. a. schwere Hirn- oder Leberschäden), nachgeburtlich auftretende Infektionsfolgen mit Schädigungen zahlreicher Organe in unterschiedlichen Schweregraden (je nach Zeitpunkt der Infektion)

4.4.2 Infektionskrankheiten: erregerorientiert

Typische Inkubationszeiten verschiedener Erreger

Die ➤ Tabelle 4.4 dient ausschließlich dem prüfungsbezogenen Lernen (exakte Daten ➤ Kap. 2 bzw. ➤ Tab. 4.5). Aufgeführt sind nur durchschnittliche Zeiträume, um eine Tendenz wiederzugeben. Wenn Sie Schwierigkeiten haben, sich Zahlen zu merken, prägen Sie sich bildlich ein, in welchem der 4 „Zeilenblöcke“ die spezielle Inkubationszeit aufgeführt ist.

Inkubationszeiten

Die Inkubationszeiten (➤ Tab. 4.5) lassen sich häufig nicht genau präzisieren, sei es aufgrund der unterschiedlichen Verlaufsformen und Manifestationen der Erkrankung, sei es aufgrund der Datenlage in der Literatur. Deshalb sollten Sie sich nicht von verschiedenen Zeitangaben in Ihren Quellen verunsichern lassen! Wichtig ist es, den durchschnittlichen Inkubations-Zeitrahmen zu kennen.

Viele Menschen können sich außerdem schlecht Zahlen merken. Wie gut, dass es fast immer ausreicht, in Zeiträumen wie z. B. „wenige Stunden“ oder „mehrere Wochen“ zu denken. Wenn Sie lieber diese Zeiträume lernen wollen, hilft Ihnen die mittlere Spalte. Wenn Sie hingegen konkrete Zahlen bevorzugen oder rasch Fakten und „offizielle Angaben" wissen wollen, schauen Sie in die rechte Spalte.

Tab. 4.4 Typische Inkubationszeiten (grobe Durchschnittswerte) verschiedener Erreger.

Inkubationszeit	Infektionskrankheit	
ultrakurz (wenige Stunden bis wenige Tage)	• Botulismus • Cholera • Diphtherie • Erysipel • Gastroenteritis (infektiöse)/ Lebensmittelvergiftung (mikrobielle) • Gelbfieber • Gonorrhoe • hämolytisch-urämisches Syndrom • Impetigo contagiosa	• Influenza • Keratokonjunktivitis epidemica • Meningitis/Enzephalitis • Milzbrand • MRSA • Pest • Puerperalsepsis • Shigellenruhr • Streptococcus-pyogenes-Infektion • Tularämie • Paratyphus • Ulcus molle
kurz (1–2 Wochen)	• Exanthema subitum • Fleckfieber • FSME • Herpes simplex • Keuchhusten • Legionärskrankheit • Leptospirose • Lyme-Borreliose • Marburg-Fieber	• Masern • Ornithose • Pocken • Ringelröteln • SARS • Rückfallfieber • Tetanus • Trichinose • Typhus • Zoster
mittellang (1–4 Wochen)	• Brucellose • Ebola-Fieber • Hanta-Fieber • Lassa-Fieber • Listeriose • Lymphogranuloma inguinale • Malaria • Mononucleosis infectiosa	• Mumps • Q-Fieber • Röteln • Skabies • Syphilis Toxoplasmose • Hepatitis A und E • Windpocken
lang (länger als 1 Monat)	• HIV/Aids, • Echinokokkose • humane spongiforme Enzephalopathie, • Lepra • Tollwut	• Tuberkulose • Hepatitis B, C, D • Zytomegalie

Tab. 4.5 Inkubationszeiten.

Infektionskrankheit	Inkubationszeit zum Lernen	Inkubationszeit nach RKI und WHO
Aids	verschieden definiert: als Zeit von der Infektion bis zum Auftreten von • mononukleoseartigen Symptomen: wenige Tage bis Wochen • Antikörpern (HIV-positiv): 1–3 Monate, selten > 6 Monate • Aids-assoziierten und Aids-definierenden Erkrankungen: Monate bis Jahre, oft auch > 10 Jahre	verschieden definiert, als Zeit von der Infektion bis zum Auftreten von: • Symptomen einer akuten HIV-Krankheit: **wenige Tage bis Wochen** • Antikörpern **(HIV-positiv)**: **1–3 Monate,** selten > 6 Monate • Aids-definierenden Krankheiten: **Monate bis Jahre,** öfters auch >10 Jahre

Tab. 4.5 Inkubationszeiten. (Forts.)

Infektionskrankheit	Inkubationszeit zum Lernen	Inkubationszeit nach RKI und WHO
Botulismus	wenige Stunden bis wenige Tage, abhängig von der aufgenommenen Toxinmenge	4 Stunden bis 8 Tage, abhängig von der aufgenommenen Toxinmenge
Brucellose	ein bis wenige (3) Wochen, bei Maltafieber auch bis zu wenigen Monaten	1–3 Wochen, bei Maltafieber auch 5–60 Tage
Clostridium difficile	schwierig zu bestimmen	schwierig zu bestimmen: Abstand zwischen vorangehender Antibiotikatherapie und Auftreten der Symptome meist nur wenige Tage, doch auch bis zu mehreren Wochen und (selten) Monaten möglich
Cholera	wenige Stunden bis wenige Tage	wenige Stunden bis ca. 5 Tage
Diphtherie	wenige Tage	in der Regel 2–5 Tage, selten bis zu 8 Tagen
Ebola-Fieber	2 Tage bis 3 Wochen	ca. 2 Tage bis 3 Wochen
Echinokokkose	meist 5–20 Jahre	sehr variabel, Monate bis Jahre
Erysipel	wenige Stunden bis mehrere Tage	wenige Stunden bis mehrere Tage
Exanthema subitum	mehrere Tage bis 2 Wochen	5–15 Tage
Fleckfieber	ca. 1–2 Wochen	ca. 1–2 Wochen
FSME	1–2 Wochen	7–14 Tage, in Einzelfällen bis zu 28 Tagen
Gastroenteritis, infektiöse/Lebensmittelvergiftung, mikrobielle	• wenige Stunden bis wenige Tage • Staphylococcus-aureus-Intoxikation: nur wenige Stunden • Salmonellen: ½ Tag bis wenige Tage • Viren: 1–3 Tage	wenige Stunden bis wenige Tage: • Staphylococcus-aureus-Intoxikation: nur wenige Stunden • Salmonellen: 8–48 Stunden (max. 7 Tage) • Viren: 1–3 Tage
Gelbfieber	wenige Tage	ca. 3–6 Tage
Gonorrhoe	wenige Tage	2–3 Tage (bis 10 Tage möglich)
Hämolytisch-urämisches Syndrom, enteropathisches	wenige Tage	2–10 Tage (durchschnittlich 3–4 Tage)
Hanta-Fieber	wenige Tage bis wenige Wochen	üblicherweise 2–4 Wochen, in Ausnahmefällen 5–60 Tage
Herpes simplex	wenige Tage	2–12 Tage
Humane spongiforme Enzephalopathie	bei Übertragung Mensch → Mensch: • bei direkter Infektion des Gehirns: ca. 2 Jahre • bei Einnahme von kontaminiertem Wachstumshormon: Jahre bis über 2 Jahrzehnte • bei Übertragung Rind → Mensch: vermutlich Monate bis Jahre	• bei Übertragung Mensch → Mensch: – bei direkter Infektion des Gehirns: ca. 2 Jahre – bei Einnahme von kontaminiertem Wachstumshormon: Jahre bis über 20 Jahre. • bei Übertragung Rind → Mensch: vermutlich **Monate bis Jahre**
Impetigo contagiosa	wenige Tage	2–10 Tage (u. U. länger)
Influenza	1 Tag bis wenige Tage	1–2 Tage (kann aber bis 4 Tage dauern)
Keratokonjunktivitis epidemica	ca. 1 Woche	5–12 Tage
Keuchhusten	1–3 Wochen	7–20 Tage
Lassa-Fieber	wenige Tage bis 3 Wochen	6–21 Tage (meist 7–10 Tage)

Tab. 4.5 Inkubationszeiten. (Forts.)

Infektionskrankheit	Inkubationszeit zum Lernen	Inkubationszeit nach RKI und WHO
Legionärskrankheit	wenige Tage bei Legionärskrankheit, 1 Tag bis wenige Tage beim Pontiac-Fieber	Legionärskrankheit: ca. 2–10 Tage • Pontiac-Fieber: ca. 5–66 Stunden (im Durchschnitt 24–48 Stunden)
Lepra	meist einige Jahre, aber auch nur einige Monate oder zwei Jahrzehnte	ca. 9 Monate bis 20 Jahre (im Durchschnitt 5 Jahre)
Leptospirose	1–2 Wochen	4–19 Tage
Listeriose	vermutlich wenige (1–7) Tage bis mehrere Wochen	keine Inkubationszeit im herkömmlichen Sinne: • bei Lebensmittelinfektion 3–70 Tagen (meist ca. 3 Wochen) • febrile Gastroenteritis: schon wenige Stunden
Lyme-Borreliose	wenige Tage bis Wochen bis Stadium I, danach Wochen bis Jahre	Tage bis Wochen für Stadium I Wochen bis Monate für Stadium II Monate bis Jahre für Stadium III
Lymphogranuloma inguinale	1–3 Wochen	1–3 Wochen
Malaria	1 Woche bis mehrere Wochen, bei Chemoprophylaxe evtl. wesentlich verlängert	• Plasmodium falciparum: ca. 7–15 Tage • Plasmodium vivax und ovale: ca. 12–18 Tage • Plasmodium malariae: ca. 18–40 Tage
Marburg-Fieber	wenige Tage bis 1,5 Wochen	3–9 Tage
Masern	1,5 Wochen	8–10 Tage bis zum katarrhalischen Stadium 14 Tage bis zum Exanthem
Meningitis/Enzephalitis	meist wenige Tage	meist wenige (3–4) Tage
Milzbrand	• bei Hautinfektion: wenige Tage • bei Inhalation: wenige Stunden bis 1 Woche • bei Nahrungsaufnahme: wenige Tage	ca. 1–7 Tage, gelegentlich bis 60 Tage (z. B. nach Inhalation von Sporen) • bei Hautinfektion: wenige Tage • bei Inhalation: wenige Stunden bis wenige (7) Tage • bei Nahrungsaufnahme: wenige (7) Tage
Mononucleosis infectiosa	Kinder: 1–4 Wochen Jugendliche und Erwachsene: 4–7 Wochen	• Kinder: 7–30 Tage • Jugendliche und Erwachsene: 4–7 Wochen
MRSA	wenige Tage bis Jahre	• bei Infektionen 4–10 Tage • bei Intoxikationen 2–6 Stunden • durch lange Persistenz auch Monate bis Jahre
Mumps	2–3 Wochen	ca. 16–18 Tage (12–25 Tage möglich)
Ornithose	1–4 Wochen	1–4 Wochen
Pest	wenige Tage bis 1 Woche	3–7 Tage bei Flohstich und Kontaktinfektion: wenige Tage bei Tröpfcheninfektion: wenige Stunden bis wenige (7) Tage
Pocken	1–2 Wochen	12–14 Tage (Streuung von 7–19 Tagen)
Poliomyelitis	wenige Tage bis wenige Wochen	3–35 Tage
Puerperalsepsis	je nach Erreger unterschiedlich, 1–3 Tage	je nach Erreger unterschiedlich, 1–3 Tage
Q-Fieber	2–3 Wochen	2–3 Wochen
Ringelröteln	wenige Tage bis 3 Wochen	4–14 Tage (max. 3 Wochen)
Röteln	2–3 Wochen	2–3 Wochen

Tab. 4.5 Inkubationszeiten. (Forts.)

Infektionskrankheit	Inkubationszeit zum Lernen	Inkubationszeit nach RKI und WHO
Rückfallfieber	wenige Tage bis 2 Wochen	5–15 Tage
SARS	wenige Tage	unterschiedlich, 3–10 Tage (auch 1–14 Tage)
Skabies	4–5 Wochen bei Erstinfestation, 1–2 Tage bei Reinfestation	4–5 Wochen bei Erstinfestation 1–2 Tage bei Reinfestation
Scharlach	wenige Tage	1–3 Tage, selten länger
Shigellenruhr	wenige Stunden bis wenige Tage	12–96 Stunden, selten länger
Streptococcus-pyogenes-Infektion	wenige Tage	1–3 Tage
Syphilis	2–3 Wochen	14–24 Tage (zwischen 10–90 Tagen möglich)
Tetanus	wenige Tage bis wenige (2) Wochen	wenige Tage bis wenige (2) Wochen
Tollwut	meist 3–8 Wochen	meist 3–8 Wochen, selten kürzer als 9 Tage, in Einzelfällen bis zu 1 Jahr oder mehreren Jahren
Toxoplasmose	2–3 Wochen	2–3 Wochen
Trichinose	wenige Tage bis wenige Wochen	5–14 Tage, in Einzelfällen bis zu 45 Tagen bei hoher Infektionsdosis: wenige Tage bei niedriger Infektionsdosis: über 2 Wochen
Tuberkulose	6–8 Wochen (bis zur positiven Tuberkulinreaktion)	6–8 Wochen (bis zur positiven Tuberkulinreaktion)
Tularämie	wenige Tage	gewöhnlich 3–5 Tage (1–21 Tage)
Typhus/Paratyphus	• Typhus ca. 1–2 Wochen • Paratyphus ca. 1 Woche	• Typhus abdominalis: 8–14 Tage (selten ca. 3–60 Tage) • Paratyphus: 1–10 Tage
Ulcus molle	wenige Tage bis 2 Wochen, bei Frauen evtl. mehrere Wochen	• 3–14 Tage, bei Frauen evtl. mehrere Wochen
Virushepatitis	kürzere Inkubationszeit möglich: • Hepatitis E: 2–9 Wochen • Hepatitis A: 3–4 Wochen längere Inkubationszeit: • Hepatitis **C:** 6–9 Wochen • Hepatitis B: 9–13 Wochen kürzere bis lange Inkubationszeit möglich: • Hepatitis **D:** 2–32 Wochen	• Hepatitis A: 25–30 Tage (ca. 15–50 Tage) • Hepatitis B: 60–90 Tage (ca. 40–200 Tage) • Hepatitis C: 6–9 Wochen (ca. 2–24 Wochen) • Hepatitis D: 2 Wochen-8 Monate • Hepatitis E: 15–64 Tage
Windpocken	ca. 2 Wochen	14–16 Tage (ca. 8–28 Tage)
Wurminfektionen	• Madenwürmer: nur wenige Tage • Bandwürmer: ca. 3 Monate	• Madenwürmer: nur wenige Tage • Schweinebandwürmer: ca. 3–4 Monate • Rinderbandwürmer: ca. 2–4 Monate (Ei); ca. 3–4 (Fleisch)
Zoster	1–2 Wochen (Zeit von Reinfektion bis Auftreten der ersten Symptome)	1–2 Wochen (von Reinfektion bis Auftreten der ersten Symptome)
Zytomegalie	wenige (3) Wochen	2–6 Wochen

Erregerarten und -namen

Es ist wichtig, diese Erreger zu kennen auch in Hinblick auf das IfSG, denn hier werden Infektionskrankheiten aufgeführt (§ 6, 7, 24), für die Meldepflicht bzw. Behandlungsverbot besteht.

Tab. 4.6 Tabelle zum Lernen der Erregerarten und -namen.

Infektionskrankheit	Erregerart	Erregernamen
Aids	Viren	HIV = Human immunodeficiency virus = humanes Immundefekt-Virus: HIV-1 und HIV-2
Botulismus	Bakterien	Clostridium botulinum
Brucellose	Bakterien	4 Brucella-Arten: • Brucella abortus • Brucella melitensis • Brucella suis • Brucella canis
Cholera	Bakterien	Vibrio cholerae (comma): Serotyp O-1 und O-139
Diphtherie	Bakterien	Corynebacterium diphtheriae
Ebola-Fieber	Viren	Ebola-Virus
Echinokokkose	Würmer	• Hundebandwurm (Echinococcus cysticus) • Fuchsbandwurm (Echinococcus alveolaris)
Erysipel	Bakterien	β-hämolysierende Streptokokken, v. a. A-Streptokokken, grampositive Bakterien, selten Staphylococcus aureus
Exanthema subitum	Viren	Humanes-Herpes-Virus 6 = HHV-6
Fleckfieber	Bakterien	Rickettsia prowazekii
FSME	Viren	FSME-Virus (Arbovirus)
Gastroenteritis, infektiöse/Lebensmittelvergiftung, mikrobielle	Bakterien	z. B. Salmonella sp., Campylobacter sp., Yersinia enterocolitica, verschiedene Escherichia-coli-Stämme, Clostridium difficile
	Viren	z. B. Rotaviren, Norwalk-ähnliche Viren
	Protozoen	z. B. Cryptosporidium parvum, Giardia lamblia (Giardiasis), Entamoeba histolytica
	andere	• Pilze: Candida-Arten, Aspergillus-Arten • Würmer: Spulwurm, Peitschenwurm
Gelbfieber	Viren	Gelbfieber-Virus (Arbovirus)
Gonorrhoe	Bakterien	Neisseria gonorrhoeae
Hämolytisch-urämisches Syndrom, enteropathisches	Bakterien	enterohämorrhagische Escherichia-coli-Stämme (EHEC)
Hanta-Fieber	Viren	Hanta-Virus, Typen: Hantaan, Seoul, Puumala, Sin Nombre
Herpes simplex	Viren	Herpes-simplex-Virus = HSV • Typ 1 = oraler Typ = HSV-1 = HHV-1 • Typ 2 = genitaler Typ = HSV-2 = HHV-2
Humane spongiforme Enzephalopathie	Prionen	Prionen (bisher ohne Namen)
Impetigo contagiosa	Bakterien	β-hämolysierende Streptokokken, v. a. A-Strepto-kokken, seltener Staphylococcus aureus
Influenza	Viren	Influenzavirus (Myxovirus influenzae), Typ A, B, C – spezifisch definiert H5N1 und A/H1N1
Keratokonjunktivitis epidemica	Viren	Adenoviren
Keuchhusten	Bakterien	Bordetella pertussis, seltener Bordetella para-pertussis und Bordetella bronchiseptica
Lassa-Fieber	Viren	Lassa-Virus
Legionärskrankheit	Bakterien	Legionella sp. (meist Legionella pneumophilae)

Tab. 4.6 Tabelle zum Lernen der Erregerarten und -namen. (Forts.)

Infektionskrankheit	Erregerart	Erregernamen
Lepra	Bakterien	Mycobacterium leprae
Leptospirose	Bakterien	Leptospira interrogans
Leptospira icterohaemorraghiae	Leptospira canicola	Leptospira grippotyphosa
Listeriose	Bakterien	Listeria monocytogenes
Lyme-Borreliose	Bakterien	Borrelia burgdorferi
Lymphogranuloma inguinale	Bakterien	Chlamydia trachomatis
Malaria	Protozoen	Plasmodium-Arten: • Plasmodium vivax • Plasmodium ovale • Plasmodium malariae • Plasmodium falciparum
Marburg-Fieber	Viren	Marburg-Virus
Masern	Viren	Masern-Virus
Meningitis/Enzephalitis	Bakterien	z. B. Neisseria meningitidis, Haemophilus influenzae, Pneumokokken, Escherichia coli, Staphylococcus aureus
	Viren	z. B. Polioviren, Coxsackieviren, Echoviren, Herpesviren, Influenzaviren, Masernviren
	Pilze	z. B. Cryptococcus neoformans (bei Aids), Candida albicans
	Protozoen	z. B. Trypanosoma brucei (Schlafkrankheit), Toxoplasma gondii
	Würmer	z. B. Trichinella spiralis
Milzbrand	Bakterien	Bacillus anthracis
Mononucleosis infectiosa	Viren	Epstein-Barr-Virus = EBV = HHV-5
MRSA	Bakterien	multiresistenter Staphylococcus aureus
Mumps	Viren	Mumps-Virus (Paramyxovirus parotitis)
Ornithose	Bakterien	Chlamydia psittaci
Pest	Bakterien	Yersinia pestis
Pocken	Viren	Variola-vera-Virus
Poliomyelitis	Viren	Poliovirus Typ 1, 2, 3
Puerperalsepsis	Bakterien	v. a. β-hämolysierende Streptokokken
Q-Fieber	Bakterien	Coxiella burnetii (Ricketsien)
Ringelröteln	Viren	Parvo-Virus
Röteln	Viren	Rubella-Virus
Rückfallfieber	Bakterien	Borrelia recurrentis, Borrelia duttonii
SARS	Viren	SARS-Coronavirus (SARS-CoV)
Skabies	Gliederfüßler	Krätzmilbe (Sarcoptes scabiei)
Scharlach	Bakterien	β-hämolysierende Streptokokken zumeist A-Streptokokken (Streptococcus pyogenes)
Shigellenruhr	Bakterien	4 Shigellenarten: • Shigella dysenteriae • Shigella flexneri • Shigella boydii • Shigella sonnei

Tab. 4.6 Tabelle zum Lernen der Erregerarten und -namen. (Forts.)

Infektionskrankheit	Erregerart	Erregernamen
Syphilis	Bakterien	Treponema pallidum
Tetanus	Viren	Clostridium tetani
Tollwut	Viren	Tollwut-Virus (Rabies-Virus)
Toxoplasmose	Protozoen	Toxoplasma gondii
Trichinose	Würmer	Trichinella spiralis (Fadenwürmer)
Tuberkulose	Bakterien	• Mycobacterium tuberculosis, seltener: • Mycobacterium africanum • Mycobacterium bovis
Tularämie	Bakterien	Francisella tularensis.
Typhus/Paratyphus	Bakterien	• Salmonella typhi • Salmonella paratyphi A, B, C
Ulcus molle	Bakterien	Haemophilus ducreyi
Virusbedingtes hämorrhagisches Fieber	Viren	• Ebola-Virus • Hanta-Virus • Lassa-Virus • Marburg-Virus • Gelbfiebervirus und andere
Virushepatitis	Viren	• Hepatitis A-Virus (HAV) • Hepatitis B-Virus (HBV) • Hepatitis C-Virus (HCV) • Hepatitis D-Virus (HDV) • Hepatitis E-Virus (HEV)
Windpocken	Viren	Varicella-zoster-Virus = VZV = HHV-3
Zoster	Viren	Varicella-zoster-Virus = VZV = HHV-3
Zytomegalie	Viren	Zytomegalie-Virus

Art der Übertragung

Aufgeführt sind in ➤ Tabelle 4.7 die Zooanthroponosen (➤ Kap. 1.2.1), die Krankheiten, die vom Tier auf den Menschen übertragen werden. Die zweite Spalte enthält zusätzliche Angaben zur Übertragung Mensch → Mensch.

Aus der ➤ Tabelle 4.8 ist zu ersehen, welche Krankheiten durch Vektoren übertragen werden. Es sind auch Krankheiten aufgeführt, bei denen eine passive Übertragung stattfindet. Die umgekehrte Auflistung, die Zuordnung der verschiedenen Vektorengruppen zu den unterschiedlichen Erkrankungen, sind der ➤ Tabelle 1.2 zu entnehmen.

Tab. 4.7 Krankheiten mit Übertragung vom Tier auf den Menschen (Zooanthroponose).

Krankheit mit Übertragung Tier → Mensch	Zusätzliche Angaben zur Übertragung Mensch → Mensch
Brucellose	–
Gastroenteritis, infektiöse/Lebensmittelvergiftung, mikrobielle	+ Infizierte, Ausscheider
Gelbfieber	nur mittels Vektor: Mensch → Mücke → Mensch
Hämolytisch-urämisches Syndrom, enteropathisches	+ häufig
Humane spongiforme Enzephalopathie	+
Influenza	+
Leptospirose	+ selten, infektiöser Harn

Tab. 4.7 Krankheiten mit Übertragung vom Tier auf den Menschen (Zooanthroponose). (Forts.)

Krankheit mit Übertragung Tier → Mensch	Zusätzliche Angaben zur Übertragung Mensch → Mensch
Listeriose	+ v. a. diaplazentar, perinatal
Meningitis/Enzephalitis	+
Milzbrand	–
MRSA	+
Ornithose	+ sehr selten
Pest	+
Q-Fieber	+ sehr selten
Rückfallfieber	–
SARS	+
Tollwut	+ sehr selten
Toxoplasmose	+ diaplazentar
Trichinose	–
Tuberkulose (Rinder-Tbc)	+
Tularämie	–
Virusbedingtes hämorrhagisches Fieber	+
+ = Übertragung Mensch → Mensch ist möglich, – = Übertragung Mensch → Mensch ist nicht möglicht	

Tab. 4.8 Infektionskrankheiten und die zugehörigen Überträger (➤ Kap. 1.1.8, ➤ Tab. 1.2).

Infektionskrankheit	Überträger (Vektor)
Brucellose	Fliegen, Bremsen
Fleckfieber	Läuse (Kleiderlaus), Flöhe
FSME	Zecke
Gastroenteritis, infektiöse/Lebensmittelvergiftung, mikrobielle	Fliegen (passive Übertragung)
Gelbfieber	Mücken
Lyme-Borreliose	Zecken, selten Mücken oder Fliegen
Malaria	Mücke (Anophelesmücke)
Meningitis/Enzephalitis (viral)	Zecken, Mücken, Fliegen (passive Übertragung)

Tab. 4.8 Infektionskrankheiten und die zugehörigen Überträger (➤ Kap. 1.1.8, ➤ Tab. 1.2). (Forts.)

Infektionskrankheit	Überträger (Vektor)
Milzbrand	Fliegen (Bremsen)
Pest	Flöhe
Poliomyelitis	Fliegen (passive Übertragung)
Q-Fieber	Zecke
Rückfallfieber	Läuse, Zecken
Shigellenruhr	Fliegen (passive Übertragung)
Tularämie	Zecken, Fliegen (Bremsen), auch Läuse, Flöhe, Milben
Typhus/Paratyphus	Fliegen (passive Übertragung)
Virusbedingtes hämorrhagisches Fieber	Zecken, Mücken
Virushepatitis	Fliegen (passive Übertragung)

4.4.3 Infektionskrankheiten: organorientiert

Krankheitsbilder nach vorwiegendem Organbefall

Viele Infektionskrankheiten sind nicht eindeutig einzuordnen. Aus differenzialdiagnostischen und lerntechnischen Gründen ist es dennoch sinnvoll, eine Gruppierung vorzunehmen (➤ Tab. 4.9), auch wenn diese bei einigen Infektionskrankheiten willkürlich sein muss.

Tab. 4.9 Krankheitsgruppierungen nach vorwiegendem Organbefall bzw. Symptomatik.

Vorwiegend betroffene Organe/ vorherrschende Symptomatik	Infektionserkrankung
Verdauungstrakt	• Cholera • Clostridium difficile • Cryptosporidose • Gastroenteritis/mikrobielle Lebensmittelvergiftung • Giardiasis • Salmonellose • Shigellenruhr • Trichinose • Typhus/Paratyphus
Leber	• Echinokokkose • Gelbfieber • Virushepatitis
Atemwege/Lunge	• Diphtherie • Influenza • Keuchhusten • Legionärskrankheit • Ornithose • SARS • Q-Fieber • Tuberkulose
Haut	• Erysipel • Exanthema subitum • Fleckfieber • Herpes simplex • Impetigo contagiosa • Lepra • Masern • Milzbrand • Pocken • Ringelröteln • Röteln • Skabies • Scharlach • Windpocken • Zoster
Lymphknoten (Monozyten-Makrophagen-System)	• Aids • Listeriose • Mononucleosis infectiosa • Pest • Toxoplasmose • Tularämie • Zytomegalie
Nervensystem	• Botulismus • FSME • Humane spongiforme Enzephalopathien • Leptospirose • Lyme-Borreliose • Meningitis/Enzephalitis • Meningokokken-Meningitis • Poliomyelitis • Tetanus • Tollwut
Periodische Fieber	• Brucellose • Malaria • Rückfallfieber
Infektionserkrankungen der Geschlechtsorgane/ sexuell übertragbare Erkrankungen	• Candidose • Gonorrhoe • Herpes genitalis • Lymphogranuloma inguinale • Puerperalsepsis • Syphilis • Trichomoniasis • Ulcus molle
Übrige Krankheiten	• hämolytisch-urämisches Syndrom, enteropathisches • Keratokonjunktivitis epidemica • Mumps • MRSA • virusbedingtes hämorrhagisches Fieber

4.4.4 Infektionskrankheiten: differenzialdiagnostisch

Infektionskrankheiten mit Exanthem

Gerade in Hinblick auf Hauterscheinungen (➤ Tab. 4.10) und Durchfall (➤ Tab. 4.11, ➤ Tab. 4.12) müssen die Infektionskrankheiten differenzialdiagnostisch abgegrenzt werden.

Tab. 4.10 Infektionskrankheiten, die mit Exanthemen einhergehen, im differenzialdiagnostischen Vergleich; Merkhilfe: Fleckgröße: Scharlach < Röteln < Masern.

Erkrankung	Kurzbeschreibung des Exanthems	Weitere Hauptsymptome
Masern	• Beginn hinter den Ohren (retroaurikulär), am Hals, im Gesicht (Mundpartie ebenfalls befallen = DD zu Scharlach) • dann Ausbreitung auf Rumpf und Extremitäten, am 3. Tag sind Hände und Füße erreicht • zunächst kleine, scharf begrenzte rote Flecken, die später zu größeren bräunlichroten, leicht erhabenen Flecken konfluieren (größte Flecken) • juckt nicht oder nur gering	Allgemeinzustand stark reduziert, Bronchitis, Lichtempfindlichkeit; Koplik-Flecken, Lymphknotenvergrößerung an Kieferwinkel und Hals
Röteln	• Exanthem fehlt oft • beginnt hinter den Ohren, im Gesicht, überzieht dann Stamm und Extremitäten, oft nur Hals und Brust • mittelgroß, zartrosa bis hellrot, kleinfleckig, Flecken nicht oder nur wenig erhaben, selten konfluierend (DD: Masern) • bei Erwachsenen evtl. leichter Juckreiz • klingt nach wenigen Tagen ab	meist nur geringe Beschwerden, Lymphknotenvergrößerung im Nacken (perlschnurartig), häufig Milzschwellung
Scharlach	• Beginn am 2. Tag, oft nur für wenige Stunden, beginnt rasch abzublassen, nach ca. 1 Woche verschwunden • feinstfleckig, kleinpapulös (Reibeisengefühl), dichtstehend, blassrosa bis hellrot • beginnt meist im Hals-Brust-Bereich, auch im Achseln- oder Leistenbereich (dort am ausgeprägtesten), dann Rumpf und Extremitäten • Gesicht ausschlagsfrei, fieberhaft gerötet, Blässe um den Mund herum (periorale Blässe) • juckt nicht oder nur wenig • in der Rekonvaleszenz Abschuppung der befallenen Haut, längerdauernd, an Stamm und Extremitäten kleieförmig, an Fußsohlen und Handtellern großlamellig	Angina, Himbeerzunge, Lymphknotenvergrößerung an Kieferwinkel und Hals
Windpocken	• Beginn am Rumpf oder Kopf (Gesicht, behaarte Kopfhaut), dann Übergreifen auf Kopf bzw. Rumpf und Extremitäten • zentripetale Befallsdichte, d. h. je näher am Rumpf, desto dichter der Ausschlag • roter Fleck → Papel → Bläschen → Pustel (ca. 3 mm groß, mit rotem Saum und zentraler Eindellung) → Kruste • starkes Jucken der Bläschen und Pusteln • Effloreszenzen stehen relativ weit auseinander • mehrere Exanthemschübe in der 1. Krankheitswoche, Exantheme verschiedener Stadien bilden einen „Sternenhimmel" • sehr häufig auch Befall von Schleim- bzw. Halbschleimhäuten	Allgemeinzustand oft nur wenig beeinträchtigt, Lymphknotenschwellungen
Mononucleosis infectiosa	• nur gelegentlich • röteln-, masernähnlich, urtikariell	Tonsillitis, Lymphknotenschwellung, Milzschwellung, Eosinohilie, mononukleäre Lymphozyten
Exanthema subitum	• Auftreten bei Entfieberung • rötelnähnlich: hellrot, kleinfleckig, evtl. leicht papulös, evtl. konfluierend (zusammenfließend) • Lokalisation: an Stamm und Nacken am dichtesten, auch an Extremitäten, selten im Gesicht • Dauer: 1–2 Tage, manchmal nur Stunden	hohes, scheinbar grundloses Fieber, nach dessen Abklingen Exanthem

Tab. 4.10 Infektionskrankheiten, die mit Exanthemen einhergehen, im differenzialdiagnostischen Vergleich; Merkhilfe: Fleckgröße: Scharlach < Röteln < Masern. (Forts.)

Erkrankung	Kurzbeschreibung des Exanthems	Weitere Hauptsymptome
Ringelröteln	• beginnt im Gesicht, nach 1–2 Tagen Befall bevorzugt der Streckseiten von Armen und Beinen, auch des Gesäßes, weniger des Rumpfes • „springende" Herde, d. h. zentral beginnendes Abblassen des Exanthems an der einen und Neuerscheinen an anderer Stelle • typisch sind die girlanden- oder ringelförmigen Muster („Ringelröteln") durch Zusammenfließen von zunächst scharf begrenzten, leicht erhabenen Flecken bei gleichzeitiger zentraler Abblassung • im Gesicht meist schmetterlingsförmige Ausbreitung des Exanthems über Nasenrücken und Wangen („Ohrfeigengesicht"), Mund- und Kinnpartie bleiben ausgespart (wie bei Scharlach) • juckend, zunächst rot, später bläulichrot	Beginn meist akut mit Exanthem, leichtes Fieber, Allgemeinsymptome

Infektionskrankheiten mit Diarrhoe

Tab. 4.11 Charakteristika zur Unterscheidung von Dünndarm- und Dickdarmdiarrhoe.

Charakteristika	Dünndarmdiarrhoe	Dickdarmdiarrhoe
Erreger	Escherichia coli, Salmonellen (außer Salmonella typhi), Staphylokokken, Vibrio cholerae, Erreger bakterieller Lebensmittelvergiftungen	Escherichia coli, Shigellen, Clostridium difficile, Amöben, Staphylokokken, weitere Parasiten
Allgemeinbeschwerden	selten Fieber	oft Fieber, auch mit Schüttelfrost
Erbrechen	häufig	Selten
Tenesmen	keine	Vorhanden
Stuhl: • Volumen, Frequenz • Konsistenz • Farbe	• großes Volumen, weniger häufig • wässrig bis breiig • farblos bis hell	• kleines Volumen, zahlreich • klebrig • Blut- und Schleimauflagerung

Tab. 4.12 Charakteristika zur Unterscheidung von Salmonellen-Infektionen.

	Salmonellen-Gastroenteritis	Typhus und Paratyphus
Erreger	z. B. Salmonella typhimurium oder enteritidis	Salmonella typhi/paratyphi A, B, C
Übertragungsweg	v. a. Geflügel, Eier, Milch und die daraus hergestellten Produkte	fäkal-oral, oft durch Hände unerkannter Ausscheider
Inkubationszeit	wenige Stunden bis 2 Tage	1–2 Wochen
Symptome	Übelkeit, Brechdurchfall, evtl. Fieber	schwere Allgemeinerkrankung
Diagnostik	• Bakteriennachweis in Stuhl, Erbrochenem • oder Nahrungsmittelresten, Blutentnahme: BKS, Blutbild, Elektrolyte	• Bakteriennachweis in der 1. Woche im Blut • ab der 2. Woche im Stuhl, Blutentnahme: BKS, Blutbild, Elektrolyte
Therapie	symptomatisch, nur in Ausnahmefällen Antibiotika	symptomatisch und Antibiotika

Literaturverzeichnis

Alle Kapitel des Buches wurden nach den neuesten Richtlinien des Robert Koch-Institutes (**www.rki.de**) und nach den Richtlinien der WHO überarbeitet und aktualisiert.

Verwendete Onlinetexte

http://www.rki.de/DE/Content/InfAZ/InfAZ__node.html(Zugriff am 17.01.2011)

http://www.rki.de/nn_196658/DE/Content/Infekt/infekt__node.html?__nnn=true (Zugriff am 17.01.2011)

http://www.rki.de/cln_178/nn_205772/DE/Content/Infekt/IfSG/ifsg__node.html?__nnn=true (Zugriff am 17.01.2011)

http://www.rki.de/cln_178/nn_1870260/DE/Content/Infekt/IfSG/Meldepflichtige__Krankheiten/Meldepflichtige__Krankheiten__Erreger,templateId=raw,property=publicationFile.pdf/Meldepflichtige_Krankheiten_Erreger.pdf (Zugriff am 17.01.2011)

http://www.rki.de/cln_178/nn_1759378/DE/Content/Infekt/EpidBull/epid__bull__node.html?__nnn=true (31 und 32/2010)(Zugriff am 17.01.2011)

http://www.rki.de/cln_178/nn_199596/DE/Content/InfAZ/R/Reiseassoz/reiseassoziiert__node.html?__nnn=true (Zugriff am 17.01.2011)

http://www.rki.de/cln_178/nn_504462/DE/Content/InfAZ/Steckbriefe/Steckbriefe__120606,templateId=raw,property=publicationFile.pdf/Steckbriefe_120606.pdf (Zugriff am 17.01.2011)

http://www.rki.de/cln_178/nn_504462/DE/Content/Infekt/Impfen/STIKO/Empfehlungen/Impfempfehlungen__node.html?__nnn=true (Zugriff am 17.01.2011)

http://www.who.int/topics/infectious_diseases/factsheets/en/index.html (Zugriff am 17.01.2011)

http://www.who.int/topics/tropical_diseases/factsheets/neglected/en/index.html (Zugriff am 17.01.2011)

Gesetzeskunde

Gesundheitsrecht. 2. Aufl. Becktexte im Deutschen Taschenbuchverlag. dtv, München 1991

Bierbach, E.: Naturheilpraxis heute. 4. Aufl. Elsevier, Urban & Fischer, München 2009

Kämper, S.: Praxishandbuch für Heilpraktiker: Abrechnung, Praxisführung, Recht und Hygiene 1. Aufl. Haug, Heidelberg 2010

Richter, I.: Lehrbuch für Heilpraktiker: Medizinische und juristische Grundlagen. 7. Aufl. Elsevier, Urban & Fischer, München 2009

Statistisches Bundesamt: Fachserie 12: Gesundheitswesen. Reihe 2: Meldepflichtige Krankheiten. Metzler Poeschel, Stuttgart 1998–2002

Allgemeine und spezielle Infektionslehre

Benjamini, E., Leskowitz, S.: Immunologie. Schwer, Stuttgart 1988

Bierbach, E.: Naturheilpraxis heute. 4. Aufl. Elsevier, Urban & Fischer, München 2009

Brandis, H., Köhler, W. Eggers, H.J., Pulverer, G.: Lehrbuch der Medizinischen Mikrobiologie. 8. Aufl. Elsevier, Urban & Fischer, München 2001

Braun-Falco, O., Plewig, G., Wolff, H.H.: Dermatologie und Venerologie. 4. vollst. überarb. u. erw. Aufl. Springer, Berlin – Heidelberg 1996

Falldefinitionen des Robert Koch-Instituts zur Übermittlung von Erkrankungs- oder Todesfällen und Nachweisen von Krankheitserregern

Speer, C., Gahr, M. (Hrsg.): Pädiatrie. 2. Aufl. de Gruyter, Berlin 2004

Gross, R., Schölmerich, P., Gerok, W. (Hrsg.): Die innere Medizin. 10. Aufl. Schattauer, Stuttgart 2000

Hahn, H., Falke, D., Klein, P. (Hrsg.): Medizinische Mikrobiologie. 4. Aufl. Springer, Berlin – Heidelberg 2001

Hehlmann, A.: Leitsymptome – ein Handbuch für Studenten und Ärzte. 5. Aufl. Elsevier, Urban & Fischer, München 2007

Herold, G. (Hrsg.): Innere Medizin: Eine vorlesungsorientierte Darstellung. Herold, Köln 2001

Hofmann, F., Tiller, F.-W.: Praktische Infektiologie. 2. Aufl. Ecomed, Landsberg/Lech 2001

Jung, E.G. (Hrsg.): Dermatologie. 5. Aufl. In: Duale Reihe. Hippokrates, Stuttgart 2003

Kayser, F.H., Bienz, K.A., Eckert, J., Lindemann, J.: Medizinische Mikrobiologie. 11. Aufl. Thieme, Stuttgart 2005

Keller, W. (Begründer), Betke K., Künzer, W., Schaub, J. (Hrsg.): Lehrbuch der Kinderheilkunde. 6., neubearb. u. erw. Aufl. Thieme, Stuttgart 1991

Küttler, T.: 100 Fälle Innere Medizin. 8. Aufl. Elsevier, Urban & Fischer, München 2006

Immunologie auf einen Blick. de Gruyter, Berlin 1989

Raettig, A.: Infektionskrankheiten: Epidemiologie, Klinik, Immunprophylaxe. 5. Aufl. Thieme, Stuttgart 1998

Renz-Polster, H., Braun, J.: Basislehrbuch Innere Medizin. 4. Aufl. Elsevier, Urban & Fischer, München 2008

Roitt, I.M., Brostoff, J., Male, D.K.: Kurzes Lehrbuch der Immunologie. 3., Aufl. Thieme, Stuttgart 1995

Schettler, G., Greten, H.: Innere Medizin. 11. Aufl. Thieme, Stuttgart 2005

Siegenthaler, W.: Differenzialdiagnose innerer Krankheiten. 19. Aufl. Thieme, Stuttgart 2005

Simon, C.: Pädiatrie: Lehrbuch der Kinderheilkunde und Jugendmedizin. 7. Aufl. Schattauer, Stuttgart 1995

Sitzmann, C.F. (Hrsg.): Pädiatrie. 2. Aufl. Hippokrates, Stuttgart 2002

Studt, H.-H.: Spezielle Infektionslehre. 13. Aufl. Kohlhammer, Stuttgart 2003

Thews, G., Mutschler, E., Vaupel, P.: Anatomie, Physiologie, Pathophysiologie des Menschen. 5. Aufl. Wissenschaftliche Verlagsgesellschaft, Stuttgart 1999

Register